"十四五"职业教育国家规划教材

国家卫生健康委员会"十三五"规划教材

全国高等职业教育教材

供医学检验技术专业用

血液学检验

U0292361

第 5 版

主 编 黄斌伦 杨晓斌

副主编 李红岩 张 杰 任吉莲 闫晓华

编 者（以姓氏笔画为序）

邓珊珊（大庆医学高等专科学校）　　吴 洁（海南医学院）

代雁凌（楚雄医药高等专科学校）　　张 杰（齐鲁医药学院）

任吉莲（山西医科大学汾阳学院）　　罗 洁（江西医学高等专科学校）

庄顺红（金华市中心医院）　　　　钟辉秀（四川卫生康复职业学院）

闫晓华（山东医学高等专科学校）　　秦为娜（邢台医学高等专科学校）

李红岩（沧州医学高等专科学校）　　涂丽娜（江西卫生职业学院）

李福玲（黑龙江农垦职业学院）　　　黄斌伦（金华职业技术学院）

杨晓斌（永州职业技术学院）　　　韩际梅（襄阳职业技术学院）

人民卫生出版社

图书在版编目（CIP）数据

血液学检验/黄斌伦，杨晓斌主编. —5 版. —北京：人民卫生出版社，2020

ISBN 978-7-117-29275-7

Ⅰ.①血…　Ⅱ.①黄…②杨…　Ⅲ.①血液检查-高等职业教育-教材　Ⅳ.①R446.11

中国版本图书馆 CIP 数据核字（2019）第 251526 号

| 人卫智网 | www. ipmph. com | 医学教育、学术、考试、健康，购书智慧智能综合服务平台 |
| 人卫官网 | www. pmph. com | 人卫官方资讯发布平台 |

血液学检验
第 5 版

主　　编：黄斌伦　　杨晓斌
出版发行：人民卫生出版社（中继线 010-59780011）
地　　址：北京市朝阳区潘家园南里 19 号
邮　　编：100021
E - mail：pmph @ pmph. com
购书热线：010-59787592　010-59787584　010-65264830
印　　刷：三河市宏达印刷有限公司
经　　销：新华书店
开　　本：889×1194　1/16　　印张：19
字　　数：601 千字
版　　次：1997 年 4 月第 1 版　　2020 年 5 月第 5 版
　　　　　2024 年 10 月第 5 版第 10 次印刷（总第 41 次印刷）
标准书号：ISBN 978-7-117-29275-7
定　　价：69.00 元
打击盗版举报电话：010-59787491　E - mail：WQ @ pmph. com
质量问题联系电话：010-59787234　E - mail：zhiliang @ pmph. com

修订说明

为了深入贯彻落实党的二十大精神,落实全国教育大会和《国家职业教育改革实施方案》新要求,更好地服务医学检验人才培养,人民卫生出版社在教育部、国家卫生健康委员会的领导和全国卫生职业教育教学指导委员会的支持下,成立了第二届全国高等职业教育医学检验技术专业教育教材建设评审委员会,启动了第五轮全国高等职业教育医学检验技术专业规划教材的修订工作。

全国高等职业教育医学检验技术专业规划教材自 1997 年第一轮出版以来,已历经多次修订,在使用中不断提升和完善,已经发展成为职业教育医学检验技术专业影响最大、使用最广、广为认可的经典教材。本次修订是在 2015 年出版的第四轮 25 种教材(含配套教材 6 种)基础上,经过认真细致的调研与论证,坚持传承与创新,全面贯彻专业教学标准,加强立体化建设,以求突出职业教育教材实用性,体现医学检验专业特色:

1. **坚持编写精品教材** 本轮修订得到了全国上百所学校、医院的响应和支持,300 多位教学和临床专家参与了编写工作,保证了教材编写的权威性和代表性,坚持"三基、五性、三特定"编写原则,内容紧贴临床检验岗位实际、精益求精,力争打造职业教育精品教材。

2. **紧密对接教学标准** 修订工作紧密对接高等职业教育医学检验技术专业教学标准,明确培养需求,以岗位为导向,以就业为目标,以技能为核心,以服务为宗旨,注重整体优化,增加了《医学检验技术导论》,着力打造完善的医学检验教材体系。

3. **全面反映知识更新** 新版教材增加了医学检验技术专业新知识、新技术,强化检验操作技能的培养,体现医学检验发展和临床检验工作岗位需求,适应职业教育需求,推进教材的升级和创新。

4. **积极推进融合创新** 版式设计体现教材内容与线上数字教学内容融合对接,为学习理解、巩固知识提供了全新的途径与独特的体验,让学习方式多样化、学习内容形象化、学习过程人性化、学习体验真实化。

本轮规划教材共 25 种(含配套教材 5 种),均为国家卫生健康委员会"十三五"规划教材。

教材目录

序号	教材名称	版次	主编		配套教材
1	临床检验基础	第 5 版	张纪云	龚道元	√
2	微生物学检验	第 5 版	李剑平	吴正吉	√
3	免疫学检验	第 5 版	林逢春	孙中文	√
4	寄生虫学检验	第 5 版	汪晓静		
5	生物化学检验	第 5 版	刘观昌	侯振江	√
6	血液学检验	第 5 版	黄斌伦	杨晓斌	√
7	输血检验技术	第 2 版	张家忠	陶 玲	
8	临床检验仪器	第 3 版	吴佳学	彭裕红	
9	临床实验室管理	第 2 版	李 艳	廖 璞	
10	医学检验技术导论	第 1 版	李敏霞	胡 野	
11	正常人体结构与机能	第 2 版	苏莉芬	刘伏祥	
12	临床医学概论	第 3 版	薛宏伟	高健群	
13	病理学与检验技术	第 2 版	徐云生	张 忠	
14	分子生物学检验技术	第 2 版	王志刚		
15	无机化学	第 2 版	王美玲	赵桂欣	
16	分析化学	第 2 版	闫冬良	周建庆	
17	有机化学	第 2 版	曹晓群	张 威	
18	生物化学	第 2 版	范 明	徐 敏	
19	医学统计学	第 2 版	李新林		
20	医学检验技术英语	第 2 版	张 刚		

第二届全国高等职业教育医学检验技术专业教育教材建设评审委员会名单

主任委员

胡 野 张纪云 杨 晋

秘 书 长

金月玲 黄斌伦 窦天舒

委 员（按姓氏笔画排序）

王海河 王翠玲 刘观昌 刘家秀 孙中文 李 晖

李好蓉 李剑平 李敏霞 杨 拓 杨大干 吴 茅

张家忠 陈 菁 陈芳梅 林逢春 郑文芝 赵红霞

胡雪琴 侯振江 夏金华 高 义 曹德明 龚道元

秘 书

许贵强

数字内容编者名单

主　编　黄斌伦　杨晓斌

副主编　李红岩　张　杰　任吉莲　闫晓华

编　者（以姓氏笔画为序）

邓珊珊（大庆医学高等专科学校）

代雁凌（楚雄医药高等专科学校）

任吉莲（山西医科大学汾阳学院）

庄顺红（金华市中心医院）

闫晓华（山东医学高等专科学校）

李红岩（沧州医学高等专科学校）

李福玲（黑龙江农垦职业学院）

杨晓斌（永州职业技术学院）

吴　洁（海南医学院）

张　杰（齐鲁医药学院）

罗　洁（江西医学高等专科学校）

钟辉秀（四川卫生康复职业学院）

秦为娜（邢台医学高等专科学校）

涂丽娜（江西卫生职业学院）

黄斌伦（金华职业技术学院）

韩际梅（襄阳职业技术学院）

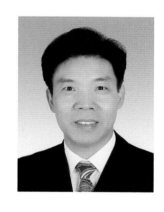

黄斌伦,教授、主任技师。金华职业技术学院医学检验技术专业主任,浙江省十三五"医学检验技术"特色建设专业和省级精品课程血液学检验负责人,全国卫生职业教育教学指导委员会医学检验技术专业分委会委员兼秘书,全国高等院校医学检验专业校际协作常务理事。从事教学工作30多年,执教血液学检验、临床检验基础等课程,获浙江省高等学校现代化教学技能比赛优秀奖和金华市技术标兵。主笔完成教育部《普通高等学校高等职业教育(专科)医学检验技术专业目录》修订和《高等职业学校医学检验技术专业教学标准》制定。主参编教材10余部,主持课题7项,其中获全国卫生职业教育教学指导委员会教育教学成果一等奖1项,金华市政府科学技术二等奖1项、三等奖2项;发表论文30余篇。

寄语:

医学检验为临床诊断、治疗疾病、预后判断等提供科学的实验室证据,是现代医学不可或缺的重要组成部分。血液学检验对血液病诊治起到关键性作用,希望同学们潜心学习,理解概念,掌握技能,精检细验,不断探索,为健康事业做出新贡献!

绪论

一、血液学概述

血液学（hematology）是以血液和造血组织为研究对象的医学学科中的一个独立分支学科。根据其研究内容可分为多个分支，如以研究血细胞形态变化为主的血细胞形态学；研究血细胞来源、增殖、分化和功能的血细胞生理学；研究血细胞代谢和结构、血液成分的血液生物化学；研究血细胞流动性和变形性的血液流变学；研究血细胞参与细胞免疫和体液免疫的血液免疫学；研究实验技术和实验方法的实验血液学；研究血液病遗传方式、遗传特征和信息传送的血液病遗传学等。随着科学技术的不断进步，血液学研究的内容更加丰富、细化和深入，如血液分子生物学等，这些研究为血液病诊断、治疗、预后判断提供了可靠的依据。

血液学检验是以血液学理论为基础，以临床血液病为研究对象，应用物理、化学、细胞学、免疫学、分子生物学等检验方法，通过对患者血液、骨髓中各种成分进行检查，为临床诊断、治疗、预后判断提供实验室依据。近年来随着分子生物学技术的迅猛发展，如聚合酶链式反应技术、DNA 测序技术、核酸杂交技术、流式细胞术及生物芯片技术等，使血液检验能力从细胞水平提升到分子水平，不断发现新的分子标志物，如融合基因、小分子非编码 RNA（miRNA）等，为血液病诊断和分型提供更准确的实验指标，使人们对血液病的认识更加明确，对其诊断、治疗和分型更加科学合理。

二、血液学及检验发展简介

血液学及血液学检验是随着科学技术不断进步而逐渐发展的，从原始手工法操作到当今自动化、微量化、信息化和智能化分析，从细胞水平逐渐发展到分子水平，检测项目越来越多，人们对血液病的认识越来越清楚，但是血液学的发展却经历了几个世纪。

（一）血细胞的认识发展

血液中主要有红细胞、白细胞和血小板三种血细胞，但对它们的认识却是一个漫长而且不断深入的过程。1590 年荷兰学者 Hans Jansen 设计制造了最原始的显微镜，后来人们对其不断改进。1658 年荷兰学者 Jan Swammerdam 第一次观察到血液中的红细胞，并且他的同事描绘了其大小和形状。1665 年英国学者 Robert Hooke 用自制显微镜（放大倍数为 40~140 倍）观察软木薄片，第一次描述了植物细胞构造，并用英文"cell"进行描述，中文译为"细胞"，从此有了"细胞"这个名称。显微镜发明和改进使人们对血液的微观世界逐渐有了认识，并先后发现并命名了红细胞（1673 年）、白细胞（1749 年）和血小板（1842 年），为近代细胞形态学研究奠定了基础。

关于对红细胞的认识，在 1871~1876 年发现其具有携带氧的功能，并参与组织中的呼吸作用。1900 年 Karl Landsteiner 发现了人类血型 A 型、B 型和 O 型。1902 年 Von Decastello 和 Sturli 又发现了 AB 型。随后证明枸橼酸钠具有抗凝作用，抗凝血中加入葡萄糖可以延长保存时间。1946 年肯定了红细胞在人体内的寿命为 120 天左右，从此为血型鉴定、血液保存、输血提供了安全保证。如今血液成分分离和单采技术不断进步，采用成分输血，不但节约血源，而且更加科学合理。1935 年发现红细胞内有碳酸酐酶，能将大量 CO_2 转变成碳酸根离子，使之溶解于血液中，随着血流运输，到达肺部后碳酸根离子又转化为 CO_2，从肺泡释放出体外，从而明确了红细胞运输氧和二氧化碳的能力及机制，同时还明确了红细胞与血液酸碱平衡有密切关系。1949 年发现镰状红细胞贫血是因为血红蛋白分子结构异常,使人们对疾病的认识提到高分子水平,提出了"分子病"概念。如今人们已经了解了红细胞膜的成分和结构,以及这些成分和结构的异常可导致各种红细胞疾病,如遗传性球形红细胞增多症、遗传性椭圆形红细胞增多症等。1959年以后对红细胞内糖代谢有了更全面的了解。1967年后明确了红细胞内2,3-二磷酸甘油醛作用于脱氧血红蛋白,有利于组织获得更多的氧。20世纪80年代在体外用糖苷酶将A型、B型血处理后,可以转化为O型血,并获得初步成功。

尽管在1842年就发现了血小板,但到1882年才知道血小板具有止血和修补血管壁的功能。通过对血小板不断深入的研究,1923年逐渐认识到血小板激活后具有黏附、聚集功能,并与血栓形成有关。近年来研究表明,血小板的黏附、聚集与体内许多物质有关,如胶原、ADP、凝血酶、血栓烷A_2、肾上腺素等可促进血小板黏附聚集,而且有些物质可以从血小板的开放管道系统释放出来。通过激光共聚焦显微镜等对血小板的研究,表明血小板的激活过程与血小板外钙离子内流有关。近来又发现,血小板的活化可以出芽的方式形成囊泡,或以伪足断裂方式形成血小板颗粒(platelet microparticle,PMP),并可释放P选择素,检测血液中PMP和P选择素,可以了解血小板激活情况。这些现象认识和项目检测,为预防血栓性疾病提供了实验室证据,为研究抗血小板聚集药物提供理论依据和方法学基础。

1843年法国学者Gabriel Andral和英国学者William Addison几乎同时描述了白细胞;Addison还推测脓细胞即为通过毛细血管的白细胞。从1892年至1930年人们逐渐认识到中性粒细胞具有趋化、吞噬和杀灭细菌的作用,直到1986年才证实细胞内过氧化物酶催化H_2O_2产生新生态氧起杀菌作用。关于对嗜酸性粒细胞认识,1949年发现嗜酸性粒细胞中嗜酸性颗粒可转变成夏科-莱登结晶,近年来发现嗜酸性粒细胞内的阳离子蛋白能杀死微小生物。嗜碱性粒细胞中嗜碱性颗粒含有组胺、5-羟色胺等成分,主要与机体超敏反应有关。单核细胞的认识是在1910年后才有报道,刚开始认为其有吞噬功能,后逐渐认识到吞噬杀灭细菌的主要作用是依靠细胞内的溶酶体,而且它是非终末细胞,在血液中短暂停留12~32h后进入组织中,成为组织细胞,若吞噬其他物质成为吞噬细胞。在不同组织中的吞噬细胞名称不同,如神经系统中的吞噬细胞称为小胶质细胞,肝脏组织中吞噬细胞称为Kupffer细胞,骨组织中的吞噬细胞称为破骨细胞等。免疫学研究表明,单核细胞还可以将抗原提呈给淋巴细胞,并分泌多种细胞因子调节淋巴细胞以及其他细胞的增殖、生长或抑制。关于对淋巴细胞的认识,1959年以前知之甚少,认为其是一种终末细胞,不再分化增殖,后来发现淋巴细胞在丝裂原或抗原刺激下可转化为免疫母细胞,发现其具有强大的增殖分化功能,随后人们进行了大量的免疫学研究。淋巴细胞在形态上相似,但功能显著不同,可分为T细胞、B细胞、NK细胞、K细胞等。T细胞能产生并分泌细胞因子,与免疫调节有关,参与细胞免疫。B细胞可进一步发育为浆细胞,分泌免疫球蛋白,与体液免疫有关。NK细胞是一类不需要抗体参与、能直接杀伤某些靶细胞的淋巴细胞,在抗肿瘤、抗感染、免疫调节中起重要作用,被认为是抗肿瘤的第一道防线。K细胞是一类具有杀伤作用的淋巴细胞,能杀伤抗体覆盖的靶细胞,这种作用称为抗体依赖性细胞介导的细胞毒作用,在抗肿瘤、抗感染及移植排斥反应、自身免疫性疾病等的发生中发挥着一定的作用。

(二)血细胞检验技术发展

血细胞的检测依赖血细胞微量吸管(1852~1867年)、血细胞计数板(1855年)、血红蛋白定量(1878~1895年)的发明。1880年Ehrlich发明了血细胞染色法,1902年Wright、Giemsa等改良了染色液,使染色的细胞形态更加清晰,更易辨认,为近代细胞形态学研究奠定基础。

1953年美国学者Coulter利用血细胞电阻抗原理,发明了全球第一台血细胞半自动分析仪,当时只能测定红细胞和白细胞;以后增加了流动比色杯,可测定血红蛋白。随着仪器不断改进提高,逐渐发展到可测定血小板、红细胞三个平均值(MCV、MCH、MCHC)和红细胞体积分布宽度(RDW),细胞分类由二分类发展为三分类、五分类。到目前已发展到了全自动流水线血细胞分析仪,测定项目30多项,可以测定网织红细胞,对异常细胞能报警,并对异常血标本可自动推片、染色、烘干,大大提高血细胞分析仪工作效率和结果准确性。

三、血液学检验在临床中的应用

血液不断地循环于全身各组织器官,除本身造血系统发生病变外,全身各组织器官发生病变时也可引起血液成分或含量的改变,如消化系统疾病、慢性肾炎、自身免疫性疾病、恶性肿瘤等可诱发贫血。通过血液学检验,可深入了解这些疾病情况和动态变化,对疾病诊断和鉴别诊断、疗效观察、预后判断具有重要的指导意义。

(一)为疾病诊断和鉴别诊断提供依据

血液检验结果可为临床提供支持诊断、鉴别诊断和确诊的依据。根据 2008 年世界卫生组织(World Health Organization,WHO)对急性白血病的诊断标准,如果外周血或骨髓中原始细胞比例大于 20%,则可诊断急性白血病;如果原始细比例小于 20%,但有已知明确的重现性染色体异常,也可诊断急性白血病。因此,通过血液或骨髓细胞形态学检验以及染色体检测,可以明确诊断或排除白血病。若骨髓检查有核细胞增生明显活跃或极度活跃,粒系细胞比例明显增高,且以中性中幼、晚幼、杆状核粒细胞为主,并伴有原始细胞、嗜酸性粒细胞和嗜碱性粒细胞增高,临床怀疑慢性粒细胞白血病;如果中性粒细胞碱性磷酸酶(NAP)积分明显下降,Ph 染色体和 *BCR-ABL* 融合基因检查阳性,则完全支持慢性粒细胞白血病临床诊断,排除类白血病反应。

(二)为疗效观察和预后判断提供依据

在血液病治疗过程中,某些项目指标的动态观察可为疗效和预后判断提供重要的实验室依据。例如,巨幼细胞性贫血经过叶酸、维生素 B_{12} 治疗 3~5 天后,巨幼变细胞很快消失,网织红细胞升高,临床症状明显改善和好转,表明疗效佳;继续治疗可痊愈,说明预后好。又如,在各种急性白血病化疗过程中进行骨髓穿刺检查,若原始细胞比例明显下降,正常红、粒、巨核细胞系增生,外周血网织红细胞增多,说明化疗效果良好,否则疗效差。

(三)为科学研究提供实验数据

实验室检查不仅为临床研究提供可靠的实验室证据,也为医学基础研究提供服务。例如,临床实践证明,全反式维甲酸对 90% 急性早幼粒细胞白血病治疗效果显著,可达到完全缓解的标准,但约 10% 患者无效,利用分子生物学技术开展基因水平研究表明,对全反式维甲酸治疗有效的急性早幼粒细胞白血病患者存在特有的 *PML-RARα* 融合基因,而少数有其他融合基因者(如 *PLZF-RARα* 融合基因者)维甲酸治疗无效,从中也可理解维甲酸对其他急性髓系白血治疗无效的原因。又如,为了提高骨髓移植成功率,必须筛选 CD34 和 CD90 阳性、CD38 阴性的造血干细胞进行骨髓移植,因为这些细胞才具有长期造血重建能力。

四、学习血液学检验基本要求

血液学检验是一门综合性医学应用学科,涉及的知识和技术较广,在学习过程中应注意以下几点:

(一)注重细胞形态与基础理论相结合

在学习血细胞形态学时,把已学过的有关细胞生物学、组织胚胎学、细胞遗传学等知识联系起来,才能更好地理解血细胞发生发展规律、血细胞形态学上共性和个性变化特点。显微镜下观察细胞形态时,不但要注意某类细胞群体共同形态和典型单个细胞形态特点,而且要注意同一疾病在不同患者时细胞形态会发生较大变化。切不可死记硬背,要仔细全面观察,综合分析,不断归纳比较,才能真正掌握细胞形态特点和变化规律,提高辨认细胞形态的技能。

(二)注重检验结果与临床相结合

由于细胞形态学及其检查结果变化较大,加之白血病细胞异质性明显,在进行细胞形态学血液病诊断时,除了观察血细胞化学染色、细胞免疫表型检验结果外,要注意结合患者的临床症状和体征以及 B 型超声波检查、CT 检查、核磁共振检查、X 线等检查情况,有条件者最好进行染色体及相关病理基因检测,综合分析后再作出诊断,以免出现差错。

(三)注重与相关学科知识联系

在学习有关溶血性疾病检验、止血和血栓性疾病检验等知识时,要注意联系生理学、病理生理学、生物化学、免疫学检验等有关知识和检测方法,只有深入了解溶血、止血的生理、病理变化及相关疾病的临床知识,才能更好地理解有关检验项目的临床应用价值,才能更加正确地解释和应用实验结果。

（四）注重实验操作规范训练

良好的规范操作能大大提高检验结果的准确性,在日常实验项目操作训练时,应该严格要求自己,做到操作规范,精益求精,尽量减少干扰因素,这样才能保证检验结果的准确性,提高操作技能水平。

（黄斌伦）

第一篇　造血细胞与基本检验方法

第一章　造血基础理论简介

学习目标

1. 掌握：胚胎期和出生后造血器官及造血特点；造血微环境的概念；造血干/祖细胞的概念、基本特征；血细胞生长发育阶段。
2. 熟悉：髓外造血的概念及特征；造血因子调控；骨髓间质干细胞的概念。
3. 了解：骨髓基质细胞、细胞外基质及造血调控。
4. 知道造血干细胞、细胞因子在临床上应用。

第一节　造血器官及造血

造血器官（hematopoietic organ）是指能够生成并支持造血细胞分化、发育、增殖和成熟的组织器官。造血器官生成各种血细胞的过程称为造血（hemopoiesis）。人体的造血起源于中胚层的原始间叶细胞，主要包括骨髓、胸腺、淋巴结、肝脏和脾脏等。造血过程分为胚胎期造血及出生后造血。不同的造血时期主要的造血器官和造血功能各不相同。

一、胚胎期造血

在胚胎发育过程中，造血中心不断迁移，胚胎期造血分为中胚层造血期、肝脏造血期和骨髓造血期。

（一）中胚层造血期

大约从胚胎发育的第 2 周末开始，到第 9 周止。中胚层造血又称卵黄囊造血，大约在人胚发育第 2 周末，卵黄囊已经形成，囊壁上的胚外中胚层的间质细胞在内胚层细胞的诱导下开始分化，这些具有自我更新能力的细胞在卵黄囊壁上聚集形成细胞团，称为血岛（blood island）（图 1-1）。血岛是人类最初的血管和造血的生发中心。起初血岛是实心的细胞团，随着细胞的不断分裂，血岛周边部分的间质细胞分化成为扁平的内皮细胞，逐渐发育形成原始的血管壁，血岛中央部分的细胞逐渐变圆，游离出来，形成最早的造血干细胞（hematopoietic stem cell，HSC）。最初的造血干细胞分化能力有限，只能产生类似于巨幼样的原始红细胞，不能分化为成熟的红细胞。此种细胞内含有特殊的血红蛋白，即 Hb-Gower 1，称为第一代巨幼红细胞。当胚胎发育约至第 7 周时，红细胞形态趋于正常，相继产生 Hb-Gower 2 和 Hb-Portland，血岛内不含有粒细胞和巨核细胞。此阶段的造血是人体唯一的血管内造血。

随着胚胎的发育，原始血细胞开始随血液迁移到适宜的微环境中增殖、分化，迁移至肝、脾和淋巴

笔记

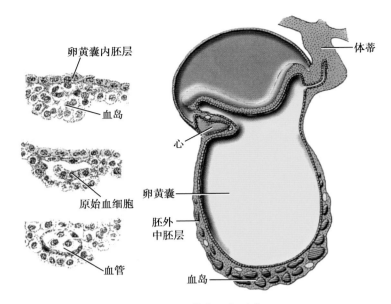

图 1-1 卵黄囊血岛形成

组织等部位。至胚胎第 6 周,卵黄囊的造血功能逐渐退化,由肝脏和脾脏等造血器官取代其继续造血。

（二）肝脏造血期

此期造血约从人胚发育的第 6 周开始,至第 7 个月结束。胚胎 3~6 个月,肝脏是体内主要的造血器官,第 4 个月最为旺盛。此期主要以生成红细胞为主,约 90% 的血细胞为巨幼型有核红细胞,但形态很快趋于正常。至胚胎第 17 周,不再合成 Hb-Gower 1、Hb-Gower 2,主要合成胎儿血红蛋白（HbF）,此为第二代幼红细胞。胚胎第 4 个月以后才生成粒细胞,但不生成淋巴细胞。

在肝脏造血的同时,造血干细胞经血流进入胸腺、脾、淋巴结,它们也相继参与造血。

脾脏造血约从胚胎第 8 周开始,此时主要产生红细胞和粒细胞。第 5 个月后又产生淋巴细胞和单核细胞,以后红细胞和粒细胞生成明显减少并逐渐消失,但生成淋巴细胞的功能维持终身。

胸腺造血约从胚胎的第 6 周开始,其皮质产生淋巴细胞,髓质产生少量的红细胞和粒细胞。胚胎后期胸腺成为诱导和分化 T 淋巴细胞的器官。

淋巴结造血约始于胚胎第 7~8 周,产生红细胞的时间很短,自胚胎第 4 个月由肝脏、胸腺和骨髓发育为成熟的 T、B 淋巴细胞迁入其中,此后终身只产生淋巴细胞和浆细胞。

（三）骨髓造血期

骨髓造血始于胚胎第 14 周,一直延续至出生后。骨髓的造血细胞大部分来自肝脏,部分源于脾脏。自胚胎第 5 个月开始,骨髓成为造血中心。此时,红细胞中的血红蛋白除 HbF 外,已有少量的成人血红蛋白,即血红蛋白 A（HbA）和少量的血红蛋白 A_2（HbA_2）的生成。骨髓不仅是产生红细胞、粒细胞和巨核细胞的主要场所,同时也产生淋巴细胞和单核细胞,所以骨髓不仅是造血器官,也是中枢淋巴器官。人胚胎期造血器官及造血特点见表 1-1。

表 1-1 胚胎期造血器官及造血特点

造血器官	造 血 时 间	造 血 特 点
中胚层	人胚 2 周末~9 周	人体唯一的血管内造血,形成第一代巨幼红细胞,合成 Hb-Gower 1、Hb-Gower 2 和 Hb-portland
肝脏	人胚 6 周~7 个月	产生第二代幼红细胞,4 个月时可形成粒细胞
脾脏	人胚 8 周~出生后	首先产生红细胞,以后产生粒细胞,5 个月时产生淋巴细胞和单核细胞,出生后只产生淋巴细胞
胸腺	人胚 6 周~7 周	产生淋巴细胞,也可以产生红细胞和粒细胞
淋巴结	人胚 7 周~出生后	终生产生淋巴细胞和浆细胞
骨髓	人胚 14 周~出生后	出生后唯一产生粒、红、巨核细胞的场所,也可产生淋巴细胞、浆细胞和单核细胞。除产生 HbF 外,还可产生 HbA 和 HbA_2

胚胎时期三个造血阶段各有特征,但又不是截然分开的,它们互相交替、此消彼长(图1-2)。各类血细胞的产生的顺序依次是:红细胞、粒细胞、巨核细胞、淋巴细胞和单核细胞。

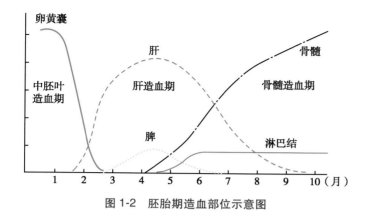

图1-2　胚胎期造血部位示意图

二、出生后造血

出生后造血按造血器官分为骨髓造血和淋巴器官造血。正常情况下,骨髓是人唯一产生红细胞系、粒细胞系和巨核系细胞的场所,同时也能生成淋巴细胞和单核细胞。淋巴器官如胸腺、脾脏、淋巴结等终身产生淋巴细胞。

(一)骨髓造血

骨髓被封闭于骨髓腔中,肉眼观察是一种海绵样、胶状的组织。它是人体最大、最主要的造血器官,健康成人骨髓约占体重的4.5%(3.4%～5.9%)。按其组成和功能分为红骨髓和黄骨髓,成人约各占骨髓总量的50%。

1. 红骨髓　有着活跃的造血功能(图1-3A),因含有大量的造血细胞而呈红色。不同年龄的人群红骨髓的分布不同,5岁以下儿童全身骨髓均为红骨髓,5～7岁后骨髓中开始出现脂肪细胞,随年龄的增长,由远心端向近心端逐渐开始脂肪化。至18岁时,红骨髓仅存在于扁骨、短骨及长管状骨的近心端,如颅骨、胸骨、脊椎骨、肋骨、髂骨、肱骨以及股骨的近心端。因此,做骨髓穿刺或活检时,成人适宜在髂骨、胸骨和脊椎棘突等部位进针,而2岁以下的婴幼儿为胫骨粗隆。

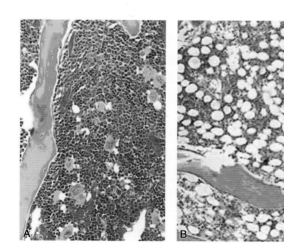

图1-3　红骨髓和黄骨髓

红骨髓主要由不同发育阶段的造血细胞、结缔组织、血管及神经组成。网状纤维和网状细胞构成立体网架,网孔中充满各系统各发育阶段的造血细胞,以及少量造血干细胞、巨噬细胞、脂肪细胞和间质细胞等。红骨髓内有丰富的血管系统,血窦是最突出的结构。血窦腔大、形状不规则,内皮基膜不完整。血窦壁由内皮细胞、颗粒状基底膜和外皮细胞构成,是骨髓造血组织与血循环间的一道屏障,

7

称骨髓-血屏障(marrow-blood barrier,MBB)。血窦内是成熟的血细胞,血窦间是各种造血细胞。在骨髓中,造血细胞的分布具有一定区域性。红细胞和粒细胞常呈岛状分布,形成红细胞造血岛和粒细胞造血岛。红细胞造血岛位于血窦附近,其中央有 1~2 个巨噬细胞,周围是各个阶段的幼稚红细胞,随着细胞的成熟,逐渐远离巨噬细胞,贴近血窦壁,脱核后进入血窦;粒细胞造血岛远离血窦,位于造血索中央,因粒细胞有活跃的运动功能,成熟后可移向血窦,穿过血窦壁进入血流;巨核细胞常紧贴于血窦壁上,将其伪足伸入血窦内,血小板成熟后从巨核细胞的胞质分离出来直接进入血流;单核细胞散在分布于造血细胞之间;淋巴细胞、组织细胞和浆细胞等组成淋巴小结,散在分布于造血索中(图 1-4)。

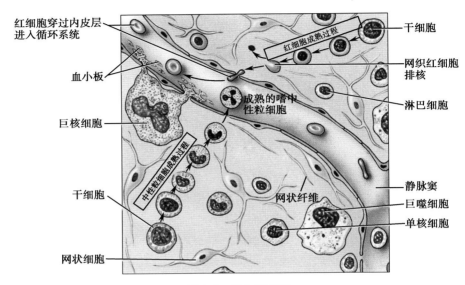

图 1-4 造血模式图

2. **黄骨髓** 骨髓中的造血细胞被脂肪细胞代替成为黄骨髓(图 1-3B)。在正常情况下黄骨髓不参与造血,但仍保留造血的潜能,当机体需要时(如急性失血或溶血时)可重新转变为红骨髓恢复造血功能,是潜在的造血组织。正常人的骨髓具有较强的代偿能力。

（二）淋巴器官造血

淋巴器官分为中枢淋巴器官和周围淋巴器官。中枢淋巴器官包括骨髓和胸腺,是淋巴细胞产生、增殖、分化和成熟的场所;周围淋巴器官包括脾、淋巴结和黏膜淋巴组织(如扁桃体),是淋巴细胞聚集和免疫应答发生的场所。骨髓内造血干细胞分化出淋巴干细胞,淋巴干细胞再分化成 T、B 淋巴祖细胞。B 淋巴祖细胞在骨髓内发育,T 淋巴祖细胞随血流迁移至胸腺、脾和淋巴结内发育成熟。

1. **胸腺** 主要功能是产生淋巴细胞和分泌胸腺素。来自骨髓的造血干细胞在胸腺皮质内增殖,并在胸腺素的作用下被诱导分化为免疫活性细胞进入髓质,释放入血并迁移到周围淋巴器官的胸腺依赖区,成为胸腺依赖淋巴细胞即 T 淋巴细胞。

2. **脾** 正常情况下出生后脾脏仅产生淋巴细胞,是 T、B 淋巴细胞分化和成熟的主要场所之一,不再参与制造其他血细胞。脾脏除了造血功能外,还有储血、滤血和免疫应答等多种功能。

3. **淋巴结** 是周围淋巴器官,在胚胎期已参与造血,出生后只产生淋巴细胞和浆细胞。淋巴细胞通过血流向组织、淋巴器官迁移,再返回血流,不断地进行淋巴细胞再循环。

（三）髓外造血

正常情况下,出生 2 个月后的婴儿骨髓以外的组织如肝、脾、淋巴结等不再制造红细胞、粒细胞和血小板,但在某些病理情况下如骨髓纤维化、骨髓增殖性疾病以及某些恶性贫血时,这些组织可重新恢复造血功能,称为髓外造血(extramedullary hematopoiesis,EH)。

髓外造血是机体对血细胞需求明显增加,或对骨髓造血障碍的一种代偿反应,常见于儿童。这种代偿作用有限且不完善。由于肝、脾、淋巴结等组织无骨髓-血屏障结构,未成熟的细胞未经筛选即可进入外周血循环,导致外周血中常出现较多幼稚血细胞及细胞碎片。参与髓外造血的相应组织器官会发生肿大。除肝、脾、淋巴结等参与髓外造血外,胸腺、肾上腺、腹腔的脂肪、胃肠道等也可参与。

第二节　造 血 细 胞

从受精卵到成体的发育过程中,胚胎和成熟组织中均存在一些具有高度自我更新和多向分向潜能但尚未分化的干细胞。根据其发育阶段分为胚胎干细胞和成体干细胞;根据其分化潜能的大小分为全能干细胞、多能干细胞和专能干细胞。

骨髓中存在两类干细胞,分别是造血干细胞(hematopoietic stem cell,HSC)和骨髓间质干细胞(mesenchymal stem cell,MSC)。造血干细胞是由胚胎干细胞分化而来的,具有高度自我更新和多向分化能力,在造血组织中含量极少,形态难以辨认、类似小淋巴细胞样的一群异质性的细胞群体。骨髓间质干细胞是骨髓基质细胞的祖细胞,由它发育而成的骨髓基质细胞是造血微环境的重要组成成分,在造血调控中起着重要作用。造血干细胞、骨髓间质干细胞都属于多能干细胞,具有分化出多种组织细胞的潜能,但却失去了发育成完整个体的能力。

一、造血干细胞

造血干细胞能够保持血细胞数量和功能的恒定,有赖于其基本特征。在体内,造血干细胞多数处于 G_0 期(即静止期),它可增殖分化为髓系干细胞和淋巴干细胞。造血干细胞具有以下特征:①高度的自我更新能力,也称自我维持,即在分化后造血干细胞自身的数量和特征保持不变。正常造血干细胞进行不对称有丝分裂,一个干细胞分裂所产生的两个子细胞,只有一个分化为早期造血祖细胞,而另一个则保持干细胞的全部特性。这种不对称性分裂使造血干细胞的数量始终维持在一定水平,这是维持机体正常造血的主要原因。②多向分化能力。在体内多种调控因子的作用下,造血干细胞可分化为各种髓系祖细胞和淋巴细胞系祖细胞,祖细胞再定向分化发育为各系相应的细胞。③造血干细胞具有不均一性,即多态性。造血干细胞只有少数向下分化,分化中的造血干细胞可能处于不同的分化阶段,其形态、生物物理特征及表面标志不同,具有异质性和等级性,形成造血干细胞的多态性。

造血干细胞类似于小淋巴细胞,但缺乏形态和表型特征,不能单纯从形态学上识别造血干细胞。研究认为,造血干细胞的表面标志是 $CD34^+$、$CD38^-$、Thy-1$^+$($CD90^+$)、Lin$^-$ 等,其中最重要的是 CD34 抗原。CD34 抗原在干细胞为强阳性,一直持续到祖细胞晚期,直到分化为各系原始和幼稚细胞时才消失。成人骨髓中 $CD34^+$ 细胞占有核细胞的 $1\% \sim 3\%$。目前 $CD34^+$ 造血细胞已经是公认的理想造血干细胞/祖细胞移植物。最近发现,Thy-1(CD90)是比 CD34 更早的干、祖细胞标志,它与细胞间黏附有关,介导负增殖信号。

二、造血祖细胞

造血祖细胞(hematopoietic progenitor cell,HPC)是一类由造血干细胞分化而来,但部分或全部丧失自我更新能力的过渡性、增殖性细胞群。

造血祖细胞具有以下特征:①早期的造血祖细胞保留了部分造血干细胞自我更新的能力;②具有较强的增殖能力和一定的分化能力;③进行对称性有丝分裂;④$CD38^+$、$CD34^{-/+}$、$HLA-DR^+$、低表达系列特异性抗原(Lin$^+$)。

根据细胞分化能力,造血祖细胞可分为多向祖细胞及单向祖细胞。多向祖细胞可以进一步分化为各系祖细胞。根据其分化方向一般可分为淋巴系祖细胞(colony-forming unit-lymphocyte,CFU-L),包括 T 细胞祖细胞(colony-forming unit-T lymphocyte,CFU-TL)和 B 细胞祖细胞(colony-forming unit-B lymphocyte,CFU-BL);红细胞早期(或爆式)集落形成单位(burst forming unit-erythrocyte,BFU-E)和红细胞祖细胞集落形成单位(colony-forming unit-erythrocyte,CFU-E);粒、单系祖细胞(colony-forming unit-granulocyte macrophage,CFU-GM),包括粒细胞系祖细胞和单核细胞系祖细胞;巨核细胞系祖细胞(colony-forming unit-megakaryocyte,CFU-Meg);嗜酸性粒细胞祖细胞(colony-forming unit-eosinophilic granulocyte,CFU-Eo);嗜碱性粒细胞祖细胞(colony-forming unit-basophilic granulocyte,CFU-Bas)。这些较成熟的造血祖细胞虽然失去了自我更新的能力,但仍具有较强的增殖和单向分化的能力。

与造血干细胞不同,造血祖细胞 CD34 抗原表达较弱,CD38 抗原表达较强。两者的区分主要依据干/祖细胞的体内、体外生物学特性以及其细胞表面标志(表1-2),但要更严格地区分造血干细胞与早期造血祖细胞仍十分困难。

表1-2 造血干细胞和造血祖细胞的部分特征

特征	造血干细胞	早期/晚期造血祖细胞
自我更新能力	强	弱/无
体内重建造血能力	长期	短期/无
CD34	阳性	阳性/阴性
CD38	阴性	阳性
Lin	阴性	阴性/阳性

三、骨髓间质干细胞

骨髓间质干细胞是骨髓基质细胞的祖细胞。随着间质干细胞研究的不断深入,人们意识到骨髓间质细胞是成体干细胞,它具有干细胞的共性,即具有多向分化潜能和自我更新能力,在适宜的环境条件诱导下分化成不同种类的细胞,如成骨细胞、脂肪细胞、心肌细胞和血管内皮细胞等多种组织细胞。

骨髓间质干细胞可分泌白细胞介素(如IL-6、IL-7、IL-8、IL-11、IL-12、IL-14、IL-15)、白血病抑制因子、巨噬细胞集落刺激因子、Flt-3配体、干细胞因子等多种造血因子,对造血调控起着重要的作用。研究表明,骨髓间质干细胞能支持造血,在造血干细胞移植时混入骨髓间质干细胞可以促进造血干细胞植入,对移植后造血重建起到重要的促进作用。

由于MSC具有向骨、软骨、脂肪、肌肉及肌腱等各种组织分化的潜能,因而利用它进行组织工程学研究有以下优势:①间质干细胞可取自自体骨髓,取材方便且对机体无害;②由于间质干细胞取自自体,由它诱导的组织在进行移植时不存在组织配型及免疫排斥问题;③因骨髓间质干细胞分化的组织类型广泛,在治疗创伤性疾病中有应用价值。

第三节 造血微环境与造血调控

造血细胞赖以生存的内环境称为造血微环境(hematopoietic microenvironment, HIM)。造血过程中,造血细胞定居于适宜的微环境后,在各种因素的诱导调控下完成造血细胞的增殖、分化、成熟和凋亡等过程,以维持正常的造血动态平衡。造血调控是多因素、多水平组成的复杂网络调控系统,造血微环境在其中起到重要的作用。

一、造血微环境

造血微环境由骨髓基质细胞、微血管、神经、细胞外基质和基质细胞分泌的细胞因子等构成的,是造血细胞赖以生存的场所。

(一)骨髓血管系统

骨髓有丰富的血管系统为骨髓提供营养物质,它由营养血管、动脉、小动脉和毛细血管等构成,是造血微环境的主要组成部分。骨髓营养动脉不断分支形成微血管、毛细血管,毛细血管再注入管腔膨大的静脉窦,并汇集成集合窦注入中心静脉。静脉窦和集合窦统称骨髓血窦。血窦分布于整个骨髓腔,彼此相连,构成复杂的网状系统。血窦内是成熟的血细胞,血窦间是骨髓实质,即造血索。

完整的血窦壁由内皮细胞、颗粒状基底膜和外皮细胞构成,即组成了骨髓-血屏障,但只有内皮细胞层是完整的。绝大部分血窦壁仅由一层内皮细胞构成,血窦壁极薄,平时窦壁无孔,当骨髓内成熟的血细胞要进入外周血循环,就必须穿过血窦壁。造血活跃时,窦壁孔隙增多,有利于发育成熟的血细胞释放入血。内皮细胞转运细胞的孔道常为$2\sim3\mu m$,最大直径达$6\mu m$,所以穿越的细胞必须具有变形性(图1-5)。正常情况下红细胞系只有网织红细胞和成熟红细胞才能进入血循环,而幼稚红细胞的

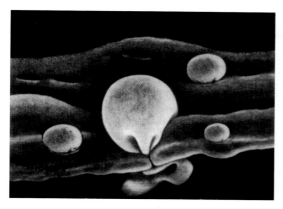

图 1-5　成熟血细胞穿越血窦壁

核坚固不能变形,被阻滞在血窦壁外;成熟的白细胞通过血窦时细胞核必须重排成线状才能进入;巨核细胞只有胞质穿过血窦壁释放血小板。血细胞通过后,窦壁立即修复。窦壁细胞一方面起到造血细胞的支架作用,另一方面也能调节造血组织的容量。造血旺盛的骨髓血窦丰富,造血功能减低的骨髓血窦减少,而无造血功能的黄骨髓血窦呈毛细血管状。

(二)骨髓神经

骨髓神经来自脊神经,与骨髓动脉伴行,其神经束分支沿着动脉壁呈网状分布,神经纤维终止于动脉平滑肌。但有很细的无鞘神经纤维与毛细血管的某些部位接触,或在造血细胞之间终止。骨髓神经调节血管的扩张或收缩,从而影响血流速度和压力,调节血细胞释放。骨髓血管内皮细胞中有 P 物质的神经激肽(neurokinin)受体,可受无鞘神经纤维末端含有的神经介质 P 物质作用,刺激造血祖细胞的生长。

(三)骨髓基质细胞、细胞外基质及细胞因子

1. **骨髓基质细胞**　是一群复杂的异质细胞群,由成纤维细胞、内皮细胞、脂肪细胞、巨噬细胞、基质干细胞等多种细胞构成,通过与造血细胞的密切接触,营养造血细胞并支持其增殖和分化。骨髓基质细胞能分泌多种造血调控因子和细胞外基质,基质细胞表面也有细胞因子受体,能接受外源信息,影响其细胞因子的分泌程度及种类。骨髓基质细胞也可产生大量细胞黏附因子。

2. **细胞外基质**　由骨髓基质细胞分泌,主要包括三类大分子物质,即糖蛋白(glycoproteins)、蛋白多糖(proteoglycans,PG)和胶原(collagen)。糖蛋白中主要有纤维连接蛋白(fibronectin,Fn)、层粘连蛋白(laminin,Ln)和血细胞粘连蛋白(hemonectin)。蛋白多糖为黏蛋白,有硫酸软骨素(chondroitin sulfate,CS)、硫酸肝素(HSPG)和透明质酸等。胶原主要是 Ⅰ、Ⅲ、Ⅳ、Ⅵ型胶原。细胞外基质的许多成分构成微环境中有活力的结构支架,填充在骨髓腔中,给造血细胞以支撑、保护和营养,使其聚集于特定的区域进行生理活动。各种细胞黏附分子(cell adhesion molecules,CAMs)介导造血细胞与基质细胞及细胞外基质的相互识别、相互作用,也介导造血细胞和多种细胞因子之间的黏附和信息传导。

3. **细胞因子**　骨髓基质细胞是产生调控造血细胞因子(cytokine)的主要部位。基质细胞分泌的细胞因子不但直接作用于造血干细胞、祖细胞,对干细胞、祖细胞的分化、发育起到重要的调控作用,而且也作用于基质细胞,改变后者的增殖分泌状态,诱导其他细胞因子生成。

二、造血调控

造血调控包括基因水平调控、细胞因子、细胞因子受体、细胞黏附分子、细胞外基质及细胞信号传递等。它们以不同的方式共同调控造血细胞的增殖、分化、成熟、归巢和凋亡等过程,维持正常的造血平衡。在调控因素中,细胞因子的调控占重要地位,它包括正向调控和负向调控。

(一)基因调控

造血干细胞、祖细胞增殖和分化的各个环节都受到多基因调控,主要有原癌基因和抑癌基因的表达产物及信号转导途径。原癌基因为正信号、显性,抑癌基因为负信号、隐性。

1. **原癌基因**　包括 *c-myc* 基因、*ras* 相关基因、*c-abl* 基因、*bcl-2* 基因、*c-kit* 基因等。正常情况下原癌基因不表达或低表达,不引起恶变。原癌基因编码的产物包括细胞因子、细胞因子受体、细胞内蛋白激酶、细胞内信号传递分子及转录因子等。各种产物以不同的方式参与 DNA 复制和特定基因的表达,促进造血细胞的增殖和发育。原癌基因发生点突变、染色体重排、基因扩增等改变时,转化为癌基因,导致细胞增殖失控和分化停滞。

2. **抑癌基因**　*p53* 基因、*WT1* 基因、*NF1* 基因、*PRB* 基因、*DCC*、*Rb* 基因等属于抑癌基因,其编码的蛋白质产物是正常细胞增殖的负调节因子,有抑制细胞增殖、诱导终末分化、维持基因稳定、调节生长

及负性生长因子的信号传导、诱导细胞凋亡等作用。

3. **信号转导的调控** 造血调控实际上受转录调控的调节。基因转录是细胞生命活动的一种重要调控方式,它由一类基因编码的蛋白质调节,这些蛋白质称为转录因子。转录因子将各种胞外信号向胞内传递并引起细胞相应反应的过程称为信号转导。信号转导也受正、负因素的调节,不同强度的信号转导会出现不同的转录活动。如果信号转导出现紊乱,血细胞的增殖、分化、发育及其相应的生物化学功能将受到影响。

(二)体液调控

造血细胞的增殖、分化、发育、成熟、凋亡等过程受到许多因素调节,其中细胞因子对造血的体液调控起重要作用。细胞因子主要由骨髓基质细胞分泌,也可由单核-巨噬细胞、T 淋巴细胞及其他细胞产生。按照功能将细胞因子分为两类,一类是促进造血细胞增殖、分化的因子,也称造血生长因子(hematopoietic growth factor,HGF),参与造血的正向调控;另一类是抑制造血的因子,也称造血抑制因子,参与造血的负向调控。

1. **造血正向调控因子** 参与造血的正向调控因子分为两类,一类是早期造血因子,主要作用于早期造血干细胞,包括干细胞因子和 FLT-3 配体等。另一类是晚期造血因子,包括 M-CSF、GM-CSF、EPO、血小板生成素(TPO)等(表 1-3)。

表 1-3 造血正向调控因子的特征

因子名称	主要产生细胞或器官	作用靶细胞
SCF	基质细胞、内皮细胞、成纤维细胞、单核细胞	干细胞、混合细胞、巨核细胞、粒红早期、淋巴细胞、肥大细胞
FL	基质细胞	干细胞、巨核细胞,粒红、淋巴早期
GM-CSF	内皮细胞、成纤维母细胞、T 细胞、B 细胞	混合细胞、巨核细胞、粒红细胞、红细胞、单核细胞、嗜酸细胞
Multi-CSF(IL-3)	T 细胞及肥大细胞	干细胞、巨核细胞、粒红细胞、红细胞、单核细胞、嗜酸细胞及肥大细胞
G-CSF	内皮细胞、成纤维母细胞	粒细胞、单核细胞
M-CSF(CSF-1)	内皮细胞、上皮细胞、基质细胞及 T 细胞、B 细胞	单核细胞、粒细胞
EPO	肾脏	红细胞、巨核细胞
ILs	活化的白细胞	T 细胞、B 细胞
LIF	T 细胞、膀胱癌细胞 5637、单核系白血病细胞(THP-I)	巨核细胞、巨核细胞白血病细胞(抑制)
TPO	肝、巨核细胞及白血病细胞株	巨核细胞
PDGF	巨核细胞、血小板、巨噬细胞	红细胞、粒细胞、成纤维细胞、平滑肌细胞、神经胶质细胞

(1) 干细胞因子(stem cell factor,SCF):可与多种造血因子发挥协同作用,如 EPO、G-CSF、GM-CSF、IL-2、IL-3、IL-6、IL-7 等。SCF 作用于较早期的干/祖细胞,可作为干/祖细胞动员剂促进脐血干/祖细胞扩增,应用于骨髓移植或化疗后骨髓恢复及再障的治疗。

(2) FLT-3 配体(FLT-3 ligand,FL):即 fam 样酪氨酸激酶受体 3 配体,是一个早期造血调控因子,由基质细胞合成。其体外造血调控作用主要是与 IL-3、G-CSF、GM-CSF、SCF、IL-6 等协同作用,调节造血干/祖细胞的增殖和分化。体内实验表明,FL 可动员造血干/祖细胞由骨髓进入外周血,有效地提高外周血 CD34$^+$ 细胞和树突细胞的数量,所以 FL 在临床上用作造血干细胞动员剂。

(3) 集落刺激因子(colony stimulating factors,CSF):主要有四种。①多系集落刺激因子(multipotential colony stimulating factor,multi-CSF):又称白细胞介素 3(Interleukin-3,IL-3),是一种能刺激多系

细胞集落生长的造血生长因子。所形成的集落中包含有不同分化程度的幼红细胞、粒细胞、单核细胞和巨核细胞等。IL-3 作用于早期造血细胞,刺激其生长和分化。IL-3 能提高中性粒细胞、单核细胞、淋巴细胞、嗜酸性粒细胞和网织红细胞的数量。②粒-单核细胞集落刺激因子(granulocyte and macrophage CSF,GM-CSF):主要作用是刺激骨髓细胞生成由粒细胞系和单核-巨噬细胞组成的集落,促进粒细胞和单核细胞祖细胞的增殖、分化与成熟。③粒细胞集落刺激因子(granulocyte CSF,G-CSF):主要作用是促进粒细胞系祖细胞的增殖、分化和集落的形成,诱导早期造血干/祖细胞从 G_0 期进入 $G_1 \sim S$ 期。临床上 G-CSF 主要用于化疗和血液系统疾病引起的中性粒细胞减少及骨髓移植时外周血干/祖细胞的动员等。④单核细胞集落刺激因子(macrophage CSF,M-CSF):又称 CSF-1,其作用主要是促进单核-巨噬细胞的增殖和分化,诱导原、幼单核细胞的产生,使单核细胞向巨噬细胞分化,及单核细胞、巨噬细胞亚群的增殖及活化。

(4) 促红细胞生成素(erythropoietin,EPO):是一种能刺激红细胞集落形成的造血生长因子,体内主要由肾小管周围细胞产生。EPO 主要作用能刺激造血干细胞形成红细胞系祖细胞,并能促进幼红细胞分化、成熟及合成血红蛋白。重组 EPO 是最早人工合成的生长因子,临床主要用于各种贫血的治疗。

(5) 白细胞介素(interleukins,ILs):又称淋巴因子,是一类由活化的白细胞产生的信号分子,主要对 T、B 细胞的成熟、活化及其生物学功能的调节起作用。ILs 可与其他造血因子构成复杂的网络,在造血及免疫调节中起到互相促进的作用。

(6) 白血病抑制因子(leukemia inhibitory factor,LIF):由多种细胞产生,单独或与 IL-6、GM-CSF、G-CSF 联合,抑制人白血病细胞 HL60 和 U937 集落的形成,并促进胚胎干细胞的增殖,刺激巨核细胞系祖细胞的增殖与分化。

(7) 巨核细胞集落刺激因子和血小板生成素:巨核细胞集落刺激因子(megalocaryocyte CSF,Meg-CSF)能促进巨核细胞集落形成。血小板生成素(thrombopoietin,TPO)参与促进巨核细胞产生血小板。使用重组 TPO 可提高外周血血小板的数量,临床用于治疗有关血小板减少性疾病,如特异性诊断免疫性血小板减少症(ITP)、再生障碍性贫血(AA)、骨髓增生异常综合征(MDS)等。

(8) 其他细胞因子:除上述因子外,还有一些细胞因子也参与造血调控,如胰岛素类生长因子(insulin-like growth factor,IGF)Ⅰ 和 Ⅱ,可刺激红细胞系和粒细胞系祖细胞的生长;肝细胞生长因子(hepatocyte growth factor,HGF)与其他因子协同促进祖细胞生长;血小板衍生生长因子(platelet-derived growth factor,PDGF)直接作用于红细胞系和粒细胞系祖细胞,间接作用于早期多系造血干细胞。

造血正向调控因子的特征见表 1-3。

2. 造血的负向调控因子　造血的负向调控主要通过造血抑制因子调控来完成,如转化生长因子β、肿瘤坏死因子、干扰素、趋化因子等。

(1) 转化生长因子β(transforming growth factor β,TGF-β):一种主要的造血抑制因子,在体内造血活跃的部位均有 TGF-β 的产生,其主要作用是阻止细胞进入 S 期,维持造血干细胞、祖细胞处于非增殖状态。

(2) 肿瘤坏死因子(tumor necrosis factor,TNF):包括 TNF-α 和 TNF-β,它们与其他因子协同抑制造血,引起红细胞生成减少,破坏增加。

(3) 干扰素(interferon,IFN):是一组具有抗病毒、影响细胞生长、分化和调节免疫功能等活性的蛋白质,包括 IFN-α、IFN-β、IFN-γ。IFN-α 和 IFN-β 是造血过程的主要负向调控因子。研究表明,TNF-α 和 IFN-γ 通过诱导 Fas 抗原对造血起负调控作用。

(4) 趋化因子(chemotactic factor):其对造血细胞的调控是通过不同途径实现的,可抑制造血干细胞的增殖,使其处于 G_0 期。目前认为,具有抑制造血干细胞进入细胞周期的趋化因子主要有 MIP-1α、PF4、NAP-2、IL-8、MCP-1、IP-10 及 CCF18 等。

(5) 其他抑制因子:包括前列环素(prostacyclin,PGI_2)、乳酸铁蛋白(lactoferrin)、H-subunit-铁蛋白等。

造血负向调控因子的特征见表 1-4。

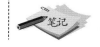

表 1-4　造血负调控因子的特征

因子名称	主要产生细胞或器官	抑制靶细胞
TGF-β	正常细胞、肿瘤细胞	干、祖细胞
TNF-α	单核巨噬细胞	CFU-GEMM、CFU-GM、CFU-E、BFU-E
TNF-β	CD4$^+$T、NK 细胞	同 TNF-α
IFN-α、β、γ	成纤维细胞、肿瘤细胞	同 TNF-α
趋化因子		干细胞
PGI$_2$		CFU-G、M、GM
乳酸铁蛋白		CFU-GM
H-subunit-铁蛋白		CFU-GEMM、CFU-GM、BFU-E

第四节　血细胞的生长发育

　　造血干细胞在造血微环境及细胞因子等的诱导下,增殖分化为各系的祖细胞,祖细胞向下分化为形态可辨的各种原始细胞,进一步发育成具有特定功能的成熟细胞,释放入血。

　　所有血细胞均来源于造血干细胞。血细胞的发育是一个连续的过程,经历了增殖、分化、成熟和释放等过程。增殖是指血细胞通过分裂而使其数量增加的现象。在增殖过程中,母细胞有丝分裂后形成的子细胞都趋向分化成熟。子细胞还可以进一步增殖,每增殖一次就趋向于进一步分化。一般情况下,一个原始细胞到成熟细胞可经过 4~5 次有丝分裂,一般认为晚幼阶段细胞不具有增殖能力。如一个原始红细胞经 4~5 次增殖后可产生 16 或 32 个成熟红细胞。需要注意的是,巨核细胞是以连续双倍增殖 DNA 的方式,即细胞核成倍增殖,每增殖一次,核即增大一倍,而胞质不分裂,所以巨核细胞体积巨大,属多倍体细胞。血细胞的分化是指血细胞在发育过程中失去某些潜能,转变为具有新的生物学性状细胞的过程。这种分化过程是不可逆的。成熟是指细胞定向分化后通过增殖和演变由原始细胞经幼稚细胞到成熟细胞的全过程。一般来讲,细胞每一次有丝分裂和分化都伴有细胞的成熟,血细胞越成熟,其形态特征越明显,功能也就越完善。血细胞的释放是指成熟的终末细胞通过骨髓-血屏障进入血循环的过程,而未成熟的幼稚细胞一般不能随意进入外周血循环。

文档:细胞凋亡的概念及特征

本章小结

　　造血器官是能够生成并支持造血细胞分化、发育、增殖和成熟的组织器官。造血器官生成各种血细胞的过程称为造血。人体的造血过程分为胚胎期造血和出生后造血。胚胎期造血又分为中胚层造血期、肝造血期、骨髓造血期。中胚层造血期大约在胚胎发育第 2 周末开始,到第 9 周末,血岛是人类最初的血管和造血的生发中心;肝造血期:始于胚胎第 6 周,止于胚胎第 7 个月,胚胎干细胞(造血干细胞)随着血流迁入肝内增殖,胚胎 3~6 个月,肝是主要的造血场所;骨髓造血期:胚胎第 8 个月时,骨髓造血高度发育,产生红细胞、粒细胞、巨核细胞、淋巴细胞和单核细胞。胚胎期各类血细胞形成的顺序是:红细胞、粒细胞、巨核细胞、淋巴细胞和单核细胞。出生后造血分为骨髓造血、淋巴器官造血及髓外造血。在正常情况下,出生后人体主要造血器官是骨髓,是唯一产生粒细胞、红细胞、巨核细胞的造血器官,同时也产生淋巴细胞及单核细胞。此外,胸腺、脾、淋巴结等也参与造血,终身产生淋巴细胞。

　　造血微环境是由骨髓基质细胞、微血管、神经、细胞外基质和基质细胞分泌的细胞因子等构成,是造血干细胞赖以生存的场所,也是造血细胞增殖、分化、发育和成熟的场所。

笔记

骨髓中存在两种类型干细胞,即造血干细胞和骨髓间质干细胞。造血干细胞是具有高度自我更新和多向分化能力,在造血组织中含量极少,具有以下特征:①高度的自我更新能力;②多向分化能力;③不均一性;④造血干细胞表面免疫标志为 CD34$^+$、CD38$^-$、Thy-1$^+$(CD90$^+$)、Lin$^-$等,其中最重要的是 CD34 抗原。造血祖细胞是一类由造血干细胞分化而来但部分或全部丧失自我更新能力的过渡性、增殖性细胞群。骨髓间质干细胞可发育成骨髓基质细胞,它是造血微环境的重要组成成分,在造血调控中起着重要作用。

造血调控主要有基因调控和体液调控,包括正向调控和负向调控。基因调控有原癌基因和抑癌基因的表达产物及信号转导途径。原癌基因为正信号、显性,抑癌基因为负信号、隐性。细胞因子对造血的体液调控起着重要作用,按其功能可分为造血生长因子和造血抑制因子。

病例讨论

患者,男性,50 岁,肾功不全近 5 年。因近 2 个月来出现夜尿渐增、乏力、恶心、呕吐、纳差等症状来诊。检查:贫血貌,眼结膜、指甲苍白。血常规检查为 WBC 7.18×10^9/L,RBC 2.67×10^{12}/L,Hb 75g/L,HCT 22.1%,MCV 82.8fl。尿素氮 18.9mmol/L,血肌酐 791.43μmol/L。EPO 减低,血清铁轻度减低,叶酸及维生素 B$_{12}$ 检测正常。骨髓铁染色:外铁(+),细胞内铁 34%。骨髓象检查:骨髓增生尚活跃,红细胞系增生减低,成熟红细胞形态大小不一,可见异形红细胞。粒细胞系胞质中可见中毒颗粒。巨核细胞数量和形态正常,血小板散在分布。入院后经透析治疗,缓解症状,同时给予重组人促红细胞生成素(EPO)治疗,每 2 周检测血常规观察疗效,RBC 数量、HCT 及 Hb 均有不同程度的升高,贫血症状明显改善。请根据本章所学知识,试述临床上选用 EPO 给予治疗的依据?

病例讨论分析

(邓珊珊)

扫一扫,测一测

思考题

1. 简述血岛的形成和特点。
2. 试述胚胎期造血器官和造血特点。
3. 简述造血干细胞和造血祖细胞的特征。
4. 髓外造血的概念和特点是什么?

第二章 骨髓细胞基本形态及检验

学习目标

1. 掌握：骨髓细胞形态的演变规律；粒细胞系、红细胞系、淋巴细胞系、单核细胞系、浆细胞系和巨核细胞系统的各阶段细胞形态特点；正常骨髓象特征。
2. 熟悉：其他细胞系统的形态特点；骨髓检查的适应证与禁忌证。
3. 了解：异常骨髓细胞形态变化特点及意义。
4. 能对正常细胞形态进行正确的辨认，具有辨别正常骨髓中形态类似细胞的能力。
5. 能按照骨髓细胞形态学检查的工作流程进行检验；能对骨髓涂片进行形态学观察和初步分析。

第一节 骨髓细胞形态演变一般规律

骨髓中的血细胞从造血干细胞、造血祖细胞逐渐发育为成熟细胞。造血干细胞及各系造血祖细胞形态在显微镜下无法辨认，只有从原始阶段开始，历经幼稚阶段到成熟阶段（图 2-1），各系统各阶段的细胞才在形态上各自表现出明显的特点且具有一定的规律性，掌握这个规律有助于辨认细胞。

一、细胞体积

随着原始细胞发育到成熟细胞，细胞体积由大变小。但巨核细胞系细胞体积由小变大，早幼粒细胞比原始粒细胞略大。

二、细胞核

1. **大小** 细胞核大小一般由大变小，巨核细胞系由小变大。
2. **形状** 由圆形或卵圆形逐渐形成凹陷，以致分叶（如粒细胞系和巨核细胞系）或折叠（如单核细胞系）。淋巴细胞和浆细胞核形变化不明显，成熟红细胞核消失。
3. **核染色质** 由细致、疏松到粗糙、紧密，着色由浅至深（图 2-2a）。
4. **核膜** 从不明显到明显。
5. **核仁** 由清晰到模糊，最后消失。

核仁的有无以及核染色质的粗细是衡量骨髓细胞是否处于原始和幼稚阶段的重要标志。

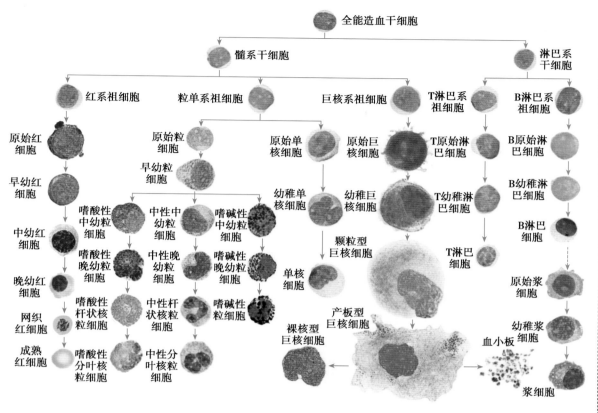

图 2-1　骨髓细胞发育演变规律

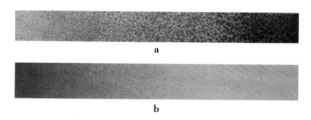

图 2-2　细胞核染色质(a)和细胞质(b)成熟规律

三、细胞质

1. **量**　由少逐渐增多。但淋巴细胞系细胞的胞质量较少,变化不明显。

2. **颜色**　一般由深蓝色逐渐变浅至浅蓝色,再变为粉红色(图 2-2b)。但淋巴细胞(淡蓝色)、浆细胞(深蓝色)、单核细胞(灰蓝色)例外。

3. **颗粒**　从无到有,由少到多。如淋巴细胞系、单核细胞系的颗粒由无到有,而粒细胞系的颗粒先由无到有,再由非特异性颗粒转变为特异性颗粒,如中性颗粒、嗜酸性颗粒、嗜碱性颗粒。红细胞系无颗粒。

四、核质比

细胞核与细胞质的比例一般由大到小,但淋巴细胞不明显。

第二节　正常骨髓细胞形态特征

骨髓细胞共分为六大系统,分别是粒细胞、红细胞、巨核细胞、单核细胞、淋巴细胞和浆细胞系统。每个系统按照其发育水平可分为原始、幼稚和成熟 3 个阶段,其中粒细胞和红细胞的幼稚阶段又细分为早幼、中幼和晚幼 3 个阶段。正常骨髓中主要有各阶段粒细胞、红细胞、巨核细胞和成熟阶段的淋巴细胞、单核细胞、浆细胞。而原始和幼稚阶段的淋巴细胞、单核细胞、浆细胞,以及组织细胞、吞噬细胞、脂肪细胞、组织嗜碱细胞、成骨细胞、破骨细胞等在正常骨髓中偶见或罕见。

一、红细胞系

红细胞系统(简称红系)包括原始红细胞(pronormoblast)、早幼红细胞(early normoblast)、中幼红细胞(polychromatic normoblast)、晚幼红细胞(orthochromatic normoblast)和成熟红细胞(erythrocyte)5 个阶段。红系细胞发育过程中形态变化主要特点:①胞体圆形或椭圆形,可见瘤状突起;②胞核圆形且居中,染色质由粗颗粒状到块状,成熟红细胞胞核消失;③胞质颜色由深蓝色→蓝灰色→灰红色→淡红色,无颗粒(图 2-3)。

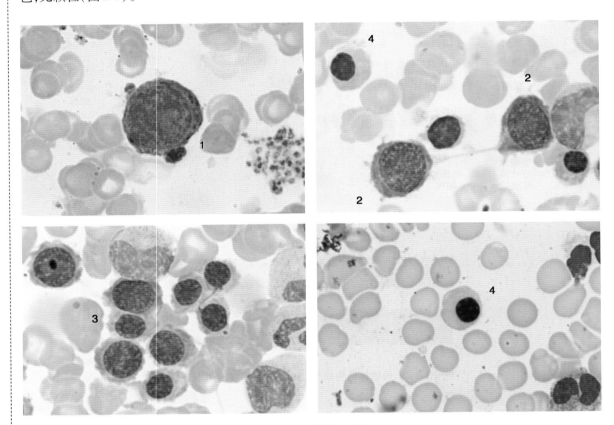

图 2-3 各阶段红细胞
1. 原始红细胞;2. 早幼红细胞;3. 中幼红细胞;4. 晚幼红细胞。

(一)原始红细胞

胞体直径 15~25μm,圆形或椭圆形,边缘常有不规则瘤状突起。胞核圆形,居中或稍偏位;染色质呈紫红色粗颗粒状;核仁 1~3 个,浅蓝色,边界不清楚。胞质量少,深蓝色不透明,如油墨画蓝色,在核周有淡染区。胞质中无颗粒,但由于核糖核酸丰富,会出现聚集现象,使得胞质呈现蓝色的颗粒状。

(二)早幼红细胞

胞体直径 10~18μm,圆形或椭圆形。胞核圆形,居中或稍偏位;染色质聚集呈紫红色粗颗粒状或小块状;核仁模糊或消失。胞质略增多,为不透明蓝色或深蓝色,无颗粒,可见瘤状突起及核周淡染区。

(三)中幼红细胞

胞体直径 8~15μm,圆形。胞核圆形,居中,占细胞的 1/2;染色质聚集呈深紫红色条索状或块状,副染色质(即染色质间的空隙)明显,像压缩的饼干样;核仁完全消失。胞质量多,呈不同程度的嗜多色性(灰蓝色、灰红色),无颗粒。

（四）晚幼红细胞

胞体直径 7~10μm，圆形。胞核圆形，居中或偏位，占细胞 1/2 以下；核染色质致密坚实，呈紫黑色团块状（称为碳核），副染色质可见或消失。胞质量多，淡红色或灰红色，颜色与成熟红细胞相似，无颗粒。

（五）成熟红细胞

胞体直径 7~9μm，呈双凹圆盘状，无核，胞质淡粉红色，中央部分淡染（不超过 1/3）。

二、粒细胞系

粒细胞系统（简称粒系）分为原始粒细胞（myeloblast）、早幼粒细胞（promyelocyte）、中幼粒细胞（myelocyte）、晚幼粒细胞（metamyelocyte）、杆状核粒细胞（stab granulocyte）和分叶核粒细胞（segmented granulocyte）6 个阶段。从原始粒细胞开始出现的颗粒称为非特异性颗粒或嗜天青颗粒（azurophilic granule）（又称 A 颗粒、嗜苯胺蓝颗粒），从中幼粒细胞开始出现特异性颗粒（specific granule）（又称 S 颗粒），包括中性颗粒、嗜酸性颗粒和嗜碱性颗粒三种。

粒系形态变化特点：①胞体圆形或椭圆形，体积逐渐变小，但早幼粒细胞比原始粒细胞略大；②胞核圆形→椭圆形→肾形→杆状→分叶状；③胞质颜色由深蓝色→蓝紫色→紫红色→粉红色，颗粒由无→出现非特异性颗粒→出现特异性颗粒。

（一）原始粒细胞

胞体直径 10~20μm，呈圆形或椭圆形。胞核圆形或椭圆形，居中或略偏位；核染色质呈细沙粒状，比原始红细胞染色质更细致，平坦如一层薄纱，无浓集；核仁清楚，2~6 个，较小，染淡蓝色。胞质量少，呈半透明蓝色或深蓝色，核旁有时可见淡染区，浆内无颗粒或有少许。根据胞质中有无颗粒，可将原始粒细胞分为 I 型和 II 型：I 型为典型的原始粒细胞，胞质中无颗粒；II 型胞质中出现少量细小颗粒（图 2-4）。

（二）早幼粒细胞

胞体直径 12~25μm，较原始粒细胞略大，圆形或椭圆形。胞核圆形、椭圆形或一侧微凹陷，常偏位；核染色质开始聚集呈颗粒状；核仁清楚、模糊或消失。胞质较多，淡蓝或深蓝色，含有数量不等的大小不一、形态不一、分布不均的紫红色嗜天青颗粒。这些颗粒常于近核处先出现，也有少许盖在核上（图 2-5）。

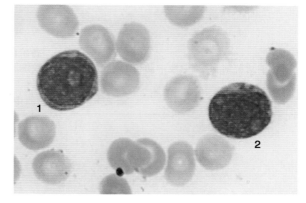

图 2-4　原始粒细胞
1. I 型原始粒细胞；2. II 型原始粒细胞。

（三）中幼粒细胞

胞质中开始出现特异性颗粒，分别是中性颗粒、嗜酸性颗粒和嗜碱性颗粒三种。非特异性颗粒和 3 种特异性颗粒的鉴别见表 2-1。

1. **中性中幼粒细胞（neutrophilic myelocyte）** 胞体圆形，直径 10~20μm。胞核占胞体的 1/2~2/3，椭圆形或一侧平坦，常偏位；核染色质聚集呈条索状或块状，核仁消失。胞质量多，呈淡红或淡蓝色，内含细小的粉红色中性颗粒，分布较均匀，近核处先出现。由于颗粒非常细小，在普通显微镜下不易看清其大小和形态，近核处看到均匀的浅红色区域（图 2-5）。中幼及以下阶段的粒细胞胞核形态变化见表 2-2。

2. **嗜酸性中幼粒细胞（eosinophilic myelocyte）** 圆形，直径 15~20μm，较中性中幼粒细胞略大。胞核与中性中幼粒细胞相似。胞质内充满圆形、粗大、大小均一、排列紧密、橘红色、有立体感及折光性的嗜酸性颗粒，如剥开的石榴籽，有时呈暗黄色或褐色。有的胞质中还可见到紫黑色颗粒，似嗜碱性颗粒，含这种颗粒的嗜酸性粒细胞被称为双染性嗜酸性粒细胞，常在中、晚幼粒细胞阶段出现，随着细胞的成熟变为典型的嗜酸性粒细胞（图 2-6）。

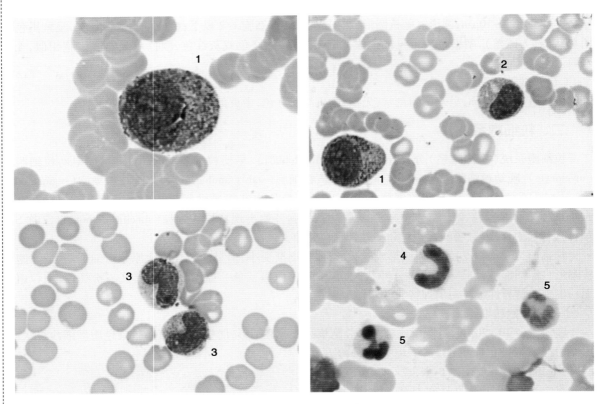

图 2-5　各阶段粒细胞

1. 早幼粒细胞；2. 中性中幼粒细胞；3. 中性晚幼粒细胞；4. 中性杆状核粒细胞；5. 中性分叶核粒细胞。

表 2-1　粒细胞胞质中四种颗粒的鉴别

鉴别点	中性颗粒	嗜酸性颗粒	嗜碱性颗粒	非特异性颗粒
大小	细小 大小均一	粗大 大小均一	粗大 大小不一	较中性颗粒粗大 大小不一
形态	细颗粒状	圆形或椭圆形，像剥开的石榴籽	形态不一	形态不一
数量	多	多	不定，常较少	少数或中等量
色泽	淡紫红色或淡红色	橘红色，中幼粒和晚幼粒细胞阶段常呈紫黑色，形似嗜碱性颗粒，但不如后者粗大和深染	深紫红色、深紫黑或深紫蓝色	紫红色
分布	均匀	均匀、紧密排列，布满胞质	分布不均，排列零乱，常覆盖核上，使胞核轮廓不清	分布不均，常在胞质中，有时有少许颗粒覆盖在核上
出现阶段	中性中幼粒细胞到中性分叶核粒细胞	嗜酸性中幼粒细胞到嗜酸分叶核粒细胞	嗜碱性中幼粒细胞到嗜碱性分叶核粒细胞	Ⅱ型原始粒细胞和早幼粒细胞

表2-2　粒细胞胞核凹陷程度的划分标准

细胞	核凹陷程度/假设核直径	核凹陷程度/假设圆形核直径	核最窄/核最宽
中幼粒细胞		<1/2	
晚幼粒细胞	<1/2	1/2~3/4	>1/2
杆状核粒细胞	>1/2	>3/4	1/2~1/3
分叶核粒细胞			<1/3

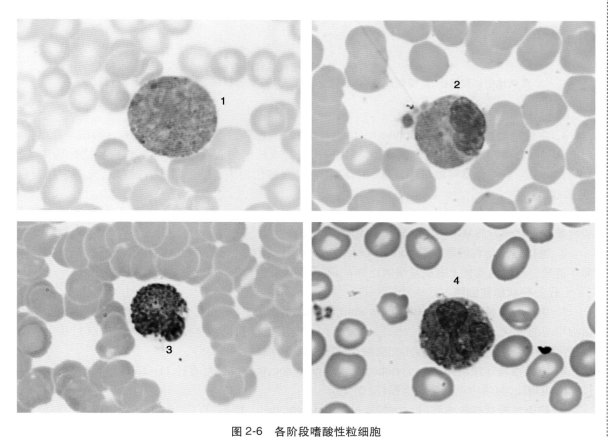

图 2-6　各阶段嗜酸性粒细胞
1.嗜酸性中幼粒细胞；2.嗜酸性晚幼粒细胞；3.嗜酸性杆状核粒细胞；4.嗜酸性分叶核粒细胞。

3. **嗜碱性中幼粒细胞**(basophilic myelocyte)　圆形,直径 10～15μm,较中性中幼粒细胞略小。胞核椭圆形,轮廓不清楚,核染色质较模糊。胞质及核上含有数量不均、大小不等、形态不一、排列混乱的深紫黑色或深紫红色嗜碱性颗粒(图 2-7)。

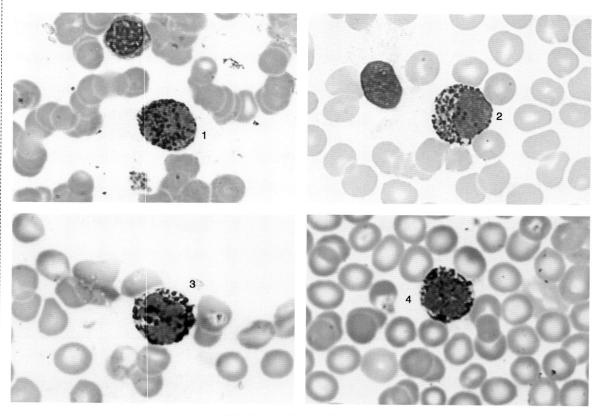

图 2-7　各阶段嗜碱性粒细胞
1. 嗜碱性中幼粒细胞;2. 嗜碱性晚幼粒细胞;3. 嗜碱性杆状核粒细胞;4. 嗜碱性分叶核粒细胞。

（四）晚幼粒细胞

1. **中性晚幼粒细胞**(neutrophilic metamyelocyte)　胞体圆形,直径 10～16μm。胞核呈肾形、马蹄形、半月形(核凹陷程度/假设核直径之比小于 1/2,或核凹陷程度/假设圆形核直径之比为 1/2～3/4),常偏位,核染色质粗糙呈小块状,出现副染色质,核仁消失。胞质量多,浅红色,充满中性颗粒(图 2-5)。

2. **嗜酸性晚幼粒细胞**(eosinophilic metamyelocyte)　胞体圆形,直径 10～16μm。胞质内充满嗜酸性颗粒。其他方面基本同中性晚幼粒细胞(图 2-6)。

3. **嗜碱性晚幼粒细胞**(basophilic metamyelocyte)　胞体圆形,直径 10～14μm。胞核呈肾形,轮廓不清楚。胞质内及核上有少量嗜碱性颗粒,胞质呈淡红色(图 2-7)。

（五）杆状核粒细胞

1. **中性杆状核粒细胞**(neutrophilic stab granulocyte,Nst)　圆形,直径 10～15μm。胞核弯曲呈粗细均匀的带状,也可呈"C"形、"S"形、"U"形(核凹陷程度/假设核直径之比在 1/2～3/4),核染色质粗糙呈块状,副染色质明显。胞质充满细小的中性特异性颗粒(图 2-5)。

2. **嗜酸性杆状核粒细胞**(eosinophilic stab granulocyte)　圆形,直径 11～16μm,胞核与中性杆状核粒细胞相似,胞质中充满嗜酸性颗粒(图 2-6)。

3. **嗜碱性杆状核粒细胞**(basophilic stab granulocyte)　圆形,直径 10～12μm,胞核呈模糊杆状,胞质内及核上有少许嗜碱性颗粒(图 2-7)。

（六）分叶核粒细胞

1. **中性分叶核粒细胞**(neutrophilic segmented granulocyte,Nsg)　胞体圆形,直径 10～14μm。

胞核分叶状,常分2~5叶,叶与叶之间有细丝相连或完全断开,有时核分叶重叠在一起,使连接的核丝被隐蔽,常有粗而明显的切痕。核染色质呈较多小块,深紫红色。胞质丰富,呈淡红色,浆内充满中性颗粒(图2-5)。

2. **嗜酸性分叶核粒细胞(eosinophilic segmented granulocyte)**　胞体圆形,直径11~16μm,胞核多分2叶,胞质充满嗜酸性颗粒(图2-6)。

3. **嗜碱性分叶核粒细胞(basophilic segmented granulocyte)**　胞体圆形,直径10~12μm。胞核分为3~4叶或分叶不明显。胞质内及核上有少许嗜碱性颗粒(图2-7)。

三、巨核细胞系

巨核细胞系统(简称巨核系)包括原始巨核细胞(megakaryoblast)、幼稚巨核细胞(promegakaryocyte)、颗粒型巨核细胞(granular megakaryocyte)、产血小板型巨核细胞(thrombocytopenic megakaryocyte)、裸核型巨核细胞(naked megakaryocyte)和血小板(platelet),是骨髓中体积最大的造血细胞。巨核系形态变化特点:①胞体圆形或不规则形,体积由小到大;②胞核由圆形→不规则形→分叶,核染色质由粗颗粒状到聚集呈块状或条状;③胞质颜色由深蓝色→多色性→淡红色,颗粒由无→少量嗜天青颗粒→大量细小的紫红色颗粒→颗粒聚集成小团块。

(一)原始巨核细胞

胞体直径15~30μm,圆形或不规则。胞核较大,呈圆形或肾形;核染色质粗糙(比其他原始细胞都粗糙)、排列紧密,分布不均匀,呈紫红色;核仁1~3个,天蓝色,较模糊。胞质量少,呈不均匀的深蓝色,边缘较深,有时有伪足或指状突起,无颗粒,细胞周边可有少许血小板附着(图2-8)。

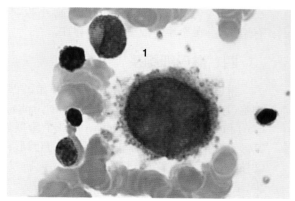
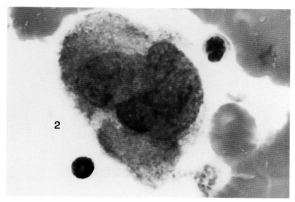

图2-8　原始巨核细胞和幼稚巨核细胞
1.原始巨核细胞;2.幼稚巨核细胞。

(二)幼稚巨核细胞

胞体直径30~50μm,常不规则。胞核呈不规则形、肾形或分叶状;核染色质粗糙,呈粗颗粒或小块状,排列紧密;常无核仁。胞质较丰富,深蓝色或淡蓝色,近核处出现少许细小的淡紫红色颗粒而使胞质呈淡红色,细胞周边常有少量血小板附着(图2-8)。

(三)颗粒型巨核细胞

胞体直径40~70μm,有时可达100μm以上,是骨髓中最大的细胞之一,常不规则,胞膜完整。胞核巨大,不规则,分叶或互相堆叠如花瓣状,核染色质粗糙,排列紧密成条索状,无核仁。胞质量多,呈淡蓝色,但因充满大量较细小的紫红色颗粒而呈淡红色或夹杂有蓝色,胞质外缘的颗粒较粗大,排列很紧密,着色与正常血小板相同,但未形成血小板(图2-9)。

(四)产血小板型巨核细胞

胞体、胞核、核染色质与颗粒型巨核细胞相似。胞质极丰富、淡红色,胞质内充满粗大的紫红色颗粒(即雏形血小板),容易聚集成团,胞质外缘或突出部分会形成血小板,并部分脱落,附着在巨核细胞胞质的边缘,血小板的颜色与巨核细胞的核着色一致(图2-9)。

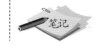

23

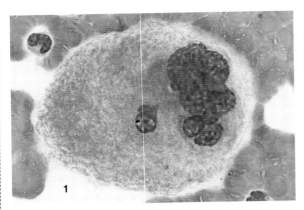
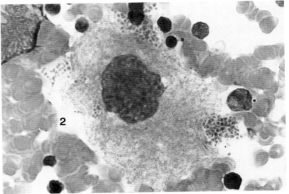

图 2-9 颗粒型巨核细胞和产血小板型巨核细胞
1. 颗粒型巨核细胞;2. 产血小板型巨核细胞。

（五）裸核型巨核细胞

产血小板型巨核细胞释放大量血小板后,细胞胞质完全脱落,剩下巨核细胞的核,即称为裸核型巨核细胞(图 2-10)。

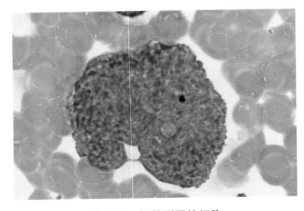

图 2-10 裸核型巨核细胞

（一）原始淋巴细胞

胞体直径 10~18μm。胞体及胞核呈圆形或类圆形,核膜浓厚,核染色质细致呈颗粒状,比原始粒细胞稍粗,核仁 1~2 个,清楚,呈淡蓝色。胞质极少,呈淡蓝色,透明似天空,无颗粒,"环核带"(核周围着色较淡的区域)明显(图 2-11)。

（二）幼稚淋巴细胞

胞体直径 10~16μm。胞体及胞核圆形或椭圆形,胞核有时可有凹陷或切迹,核仁模糊或消失,核染色质较原始淋巴细胞粗,颗粒状。胞质少,天蓝色,清晰透明,大多无颗粒,偶见少量较粗大的紫红色嗜天青颗粒(图 2-11)。

（三）淋巴细胞

1. 大淋巴细胞 胞体直径 12~15μm,圆形。胞核圆形或椭圆形,常偏一侧,核染色质紧密而均匀,呈深紫红色。胞质较多,呈清澈的淡蓝色,近核处较浅,常有少量嗜天青颗粒(图 2-11)。

2. 小淋巴细胞 直径 6~9μm,圆形或椭圆形。胞核圆形或类圆形,核染色质紧密呈大块状,副染色质不明显,染深紫红色。胞质量极少,似裸核,天蓝色,常无颗粒(图 2-11)。

（六）血小板

直径 2~4μm,圆形、椭圆形或不规则形,无胞核,胞质淡蓝色或淡红色,中心部位有细小、分布均匀的紫红色颗粒。由于血小板具有聚集性,在涂片中常三五成群存在。

四、淋巴细胞系

淋巴细胞系统(简称淋系)包括原始淋巴细胞(lymphoblast)、幼稚淋巴细胞(prolymphocyte)和成熟淋巴细胞(lymphocyte)3 个阶段。其形态变化特点:①胞体较小,圆形或椭圆形;②核染色质由颗粒状到致密成块;③胞质量少,呈蓝色或天蓝色,偶见少量嗜天青颗粒。

五、单核细胞系

单核细胞系统(简称单核系)包括原始单核细胞(monoblast)、幼稚单核细胞(promonocyte)和成熟单核细胞(monocyte)3 个阶段。其形态变化特点:①胞体较大,圆形或不规则形,可有伪足;②胞核较

笔记

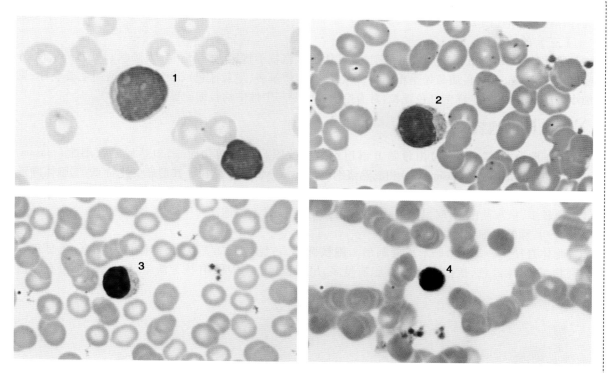

图 2-11　各阶段淋巴细胞
1.原始淋巴细胞；2.幼稚淋巴细胞；3.大淋巴细胞；4.小淋巴细胞。

大,不规则,核染色质疏松纤细呈网状;③胞质量较多,呈灰蓝色,不透明,充满弥散、细小粉尘样紫红色颗粒。

（一）原始单核细胞

胞体直径 14~25μm,圆形或不规则,可有伪足。胞核圆形,稍凹陷或不规则,可有扭曲、折叠;核染色质纤细、疏松呈细丝网状,淡紫红色;核仁 1~3 个,大而清楚。胞质较多,呈灰蓝色、半透明毛玻璃样,可有空泡。原始单核细胞分为Ⅰ型和Ⅱ型,Ⅰ型为典型单核细胞,胞质中无颗粒,Ⅱ型除具有单核细胞的特点外,胞质中可见少量针尖样细小的紫红色颗粒(图 2-12)。

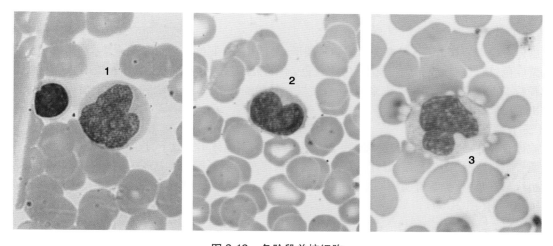

图 2-12　各阶段单核细胞
1.原始单核细胞；2.幼稚单核细胞；3.单核细胞。

（二）幼稚单核细胞

胞体直径 15~25μm,圆形或不规则,可有伪足。胞核常不规则,呈扭曲、折叠状,有凹陷或切迹;核染色质开始聚集呈丝网状;核仁有或模糊。胞质增多,呈灰蓝色半透明毛玻璃样,可见细小紫红色嗜天青颗粒和空泡(图 2-12)。

(三)单核细胞

胞体直径 12~20μm,圆形或不规则,常见伪足。胞核不规则,常呈肾形、大肠状、马蹄形、S 形、分叶形、笔架形等,核染色质疏松呈粗网状,紫红色。胞质量多,呈灰蓝色或灰红色、半透明毛玻璃样,见细小、分布均匀的灰尘样紫红色颗粒,常有空泡。需要与中性中幼粒细胞鉴别(图 2-12)。

六、浆细胞系

浆细胞系统(简称浆系)由骨髓 B 淋巴细胞受抗原刺激后转化而来,包括原始浆细胞(plasmablast)、幼稚浆细胞(proplasmacyte)和成熟浆细胞(plasmacyte)3 个阶段。其形态变化特点:①胞体圆形或长椭圆形,体积由大至小;②胞核圆形,常偏位,核染色质由粗颗粒状到聚集呈块状,核周有淡染区;③胞质较多,呈灰蓝色,有时呈火焰状,颗粒由无至偶见,常有空泡。

(一)原始浆细胞

胞体直径 15~25μm,圆形或椭圆形。胞核圆形,占胞体的 2/3 以上,常偏位,核染色质呈粗颗粒网状,染呈紫红色,核仁 2~5 个。胞质量多,呈深蓝色、不透明,有核旁淡染区,无颗粒,可有空泡(图 2-13)。

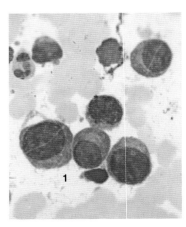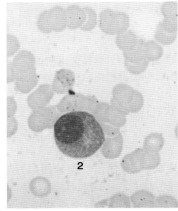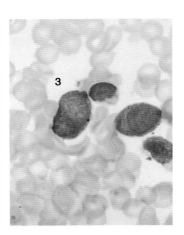

图 2-13　各阶段浆细胞
1. 原始浆细胞;2. 幼稚浆细胞;3. 浆细胞。

(二)幼稚浆细胞

胞体直径 12~16μm,常呈椭圆形。胞核圆形,常偏位,核染色质开始出现聚集,较原浆细胞粗,染呈深紫红色,核仁模糊或无。胞质丰富,深蓝色,不透明,常有空泡及核旁半月形淡染区,偶有少许嗜天青颗粒。正常骨髓中偶见幼稚浆细胞,在多发性骨髓瘤和浆细胞白血病时骨髓中显著增生,且在血液中出现(图 2-13)。

(三)浆细胞

胞体直径 8~15μm,常呈长椭圆形。胞核圆形较小,占胞体 1/3 以下,核常偏位,有时可见双核,核染色质聚集呈块状,副染色质淡红色,排列呈龟背状或车轮状。胞质丰富,深蓝色,不透明,有泡沫感,有时边缘呈红色,核旁常有明显的半月形淡染区,偶见少许嗜天青颗粒。需要与中、晚幼红细胞和小淋巴细胞鉴别(图 2-13)。

七、其他细胞

(一)组织嗜碱细胞

组织嗜碱细胞(tissue basophilic cell)又称肥大细胞(mast cell),胞体直径 15~30μm,圆形、椭圆形、蝌蚪形、梭形或不规则形。胞核较小,圆形或椭圆形,居中或偏位,染色质粗糙,常被颗粒遮盖而模糊不清,无核仁。胞质较丰富,充满粗大、排列紧密、大小一致、深紫蓝色嗜碱性颗粒,常覆盖于核上。有的颗粒排列非常致密,整个细胞染成黑色而模糊不清,易被认为异物而忽略(图 2-14)。

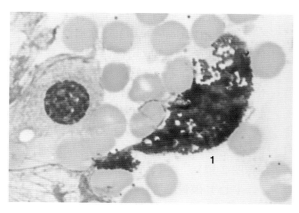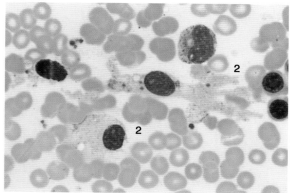

图 2-14 组织嗜碱细胞和组织细胞
1.组织嗜碱细胞;2.组织细胞。

（二）组织细胞

组织细胞（histiocyte）胞体大小不一（通常较大），为长椭圆形或不规则形，长轴直径可达 20~50μm 以上，边缘多不整齐呈撕纸状。胞核圆形或椭圆形，核染色质呈粗网状，蓝色核仁 1~2 个，较清晰。胞质较丰富，淡蓝色，含数目不一的嗜天青颗粒及空泡，有时含有吞噬的色素颗粒、脂肪滴、血细胞、细菌等（图 2-14）。

（三）吞噬细胞

吞噬细胞（phagocyte）是胞体内含有吞噬物质的一组细胞总称。具有吞噬功能的细胞包括单核细胞、组织细胞、粒细胞等。吞噬细胞的形态极不一致，因吞噬物的类型及多少而定。胞核圆形、椭圆形或不规则形，常 1 个核，有时双核或多核，常偏位，核染色质较疏松，核仁有或无。胞质多少不一，淡蓝色或淡红色，常有空泡，并有数量不等的吞噬物，如空泡、色素、颗粒、有核细胞、红细胞、血小板、碳核、细菌等。有时吞噬细胞成堆存在（图 2-15）。

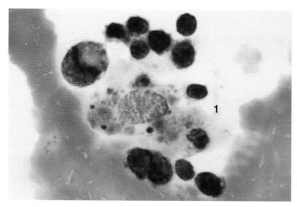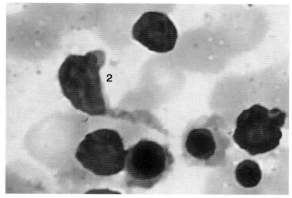

图 2-15 吞噬细胞和内皮细胞
1.吞噬细胞;2.内皮细胞。

（四）内皮细胞

内皮细胞（endothelial cell）胞体直径 25~30μm，圆形、长尾形或梭形。胞核圆形或椭圆形，居中或偏位，染色质呈粗网状，多无核仁。胞质较少，分布于细胞的一端或两端，呈淡蓝色或淡红色，常含有少量细小的紫红色嗜天青颗粒（图 2-15）。

（五）脂肪细胞

脂肪细胞（fatty cell）是网状细胞或组织细胞摄取脂肪滴形成。胞体直径 30~50μm，圆形，胞膜极易破裂，边缘不整齐。胞核较小，圆形或椭圆形，常偏位，染色质粗网状，无核仁。胞质内充满大量大小不一的脂肪滴，瑞氏染色后，脂肪被甲醇溶解，仅遗留大空泡状，似蜂窝状（图 2-16）。

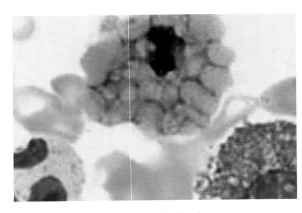

图 2-16 脂肪细胞

（六）成骨细胞

成骨细胞（osteoblast）又称造骨细胞，胞体较大，直径 20～40μm，椭圆形或不规则形，常多个成片出现。胞核圆形或椭圆形，常偏位，染色质粗糙，网状排列，核仁 1～3 个，蓝色较清晰。胞质丰富，呈深蓝色或淡蓝色云雾状，常有空泡，离核较远处常有椭圆形淡染区，偶见少许嗜天青颗粒。需要与浆细胞鉴别（图 2-17）。

（七）破骨细胞

破骨细胞（osteoclast）为骨髓中最大的多核细胞之一。胞体巨大，直径 60～100μm，形态不规则，边缘常不整如撕纸状。胞核小且多，有 3～100 个，圆形或椭圆形，大小、形态基本一致，边缘清晰，彼此孤立，染色质呈粗网状，几乎每个核都有 1～2 个明显的蓝色核仁。胞质极丰富，呈淡蓝色、淡红色或红蓝相间，内含大量细小、大小不一的紫红色颗粒。需要与巨核细胞鉴别（图 2-17）。

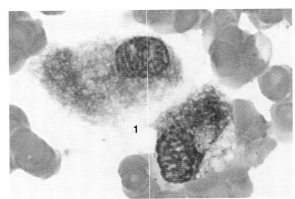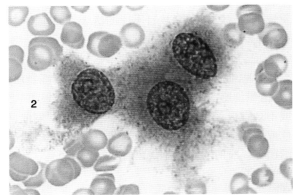

图 2-17 成骨细胞和破骨细胞
1. 成骨细胞；2. 破骨细胞。

（八）纤维细胞

纤维细胞（fibrocyte）胞体大，常不规则，多为长尾形或条索状，长轴直径可达 200μm 以上。常有多个至数个大小形态相同的圆形或椭圆形胞核，核染色质细或粗网状，核仁 1～2 个。胞质极丰富，呈淡蓝色，多分布于细胞两端，内含纤维网状物、浅红色颗粒。成熟者为单个核的纤维细胞，长轴直径可达 30～60μm 以上，周边不整齐，呈撕扯状，胞质极丰富呈极淡蓝色，内含粉红色丝状物和细小颗粒，染色质呈粗网状，核仁无或模糊。纤维细胞也是骨髓中最大的多核细胞之一。因细胞非常黏稠，涂片时常常被拉成一长条状（图 2-18）。

（九）涂抹细胞及退化细胞

涂抹细胞是细胞衰老退化所致，如核溶解、核固缩等。涂抹细胞大小不一，通常只有一个核而无胞质，胞核肿胀，结构模糊不清，染成均匀淡紫红色，有的可见核仁，有时呈扫帚状，形如竹篮，故又称篮细胞。核溶解的细胞表现为胞体和胞核变大，结构不清楚，胞膜不完整。核固缩的细胞表现为核染色质聚集呈团块状，副染色质消失，核固缩呈圆形或碎裂成数个，而核膜、胞膜仍完整（图 2-18）。

八、骨髓中类似细胞鉴别

骨髓象中有许多细胞形态相似，分类时存在一定困难，在熟练掌握各种细胞形态的基础上，重点把握它们的区别要点，才能正确划分其归属。下面介绍常见类似细胞的鉴别。

（一）原始红细胞、原始粒细胞、原始淋巴细胞、原始单核细胞的鉴别

原始红细胞、原始粒细胞、原始淋巴细胞、原始单核细胞的鉴别见表 2-3。

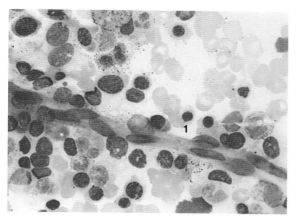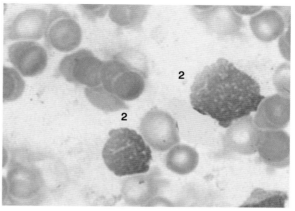

图 2-18 纤维细胞和涂抹细胞
1.纤维细胞;2.涂抹细胞。

表 2-3 原始红细胞、原始粒细胞、原始淋巴细胞和原始单核细胞的鉴别

鉴别项目	原始红细胞	原始粒细胞	原始淋巴细胞	原始单核细胞
胞体大小 (直径)	15~25μm	10~20μm	10~18μm	14~25μm
胞体形态	圆形,常有瘤状突起	圆、椭圆	圆、类圆	圆形或不规则形,可有伪足突起
核形	圆形	圆形	圆形	圆形、不规则形,扭曲、折叠
核仁	1~3个,较大,边界不清楚	2~5个,小,边界清楚	1~2个,小,边界清楚	1个,大,边界清楚
染色质	较粗颗粒状	细致如砂砾状,平坦如薄纱	颗粒状	纤细疏松如细丝网状
胞质量	较多	较少	少	较多
胞质颜色	深蓝色,油墨画感,不透明	淡蓝色,透明	淡蓝色,清澈透明	淡蓝、灰蓝色,毛玻璃样
颗粒	无	无或少许	无	无或少许
其他	核周常有淡染区,胞质中可有假颗粒			有时胞质中可见空泡

（二）中性晚幼粒细胞与单核细胞的鉴别

中性晚幼粒细胞与单核细胞的鉴别见表 2-4 和图 2-19。

表 2-4 中性中幼粒细胞与单核细胞的鉴别

鉴别项目	中性中幼粒细胞	单核细胞
胞体	直径 10~20μm,圆形	直径 12~20μm,圆形或不规则形,可见伪足
胞核	椭圆形、一侧扁平或凹陷	不规则,常有明显扭曲折叠
染色质	呈索块状	疏松呈网状
胞质量	中等	较多
胞质颜色	淡红色或淡蓝色	灰蓝色或略带红色,半透明如毛玻璃一样
空泡	常无	常有
颗粒	有中性颗粒和非特异性颗粒	大量细小、紫红色,似灰尘样的嗜天青颗粒

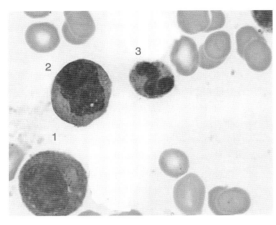

图 2-19　中性中幼粒细胞和单核细胞
1. 中性中幼粒细胞；2. 单核细胞；3. 中性杆状核粒细胞。

（三）中幼红细胞、淋巴细胞和浆细胞的鉴别

中幼红细胞、淋巴细胞和浆细胞的鉴别见表 2-5 和图 2-20。

表 2-5　中幼红细胞、淋巴细胞与浆细胞的鉴别

	中幼红细胞	淋巴细胞	浆细胞
胞体	直径 8~15μm，圆形	直径 6~8μm，圆形、蝌蚪形	直径 8~15μm，椭圆形
核形	圆形	类圆形或有小切迹	圆形
核位置	居中	居中或偏位	常偏位
染色质	结块、副染色质明显	结块、副染色质不明显	结块、龟背状
核仁	无	消失，有时可有假核仁	无，偶见假核仁
胞质量	多	极少	丰富
胞质颜色	灰蓝色、灰红色	清晰透明淡蓝色	深蓝色，有时为紫红色
颗粒	无	常无颗粒，有时可有少许	常无
其他	常无空泡	胞质有时可见毛状突起	核旁有淡染区，胞质有泡沫感

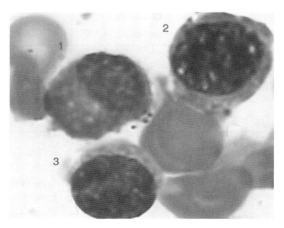

图 2-20　中幼红细胞、淋巴细胞和浆细胞
1. 浆细胞；2. 中幼红细胞；3. 淋巴细胞。

（四）巨核细胞与破骨细胞的鉴别

巨核细胞与破骨细胞的鉴别见表 2-6。

表 2-6　巨核细胞与破骨细胞鉴别

	巨 核 细 胞	破 骨 细 胞
核形	不规则形,高度分叶,但彼此重叠,核分叶不清楚,大小不等	圆形或椭圆形,3~100 个,彼此孤立,无核丝相连,核大小、形态、结构基本一致
核染色质	粗条纹状或粗块状	粗网状
核仁	无	每个核常有 1~2 个,较清楚
胞质颗粒	较细小	较细小或粗大

（五）浆细胞与成骨细胞的鉴别

浆细胞与成骨细胞的鉴别见表 2-7。

表 2-7　浆细胞和成骨细胞的鉴别

	浆 细 胞	成 骨 细 胞
胞体大小	直径 8~15μm	直径 20~40μm
胞体形态	圆或椭圆	椭圆形或不规则,边缘常呈云雾状
胞质	丰富,呈深蓝色或红色,泡沫感	丰富(较浆细胞多),呈深蓝色或淡蓝色
核染色质	块状	粗网状
核仁	无,有时有假核仁	常有,1~3 个
淡染区	核旁,呈半月形	距核较远处,呈椭圆形
细胞分布	常单个散在,有时成堆存在	常成堆存在,有时单个散在

（代雁凌）

第三节　骨髓象检查

　　骨髓象检查通常是指骨髓细胞的形态学检查。当然骨髓检查的其他方法也有很多,如分子化学、免疫学、遗传学及病理学等。虽然近年来各种检查方法发展较快,但最简单、最实用的检测方法依然是光学显微镜下形态学检查,它是诊断许多疾病(尤其是血液系统疾病)的重要手段之一。通过观察骨髓中血细胞数量和质量的变化,可了解骨髓的造血功能,对造血系统疾病的诊断、鉴别诊断、疗效观察和预后监测具有重要的临床价值。

一、骨髓象检查概述

（一）骨髓象检查的临床应用

　　骨髓穿刺的临床应用包括两方面:①诊断血液病;②观察疗效,判断预后。骨髓检查诊断疾病的性质分为明确性诊断、符合性诊断、可疑性诊断和排除性诊断等。

　　1. **明确性诊断**　骨髓象有特征性改变,并与临床表现一致,即可明确诊断。如巨幼细胞性贫血、各种白血病、多发性骨髓瘤、骨髓转移癌、戈谢(Gaucher)病、尼曼-匹克(Nemann-Pick)病、疟疾等。

　　2. **符合性诊断**　骨髓象有部分特征性改变,但特异性不强,或结合临床及其他检查可解释临床者。如缺铁性贫血、溶血性贫血、再生障碍性贫血、脾功能亢进、免疫性血小板减少性紫癜、粒细胞减少症和缺乏症、骨髓增生异常综合征(MDS)、骨髓增殖性肿瘤和放射病等,应作进一步检查。

　　3. **可疑性诊断**　骨髓象出现少量异常细胞,临床表现不典型,可能为不典型病例或某些疾病的早期,如难治性贫血等,需作进一步检查并结合临床动态观察。

　　4. **排除性诊断**　临床怀疑为某种疾病,但骨髓象不支持。例如,怀疑为免疫性血小板减少性紫癜时,当骨髓涂片中易见到血小板和产血小板型巨核细胞时,可作出排除性诊断。

（二）骨髓象检查的适应证与禁忌证

1. 适应证 ①不明原因的血细胞数量和形态异常,如一系、二系、三系减少或增多,一系增多伴二系减少、外周血中出现原始及幼稚细胞等;②不明原因的发热,肝、脾、淋巴结肿大等;③不明原因的骨痛、骨质破坏、肾功能异常、黄疸、紫癜及疑似骨髓转移瘤和异常蛋白血症等;④血液病患者定期复查及化疗后疗效观察;⑤其他如微生物培养(如伤寒、副伤寒、败血症)、血液寄生虫检查(如疟疾、黑热病)、骨髓活检、骨髓细胞表面抗原检测、造血干/祖细胞培养、血细胞染色体核型分析、电镜检查、骨髓移植、微量残留白血病检测等。

2. 禁忌证 ①严重出血的血友病禁忌做骨髓穿刺;有出血倾向或凝血时间明显延长者不宜做骨髓穿刺,但为明确诊断疾病也可做,穿刺后必须局部压迫止血 5~10min;②早期或晚期妊娠的妇女慎做骨髓穿刺,小儿及不合作者不宜做胸骨穿刺。

二、骨髓标本采集

（一）骨髓取材部位

大部分骨髓标本采用穿刺法吸取。穿刺部位以髂骨为首选,也可选择胸骨或棘突等,2 岁以下小儿主张用胫骨粗隆穿刺。穿刺部位不同,细胞的数量和组成有一定差异,病变呈局灶性分布的疾病差异更明显,故必要时应多部位取材,以全面了解骨髓的造血情况。

（二）骨髓穿刺方法

1. 穿刺部位的选择 成人首选髂后上棘、髂前上棘,其次为胸骨、棘突部位;2 岁以下一般选择穿刺胸骨;较大儿童与成人相同。骨髓瘤、转移癌患者以病变部位穿刺阳性率较高,而再生障碍性贫血患者以胸骨穿刺最佳,棘突次之,髂骨最差。骨髓标本一般由临床医生采集。

骨髓液采集量一般不超过 0.2ml,常不抗凝,迅速置于玻片上,立即制备涂片。必要时用 EDTA-K$_2$ 抗凝。

2. 穿刺注意事项

（1）骨髓穿刺术前应详细询问患者病史,出血倾向明显者术后须压迫止血 5~10min。

（2）术前患者应洗澡,要向患者做好解释工作,取得患者配合,消除患者的恐惧、紧张,并嘱咐患者术后 3 日内勿洗澡,同时要规范填写一张骨髓检查申请单和术前家属谈话记录。

（3）操作过程要严格执行无菌操作,穿刺用具必须清洁、干燥,并经过高压灭菌处理,抽吸用具连接紧密,以便抽吸。

（4）穿刺前应考虑患者是否还需要同时做其他检查(如细胞免疫分型、染色体检查、细胞培养等),以避免不必要的重复穿刺。如果还要做其他检查的,应该先抽取少许骨髓液制片,然后在抽吸其他检查所需要的骨髓液量。

（5）骨髓穿刺部位如有炎症或骨髓畸形,应避开。骨髓穿刺针进入骨质中时,不要摆动、用力过猛,以免损伤邻近组织或折断穿刺针头。

（6）骨髓液抽吸量一般不超过 0.2ml,以免造成骨髓稀释。

（7）如果抽吸不到骨髓液,应取下针头,插回针芯,并将穿刺针后退少许或再进入少许,或改变方向再重新抽吸。如果仍抽不到骨髓液,需改变穿刺部位或多部位穿刺。因为第一次穿刺针内已有血且易凝固,穿刺后的创口激活了凝血系统,如果不换部位或穿刺针,很容易导致穿刺失败,或抽到的骨髓液快速凝固而不能及时制备足够数量的涂片。

（8）取骨髓小粒丰富的骨髓液部分制作骨髓涂片,一般需要制作 8~10 张。怀疑急性白血病初诊患者,应送 10 张以上骨髓片,因诊断急性白血病除进行形态学检查外,还需要做一系列的细胞化学染色。

3. 骨髓取材情况的判断 满意的骨髓取材和良好的涂片制备是骨髓细胞形态学检查的前提,必须加以重视。

（1）取材满意:①抽吸骨髓液的瞬间患者有特殊的酸痛感;②骨髓液的吸取量要不超过 0.2ml;③骨髓涂片中有较多的骨髓小粒或脂肪滴;④显微镜检查可见骨髓特有细胞,如幼稚细胞、巨核细胞、浆细胞、破骨细胞、脂肪细胞、肥大细胞等;⑤中性杆状核粒细胞与分叶核粒细胞比值大于外周血两者比值。

（2）取材失败：抽吸的骨髓液混进血液，称为骨髓稀释。根据有核细胞的多少分为：①完全稀释，骨髓涂片与血涂片的细胞成分完全一样；②部分稀释，混有部分血液，骨髓小粒、脂肪滴少见或不见，有核细胞和骨髓特有细胞少，成熟细胞/幼稚细胞>3/5。

（三）骨髓质量保证

骨髓穿刺一般由临床医生操作，也可由实验室工作人员完成，其注意事项如下：

1. 严格按操作规程进行无菌穿刺，预防感染。

2. 初诊者于治疗前做骨髓穿刺利于明确诊断；死亡病例应在死亡后半小时内进行。

3. 抽吸骨髓液时，动作应缓慢，避免抽吸负压过大引起稀释。如需作细菌培养、造血细胞培养、狼疮细胞检查时，应再抽吸 0.5~2.0ml 骨髓液，肝素抗凝送检。

4. 多部位穿刺可提高诊断疾病的阳性率，如慢性再生障碍性贫血、恶性组织细胞病等。多发性骨髓瘤、转移癌等宜在 X 线检查发现病变或骨压痛部位穿刺。

（四）干抽

干抽（dry tap）是指非技术原因多次、多部位穿刺抽不出骨髓液或只抽到少量血液。常见于：①原发性或继发性骨髓纤维化；②骨髓极度增生，细胞过于紧密结实，如白血病、真性红细胞增多症等；③骨髓增生减低，如再生障碍性贫血；④肿瘤浸润骨髓，包括恶性淋巴瘤、多发性骨髓瘤、骨髓转移癌。有时在针头中可有少量骨髓组织，用针心将其推出，可制作 1 张涂片供检查。部分病例（如骨髓纤维化）必须作骨髓活检。

三、骨髓涂片与染色

骨髓涂片及染色方法与血涂片基本相同，但因含有骨髓小粒和脂肪，有核细胞多，较浓稠，所以骨髓涂片和染色应注意下列事项。

1. 载玻片要洁净，手指不能触及片面；推片要光滑，且略窄于载玻片。

2. 推片与载玻片之间以 30°角为宜，角度越小，推片速度越慢，骨髓涂片越薄。其角度的大小和推片速度以疾病性质而定。涂片应薄厚均匀，分头、体、尾，尤其注意保留片尾和边缘，因体积较大的细胞多在此。涂片制成后，自然干燥，防止细胞皱缩变形。涂片后应及时染色，一般不超过 1 周，否则细胞蛋白质变性，使染色偏碱且形态变异。

3. 抽取骨髓液后应立即制备 8~10 张以上骨髓涂片，应选择 1~2 张骨髓小粒多的涂片染色。

4. 骨髓中有核细胞较多，涂片固定和染色时间较血片稍长，以保证幼稚细胞着色均匀，结构清晰。染色时间的长短与室内温度、染液浓度、涂片薄厚及有核细胞的多少有关。可在低倍镜下观察成熟中性粒细胞染色情况，待染色满意后再冲洗。

5. 染色太浅，可于涂片干燥后重染；染色过深或有沉淀物，可加甲醇或瑞氏染色液数滴，混匀然后立即冲洗。

6. 制备的骨髓涂片宜全部送检，同时送检血涂片。不宜将涂片全部染色，防止染色不佳，失去全部涂片。制作涂片后剩余的骨髓液收集到滤纸片上，用福尔马林固定后送病理科，为诊断提供帮助。因组织切片可全面判断骨髓增生程度，是补充涂片检查缺点的有效方法。

四、骨髓象检查方法和内容

（一）血涂片检查

1. 血涂片染色（略）。

2. **血涂片分类**　选择染色良好的体尾交界处，分类至少 100 个白细胞，同时注意观察各类细胞的形态及血膜的边缘和尾部。

3. **计算**　计算各类、各阶段细胞的相对数量，并填入骨髓报告单的血涂片栏中。

4. **血涂片特征描述**　一般描述血涂片中各类细胞的数量、大小、形态、染色及结构有无变化，血小板的分布，有无寄生虫及其他异常细胞等。

5. **血涂片检查的意义**　不同疾病其血象和骨髓象存在着不同或相同之处。两者结合对疾病诊断和鉴别诊断有重要意义。以下为常见的五种情况：

（1）骨髓象相似而血象有区别：如缺铁性贫血、溶血性贫血和急性失血的骨髓象相似，均以红细胞系统增生为主，但血象有区别；神经母细胞瘤骨髓转移时，骨髓中神经母细胞呈弥散性增多，与急性粒细胞白血病相似，但前者的血象中性粒细胞增多并伴有核左移，后者白细胞增多伴原始粒细胞及早幼粒细胞增多。

（2）骨髓象变化不显著而血象显著异常：如传染性单核细胞增多症，其骨髓象中的异型淋巴细胞少见，而血象中异型淋巴细胞常大于20%。

（3）骨髓象有区别而血象相似：如传染性淋巴细胞增多症和慢性淋巴细胞白血病的血象均以小淋巴细胞增多为主，但前者骨髓象中淋巴细胞稍增多，而后者明显增多。

（4）骨髓象有显著异常而血象变化不显著：如多发性骨髓瘤、戈谢病、尼曼-匹克病，骨髓象中分别见到特异性骨髓瘤细胞、戈谢细胞、尼曼-匹克细胞，但血象很少见到。

（5）血象中细胞较骨髓象中细胞成熟：血象中的血细胞来源于骨髓，白血病时血象中所看到的白血病细胞较骨髓象中的白血病细胞稍成熟、形态也易辨认，所以结合血象检验结果可辅助白血病类型的判断。

（二）骨髓涂片检查程序

选择骨髓小粒多、涂片制备良好的骨髓涂片进行瑞氏染色，然后在染色良好的涂片部位进行显微镜检查。先用低倍镜观察全片，再用油镜进行细胞分类、计数及形态观察。

1. 低倍镜观察内容

（1）判断骨髓取材、涂片和染色情况：观察涂片的厚薄、骨髓小粒的多少、脂肪滴、染色等，在低倍镜下选择满意的区域观察细胞着色情况。

（2）判断骨髓增生程度：骨髓中有核细胞的多少可以反映出骨髓增生程度。骨髓增生程度分级没有统一标准，有三级、五级、七级、八级等，多采用五级分类法，即增生极度活跃、明显活跃、活跃、减低、极度减低。分级标准见表2-8、图2-21。低倍镜下选择染色良好、细胞分布均匀部位，根据有核细胞与成熟红细胞的比例反映骨髓的增生程度。对增生减低的标本，应观察全部送检骨髓片，以免漏检，或将稀释的涂片（无骨髓小粒）误认为增生减低。

表2-8　骨髓增生程度分级及标准

分级	有核细胞/红细胞	有核细胞数/一个高倍镜视野	临床意义
增生极度活跃	1:1	>100	各种白血病
增生明显活跃	1:10	50~100	各种白血病、增生性贫血
增生活跃	1:20	20~50	正常人、贫血
增生减低	1:50	5~10	造血功能低下或部分稀释
增生极度减低	1:200	<5	再生障碍性贫血或完全稀释

注：一个高倍镜视野下有10~20个有核细胞数时，应根据年龄等判断增生程度。

当增生程度介于两级之间时，应将增生程度向上提一级，因为骨髓穿刺的骨髓液只有被稀释的可能，而无浓缩的可能性。例如，在增生活跃与增生明显活跃之间时，可判断为增生明显活跃。骨髓增生程度的判断受取材情况影响很大。一般来说，只有当涂片中存在骨髓小粒时，才宜于估计其增生程度。要养成收集剩余穿刺液制作病理切片的习惯，观察组织切片中的造血细胞数量更具有真实性和可靠性。

（3）巨核细胞计数并分类：将骨髓涂片标准化为1.5cm×3.0cm，其参考区间为7~35个。由于巨核细胞胞体大、全片数量少（在尾部、头部和边缘较多），故巨核细胞计数一般在低倍镜下进行，在高倍镜或油镜下进行分类。

（4）观察全片有无体积较大或成堆分布的异常细胞（尤其要注意观察涂片尾部和边缘）：如骨髓转移癌细胞、恶性淋巴瘤细胞、戈谢细胞、尼曼-匹克细胞等，对相关疾病的明确诊断具有重要意义。

2. 油镜观察内容　　在低倍镜下选择合适的部位，转换成油镜进行细胞分类、计数及形态观察。

（1）有核细胞计数及分类（表2-9）。

笔记

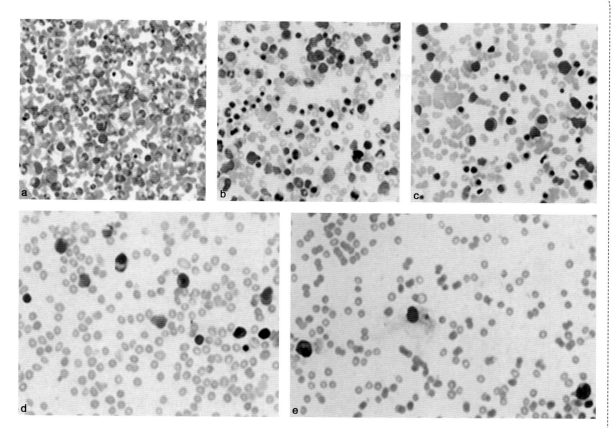

图 2-21　骨髓有核细胞增生
a. 极度活跃；b. 明显活跃；c. 增生活跃；d. 增生减低；e. 重度减低。

表 2-9　骨髓有核细胞计数及分类

项目	要　求
计数部位	应选择厚薄均匀、细胞结构清楚、红细胞呈淡红色、背景干净的部位进行计数，一般在体、尾交界处
计数秩序	按一定顺序，以免出现视野重复或遗漏现象
计数细胞	包括除巨核细胞、破碎细胞、分裂象以外的其他有核细胞
计数数目	一般计数 200 个有核细胞。WHO 推荐计数 500 个有核细胞

（2）观察内容：包括粒细胞、红细胞、巨核细胞、淋巴细胞、单核细胞、浆细胞系统及其他细胞，观察各系的增生程度、各阶段细胞的比例及形态特点。细胞形态应全面观察，包括胞体、胞核、胞质的特点及有无异常表现等，对异常细胞的观察更应仔细。

（3）结果计算

1）计算各系细胞和各阶段细胞占有核细胞总数的百分比。一般情况下，百分比是指有核细胞的百分比（all nucleate cell，ANC）。某些白血病还要计算非红系细胞百分比（non erythroid cell，NEC）。NEC 是指去除有核红细胞、淋巴细胞、浆细胞、肥大细胞、巨噬细胞外的有核细胞百分比。

2）计算粒红比值（granulocyte/erythrocyte，G/E）：粒红比值是指各阶段粒细胞（包括中性、嗜酸性、嗜碱性粒细胞）百分率总和与各阶段有核红细胞百分率总和之比，代表粒系和红系的相对数量关系，健康人为（2~4）：1。

3）计算各阶段巨核细胞百分比或各阶段巨核细胞的个数。

（三）骨髓细胞形态学检查报告方式

应用简短的语言，突出重点，采用图文并茂的报告方式，分七部分填写骨髓检查报告表，填写举例见表 2-10。

表 2-10　骨髓细胞形态检查图文报告单

姓名　×××　　年龄　21 岁　　性别　女　　科别　内科　　病床号　16　　病案号　123456

日期　2018 年 5 月 20 日　　部位　右髂后上棘　　临床诊断　贫血待查　　涂片编号　2018-556-MI

细胞名称		血涂片	骨髓片		
		%	X	±SD	%
粒细胞系统	原始粒细胞		0.42	0.42	0.5
	早幼粒细胞		1.27	0.81	1.0
	中性 中幼		7.32	2.77	4.0
	中性 晚幼		11.36	2.93	7.0
	中性 杆状核	2.0	20.01	4.47	15
	中性 分叶核	52.0	12.85	4.38	7.0
	嗜酸性 中幼		0.50	0.49	
	嗜酸性 晚幼		0.80	0.64	
	嗜酸性 杆状核		1.06	0.95	
	嗜酸性 分叶核	3.0	1.90	1.48	1.0
	嗜碱性 中幼		0.01	0.03	
	嗜碱性 晚幼		0.02	0.03	
	嗜碱性 杆状核		0.03	0.07	
	嗜碱性 分叶核		0.16	0.24	
红细胞系统	原始红细胞		0.37	0.36	1.0
	早幼红细胞		1.34	0.88	3.0
	中幼红细胞		9.45	3.33	30.5
	晚幼红细胞		9.64	3.50	20.0
	早巨红细胞				
	中巨红细胞				
	晚巨红细胞				
淋巴细胞系统	原始淋巴细胞		0.01	0.01	
	幼稚淋巴细胞		0.08	0.15	
	淋巴细胞	40.0	18.90	5.46	9.0
单核细胞系统	原始单核细胞		0.01	0.02	
	幼稚单核细胞		0.06	0.07	
	单核细胞	3.0	1.45	0.88	1.0
浆细胞系统	原始浆细胞		0.002	0.01	
	幼稚浆细胞		0.03	0.07	
	浆细胞		0.54	0.38	
其他	组织细胞		0.16	0.20	
	内皮细胞		0.01	0.04	
	组织嗜碱细胞		0.02	0.03	
	吞噬细胞		0.18	0.19	
	分类不明细胞		0.02	0.04	
	异型淋巴细胞				
	淋巴瘤细胞				
共数有核细胞数		100 个	200 个		

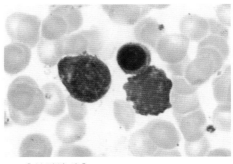

[骨髓涂片]

1. 骨髓小粒易见,涂片制备良好,染色良好。

2. 骨髓增生明显活跃,粒红比 1∶1.54。

3. 红系明显增生,占 54.5%,以中晚幼红细胞为主,其胞体小、边缘不整齐、浆量少、偏蓝。红细胞多数较小,中央淡染区明显扩大,多染性红细胞易见。全片红系分裂象细胞较易见。

4. 粒系相对减少,占 35.5%,各阶段粒细胞比例和形态无明显异常。

5. 淋巴细胞比例相对减少,形态正常。

6. 单核细胞比例无明显增减,形态正常。

7. 全片巨核细胞约 30 个。分类 25 个,其中幼巨 1 个、颗粒巨 14 个、产板巨 9 个、裸核巨 1 个。血小板易见,呈小堆、大堆分布,形态正常,巨核细胞产血小板功能良好。

8. 全片未见明显异常细胞及寄生虫。

[血涂片]

有核细胞数量无明显增减,以中性分叶核粒细胞和淋巴细胞为主,形态正常。红细胞大小不一,多数较小,淡染区明显扩大。血小板易见,成堆存在。

[细胞化学染色]

铁染色:外铁(-),内铁阳性率为 1.0%。

[诊断意见及建议]

结合临床及其他检查,提示缺铁性贫血骨髓象,建议做血清铁、血清铁蛋白等测定。

检验日期:2018 年 10 月 22 日

检验者:×××

1. 患者姓名、性别、年龄、科室、上次及本次骨髓涂片号、穿刺部位、采样时间、临床诊断等。

2. 填写骨髓片及血片分类计数结果。

3. 骨髓象描述

（1）对骨髓取材、涂片和染色情况的评价：可采用"良好""尚可""欠佳"三级标准。

（2）描述骨髓有核细胞增生程度及粒红比值。

（3）骨髓特征描述：一般骨髓片可参考以下方式进行描述。①粒细胞系增生程度，占多少（百分比），各阶段细胞比例及各阶段粒细胞形态；②红细胞系增生程度，占多少（百分比），各阶段有核红细胞比例，各阶段有核红细胞形态，成熟红细胞大小、淡染区、胞体形态等；③淋巴细胞系占百分比，各阶段的比例及形态；④单核细胞系占百分比，各阶段的比例及形态；⑤全片巨核细胞多少个，分类计数一定量巨核细胞，各阶段巨核细胞的数量及形态，血小板数量的多少，分布方式及形态；⑥描述其他方面的异常；⑦是否见到寄生虫和其他明显异常细胞。

注意事项：①当骨髓象正常时，按照粒细胞系、红细胞系、淋巴细胞系和单核细胞系、巨核细胞系及其他细胞顺序描述；但在病理情况下，首先要描述发生病变的细胞系，达到突出重点的目的；②各阶段百分比正常时，不必描述具体数字；但异常时，应将百分比写出来，如早幼粒细胞明显增生，占82%；③细胞形态正常时，只需简要描述或写上形态特征正常即可，不需要详细描写；但形态异常时，要重点加以描述；④描述红细胞系时，除了要描述有核红细胞的比例和形态外，还要描述成熟红细胞的大小、形态、染色、结构等；⑤正常骨髓象或与巨核细胞无关的疾病，只需描述巨核细胞的分类、形态、产血小板情况，以及血小板的分布、大小及形态等。

4. 血象描述 骨髓检查配合血涂片检查，对诊断和鉴别诊断十分必要。分类计数有核细胞（一般要求计数200个细胞），其形态有无异常及有无幼稚细胞；红细胞形态有无异常；血小板有无数量、聚集性等变化；有无寄生虫及其他异常细胞。

5. 细胞化学染色 逐项对所做的每个细胞化学染色结果进行描述，报告其阳性率、阳性指数或阳性细胞分布情况等。

6. 填写诊断意见或建议 根据骨髓象、血象和细胞化学染色所见，结合临床资料，提出细胞学诊断意见或供临床参考的意见，必要时提出进一步检查的建议。诊断意见种类见表2-11。对已明确诊断的疾病，要与以前骨髓涂片比较，提出完全缓解、部分缓解、改善、退步、复发等意见。

表 2-11 骨髓检查诊断意见种类及特点

诊断性质	特　点
肯定性诊断	骨髓呈特异性变化，临床表现又典型者，如白血病、巨幼细胞性贫血、多发性骨髓瘤、骨髓转移癌、戈谢病、尼曼-匹克病等
符合性诊断	骨髓呈特征性细胞学变化，但特异性不强，结合临床及其他检查可解释者。如溶血性贫血、免疫性血小板减少性紫癜、原发性血小板增多症、脾功能亢进等，同时可建议作进一步检查
提示性诊断	骨髓有一定特异性改变，但特异性不强，如缺铁性贫血、再生障碍性贫血、急性白血病亚型等，同时可建议作相应检查
排除性诊断	临床怀疑为某种血液病，但骨髓象不支持或骨髓象大致正常，可考虑排除此病。但也可能是疾病早期，骨髓尚无明显反应。如临床上怀疑为免疫性血小板减少性紫癜，其骨髓中血小板和产血小板型巨核易见，即可作出排除性诊断
可疑性诊断	骨髓象有变化或出现少量异常细胞，临床表现不典型，可能为疾病的早期、前期或不典型病例，如难治性贫血等，要结合临床，作进一步检查，并动态观察其变化。或骨髓象较典型，但与临床不相符
形态学描写	骨髓象有某些特征性改变，但并非特异性改变，提不出上述性质诊断意见，可简述其形态检查的主要特点，并建议动态观察，尽可能提出进一步检查建议

7. **填写报告日期并签名** 目前国内骨髓报告单多采用软件系统,将有诊断意义的典型骨髓细胞图像、血涂片细胞图像、组织化学染色图像录入计算机,同时将图文报告单内容存入计算机,最后打印骨髓图文报告单,还可打印出一幅或多幅彩色细胞图片。骨髓报告单一式两份,其中一份发给骨髓检查申请者,另一份存档。

(四)骨髓象检查注意事项

1. 由于细胞形态变化多样,不能仅根据细胞的某一两个特点轻易作出肯定或否定的判断,应全面观察细胞形态特征(包括胞体、胞核、胞质),并与周围细胞比较,经综合分析再作出判断。

2. 同一患者的骨髓涂片,因涂片的制备、染色、观察部位不同,其显微镜下的细胞形态差别较大。涂片偏厚者,其细胞变小、浆量变少、细胞结构不清楚;染色偏深者,其细胞核染色质结构及颗粒偏粗,胞浆染色偏深;染液偏酸或偏碱,其涂片上细胞偏红或偏蓝。因此,骨髓象检查至少应观察两张骨髓涂片,以减少差错。

3. 血细胞的发育是一个连续过程,为了便于识别,人为地将各系细胞划分了若干阶段。当遇到细胞介于上下两个阶段之间时,一般将它归入下一成熟阶段。

4. 对介于两个系统之间的细胞,难以判断时,采用大数归类法(即将难以辨认的此类细胞归入细胞多的细胞系列)。如介于原始粒细胞与原始淋巴细胞之间的细胞,因原始粒细胞较原始淋巴细胞易见,应将其归为原始粒细胞;但如果是急性淋巴细胞白血病,应归为原始淋巴细胞。

5. 关于原始细胞辨认。急性白血病时,虽然各系原始细胞都有相应的特征,但有时极为相似,很难鉴别,应注意观察伴随出现的幼稚细胞、成熟细胞,与其比较,推测原始细胞的归属;其次,血涂片中的细胞较骨髓细胞成熟,较易辨认,可帮助鉴别;另外,细胞化学染色对于判断细胞类别有很大帮助,应结合血涂片及细胞化学染色结果进行鉴别。

6. 有时细胞难以识别,可参考涂片上其他细胞作出判断,仍不能确定可归入"分类不明"细胞。若数量过多,应通过细胞化学染色、免疫学检查、集体阅片或会诊等方式进行识别。

7. 骨髓涂片中血小板减少也可由人为造成。血小板正常者,如骨髓涂片出现凝固现象,则显微镜下呈条索状,其间有一些有核细胞和大量聚集的血小板,而其他部位血小板就明显减少或不见,所以涂片中血小板数减少的患者,要排除标本凝固的可能性。

(五)标本保存与资料存档

细胞形态学检查主要观察骨髓、血液以及淋巴结涂片或印片细胞数量和质量的变化,借以了解造血功能,对疾病的诊断、疗效观察、预后判断及理论研究等具有重要意义。因此,骨髓涂片(含血涂片)须登记并长期保存。

1. **登记** 骨髓涂片要立即登记编号,按年度连续编号。登记项目必须完整,除骨髓涂片编号、检验日期、检验者外,还应有患者姓名、性别、年龄、病历号、床号、骨髓采集部位及时间、次数、临床诊断及形态学诊断意见。采用计算机报告、登记骨髓细胞学检测结果,便于信息的长期保存及随时调用。

2. **保存** 可用乙醚乙醇混合液(4:1)将骨髓涂片、血涂片及细胞化学染色的涂片中镜油擦净,不留油迹,贴上标签,装入特制的标本袋中,按年度顺序放置、保存。编号归档时,玻片之间应有一定间隙,最好以薄纸袋盛装,存档至少5年。

3. 骨髓申请单、报告单也应妥善保存,按年度以登记编号为序,输入电脑存档,至少保存5年,以供复查、总结、研究及教学使用。

4. 投寄会诊的涂片标本应妥善包装,防止损坏。

5. 外借标本应及时追回。

骨髓细胞形态学检查流程见图2-22。复查者一般不需要做细胞化学染色。是否送检血涂片,可根据具体情况确定。

(六)骨髓象检查质量保证

1. 检验者的临床诊断水平是骨髓象检查质量保证的关键。检验者应有较丰富的临床工作经验,熟悉临床相关疾病知识,如患者的临床表现和体征。

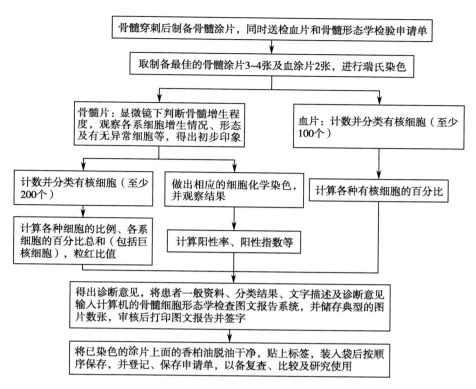

图 2-22　骨髓细胞形态学检查流程图

2. 检验者熟练的操作技术是保证质量不可缺少的必要条件。骨髓的取材、涂片、染色对检验结果的准确性影响很大,必须熟练掌握基本功;正确认识细胞形态是骨髓象检查的前提,各类细胞的形态特征变化幅度很大,检查者必须反复实践,积累经验;检查骨髓象一定要按上述步骤作全面观察,如违反操作规程,容易得出错误结论;另外,检验者应有高度责任心,仔细观察,绝不能匆忙下结论。

3. 近年来随着分子生物学技术的飞速发展,应用于血液病诊断的方法更加先进,对于疾病的分析更加准确。目前常用的方法包括免疫学技术对细胞因子的检测;用流式细胞术和免疫组织化学技术进行细胞免疫表型分析;用染色体显带技术、染色体原位杂交技术和聚合酶链式反应技术等进行染色体异常、融合基因、基因缺失、基因突变的检测与分析;利用基因芯片技术对疾病的基因表达进行分析等。与细胞形态学观察这一传统方法相较而言,上述检测技术对于血液病的诊断、治疗方案的制定、疗效评估、预后判断以及病因和发病机制的研究等常起到关键作用。

五、正常骨髓象

(一)成人骨髓象

由于骨髓标本采集的部位、方法和采集量、检验人员技术水平的不同以及受检者的个体差异,正常成人骨髓细胞的参考范围变化较大,目前全国尚无统一的参考值。符合表 2-12 者,可视为大致正常骨髓象。

(二)儿童骨髓象

从出生到 4~5 岁,正常骨髓象逐渐接近成人的动态变化,其特征为:有核细胞增生程度活跃或明显活跃,原始粒细胞和早幼粒细胞略高于成人,淋巴细胞偏高,可占 30%~50%,到 6~7 岁时下降至成人水平,但粒系细胞比例相对下降。

表 2-12 正常成人骨髓象特点

项目	骨髓象特征
骨髓增生程度	有核细胞增生活跃
粒红比值	(2~4)∶1
粒细胞系统	占 40%~60%,其中原始粒细胞<2%,早幼粒细胞<5%,中性中幼粒细胞约 8%,中性晚幼粒细胞约 10%,中性杆状核粒细胞约 20%,中性分叶核粒细胞约 12%,嗜酸性粒细胞<5%,嗜碱性粒细胞<1%
红细胞系统	占 15%~25%,以中、晚幼红细胞为主(各占 10%),原始红细胞<1%,早幼红细胞<3%
淋巴细胞系统	占 20%~25%,大多为成熟淋巴细胞,原始淋巴细胞罕见,幼稚淋巴细胞偶见
单核细胞系统	<4%,均为成熟单核细胞,原始单核细胞罕见,幼稚单核细胞偶见
浆细胞系统	<2%,均为成熟浆细胞,原始浆细胞罕见,幼稚浆细胞偶见
巨核细胞系统	在 1.5cm×3cm 的骨髓涂膜上,可见巨核细胞 7~35 个,其中原始巨核细胞不见或偶见,幼稚巨核细胞占 0~10%,颗粒型巨核细胞占 10%~50%,产血小板型巨核细胞占 20%~70%,裸核型巨核细胞占 0~30%。血小板较易见,成堆存在
其他细胞	如组织细胞、成骨细胞、吞噬细胞等偶见,分裂象细胞少见,不见寄生虫和异常细胞
细胞形态	红细胞、血小板及各种有核细胞形态正常

第四节 血细胞检验临床应用评价

细胞形态学检验是在显微镜检查的基础上建立,伴随着细胞染色法的改进逐步完善起来的。广义的细胞形态学检验还包括应用细胞化学、细胞同位素标记、细胞培养和相差、荧光和电子显微镜下显示的血(骨髓)细胞更为精细的形态、结构。狭义的血细胞形态学检验是指应用光学显微镜辨认瑞氏染色后血涂片和骨髓涂片的细胞形态。这是在血液病的诊断、治疗及科研方面是不可缺少的方法。掌握细胞形态学检验方法是对血液学检验工作者的基本要求,所以有必要对血细胞检验的临床应用进行评价。

一、结果可靠性

血细胞形态学检验结果的可靠性主要取决于三个方面:①检验人员的操作技能(染色方法、实验条件的稳定性);②标本与试剂的质量;③检验人员的临床诊断水平。

血液和骨髓液的制片、染色受诸多因素影响,条件不易固定,所以同一细胞在不同涂片上形态结构往往不完全相同。不同的涂片,其厚薄、细胞多少及展开的程度、染色的深浅、偏酸或偏碱(与染色时间的长短、染色液的保存时间、缓冲液的 pH 以及玻片的清洁程度等有关)很难控制得完全一致。染色方法及试剂质量是保证检验结果的先决条件,不同染色方法对病态血细胞的敏感性、特异性不同。自制染色试剂的实验室,必须考虑试剂的厂家、品牌、批号、纯级、保存过程中有否受潮以及保存时间等。目前各种检验试剂盒大量推出,提高了实验条件的稳定性,但一定要注意详细阅读说明书,注意试剂的质量、用法、保存和标准品等。

受检者的自然情况及血液学检验人员的技术水平对细胞形态学检验结果亦有重要影响。患者的年龄、性别、环境因素及药物等可引起血细胞数量和形态的变化。血细胞形态检查工作需不断积累经验、临床知识及实践,才能获得准确的结果。

二、实验方法评价

普通光学显微镜和电镜下的血细胞形态学、细胞化学、细胞培养及染色体检查技术对血液病的诊断、分型、指导治疗、判断预后等发挥了重要作用,对造血系统疾病的理论研究和临床实践也有重要的价值。正常细胞动力学及白血病细胞动力学的研究对于血液病的发病机制、药物筛选等起重要的促进作用。血液病诊断中的骨髓检验,传统上以骨髓液涂片进行细胞形态学的观察与分析为主要依据,可提供各系血细胞的形态结构,细胞与组织水平的骨髓细胞形态学和组织病理学改变相结合的诊断模式也是血液病诊断的主要手段,是更复杂诊断技术探索的起点,但仅凭细胞形态学检查诊断的局限性也是显而易见的。

1. 应用光学显微镜观察形态学和细胞化学染色对细胞认识有一定的局限性,对有些疾病的诊断和分型可能产生误差,少数病例难以准确分型,如急性微分化型白血病、急性混合型白血病及尚处于早期的急粒、急单、急淋白血病的原始细胞等。随着分子生物学技术的发展和单克隆抗体技术的应用,白血病的免疫分型已用于临床,对于造血组织内血细胞的免疫表型检测、正常造血前体细胞分化程度的确定以及造血系统恶性肿瘤特征的识别,均具有重要意义,使形态学不易辨认的细胞得以正确区分。流式技术、染色体原位杂交技术、聚合酶链式反应、DNA 测序等发展日臻成熟,这些技术越来越广泛地应用于血液病基因分析、基因诊断、白血病分型、指导治疗、判断预后和微小残留灶检测等方面。

2. 穿刺细胞失去组织结构,对某些疾病(如骨髓纤维化、某些不典型的再生障碍性贫血)的诊断必须结合骨髓活检或病理切片。

3. 各实验室所用的试剂、方法、技术不尽相同,又缺乏标准化检测方法和严格的质控,结果受主观因素影响很大,会对结果的分析和判断及临床诊断、鉴别诊断带来一定困难。

4. 虽然血细胞形态的检查有其相对独立性,但不注意研究患者的病史,不参考患者临床资料,可能得出错误的结论(如某些抗贫血药物可在数小时内使骨髓象改观)。

对于疑难病例,应根据患者临床表现,结合组织病理学检查、细胞化学染色、细胞免疫学检查、细胞遗传学检查、流式细胞术等综合分析,才能得出正确的结论。

本章小结

骨髓细胞检验是对骨髓细胞进行形态学检验的一种方法,对血液系统及相关疾病的诊断、疗效观察和预后判断具有重要意义。骨髓细胞主要有粒细胞、红细胞、巨核细胞、淋巴细胞、单核细胞和浆细胞系统 6 大系统。骨髓细胞从原始经幼稚到成熟阶段,其形态在细胞体积、细胞核和细胞质方面有一定的变化规律,尤其要重点掌握粒细胞、红细胞和巨核细胞系统的形态特点。其中,粒细胞系统主要依据细胞核进行阶段划分,依据胞质中颗粒特点进行种类划分。

骨髓涂片显微镜检查包括低倍镜检查和油镜检查,前者主要包括骨髓取材、涂片和染色情况判断、骨髓增生程度判断、巨核细胞计数及观察体积较大或分布异常的细胞,后者包括有核细胞分类计数及结果计算。骨髓细胞形态学检查报告单内容包括患者基本信息、血片及骨髓片细胞分类计数结果、骨髓象特征、血象特征、细胞化学染色、诊断意见及建议、签名及报告日期 7部分。正常成人骨髓象特征包括有核细胞增生活跃、粒细胞和红细胞系统中各阶段细胞在正常参考范围。

病例讨论

患者,男性,35 岁,因反复发热 1 个月余,间断咳嗽、咳痰半个月,遂于医院就诊。血常规:WBC 7.89×10⁹/L,RBC 2.53×10¹²/L,中性粒细胞 5.02×10⁹/L,淋巴细胞 1.91×10⁹/L,Hb 85g/L,PLT 51×10⁹/L。查体:中度贫血貌,皮肤黏膜未见瘀点、瘀斑,浅表淋巴结未扪及肿大,胸骨压痛阴性,肝肋下未及,脾大,双下肢轻度凹陷水肿。常规行骨髓穿刺检查。骨髓涂片形态见图 2-23。骨髓细胞形态学检查结果:骨髓增生明显活跃,粒系异常增生,以原始粒细胞(Ⅰ+Ⅱ型)为主,占 21%。流式细胞仪检测报告:NK 细胞比例增高。

请问:根据上述情况,该患者拟诊断为何种疾病?

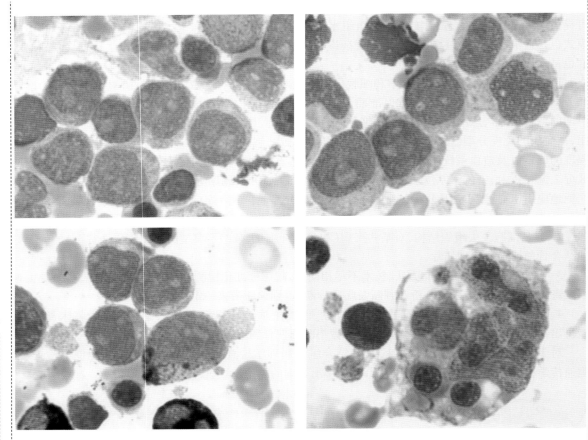

图 2-23　患者骨髓细胞形态

病例讨论分析

（杨晓斌）

扫一扫,测一测

思考题

1. 骨髓细胞形态演变的规律是什么?
2. 满意的骨髓穿刺标本应满足哪些条件?
3. 简述成人的正常骨髓象特征。

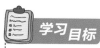

第三章　细胞化学染色

学习目标

1. 掌握:细胞化学染色的基本步骤;过氧化物酶染色、过碘酸-希夫染色、酯酶染色、酸性磷酸酶染色、中性粒细胞碱性磷酸酶染色、铁染色的检测方法、结果分析和临床意义。

2. 熟悉:细胞化学染色的概念;各种常用细胞化学染色的原理及注意事项;血细胞固定剂种类。

3. 了解:细胞的生理状态、功能和细胞化学染色的影响因素。

4. 具备细胞化学染色标本采集和处理能力,具有过氧化物酶染色、过碘酸-希夫染色、酯酶染色、酸性磷酸酶染色、中性粒细胞碱性磷酸酶染色、铁染色的检测能力。

5. 学会依据细胞学异常和临床要求有选择性进行细胞化学染色,并能根据染色结果辅助分析判断白血病类型。

第一节　细胞化学染色概述

细胞化学染色(cytochemical stain)是细胞学和化学相结合而形成的一门科学,是以细胞形态学为基础,结合运用化学反应的原理,对血细胞内的各种化学成分(如酶类、酯类、铁、蛋白质、核酸等)进行定性、定位、半定量分析的方法。血细胞化学染色的基本要求是原位显示细胞成分和结构,所以在染色时应尽量保持细胞的活体结构、化学成分和酶活性,反应产物应是有色沉淀物,具有一定的稳定性。

细胞化学染色临床主要用于:①辅助判断急性白血病的细胞类型。不同的细胞系列,其所含的化学物质成分、分布及含量各有不同;而且随着细胞的逐渐成熟,化学物质含量等发生相应的变化。因此,根据细胞化学染色结果不同,可推断其所属的细胞系列。如髓过氧化物酶染色、酯酶染色等,所以临床上白血病细胞的类型判断需要结合细胞化学染色。②辅助血液系统疾病的诊断和鉴别诊断。在病理情况下,血细胞内化学物质成分及含量会发生改变,故可以辅助疾病的诊断,如中性粒细胞碱性磷酸酶染色、铁染色等。③观察疾病疗效和预后。④探讨发病机制。因此,细胞化学染色是诊断血液系统疾病不可缺少的手段之一。

不同细胞化学染色步骤不同,但基本步骤为固定、显示及复染。

1. 固定　目的是为了保持细胞结构及化学成分不变。根据染色成分的不同,选择合适的固定液,使细胞内的蛋白质、酶类、糖等变成不溶性物质。固定方法有物理法和化学法,临床上常用化学法固定。物理法包括干燥和火焰固定,化学法常用甲醛、乙醇、甲醇、丙酮等试剂固定,分为蒸气固定和液体固定。

（1）蒸气固定：常用 40% 甲醛进行蒸气固定，即在封闭的玻璃器皿中加入 40% 甲醛，将涂片膜朝下，固定 5~10min。

（2）液体固定：固定液常用甲醛、乙醇、甲醇、丙酮等。将涂片浸于甲醛、乙醇、甲醇、丙酮等固定液中，也可将两种或两种以上固定液混合，如 10% 甲醛甲醇液、甲醛丙酮液等。

2. 显示　通过不同的化学反应，最终形成稳定的有色沉淀，显示出被检测的化学物质。常用的化学反应种类有以下几种：

（1）偶氮偶联法：在相应酶的作用下，含萘酚的底物释放出萘酚，萘酚与重氮盐结合，偶氮偶联形成有色沉淀。重氮盐的种类有坚牢紫酱 GBC、坚牢蓝 B、六偶氮付品红等。如中性粒细胞碱性磷酸酶染色、特异性酯酶染色、非特异性酯酶染色、酸性磷酸酶染色等。

（2）联苯胺法：粒细胞和单核细胞中的过氧化物酶能分解过氧化氢，释放出新生态氧，使无色的联苯胺氧化形成有色沉淀，如过氧化物酶染色。

（3）普鲁士蓝反应：细胞内、外的高价铁离子与酸性亚铁氰化钾反应，形成亚铁氰化铁蓝色沉淀，如铁染色。

（4）希夫反应：细胞内含乙二醇基的糖类在过碘酸氧化作用下形成乙二醛基，醛基与希夫试剂反应，使无色品红形成红色沉淀物，如过碘酸-希夫反应。

（5）金属沉淀法：金属及其化合物一般都有颜色，故形成的沉淀物为有色物质，如钙-钴法中性粒细胞碱性磷酸酶染色。

3. 复染　目的在于使各种细胞能显示出来便于观察。因显色反应只针对细胞中的特定化学物质，要显示细胞的形态，还需用其他染液对细胞进行复染。选择复染液的染色应与有色沉淀的颜色有明显的对比度，既能使细胞结构显示，又能清楚地看出细胞化学染色结果。如铁染色复染常用中性红，糖原染色（过碘酸-希夫染色）常用甲基绿。对细胞核着色效果较好的有中性红、甲基绿、苏木精、核固红、沙黄等，使细胞质着色较好的有伊红、刚果红、光绿等。

复染后，首先要通过显微镜观察染色是否成功，即观察正常应该（强）阳性的细胞（如过氧化物酶染色观察中性粒细胞是否强阳性）染色清楚，对比清晰，说明染色成功，然后观察染色结果。结果报告一般包括阳性率、积分或阳性分布情况。

第二节　常用细胞化学染色方法

细胞化学染色的种类很多，下面介绍过氧化物酶染色、苏丹黑染色、酯酶染色、酸性磷酸酶染色、糖原染色、中性粒细胞碱性磷酸酶染色及铁染色。酯酶有多种，根据 pH 不同分为酸性、中性和碱性酯酶，根据酯酶特异性高低分为特异性酯酶和非特异性酯酶。非特异性酯酶包括酸性非特异性酯酶、碱性非特异性酯酶和中性非特异性酯酶。下面逐项介绍各种细胞化学染色。

一、过氧化物酶染色

过氧化物酶（peroxidase，POX）是广泛存在于生物体中的一类酶。血细胞所含的过氧化物酶主要为髓过氧化物酶（myeloperoxidase，MPO），它是人类中性粒细胞含量最多的一种蛋白质。POX 的染色方法有多种，如复方联苯胺法（Washburn 法）、二氨基联苯胺法（DAB）、四甲基联苯胺法和改良的 Pereira 染色法等。以往常用复方联苯胺法，但由于其底物联苯胺具有致癌性，目前临床已少用。1985 年国际血液学标准化委员会（ICSH）推荐三种方法，分别为二氨基联苯胺法（DAB）、过氧化物酶氨基-甲基卡巴唑染色法及二盐酸联苯胺法，其中二氨基联苯胺法为临床常用方法。

（一）二氨基联苯胺法

【实验原理】　粒细胞系细胞和单核细胞系细胞内含有的过氧化物酶（POX），能分解 H_2O_2 释放出新生态氧，后者氧化二氨基联苯胺，产生有色染料，沉淀于细胞质内酶活性处。

【试剂】

1. 甲醛-丙酮缓冲液（BFA，pH 6.6）　磷酸氢二钠 20mg，磷酸二氢钾 100mg，蒸馏水 30ml，丙酮

45ml,400g/L 甲醛溶液 25ml(配制后 4℃保存)。

2. **50mmol/L Tris(三羟甲基氨基甲烷)-HCl 缓冲液(pH 7.6)**　取 6.06g Tris 试剂溶于 1L 蒸馏水中,加入浓 HCl 调节 pH 至 7.6。

3. **底物液**　3,3'-二氨基联苯胺 20mg,Tris-HCl 缓冲液 50ml,3% H_2O_2 0.2ml,振荡混合后过滤备用(临用时配制)。

【操作】

1. **固定**　新鲜标本用冷甲醛-丙酮缓冲液固定 30s(4℃),流水冲洗。

2. **显色**　底物液孵育 10~15min(20±5℃),流水冲洗 2min。

3. **复染**　用苏木素或 Giemsa 液复染 30min,流水冲洗,晾干。

4. **镜检**　观察 100 个白血病细胞的染色结果,得出阳性率和阳性指数,或报告各种阳性细胞的百分比。

【注意事项】

1. 标本需新鲜制作并及时固定。

2. 染色液应临用前配制。

3. 标本在未染色前勿沾有氧化剂类试剂,以免细胞内的过氧化物酶被抑制和破坏。

4. 应保证 H_2O_2 的质量,其最适浓度是 0.05mol/L 左右。浓度过高会抑制酶活性,浓度过低又会降低 POX 染色的反应性,甚至出现假阴性。

5. 采用健康人末梢血涂片作阳性对照。

【结果判断与正常细胞反应】

1. **结果判断**　在细胞质中出现棕黄色颗粒为阳性反应(图 3-1)。反应强度判断标准见表 3-1。

视频:过氧化物酶染色液

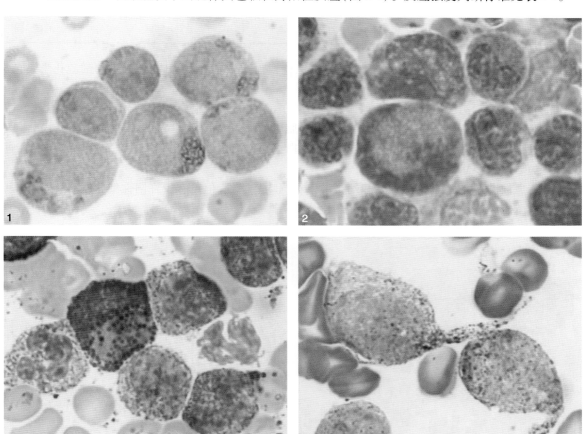

图 3-1　POX 染色的结果判断

1. 原始粒细胞(+~++);2. 中性粒细胞(+++~++++);3. 中性粒细胞(++~+++)和嗜酸性粒细胞(++++);4. 单核细胞(-~±)。

笔记

表 3-1 过氧化物酶染色结果判断(二氨基联苯胺法)

实验结果	细胞染色
−	胞质中无阳性颗粒
±	胞质中细小阳性颗粒
+	胞质中阳性颗粒较粗大
++	阳性颗粒粗大密集,约占胞质 1/2~2/3
+++	阳性颗粒粗大几乎布满胞质
++++	阳性颗粒呈团块状,充满胞质,可覆盖核上

2. 正常血细胞染色反应 正常细胞的 POX 染色反应见表 3-2 和图 3-2。

表 3-2 正常细胞 POX 染色反应

细胞系	细胞染色反应
粒细胞系	分化差的原始粒细胞为阴性,分化好的原始粒细胞至中性成熟粒细胞均呈阳性,而且随着细胞的成熟,阳性反应的程度逐渐增强。中性分叶核粒细胞呈强阳性反应,但衰老的粒细胞阳性程度减弱甚至呈阴性;嗜酸性粒细胞阳性最强,嗜碱性粒细胞阴性
单核细胞系	原始单核细胞呈阴性或弱阳性,幼稚及成熟单核细胞多呈弱阳性,阳性颗粒少而细小,分布不均
淋巴细胞系	淋巴细胞系统呈阴性反应
其他细胞	成熟型网状细胞及巨噬细胞可呈不同程度的阳性反应,浆细胞、幼红细胞、巨核细胞系统等均为阴性反应

【临床意义】 POX 染色是临床上辅助诊断急性白血病细胞类型首选、最重要的细胞化学染色。其临床意义主要包括:

1. 急性白血病类型的鉴别 通常,阳性≥3%考虑急性髓系细胞白血病(AML),<3%考虑为急性淋巴细胞白血病(ALL),但 AML 的 M_0、M_7 阳性细胞也<3%,在 M_{5a} 中也易见阴性病例。急性白血病时,POX 反应的强弱顺序依次为急性早幼粒细胞白血病(APL)伴 *PML-RARα* > M_{2b} > M_{2a} > 纯红白血病(粒细胞)> M_4 > M_1 > M_5 > ALL。

(1) 急性淋巴细胞白血病:原始和幼稚淋巴细胞均呈阴性,但可有少许阳性细胞,此系残留的原始粒细胞,故 FAB 分型规定急性淋巴细胞白血病其阳性率应<3%(图 3-3)。

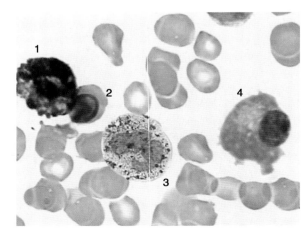

图 3-2 正常血细胞 POX 染色
1. 中性成熟粒细胞,呈强阳性;2. 晚幼红细胞,呈阴性;3. 单核细胞,呈弱阳性;4. 浆细胞,呈阴性。

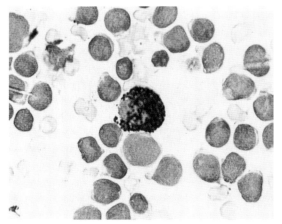

图 3-3 ALL 的 POX 染色
成熟中性粒细胞呈强阳性,其他原始淋巴细胞呈阴性。

（2）急性粒细胞白血病：原始粒细胞呈阳性或阴性，但大多数阳性，为(+)~(++)。但阴性反应不能排除本病（图3-4）。

（3）APL伴*PML-RARα*白血病：早幼粒细胞呈强阳性，为(+++)~(++++)（图3-5）。

（4）急性粒-单核细胞白血病：原始单核细胞、幼稚单核细胞多数呈阴性或弱阳性，原始粒细胞呈阳性或阴性（图3-6）。

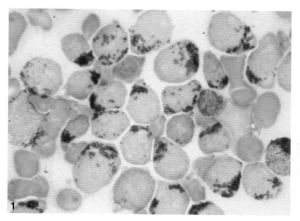
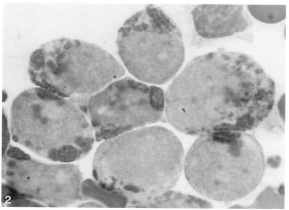

图3-4　M₁型与M₂型的POX染色

1.M₁的POX染色呈阳性为(+)；2.M₂的POX染色呈阳性为(++)。

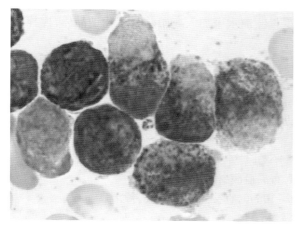
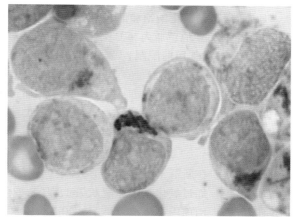

图3-5　APL伴*PML-RARα*的POX染色
原始红细胞呈阴性，早幼粒细胞均呈强阳性反应。

图3-6　M₄型的POX染色
原粒细胞呈阳性，原、幼稚单核细胞呈阴性或(±)。

（5）急性单核细胞白血病：原始单核细胞、幼稚单核细胞多数呈阴性或弱阳性。急性单核细胞白血病有时需与噬血细胞综合征鉴别，反应性组织细胞的POX染色呈阴性（图3-7）。

（6）纯红白血病：原始粒细胞呈阳性或阴性，原始单核细胞呈阴性或弱阳性，有核红细胞呈阴性。

2. 成熟中性粒细胞过氧化物酶活性的变化

（1）活性增高：见于再生障碍性贫血、化脓性感染、急性淋巴细胞白血病和慢性淋巴细胞白血病。

（2）活性减低：见于急性粒细胞白血病、慢性粒细胞白血病、急性单核细胞白血病、骨髓增生异常综合征、放射病及退化性中性粒细胞。

（二）四甲基联苯胺法

【原理】　粒细胞系细胞和部分单核细胞的溶酶体颗粒中含有过氧化物酶，能分解H_2O_2而释放出新生态氧，新生态氧可氧化底物四甲基联苯胺（tetramethylbenzidine，TMB）成四甲基联苯胺蓝。四甲基联苯胺蓝是一种不稳定的化合物，可与亚硝基铁氰化钠结合，进一步氧化形成稳定的蓝色颗粒，定位

47

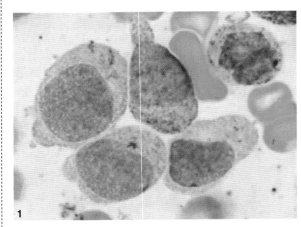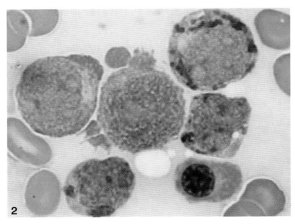

图 3-7 M₅ 型与纯红白血病的 POX 染色

1. M₅ 型 POX 染色:原始、幼稚单核呈阴性或(±);2.纯红细胞白血病 POX 染色:原始粒细胞呈阳性,有核红细胞呈阴性。

于细胞质内酶所在的部位。若无亚硝基铁氰化钠,四甲基联苯胺蓝则自我脱氢,氧化形成棕色的四甲基苯醌二胺,沉着于酶所在部位。

【试剂】

1. 0.1%四甲基联苯胺(TMB)乙醇溶液 TMB 0.1g,88%乙醇 100ml,溶解后置棕色瓶内,4℃保存。

2. 亚硝基铁氰化钠饱和溶液(约 360g/L) 在少量蒸馏水中加入亚硝基铁氰化钠晶体,搅拌至不再溶解为止,置棕色瓶内,4℃保存。

3. 染色液(临用前配制) 取 0.1% TMB 乙醇溶液 1ml,加亚硝基铁氰化钠饱和溶液 10μl,溶液呈淡棕黄色。

4. 1%过氧化氢溶液 取 30% H_2O_2 1ml 加入蒸馏水 29ml。

5. 过氧化氢工作液(新鲜配制) 1% H_2O_2 1 滴,加 10ml 蒸馏水稀释。

6. 瑞氏染色液。

【操作】

1. 固定 在新鲜干燥的涂片上,加染色液 0.5ml,布满血膜,作用 1min。

2. 显色 加过氧化氢工作液 0.7ml,混匀,染色 5~10min,直接用流水冲洗,待干。

3. 复染 用瑞氏染色液复染 15~20min,流水冲洗,待干。

4. 镜检 用油镜观察 100 个白血病细胞的染色结果,得出阳性率和阳性指数,或报告各种阳性细胞的百分比。

【参考区间】

1. 结果判断 在细胞质中出现蓝色或蓝黑色颗粒为阳性反应。阳性判断标准同二氨基联苯胺法。

2. 正常血细胞染色反应 同二氨基联苯胺法。

【注意事项】

1. 涂片应新鲜制作、厚薄适宜。

2. TMB 配制在 85%~88%乙醇溶液中染色效果较好。勿用 90%~95%乙醇,否则细胞表面蛋白质很快凝固,妨碍试剂向胞内渗入,而使显色反应减弱或消失。

3. 过氧化氢溶液需新鲜配制,其浓度与加入量不能随意更改。过氧化氢过浓则涂片中粒细胞看不见阳性颗粒,红细胞呈棕色或绿色。若过氧化氢加于血片上不产生气泡,则示无效。

4. 于微偏酸环境中蓝色较为稳定,故染色液 pH 在 5.5 为宜。若 pH<5.0,会出现假阳性结果。

5. 试剂应置于低温暗处,防止因光线照射而失效。

6. 染色时加稀过氧化氢溶液后必须与染色液充分混匀,否则同一片子上细胞染色情况不一致。

笔记

二、苏丹黑 B 染色

【原理】　苏丹黑 B(Sudan black B,SBB)是一种脂溶性重氮染料,可溶解细胞内的含脂结构(如中性脂肪、磷脂、糖脂和类固醇等),将脂类物质着色为棕黑色至深黑色的颗粒显示出来,定位于胞质。脂类物质在粒细胞中含量丰富,在单核细胞中含有少量。

【试剂】

1. 固定液　10%甲醛-生理盐水液。

2. SBB 缓冲液　取苯酚 16g 溶于 30ml 无水乙醇中,取 0.3g 磷酸氢二钠($Na_2HPO_4 \cdot 12H_2O_2$)溶于 100ml 蒸馏水中,两份溶液相混即成。可保存 1 年。

3. SBB 贮存液　SBB 0.3g 溶于 100ml 无水乙醇。

4. SBB 染色液　取 SBB 贮存液 60ml 与 SBB 缓冲液 40ml 混合(过滤后备用,可保存 1 周)。

5. 复染液　瑞氏染色液(或苏木素染液)。

【操作】

1. 固定　新鲜干燥涂片用 10%甲醛-生理盐水液固定 10min,水冲洗,晾干(也可省略固定)。

2. 显色　置苏丹黑 B 染色液中 37℃ 染色 30～60min,取出用 70% 乙醇冲洗染色液后,再用流水冲洗,待干。

3. 复染　瑞氏染色液染色 20～30min(若用苏木素液,则复染时间为 10min),水洗,待干。

4. 镜检　观察 100 个白血病细胞的染色结果,得出阳性率和阳性指数。

【结果判断与正常细胞反应】　在细胞质中出现蓝色或蓝黑色颗粒为阳性反应(图 3-8)。结果判断标准与正常细胞反应同 POX 染色基本一致。

【临床意义】　与 POX 染色相似,但两者略有不同。

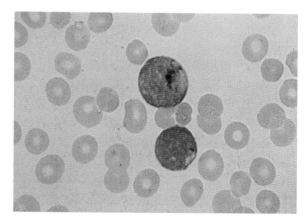

图 3-8　M₁ 型的 SBB 染色

1. **特异性和敏感性略不同**　POX 染色特异性高于 SBB 染色,POX 染色阳性见于髓系细胞,而 SBB 染色极少数急性淋巴细胞白血病可阳性。SBB 染色的敏感性高于 POX 染色,如急性粒细胞白血病 POX 染色阴性的患者,其 SBB 染色可阳性。因此,POX 染色阴性者可加做 SBB 染色或直接采用细胞免疫分型确认。

2. **对涂片新鲜度要求不同**　SBB 染色可用陈旧的涂片,而 POX 染色要求涂片新鲜。

三、酯酶染色

酯酶属于水解酶,不同血细胞所含酯酶成分不同。根据酯酶特异性分为特异性酯酶(specific esterase,SE)和非特异性酯酶(nonspecific esterase,NSE)。特异性酯酶主要是指氯乙酸 AS-D 萘酚酯酶;非特异性酯酶的种类有多种,根据反应所需 pH 不同分为酸性非特异性酯酶(即酸性 α-醋酸萘酚酯酶)、碱性非特异性酯酶(即 α-丁酸萘酚酯酶)和中性非特异性酯酶(包括 α-醋酸萘酚酯酶、醋酸 AS-D 萘酚酯酶等)。临床上常采用的酯酶染色方法是偶氮偶联法,目前可在同一张标本上的进行双染色,提高了分型准确率。下面介绍几种常见酯酶染色。

(一)氯乙酸 AS-D 萘酚酯酶染色

【原理】　细胞内的氯乙酸 AS-D 萘酚酯酶(naphthol AS-D chloroacetate esterase,NAS-DCE)水解基质液中的氯乙酸 AS-D 萘酚,产生 AS-D 萘酚,进而与基质液中的重氮盐偶联,形成不溶性的有色沉淀,定位于细胞质内酶所在活性部位。本试验常用的重氮盐为坚牢紫酱 GBC,形成的有色沉淀为红色。NAS-DCE 几乎仅出现在粒细胞,特异性高,所以又称"粒细胞酯酶""特异性酯酶"。化学反应过程见图 3-9。

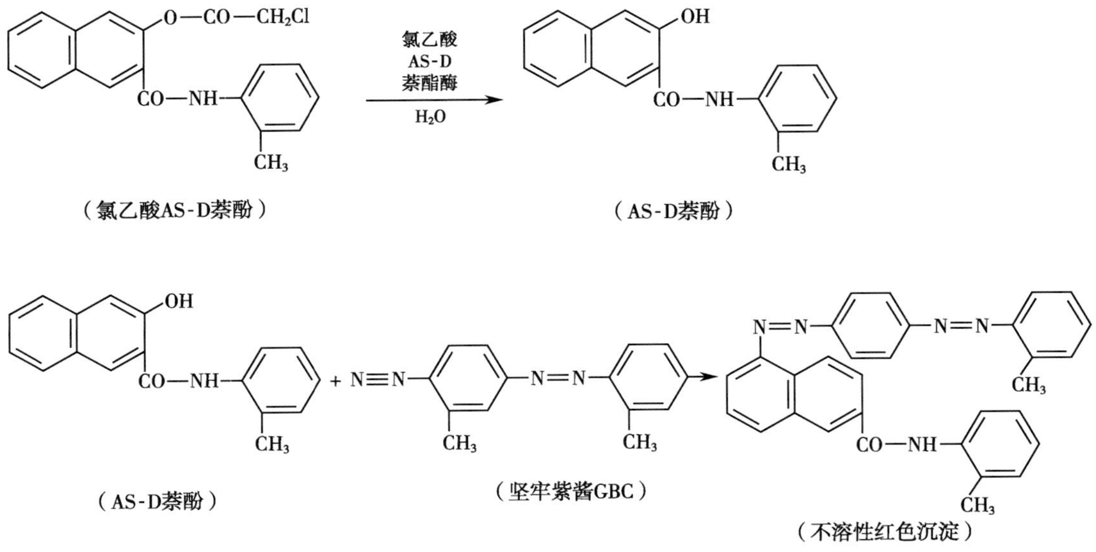

图 3-9 NAS-DCE 染色反应的原理

【试剂】

1. 10%甲醛甲醇固定液　40%甲醛 1 份与无水甲醇 9 份混合,4℃保存。

2. Veronal 醋酸缓冲液　甲液:醋酸钠(含 $3H_2O$)1.94g,巴比妥钠 2.94g,蒸馏水 100ml;乙液(0.1mol/L 盐酸):取浓盐酸(比重 1.19)0.85ml 加蒸馏水至 100ml。取甲液 50ml,乙液 45ml,再加蒸馏水 135ml,用 1mol/L 盐酸调整 pH 至 7.0~7.6。

3. 基质液　氯乙酸 AS-D 萘酚 10mg 先用丙酮 0.5ml 溶解,再加蒸馏水 5ml,Veronal 醋酸缓冲液 5ml,坚牢紫酱 GBC 10mg 溶解,过滤后立即使用,一次用完。

4. 复染液　苏木素染液。

【操作】

1. 固定　新鲜干燥涂片用 4℃甲醛甲醇液固定 30~60s,流水冲洗,待干。

2. 显色　置入 37℃基质液中温育 30min,流水冲洗,待干。

3. 复染　放入苏木素染液复染 5min,流水冲洗,待干。

4. 镜检　至少要观察 100 个白血病细胞的染色结果,得出阳性率和阳性指数。

【注意事项】

1. 冬季室温低,萘酚和坚牢紫酱 GBC 盐不易溶解,可放于 37℃温箱促溶。

2. 底物配制后可能出现浑浊,但不影响染色效果。

3. 氯乙酸 AS-D 萘酚酯酶最适宜反应 pH 为 7.0~7.6,且此酶不被氟化钠抑制。

4. 染色后应及时观察,长期保存会逐渐褪色。

5. 重氮盐可选用新品红、坚牢蓝等。

【结果判断与正常细胞反应】

1. 结果判断　在基质液中以坚牢紫酱 GBC 为重氮盐,阳性反应为胞质内出现红色弥漫性或颗粒状沉淀。结果判断详见表 3-3,阳性结果见图 3-10。

表 3-3　氯乙酸 AS-D 萘酚酯酶染色(NAS-DCE)结果判断

实验结果	细 胞 染 色
−	胞质中无阳性颗粒
±	胞质中细小阳性颗粒
+	胞质显现均匀浅色阳性反应,占胞质<1/4
++	胞质显现均匀红色阳性反应,占胞质<1/2
+++	胞质充满红色阳性反应
++++	胞质充满致密红色阳性产物呈团块状

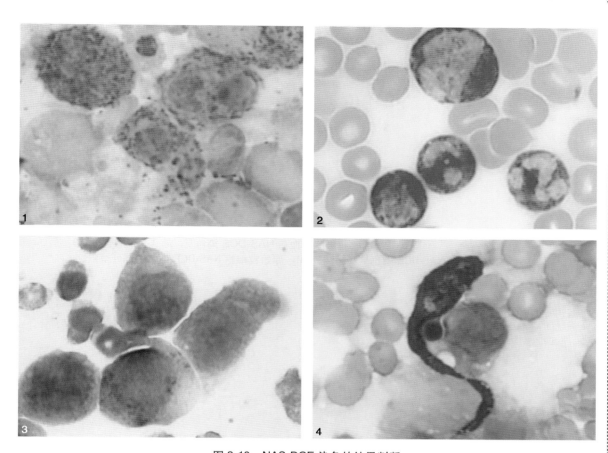

图 3-10　NAS-DCE 染色的结果判断

1.中性粒细胞(+~++);2.中性粒细胞(+++~++++);3.单核细胞(-或±);4.组织嗜碱细胞(++++)。

2. 正常血细胞染色反应　正常细胞的 NAS-DCE 染色反应见表 3-4 和图 3-11。

表 3-4　正常细胞 NAS-DCE 染色反应

细胞系统	细胞染色反应
粒细胞系统	分化差的原始粒细胞呈阴性,分化好的呈阳性。自早幼粒细胞至成熟中性粒细胞均呈阳性,但酶活性并不随细胞的成熟而增强。嗜酸性粒细胞呈阴性或弱阳性,嗜碱性粒细胞呈阳性
单核细胞系统	绝大多数为阴性
其他细胞	淋巴细胞、浆细胞、巨核细胞、有核红细胞、血小板等均呈阴性,但肥大细胞呈阳性

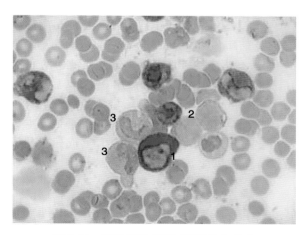

图 3-11　正常细胞 NAS-DCE 染色反应

1.中性中幼粒(+++);2.原始粒细胞(-);3.嗜酸性粒细胞(-)。

【临床意义】　主要用于鉴别急性白血病的类型,是急性白血病的常规细胞化学染色。

1. 急性粒细胞白血病　原始粒细胞呈阳性或阴性,故阴性也不能排除该病(图 3-12)。

2. APL 伴 *PML-RARα* 白血病　早幼粒细胞呈强阳性(图 3-13)。

3. 急性单核细胞白血病　原始单核及幼稚单核细胞几乎呈阴性,个别呈弱阳性(图 3-14)。

4. 急性粒-单核细胞白血病　原始粒细胞及早幼粒细胞呈阳性,原始单核及幼稚单核细胞呈阴性(图 3-15)。

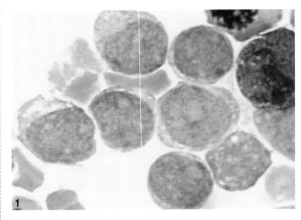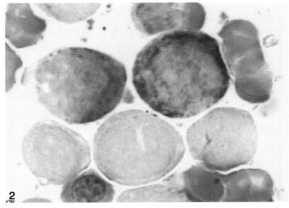

图 3-12 急性粒细胞白血病 NAS-DCE 染色

1. M_1 型原始粒细胞 NAS-DCE 染色呈弱阴性;2. M_{2a} 原始粒细胞 NAS-DCE 染色呈部分呈阳性。

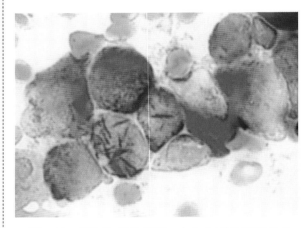

图 3-13 APL 伴 *PML-RARα* 白血病 NAS-DCE 染色
APL 伴 *PML-RARα* 的 NAS-DCE 染色呈强阳性。

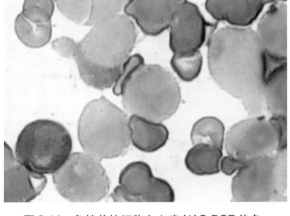

图 3-14 急性单核细胞白血病 NAS-DCE 染色
M_5 型的 NAS-DCE 染色多呈阴性。

5. **急性淋巴细胞白血病和急性巨核细胞白血病** 白血病性淋巴细胞和巨核细胞均呈阴性。

6. **慢性粒细胞白血病** 急粒变时酶活性增强。

（二）α-醋酸萘酚酯酶染色

【实验原理】 血细胞内的 α-醋酸萘酚酯酶（α-naphthol acetate esterase，α-NAE）在 pH 近中性条件下可水解基质液中的底物 α-醋酸萘酚，使底物释放出 α-萘酚，后者再与基质液中的重氮盐偶联，生成不溶性的有色沉淀，定位于细胞质内酶所在的部位。本试验常用的重氮盐为坚牢蓝 B，形成棕黑色或灰黑色沉淀。做 α-NAE 染色时，常同时做氟化钠抑制试验，因 α-NAE 是一种中性非特异性酯酶，存在于单核细胞、粒细胞和淋巴细胞

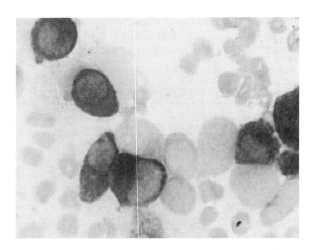

图 3-15 急性粒-单核细胞白血病 NAS-DCE 染色
M_4 型 NAS-DCE 染色原始粒细胞及早幼粒细胞呈阳性，原始单核及幼稚单核细胞呈阴性。

中，而单核细胞系细胞的阳性可被氟化钠抑制。化学反应过程见图 3-16。

【试剂】

1. **固定液** 10% 甲醛-生理盐水液。

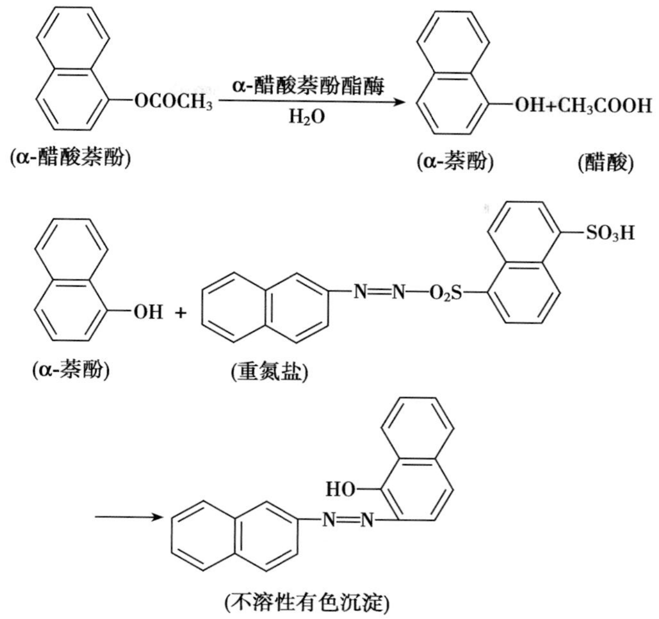

图 3-16　α-NAE 染色反应的原理

2．0.067mol/L 磷酸缓冲液（pH 7.6）　甲液：2.388g $Na_2HPO_4 \cdot 12H_2O_2$ 加蒸馏水至 100ml；乙液：0.908g KH_2PO_4 加蒸馏水至 100ml。取甲液 87ml，乙液 13ml 混合，调 pH 至 7.6。

3．基质液　0.067mol/L 磷酸缓冲液 50ml，加 10g/L α-醋酸萘酚（用 50% 丙酮为溶剂）1.0ml，充分振荡直至最初产生的浑浊物大部分消失为止，加重氮盐（坚牢蓝 B 等）50mg，振荡，过滤后立即使用。

4．复染液　10g/L 甲基绿水溶液。

【操作】

1．固定　新鲜干燥涂片 2 张置 10% 甲醛-生理盐水中固定 5min，流水冲洗，待干。

2．显色　1 张放入基质液，另 1 张放入加入氟化钠的基质液（1ml 基质液中加入 1.5mg 氟化钠），各温育（37℃）1h，流水冲洗，待干。

3．显色　放入 10g/L 甲基绿水溶液复染 5～15min，充分冲洗，待干。

4．镜检　两种方法染色后用油镜计数 100 或 200 个被检细胞，分别计算出抑制前和抑制后的阳性率和积分。按下列公式计算出抑制率，当抑制率>50% 时，提示受氟化钠抑制。

$$氟化钠抑制率 = \frac{抑制前阳性率或阳性积分 - 抑制后阳性率或阳性积分}{抑制前阳性率或阳性积分} \times 100\%$$

【注意事项】

1．标本必须新鲜，应于取材后 2 天内染色。

2．重氮盐的选择以坚牢蓝 B、坚牢蓝 RR 及坚牢黑 B 的染色效果为好。

3．α-醋酸萘酚与 β-醋酸萘酚的比较。用 β-醋酸萘酚为底物时，可显示白细胞的非特异性酯酶，其反应产物为紫红色，色泽比较鲜明，但一般不呈颗粒状。用 α-醋酸萘酚底物时，反应产物为棕黑色，颗粒一般比较明显，定位清楚。

4．氟化钠抑制试验中，氟化钠浓度很重要，微量称取要准确。

【结果判断与正常细胞反应】

1．结果判断　胞质内有灰黑色或棕黑色弥漫状或颗粒状沉淀为阳性。结果详见表 3-5 和图 3-17。

2．正常血细胞染色反应　正常细胞的 α-NAE 染色反应见表 3-6。

【临床意义】　α-NAE 染色主要用于辅助鉴别急性白血病细胞的类型。当白血病细胞 α-NAE 染色呈明显的阳性反应，且其阳性产物为氟化钠抑制时，应考虑为急性单核细胞白血病；部分阳性并被

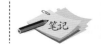

氟化钠抑制时,应考虑为急性粒-单核细胞白血病(图3-18和图3-19);白血病细胞阴性或(弱)阳性,且其阳性产物不被氟化钠抑制,则考虑其他类型白血病,如急性粒细胞白血病、急性淋巴细胞白血病等。

表3-5　α-醋酸萘酚酯酶染色(α-NAE)结果判断

实验结果	细 胞 染 色
0分(-)	胞质中无色素沉淀
1分(+)	胞质呈弥漫浅灰色或含少量阳性反应颗粒
2分(++)	胞质呈弥漫灰黑色或含中等量阳性反应颗粒
3分(+++)	胞质呈弥漫棕黑较深色或含较多阳性反应颗粒
4分(++++)	胞质呈弥漫深黑色或胞质中充满粗大阳性反应颗粒

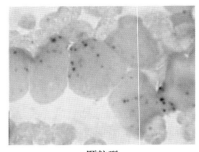

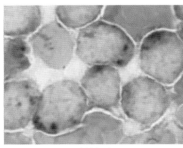
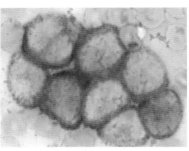

颗粒型　　　　　　　　　　局灶型　　　　　　　　　　弥散型

图3-17　α-NAE染色的结果判断

表3-6　正常细胞的α-NAE染色反应

细胞系统	细胞染色反应
单核细胞系统	分化差的原始单核细胞呈阴性,分化好的原始单核细胞呈阳性(常较强),幼稚单核及单核细胞呈阳性,阳性反应能被氟化钠抑制
粒细胞系统	各期粒细胞多数呈阴性,少数呈弱阳性,阳性反应不被氟化钠抑制
淋巴细胞系统	各期淋巴细胞多呈阴性,少数呈弱阳性,阳性反应不被氟化钠抑制
其他细胞	巨核细胞和血小板呈阳性,少数有核红细胞呈弱阳性,阳性反应不被氟化钠抑制;浆细胞呈阴性

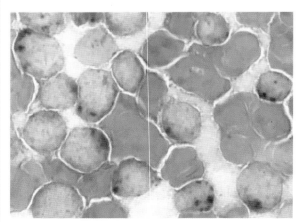
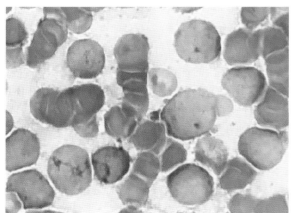

图3-18　M_{5a}型α-NAE染色
原始单核细胞、幼稚单核细胞多呈阳性。

图3-19　M_{5a}型α-NAE氟化钠抑制染色
原始单核细胞、幼稚单核细胞阳性反应被氟化钠抑制(与图3-18为同一个患者)。

（三）α-丁酸萘酚酯酶染色

【实验原理】　血细胞内 α-丁酸萘酚酯酶（α-naphthol butyrate esterase，α-NBE）在 pH 碱性条件下，将基质液中的 α-丁酸萘酚水解，释放出 α-萘酚，再与基质液中的重氮盐偶联，形成不溶性的有色沉淀，定位于细胞质内酶所在的部位。本试验常用的重氮盐为坚牢紫酱 GBC，形成红色沉淀。α-NBE 主要存在于单核细胞中，其阳性可被氟化钠抑制，而其他细胞系的阳性产物不能被氟化钠抑制，所以通常同时做氟化钠抑制试验。化学反应过程见图 3-20。

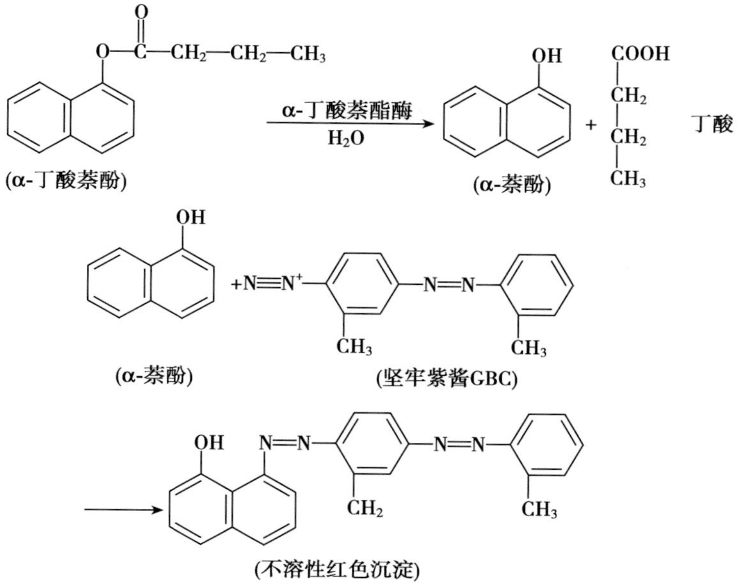

图 3-20　α-NBE 染色反应的原理

【试剂】

1. 固定液　40%甲醛液。

2. 0.1mol/L 磷酸缓冲液（pH 8.0）　甲液：1.42g $Na_2HPO_4 \cdot 12H_2O_2$ 加蒸馏水至 100ml；乙液：1.36g KH_2PO_4 加蒸馏水至 100ml。取甲液 95ml，乙液 5ml 混合，调 pH 至 8.0。

3. 基质液　0.1mol/L 磷酸缓冲液 95ml，加入溶于 5ml 乙二醇-甲醚的 α-丁酸萘酚 100mg 的底物液，充分振荡，再加重氮盐坚牢紫酱 GBC 3mg，振荡，过滤后立即使用。

4. 复染液　10g/L 甲基绿水溶液。

【操作】

1. 固定　新鲜干燥涂片 2 张甲醛蒸气固定 5～10min，水洗晾干。

2. 显色　1 张放入基质液，另 1 张放入加入氟化钠的基质液（1ml 基质液中加入 1.5mg 氟化钠），各温育（37℃）45min，流水冲洗（连同染色缸一同水洗 3min），待干。

3. 复染　放入 10g/L 甲基绿水溶液复染液复溶 10min，流水冲洗，待干，镜检。

4. 镜检　用油镜计数 100 或 200 个被检细胞，分别计算出抑制前和抑制后的阳性率和积分。当抑制率>50%时，提示受氟化钠抑制。

【注意事项】

1. 涂片应新鲜，陈旧标本酶活性会降低，一般应于取材后 2 天内完成染色。

2. 标本染色后应及时观察，久置会脱色，标本片不宜长期保存。

3. 基质液临用时配制且充分溶解是保证染色良好的前提。

4. 重氮盐的选择以坚牢紫酱 GBC 染色效果为好。

5. 基质液含酯量高，37℃水浴后连染色缸冲洗 3min 左右。

【结果判断与正常细胞反应】

1. 结果判断　阳性结果为胞质中出现蓝色颗粒（阳性率判断同 α-NAE）。

2. **正常细胞反应**　正常细胞的 α-NBE 染色反应见表 3-7。

表 3-7　正常细胞的 α-NBE 染色反应

细胞系统	细胞染色反应
粒细胞系统	各阶段粒细胞均呈阴性
单核细胞系统	分化差的原始单核细胞呈阴性,分化好的原始单核细胞呈阳性,幼稚单核及单核细胞呈阳性,阳性反应能被氟化钠抑制
淋巴细胞系统	T 淋巴细胞、非 T 非 B 淋巴细胞可呈阳性,B 淋巴细胞呈阴性
其他细胞	巨核细胞、有核红细胞、浆细胞呈阴性或弱阳性;组织细胞也可呈阳性,但不被氟化钠抑制

【临床意义】　与 α-NAE 染色的临床意义相同,α-NBE 属临床常用的非特异酯酶染色,其敏感性较 α-NAE 低,但特异性强。α-NBE 染色结合 POX 染色综合判断结果,特别是将 POX 染色与 α-NBE 染色联合显示于一张标本上效果将更好,对 AML-M_2、M_4、M_5 分型更有价值。

（四）酯酶双染色

在同一张涂片上进行两种酯酶染色的方法称为酯酶双染色。多数采用一种特异性酯酶加一种非特异性酯酶染色,常用的有 α-醋酸萘酚酯酶与氯乙酸 AS-D 萘酚酯酶双染色、α-丁酸萘酚酯酶与氯乙酸 AS-D 萘酚酯酶双染色等。同一张涂片上的细胞要分别在两种不同的基质液中作用一定时间,最后复染,显微镜观察。酯酶双染色可在同一张涂片出现两种酯酶阳性的细胞,或同一种细胞同时出现两种酯酶染色的阳性结果,所以酯酶双染色可鉴别粒细胞系细胞和单核细胞系细胞,尤其对于急性粒-单核细胞白血病的诊断具有重要价值。

临床上酯酶双染色常用于急性白血病的诊断和鉴别诊断。

1. **急性粒细胞白血病**　各阶段幼稚粒细胞 NAS-DCE 染色可出现不同程度的阳性反应,APL 伴 *PML-RARα* 阳性反应最强;M_1 的原始细胞可为阴性反应,α-NAE 染色有部分阳性颗粒,α-NBE 染色则为阴性反应,故 α-NBE 和 NAS-DCE 双染色的特异性高于 α-NAE 与 NAS-DCE 双染色。

2. **急性粒-单核细胞白血病**　酯酶双染色法在 M_4 型白血病的同一张标本片上可分别出现 α-NAE 和 NAS-DCE 或 α-NBE 和 NAS-DCE 阳性反应的细胞,部分病例甚至可在单个细胞胞质中出现双重酯酶阳性反应颗粒,故酯酶双染色对 M_4 的诊断具有特殊价值。

3. **急性单核细胞白血病**　α-NAE 和 α-NBE 染色为阳性或强阳性反应,NAS-DCE 染色为阴性反应,有助于其与急性粒细胞白血病的鉴别。

4. **急性淋巴细胞白血病**　酯酶双染色呈阴性反应。

四、酸性磷酸酶染色

酸性磷酸酶（acid phosphatase,ACP）存在于细胞的溶酶体颗粒中,某些细胞中的酸性磷酸酶耐酒石酸,故抗酒石酸酸性磷酸酶染色有助于某些疾病的诊断及鉴别诊断。染色方法有偶氮偶联法和 Gomori 硫化铅法,以偶氮偶联法为常用。

【实验原理】

1. **偶氮偶联法**　血细胞内的 ACP 在酸性（pH 5.0）条件下,水解基质液中的磷酸萘酚 AS-BI,释放出萘酚 AS-BI,后者与基质液中的重氮盐偶联,形成不溶性的有色沉淀,定位于细胞质内酶所在的部位。本试验常用的重氮盐为六偶氮副品红,形成红色沉淀。

2. **Gomori 硫化铅法**　血细胞内的 ACP 水解基质液中的 β-甘油磷酸钠,形成磷酸根,后者与硝酸铅作用生成磷酸铅,定位于胞质中的磷酸铅再与硫化铵反应,生成棕黑色硫化铅沉淀。

3. **抗酒石酸 ACP 染色**　用相同方法制备两份基质液,一份加入适量的 L-酒石酸（左旋酒石酸）,另一份不加酒石酸。取患者涂片两张,分别用这两种不同的基质液作 ACP 染色。如果血细胞内的 ACP 耐 L-酒石酸,两张涂片均呈阳性;如不耐 L-酒石酸,不加 L-酒石酸的涂片呈阳性反应,而加 L-酒石酸的呈阴性反应。

【试剂】

1. **甲醇-丙酮缓冲液**　枸橼酸 0.63g,蒸馏水 30ml,甲醇 10ml,丙酮 60ml 混匀,用浓氢氧化钠溶液调整 pH 5.4,置棕色瓶盖紧 4℃保存,用前过滤。

2. 基质储备液 磷酸萘酚 AS-BI 100mg 用 N-N-二甲基甲酰胺 10ml 溶解,混合后置棕色瓶于 4℃可保存 2~3 个月。

3. 0.1mol/L 乙酸缓冲液 甲液:乙酸钠(含 3H_2O)13.6g,溶解于蒸馏水 1 000ml。乙液:冰乙酸 6.0ml 溶解于 1 000ml 蒸馏水中。用乙液滴定甲液至 pH 5.2,放 4℃可保存 3 个月。

4. 0.05mol/L 乙酸-酒石酸缓冲液 L-酒石酸 3.75g,0.1mol/L 乙酸缓冲液 490ml,用浓的氢氧化钠溶液调整 pH 至 5.2,再加蒸馏水至总量 500ml,放 4℃可保存 3 个月。

5. 作用液 I (临用时配制) 0.1mol/L 乙酸缓冲液 50ml,基质储备液 1.0ml,重氮品红 25mg。溶解后过滤,立即使用,一次用完。

6. 作用液 II (临用时配制) 0.05mol/L 乙酸-酒石酸缓冲液 50ml,基质储备液 1.0ml,重氮品红 25mg。溶解后过滤,立即使用,一次用完。

7. 复染液 苏木素染液或甲基绿染液。

【操作】

1. 固定 新鲜骨髓片或血片用冷甲醇-丙酮缓冲液固定 30s,蒸馏水洗,稍微晾干(不宜过分干燥)。

2. 显色 放入作用液 I,37℃温箱避光浸染 30min,水洗。抗酒石酸 ACP 染色:染色过程同前,但换作用液 II,37℃温箱避光浸染。

3. 复染 用苏木素染液或甲基绿染液复染细胞核 3~5min,水洗,晾干。

4. 镜检 用油镜观察细胞染色情况。

【注意事项】

1. 样本需新鲜,取材后应立即固定和染色,否则酶的活性会减弱。

2. 固定液易挥发,应置于棕色玻璃瓶中盖紧,4℃保存,可稳定 2 个月。如果明显挥发应丢弃。

3. 作用液应预温至 37℃,然后再放入标本,并继续保持 37℃,温度低则反应很弱。保温时间以 3~4h 为佳。

4. 作用液易失效,重氮品红及酶染色液配制后 6h 内用完,剩余液体应弃用。

【结果判断与正常细胞反应】

1. 结果判断 阳性结果为胞质中出现鲜红色颗粒沉淀。结果详见表 3-8。

表 3-8 酸性磷酸酶染色结果判断

实验结果	细胞染色	实验结果	细胞染色
−	胞质无色	++	胞质布满鲜红色颗粒
+	胞质出现淡红色颗粒	+++	胞质充满深红色颗粒

2. 正常血细胞的染色反应 粒细胞、单核细胞、淋巴细胞、巨核细胞、血小板、浆细胞、巨噬细胞均呈阳性反应。

【临床意义】 ACP 染色在多毛细胞白血病中最具有特征性,主要用于多毛细胞白血病的诊断,其次用于戈谢病和尼曼-匹克病的鉴别。

1. 诊断多毛细胞白血病 多毛细胞呈阳性(常呈强阳性),阳性反应不被 L-酒石酸抑制。慢性淋巴细胞白血病的淋巴细胞和恶性淋巴瘤细胞 ACP 染色也可呈阳性,但可被 L-酒石酸抑制。但 ACP 阴性也不能排除多毛细胞白血病的可能(图 3-21)。

2. 鉴别戈谢细胞和尼曼-匹克细胞 前者阳性,并具有抗酒石酸功能;后者阴性。

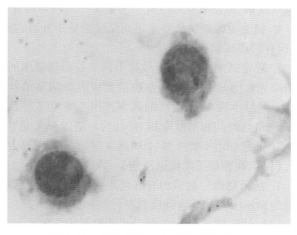

图 3-21 多毛细胞白血病的 ACP 染色
多毛细胞呈阳性反应。

3. **鉴别 T 淋巴细胞和 B 淋巴细胞**　前者阳性,后者阴性或弱阳性。但目前临床上鉴别 T 淋巴细胞和 B 淋巴细胞主要采用流式细胞术,很少采用 ACP 染色。

五、糖原染色

【实验原理】　糖原染色又称过碘酸-希夫反应(periodic acid-Schiff reaction,PAS reaction)。过碘酸是氧化剂,能使含有乙二醇基(—CHOH—CHOH)的多糖类物质(糖原、黏多糖、黏蛋白、糖蛋白及糖酯等)氧化,形成双醛基(—CHO—CHO),醛基与希夫试剂中的无色品红结合,生成紫红色化合物,定位于含有多糖类的细胞内。

【试剂】

1. **固定液**　95%乙醇。

2. **10g/L 过碘酸溶液**　1g 过碘酸($HIO_4 \cdot 2H_2O$)溶于 100ml 蒸馏水中,溶解后盖紧,4℃保存。

3. **希夫染液**　取蒸馏水 200ml,加热至沸后移开火焰,缓慢加入碱性品红 1g,继续加热 2min,使之充分溶解后停止加热。冷却至 60℃时,加入 1mol/L 盐酸 40ml 并混匀。待冷却至 25℃,加入 2g 偏重亚硫酸钠($Na_2S_2O_5$)混匀,置带塞的棕色玻璃瓶中避光过夜 24h 后加活性炭 1g,吸附过滤(必要时可反复加 1~2 次活性炭过滤)为无色透明液体为止,置棕色瓶密封,4℃保存。试剂应为无色,变红则失效。

4. **复染液**　20g/L 甲基绿水溶液。

【操作】

1. **固定**　新鲜干燥的涂片用 95%乙醇固定 10min,流水冲洗,待干。

2. **氧化**　浸入 10g/L 过碘酸氧化 10min,蒸馏水冲洗,待干(必须干燥)。

3. **显色**　置希夫染液中 37℃染色 30~60min(最好暗室),用流水冲洗 2~3min,待干。

4. **复染**　用 20g/L 甲基绿水溶液复染 10min,水洗,待干。

5. **镜检**　油镜下观察各类细胞 100 个,按评分标准计算阳性率及积分。

【注意事项】

1. 黏多糖、黏蛋白、糖脂等与糖原一样,均有 PAS 阳性反应,称为 PAS 阳性物质。但糖原可被唾液淀粉酶水解,其他 PAS 阳性物质不被唾液淀粉酶水解,所以 PAS 染色阳性者应做唾液淀粉酶水解对照,若再次染色为阴性,才能认定原 PAS 阳性颗粒是糖原。一般做 PAS 染色应同时固定两张标本片,一张直接做 PAS 染色,另一张用唾液淀粉酶水解后做对照试验(在已固定过的涂片上盖满正常人新鲜唾液,在 37℃ 中保温 30min,水洗,再按照上述步骤进行)。

2. 10g/L 过碘酸溶液质量要保证,变黄则不能用,氧化时间以 20min 为宜,过长可使醛基进一步氧化为羧基。涂片经过碘酸氧化并水洗后一定要晾干,否则影响染色效果。

3. 不同品牌的碱性品红染色效果不一,碱性品红的质量是试验成败的关键因素之一。配制希夫染液器具需十分清洁、干燥,否则希夫染液遇水变红失效。配成的希夫染液应避光密封 4℃保存,减少与空气接触,以防氧化后变红。一般 1~5℃密封可保存 6 个月。

4. 偏重亚硫酸钠量要充足。此试剂易于分解,若刺激性气味不强或消失,意味着试剂变性不能使用,保存时要密封干燥。

5. 固定试剂不同,染色效果不同。目前较常用的有 95%乙醇、纯甲醇及甲醛蒸气,其中乙醇固定后糖原颗粒明显,各成熟粒细胞的反应有较明显的颜色差异,易于判断阳性反应的程度,且唾液消化后的对照标本没有假阳性,故通常选用乙醇为固定剂。

6. 染色时间和温度应相对恒定,一般以 37℃染色 30min 最适宜。

7. 染色标本不能久置,1 周后将逐渐褪色,故应尽快观察结果。

【结果判断与正常细胞反应】

1. **结果判断**　胞质内有红色或紫红色呈弥散状、颗粒状或块状的物质为阳性反应;胞质无色或无颗粒为糖原阴性。反应强度判断标准如下(图 3-22)。

(1) 幼红细胞 PAS 染色结果判断见表 3-9。

(2) 淋巴细胞 PAS 染色结果判断见表 3-10。

(3) 中性粒细胞 PAS 染色结果判断见表 3-11。

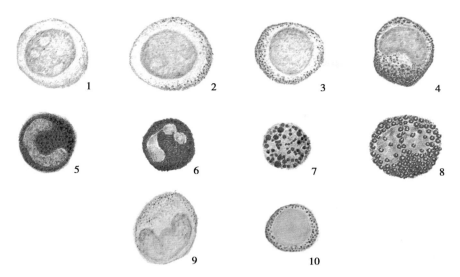

图 3-22 PAS 染色结果判断

1. 原始粒细胞(−);2. 早幼粒细胞(+);3. 中性中幼粒细胞(++);4. 中性晚幼粒细胞(+++);5. 中性杆状核粒细胞(++++);6. 中性分叶核粒细胞(++++);7. 嗜碱性粒细胞(+++);8. 嗜酸性粒细胞(+++);9. 单核细胞(±);10. 淋巴细胞(++++)。

表 3-9 幼红细胞 PAS 染色结果判断

实验结果	细 胞 染 色
0 分(−)	胞质内无色
1 分(+)	胞质内有少数分散细小颗粒或浅红色弥漫物质
2 分(++)	胞质中有 1~2 个浓的颗粒或胞质呈弥散红色
3 分(+++)	胞质中有较粗红色颗粒直至小块红色物质
4 分(++++)	胞质中有粗大红色块或有粗大致密的紫红色颗粒

表 3-10 淋巴细胞 PAS 染色结果判断

实验结果	细 胞 染 色
0 分(−)	胞质内无色
1 分(+)	胞质内呈弥散淡红或有少数细颗粒(<10 个)
2 分(++)	胞质内呈弥散较深的红色或有多数细颗粒(≥10 个)
3 分(+++)	胞质内有较粗颗粒或少数小块状红色物质
4 分(++++)	胞质内呈多数粗颗粒并有大块红色物质

表 3-11 中性粒细胞 PAS 染色结果判断

实验结果	细胞染色反应
0 分(−)	胞质无色
1 分(+)	胞质内呈淡红色,有极少颗粒
2 分(++)	胞质呈红色,厚而不透明,或有少量颗粒
3 分(+++)	胞质呈深红色,颗粒较紧密,但尚有空隙
4 分(++++)	胞质呈深紫红色,颗粒紧密,无空隙

（4）巨核细胞 PAS 染色结果判断见表 3-12。

2. 正常血细胞染色反应 正常血细胞糖原染色(PAS)反应见表 3-13。

表 3-12 巨核细胞 PAS 染色结果判断

实验结果	细 胞 染 色
0 分(−)	胞质内无红色颗粒,但细胞质内弥散性着色,此系其他多糖类物质
1 分(+)	少量糖原包涵体,常定位于核膜附近
2 分(++)	中等量糖原包涵体,定位于核膜处或分散在胞质中,约占胞质的 1/3
3 分(+++)	大量糖原包涵体分散于胞质中,占胞质 1/2
4 分(++++)	糖原包涵体充满整个胞质

表 3-13 正常血细胞糖原染色(PAS)反应

细胞系统	细胞染色反应
粒细胞系统	分化差的原始粒细胞呈阴性,分化好的原始粒细胞至中性分叶核粒细胞均呈阳性,并随着细胞的成熟逐渐增强;嗜酸性粒细胞中颗粒之间的胞质呈红色;嗜碱性粒细胞中的嗜碱性颗粒呈阳性,而颗粒之间的胞质不着色
红细胞系统	有核红细胞及红细胞均呈阴性
单核细胞系统	分化差的原始单核细胞呈阴性,其他为阳性,绝大多数阳性反应物呈粗颗粒状,有时分布于细胞边缘的阳性反应物颗粒较粗大
淋巴细胞系统	大多数呈阴性,少数呈阳性(阳性率常<20%),阳性反应物呈粗颗粒状或块状
巨核细胞系统	巨核细胞和血小板呈阳性,阳性反应的程度随细胞的发育成熟而增强,成熟巨核细胞多呈强阳性,阳性反应物呈颗粒状或块状
其他细胞	浆细胞一般呈阴性,少数呈阳性;巨噬细胞可为阳性,两者阳性反应物均呈细颗粒状

【临床意义】

1. 红细胞系统

(1) 白血病类型的鉴别:纯红白血病的幼红细胞呈阳性反应(图 3-23),其反应程度和百分比均很高,红细胞也可呈阳性反应;其他类型急性和慢性白血病的红细胞系大多呈阴性反应。

(2) 各类贫血的鉴别:缺铁性贫血、珠蛋白生成障碍性贫血时幼稚红细胞有时可出现阳性反应;巨幼细胞性贫血、溶血性贫血、再生障碍性贫血的幼稚红细胞基本上呈阴性反应。

2. 白细胞系统 有助于急性白血病类型的鉴别。

(1) 急性淋巴细胞白血病:原始和幼稚淋巴细胞多呈阳性反应,表现为核周有红色颗粒或块状环形排列,底色无红色(图 3-24)。少数急淋 PAS 呈阴性反应。

(2) 急性单核细胞白血病:原始和幼稚单核细胞呈红色细颗粒状阳性反应,弥散分布,胞质边缘及伪足处颗粒明显。

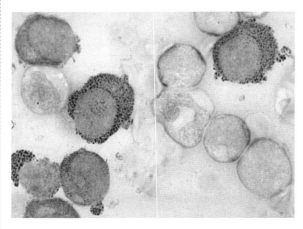

图 3-23 纯红白血病 PAS 染色
纯红白血病中幼稚红细胞呈阳性。

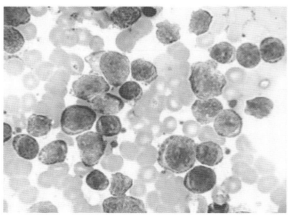

图 3-24 急性淋巴细胞白血病的 PAS 染色
ALL 时原始淋巴细胞和幼稚淋巴细胞糖原染色呈阳性反应,表现为核周有红色颗粒或块状环形排列。

（3）急性髓细胞白血病：白血病性原始粒细胞多呈阴性反应，小部分呈弥散分布的均匀红色。

（4）多毛细胞白血病：多毛细胞 PAS 呈强阳性反应。

（5）浆细胞白血病及多发性骨髓瘤：PAS 多呈阴性反应，偶见弱阳性。

（6）巨核细胞白血病：PAS 呈阳性或强阳性反应（图 3-25）。

（7）慢性淋巴细胞白血病：淋巴细胞呈阳性反应。

3. 其他细胞 戈谢细胞呈强阳性，尼曼-皮克细胞呈阴性或弱阳性，故 PAS 染色有助于两者的鉴别。霍奇金淋巴瘤的 R-S 细胞阴性或弱阳性；非霍奇金淋巴瘤（NHL）细胞浸润骨髓，PAS 呈阳性反应。

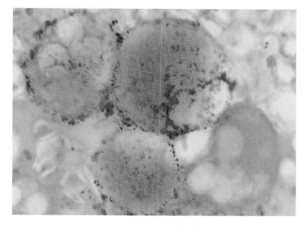

图 3-25　急性巨核细胞白血病的 PAS 染色
M_7 型 PAS 染色，幼稚巨核细胞呈阳性或强阳性。

六、中性粒细胞碱性磷酸酶染色

中性粒细胞碱性磷酸酶（neutrophilic alkaline phosphatase，NAP）染色的方法有 Gomori 钙-钴法和 Kaplow 偶氮偶联法。钙-钴法操作较繁琐且所需时间长，而偶氮偶联法操作方便，染色时间短，故目前国内常用偶氮偶联法。

【实验原理】 偶氮偶联法：成熟中性粒细胞的碱性磷酸酶在 pH 9.6 左右的环境中能水解基质液中的磷酸萘酚钠底物，释放出萘酚，后者与重氮盐偶联，生成不溶性的有色沉淀，定位于细胞质酶活性所在部位。不同的底物与重氮盐的组合不同，其阳性反应物质的颜色也不同，但其化学反应过程基本相似（图 3-26）。

（α-磷酸萘酚钠） + H_2O → (pH 9.6 碱性磷酸酶) （α-萘酚） + （磷酸钠）

（α-萘酚） + （坚牢蓝RR） → （不溶性紫黑色沉淀）

图 3-26　中性粒细胞碱性磷酸酶染色原理（偶氮偶联法）

【试剂】

1. **固定剂** 10%甲醛甲醇液(40%甲醛 10ml 加无水甲醇 90ml,混合后置 4℃保存)。

2. **0.2mol/L 丙二醇缓冲液贮备液** 取蒸馏水 500ml,加 2-氨基-2 甲基-1,3-丙二醇 10.5g 溶解后置 4℃保存。

3. **0.05mol/L 丙二醇缓冲液应用液(pH 9.75)** 取 0.2mol/L 丙二醇缓冲液贮存液 25ml,0.1mol/L 盐酸 5ml,加蒸馏水至 100ml,4℃保存,用前使温度达室温。

4. **基质孵育液** α-磷酸萘酚钠 20mg 溶于 0.05mol/L 丙二醇缓冲液 20ml,再加坚牢蓝 RR(或坚牢紫酱 GBC 盐)20mg 混合后用滤纸过滤,用前临时配制。

5. **复染液** Mayer 苏木素染色液或 1%美兰。

【操作】

1. **固定** 新鲜干燥的涂片用冷 10%甲醛甲醇固定液 30s,流水轻轻冲洗 30~60s,待干。

2. **显色** 涂片浸入基质孵育液中,在 37℃温育 10~15min,流水冲洗 1~2min。

3. **复染** 置苏木素染色液中复染 5~8min(或 1%美兰 1~2min),流水冲洗,待干。

4. **镜检** 观察 100 个成熟中性粒细胞的染色结果,报告阳性率和积分值。

【注意事项】

1. 磷酸萘酚盐和重氮试剂品种繁多,应根据基质选择相适应的重氮盐(表 3-14)。坚牢蓝等重氮盐的质量好坏是本法成败的关键。

表 3-14　NAP 的偶氮偶联染色法常用的基质与重氮盐的组合

基　　质	重　氮　盐
α-磷酸萘酚钠	坚牢蓝 RR、坚牢紫酱
磷酸萘酚 AS-MX	坚牢蓝 RR
磷酸萘酚 AS-BI	坚牢紫红、坚牢紫红 CB、坚牢蓝 RR
磷酸萘酚 AS	坚牢蓝 BBN

2. 基质孵育液必须临用前新鲜配制,先应将血膜固定干燥后才开始配制基质液。

3. 标本必须新鲜,涂片一般应在固定后 1 周内完成染色。NAP 染色时,最好选择其他患者的片子做阳性对照。

4. 若无 2-氨基-2 甲基-1,3-丙二醇,可用巴比妥缓冲液(pH 9.2)或 0.2mol/L Tris 缓冲液(pH 9.2)代替。

【结果判断与正常细胞反应】

1. **结果判断** 胞质出现紫黑色或棕红色颗粒为阳性(图 3-27)。反应强度判断标准见表 3-15。

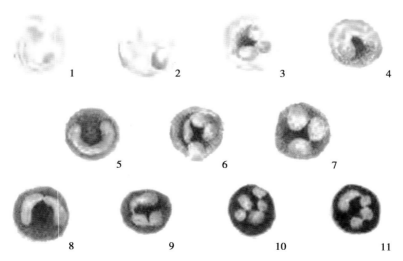

图 3-27　中性粒细胞碱性磷酸酶染色结果判断

1、2.阴性细胞(-);3、4.阳性细胞(+);5、6、7.阳性细胞(++);8、9.阳性细胞(+++);
10、11.阳性细胞(++++)。

笔记

表 3-15　中性粒细胞碱性磷酸酶染色（NAP）结果判断

实验结果	细 胞 染 色
0 分（-）	胞质中无阳性反应颗粒
1 分（+）	胞质中含少量阳性反应颗粒或胞质呈弥漫浅灰色
2 分（++）	胞质中含中等量阳性反应颗粒或胞质呈弥漫灰黑色
3 分（+++）	胞质中含较多阳性反应颗粒或胞质呈弥漫棕黑色
4 分（++++）	胞质中充满粗大阳性反应颗粒甚至可遮盖细胞核或胞质呈弥漫深黑色

（1）判断标准及分级

（2）NAP 积分：血涂片经染色后,在油镜下连续观察 100 个成熟中性粒细胞（包括中性分叶核粒细胞和中性杆状核粒细胞）,记录其阳性反应细胞所占百分率,即为阳性率;并对所有阳性反应细胞逐个按其反应强度作出（+）~（++++）的分级,将各级所占的百分率乘以级数,然后相加,即为积分值。具体计算详见表 3-16。

表 3-16　NAP 染色结果计算方法

反应程度	阳性率（%）	积分
-	10	0
+	20	20
++	30	60
+++	30	90
++++	10	40
结果	90%	210

2. 正常血细胞染色反应

（1）NAP 主要存在于中性成熟粒细胞（包括中性杆状核粒细胞和中性分叶核粒细胞）的胞质中,故中性成熟粒细胞呈阳性反应,其他细胞基本呈阴性反应。阳性反应表现在胞质中出现棕黑色或棕红色颗粒,结果以阳性反应细胞的百分率和积分值表示。

（2）成熟中性粒细胞碱性磷酸酶积分值的计算:血涂片染色后,在油镜下连续观察 100 个成熟中性粒细胞,记录其阳性反应细胞所占的百分率,即为阳性率;并对所有阳性反应细胞逐个按其反应强度作出（+）~（++++）的分级,将各级所占的百分率乘以级数并相加,即为积分值。

【参考范围】　阳性率<40%;NAP 积分值为 30~130 分。

【临床意义】　临床上 NAP 染色应用较广泛,但由于观察者记分标准有所不同,易受主观因素影响,参考区间较大。只有 NAP 积分明显增高或明显降低时才有较大的临床意义,同时要排除生理性影响。

1. 生理性变化

（1）年龄变化:新生儿 NAP 活性增加,以后下降。儿童各年龄大致相似,成人较儿童活性减低,老年人更低。

（2）应激状态下的变化:紧张、恐惧、剧烈运动等 NAP 活性可增加。

（3）月经周期中的变化:经前期增高,行经后降低,经后期恢复。

（4）妊娠期的变化:妊娠 2~3 个月的 NAP 积分轻度升高,以后逐月增高,分娩时达高峰,产后则恢复正常。

2. 病理变化

（1）NAP 积分增加:见于细菌性感染（急性感染高于慢性感染,球菌感染高于杆菌感染）、类白血病反应、再生障碍性贫血、某些骨髓增殖性疾病（如慢性中性粒细胞白血病、骨髓纤维化、真性红细胞增多症、原发性血小板增多症）、慢性粒细胞白血病加速期或急变期、急性淋巴细胞白血病、慢性淋巴细胞白血病、恶性淋巴瘤、骨髓转移癌、肾上腺糖皮质激素及雄激素治疗后等。

（2）NAP 积分下降:见于慢性粒细胞白血病慢性期、阵发性睡眠性血红蛋白尿症、骨髓增生异常综合征、恶性组织细胞病等。

3. 疾病的鉴别

（1）急性白血病类型的鉴别：急性粒细胞白血病常下降，急性淋巴细胞白血病常增加，急性单核细胞白血病一般正常或减低。

（2）慢性粒细胞白血病与类白血病反应：前者明显下降，且常为零分，后者明显增加（图 3-28）。

（3）慢性粒细胞白血病（慢性期）与慢性中性粒细胞白血病：前者明显下降，后者明显增加。

（4）再生障碍性贫血与阵发性睡眠性血红蛋白尿症：前者常增加，后者常下降。

（5）细菌性感染与病毒性感染：前者明显增加（图 3-28），后者常无明显变化。

（6）真性红细胞增多症与继发性红细胞增多症：前者常增加，后者无明显变化。

（7）原发性血小板增多症与继发性血小板增多症：前者常增加，后者无明显变化。

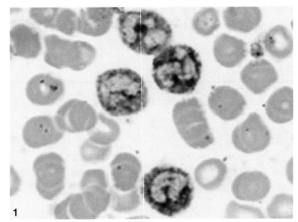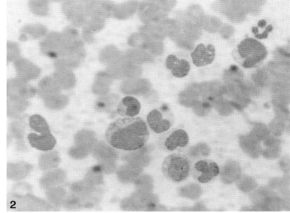

图 3-28　中性粒细胞碱性磷酸酶染色

1. 细菌感染患者中性粒细胞 NAP 染色阳性；2. 慢性髓细胞白血病患者中性粒细胞 NAP 染色阴性。

七、铁粒染色

【实验原理】　骨髓中的铁包括细胞外铁和细胞内铁，细胞外铁主要分布于骨髓小粒中，细胞内铁主要存在于幼红细胞中。骨髓中的三价铁和蛋白质结合不牢固，在稀盐酸作用后发生游离，与亚铁氰化钾作用，形成普鲁士蓝色的亚铁氰化铁沉淀，定位于含铁的部位。铁染色的化学反应过程如下。

$$4Fe^{3+} \; + \; 3K_4\left[Fe(CN)_6\right] \xrightarrow{\text{酸性}} Fe_4\left[Fe(CN)_6\right]_3 \; + \; 12K^+$$

（含铁物质）　（亚铁氰化钾）　　　　　　　（亚铁氰化铁）

【试剂】

1. 固定液　95%乙醇。

2. 酸性亚铁氰化钾溶液（临用前配制）　200g/L 亚铁氰化钾溶液 5ml 置于试管中，缓缓滴加 1ml 浓盐酸，边滴边摇匀，至溶液刚出现均匀白色浑浊，再滴加 1 滴 200g/L 亚铁氰化钾，使白色沉淀刚好消失澄清，过滤使用。

3. 2g/L 核固红-硫酸铝溶液　硫酸铝 2g 溶于 100ml 蒸馏水中，再加入 0.2g 核固红，置 37℃水浴中 1h 并随时振荡使其溶解，过滤后备用。

【操作】

1. 固定　选骨髓小粒丰富的骨髓涂片用 95%乙醇固定 10min，水洗，待干（可省略）。

2. 显色　浸入新配制的酸性亚铁氰化钾染液中，置 37℃染色 30min，蒸馏水冲洗。

3. 复染　核固红液复染 3~5min，流水冲洗，干后镜检。

【注意事项】

1. 固定时间不宜过长，过长会导致阳性率降低。

视频:铁染色

2. 玻片需经去铁处理。将新玻片用清洁液浸泡 24h,取出后反复水洗,浸入 95%乙醇中 24h,晾干,再浸泡在 5%盐酸中 24h,用双蒸水反复浸洗玻片,取出烤干后备用。

3. 骨髓取材要满意,因细胞外铁存在于骨髓小粒中,故应选择骨髓小粒丰富的涂片,最好选用盛骨髓液的那一张髓片。取材不佳时,往往影响结果判断。

4. 酸性亚铁氰化钾溶液须新鲜配制。加浓盐酸时要缓慢,尤其不要把浓盐酸直接加到亚铁氰化钾溶液中,否则会出现沉淀不溶解的现象。

5. 对于细胞外铁阴性的患者,应同时做阳性对照。

【结果判断】 幼红细胞核呈鲜红色,细胞质呈淡黄红色,铁粒呈蓝绿色。

细胞外铁主要存在于骨髓小粒的巨噬细胞中,细胞内铁是指存在于中幼红细胞、晚幼红细胞及红细胞中的铁(铁粒幼红细胞、铁粒红细胞)。

1. 细胞外铁 用低倍镜观察涂片,特别注意涂片尾部和骨髓小粒附近有无染成蓝色的铁颗粒存在(图 3-29)。细胞外铁按五级标准判断,判断标准表 3-17。

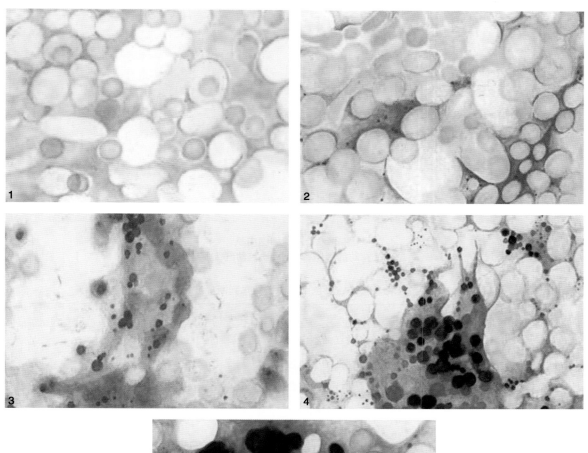

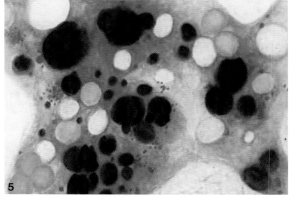

图 3-29 骨髓细胞外铁
1. 细胞外铁(-);2. 细胞外铁(+);3. 细胞外铁(++);4. 细胞外铁(+++);5. 细胞外铁(++++)。

表 3-17 铁染色细胞外铁结果判断标准

结果判断	染 色 情 况
–	全片无细胞外蓝色颗粒
+	有少量铁颗粒,或偶见少量铁小珠,珠粒似嗜酸性颗粒大小
++	有较多的铁颗粒和铁小珠
+++	有很多的铁颗粒、小珠和少数蓝黑色小块
++++	有极多的铁颗粒和小珠,并有很多密集成堆的小块

2. **细胞内铁** 观察 100 个中幼红细胞和晚幼红细胞,计算出铁粒幼红细胞的百分比(即细胞内铁阳性率)。铁粒幼红细胞是指胞质中出现蓝色铁颗粒的幼红细胞,根据细胞内铁颗粒的数目、大小、染色深浅和颗粒分布的情况,将铁粒幼红细胞分为Ⅰ型、Ⅱ型、Ⅲ型、Ⅳ型及环形铁粒幼红细胞(图 3-30),判断标准见表 3-18。

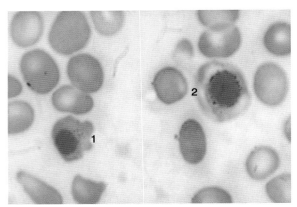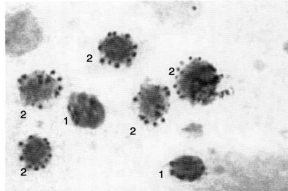

图 3-30 骨髓细胞内铁
1.铁粒幼红细胞;2.环形铁粒幼红细胞。

表 3-18 铁染色细胞内铁结果判断标准

类型	细胞内铁颗粒
Ⅰ型	幼红细胞内含铁颗粒 1~2 个
Ⅱ型	幼红细胞内含铁颗粒 3~5 个
Ⅲ型	幼红细胞内含铁颗粒 6~10 个,或 1~4 个大铁颗粒
Ⅳ型	幼红细胞内含铁颗粒 10 个以上,或 5 个以上大铁颗粒

环形铁粒幼红细胞是指幼红细胞胞质内含铁颗粒≥6 粒,并环绕细胞核周排列 1/3 圈以上。铁粒红细胞是指成熟红细胞中出现蓝色细小铁颗粒。

【参考区间】
1. **细胞外铁** (+)~(++),大多为(++)。
2. **细胞内铁** 铁粒幼细胞阳性率在 12%~44%,以Ⅰ型为主,少数为Ⅱ型,无环形铁粒幼红细胞及铁粒红细胞。由于各实验室的实验条件不同,此参考值也有差异。

【临床意义】 铁染色主要用于缺铁性贫血和环形铁粒幼红细胞增多性贫血的诊断和鉴别诊断。

1. **缺铁性贫血** 细胞外铁明显减少甚至阴性,细胞内铁阳性率减低或为零。经铁剂治疗有效后,其细胞内铁和外铁增多。因此,铁染色可作为诊断缺铁性贫血及指导铁剂治疗的重要方法。

2. **铁粒幼细胞贫血** 铁粒幼红细胞增多,其中环形铁粒幼红细胞增多,有时可见到铁粒红细胞,细胞外铁也明显增多。故铁染色可作为诊断本病的重要方法。

3. **骨髓增生异常综合征** 伴环形铁粒幼红细胞增多的难治性贫血,其环形铁粒幼红细胞大于15%,细胞外铁也常增加。

4. **非缺铁性贫血** 溶血性贫血、巨幼细胞性贫血、再生障碍性贫血、多次输血后和白血病引起的贫血等,细胞外铁和内铁正常或增加。感染、肝硬化、慢性肾炎、尿毒症、血色病等慢性病贫血时,细胞外铁明显增加,而铁粒幼红细胞可减少。

八、细胞化学染色的综合运用

从上述细胞化学染色中可以看出,不同系列不同阶段的细胞,各种细胞化学染色的结果也不同,具体总结见表3-19、表3-20与表3-21;急性白血病分型的细胞化学染色诊断思路见图3-31和图3-32。

表3-19 原粒、原淋、原单细胞在各种血细胞化学染色结果

细胞类型	原始粒细胞	原始单核细胞	原始淋巴细胞
POX	阴性或阳性 (常为阳性)	阴性或弱阳性 (常为弱阳性)	阴性
NAS-DCE	阴性或阳性 (常为阳性)	阴性	阴性
α-NAE、α-NBE	阴性或阳性 (NaF 不抑制)	阳性 (NaF 完全抑制)	阴性或阳性 (NaF 不抑制)
PAS	阴性或阳性 (弥散状阳性)	阴性或阳性 (细颗粒阳性)	阴性或阳性 (粗颗粒阳性)
ACP	阳性 (酒石酸抑制)	阳性 (酒石酸抑制)	阳性 (酒石酸抑制)

表3-20 各种血细胞的细胞化学染色结果

细胞化学染色	POX	NAS-DCE	α-NAE	α-NBE	PAS	NAP	ACP	内铁
原始、早幼红细胞	-	-	-~+	-	-	-	+~++	-
中、晚幼红细胞	-	-	-~+	-	-	-	+++	-~++
原始粒细胞	-~++	-~ +++	-~+	-	-~+	-	-~+	-
早幼粒细胞	++~ ++++	++~ ++++	-~+	-	+	-	-~+	-
中性粒细胞	++~ ++++	+++~ ++++	-~+	-	++~ ++++	-~ ++++	++	-
嗜酸性粒细胞	++++	-~+	-	-	+~++	-	+++	-
嗜碱性粒细胞	-	-~++	-	-	-~++	-	+	-
单核系细胞	-~+	-, 个别+	++~ +++*	+~ ++++*	+	-	+	-
淋巴系细胞			-~+	-~+	-~+	-	-~++	
巨核细胞	-	-	+++~ ++++	-	++~ ++++	-	+++~ ++++	-
浆细胞	-	-	-	-	-~++	-	+++	
肥大细胞	-	+	-	-	++	-	++++	
毛细胞	-	-	-~+	-~+	-~+	-	++~ ++++**	

注:*加氟化钠阳性可被抑制,**加酒石酸阳性不被抑制。

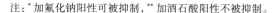

表 3-21　常用的细胞化学染色在急性白血病诊断分析中的意义

类型	POX* (SBB)	特异性酯酶 NAS-DCE	非特异性酯酶** α-NBE	非特异性酯酶** NaF	PAS	ACP
M_1	+(-)/++	+(-)/++	-/+	-/+	+	±/+
M_2	+/++	+/++	+	+	+	+/++
APL 伴 *PML-RARα*	+++	++	+/++	+/++	+/++	+/++
M_4	+(-)/++	++	+/++	-/++	+/++	+/++
M_5	-/+	-/+	++/+++	-/+	-/+	-/++
纯红白血病	±/++	±/+	-/+	-/+	±/++	+/++
M_7	-	±/++	+/++	+/++	±/+++	±/+++
ALL	-	-/+	-/+	-/+	+(-)/+++	+(-)/+++

注:POX 为过氧化酶;SBB 为苏丹黑;PAS 为过碘酸-希夫反应;ACP 为酸性磷酸酶。
* POX:ANLL(+)≥3%;ALL(+)<3%。
** 非特异性酯酶染色常用底物有 α-NAE(α-醋酸萘酚酯酶),α-NBE(α-丁酸萘酚酯酶)。

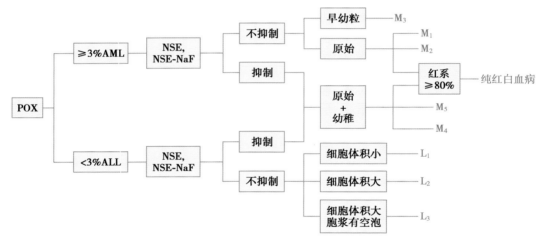

图 3-31　根据细胞化学染色进行急性白血病分型

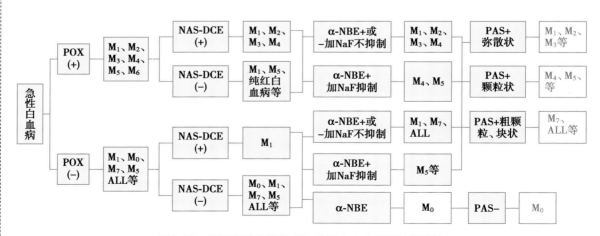

图 3-32　常用细胞化学染色与急性白血病亚型诊断思路

本章小结

在急性白血病时,骨髓中以原始细胞和幼稚细胞增生为主,仅仅根据瑞氏染色下的细胞形态容易作出错误的判断,所以不论急性白血病细胞形态表现是否典型,均应做细胞化学染色。在临床上急性白血病建议至少应做:过氧化物酶染色、特异性酯酶染色、非特异性酯酶染色及糖原染色。

细胞化学染色是以细胞形态学为基础,对血细胞内的某些化学物质进行分析的一种方法。细胞化学染色的基本步骤:固定→有色沉淀反应→复染。

过氧化物酶染色是临床上辅助诊断急性白血病细胞类型首选、最重要的细胞化学染色。通常阳性≥3%考虑 AML,<3%考虑为 ALL,但 AML 的 M_0、M_7 阳性细胞也<3%,在 M_{5a} 中也易见阴性病例。急性白血病时,POX 反应的强弱顺序依次为 APL 伴 *PML-RARα* 白血病>M_{2b}>M_{2a}>纯红白血病(粒细胞)>M_4>M_1>M_5>ALL。

特异性酯酶(NAS-DCE)染色,NAS-DCE 是粒细胞的特异酯酶,主要用于辅助诊断急性白血病的类型。急性粒细胞白血病时,原始粒细胞阴性或阳性,早幼粒细胞呈强阳性;急性单核细胞白血病时,原始单核及幼稚单核几乎均呈阴性,个别弱阳性;急性淋巴细胞白血病和急性巨核细胞白血病均呈阴性。

非特异性酯酶(α-NAE、α-NBE)染色,α-NAE、α-NBE 存在于单细胞、粒细胞、淋巴细胞中,主要用于辅助诊断急性白血病的类型,而对单核细胞白血病和粒细胞白血病鉴别诊断意义较大,虽都可呈阳性,但单核细胞阳性结果能被氟化钠抑制,而粒细胞阳性结果不被氟化钠抑制。

糖原染色在红细胞系统疾病中,纯红白血病、骨髓增生异常综合征中的幼稚红细胞呈阳性;缺铁性贫血、珠蛋白生成障碍性贫血(地中海贫血)、巨幼细胞性贫血、再生障碍性贫血幼稚红细胞呈阴性。在白血病疾病中主要用于辅助鉴别急性淋巴细胞白血病、急性单核细胞白血病、急性巨核细胞白血病等的类型。

铁染色有助于缺铁性贫血和非缺铁性贫血的鉴别,NAP 染色有助于白血病和类白血病的鉴别。

白血病细胞具有高度异质性,同一类型白血病在不同患者中,其细胞化学成分也不尽相同,经常会出现细胞化学染色结果不典型、模棱两可或结果与形态不相符的现象。因此,根据细胞形态学和细胞化学染色,并不能对所有急性白血病的细胞类型作出正确判断,还需要结合染色体检查、细胞免疫学检查及分子生物学检查等进行全面分析。

病例讨论

1. 患者,男性,24 岁,主诉面色苍白、心慌半个月,皮下出血 10 多天。查体:皮肤及巩膜无黄染,左颈和右腹股沟可触及 1.5cm×1.0cm 淋巴结,无压痛。胸骨下段压痛,心肺无异常,腹软,肝肋下仅及,脾肋下 1.0cm。实验室检查:Hb 80g/L,WBC 80×10^9/L,原始粒细胞 45%,早幼粒细胞 3%,PLT 32×10^9/L。骨髓增生明显活跃,粒细胞系细胞 92%,其中原粒 52%,早幼粒细胞 5%,可见棒状小体。幼红细胞偶见,全片见巨核细胞 2 个。

请问:为了证实原始粒细胞,应选择什么细胞化学染色?其染色结果如何?最终诊断为哪种血液病?

2. 患者,男性,18 岁,学生,20 天前发现颈部结节,1 周后出现牙血,下肢皮肤淤点,面色苍白,乏力,无鼻血,无关节痛。查体:腹部及下肢可见散在出血点,双侧颈部和腹股沟可触及多个肿大的淋巴结,约 1cm×1.2cm,质中,胸骨压痛,腹软,肝肋下 2cm,质中等,脾肋下 3cm。实验室检查:Hb 64g/L,RBC 2.6×10^{12}/L,WBC 32×10^9/L,原淋巴细胞 20%,幼林巴细胞 4%,淋巴细胞 30%,PLT 19×10^9/L。骨髓增生极度活跃,以淋巴细胞系统为主,原淋巴细胞 35%,幼林巴细胞 12%,淋巴细胞 18%。幼红细胞 8.5%,全片见颗粒型巨核细胞 1 个,血小板较少。

笔记

请问:为了证实原始淋巴细胞,应选择什么细胞化学染色? 其染色结果如何? 最终诊断为哪种血液病?

病例讨论分析

(韩际梅)

扫一扫,测一测

思考题

1. 辅助判断急性白血病细胞类型,首选的化学染色是什么? 如何分析其结果?
2. 何谓细胞化学染色? 中性粒细胞碱性磷酸酶染色临床应用是什么?
3. 简述 PAS 染色在红细胞系统疾病中的鉴别诊断作用。
4. 什么是铁粒幼红细胞? 如何对其分型?

笔记

体易位的后果是,使位于 9q34 上的 *ABL* 原癌基因易位至 22q11 的 *BCR* 基因上,形成 *BCR-ABL* 融合基因,表达一个具有高酪氨酸激酶活性的 *BCR-ABL* 融合蛋白,后者是慢性粒细胞白血病发病的分子基础。急性早幼粒细胞白血病(APL)特异性染色体易位是 t(15;17)(q22;q21),易位的结果使 15 号染色体的 *PML* 原癌基因与 17 号染色体上的维甲酸受体 α(*RARα*)基因融合产生 *PML-RARα* 融合基因,该基因通过 Southern 印迹杂交、RT-PCR 及 FISH 法进行检测。急性粒细胞白血病部分分化型的 t(8;21)可产生一种融合基因 *AML1-ETO*,这种融合基因在 M_2 中的发生率为 20%~40%,在 M_{2b} 中可达 90%。急性早幼粒细胞白血病患者有 t(15;17)和 *PML-RARα* 融合基因者对反式维甲酸(ATRA)疗效较好;对 ATRA 不敏感者,细胞遗传学检查为 t(11;17)或 t(15;17),经分子水平检测分别为 *PLZF-RARα* 和 *NPM-RARα* 融合基因,或有更复杂的染色体易位。

(二)免疫球蛋白重链(IgH)基因和 T 细胞受体(TCR)基因重排的检测

IgH 和 TCR 的编码基因具有多态性。IgH 基因重排是产生个体多样性和独特性的主要原因。由于白血病细胞源于造血干细胞,所以白血病细胞是单克隆性的。用 PCR 方法对重排基因进行扩增,正常白细胞的扩增产物大小不等,呈模糊的阶梯状,而白血病细胞扩增产物经电泳后条带是单一的。约 80%B 淋巴细胞白血病可检测到 IgH 基因重排。通过 PCR 方法检测 IgH 和 TCR 基因重排,有助于急性淋巴细胞白血病的分型以及微量残留白血病的检测。

(三)遗传性血液病的诊断

血红蛋白病是常见的遗传性溶血性疾病,血友病是常见的遗传性出血性疾病。基因缺陷包括基因缺失、点突变、插入、倒位等。对于基因重排,可通过 RT-PCR 进行检测;对于点突变则可用 PCR 结合酶切位点分析,即当点突变使某一酶切位点消失或在某一区域出现新的酶切位点时,可用该酶切点两侧的引物进行扩增,然后将扩增产物用适当的内切酶切割,根据电泳图谱来判断有无内切酶切点的改变。对于与限制性内切酶切点无连锁的点突变,则可采用 PCR 结合特异寡核苷酸探针(ASO)斑点杂交法进行诊断。

(四)HLA 基因多态性检测

采用 PCR 扩增产物的反相杂交(斑点杂交)进行 HLA 基因多态性检测十分简便、有效。将每个位点的所有寡核苷酸探针固定在固相支持物上,引物先经生物素化后,进行待测 DNA 的基因扩增,从而得到生物素化的 DNA 放大产物。用此产物与膜上的探针杂交,然后进行显色或化学发光。这样每个样本只需杂交一次即可完成。此方法适合骨髓移植的 HLA 基因配型及 HLA 基因与疾病相关性分析等。

(五)基因治疗

基因治疗的目的是应用 DNA 重组技术和基因转移技术,把野生型的基因导入患者体细胞内,使之产生正常的基因产物,来补偿缺陷基因的功能,从而使疾病得到纠正。目前认为,基因治疗的靶细胞是造血干细胞或间质干细胞等,常用的载体是逆转录病毒和腺病毒,如采用含人因子IX基因逆转录病毒载体转染血友病 B 患者的原代皮肤成纤维细胞,使其表达一定浓度的因子IX,这将为血友病 B 治疗提供新的方法。

本章小结

骨髓活检是骨髓组织形态学检查的重要方法,能较全面地了解骨髓的增生程度及完整的骨髓结构,发现骨髓涂片不能检出的某些病理变化,对提高骨髓异常性疾病(如再生障碍性贫血、骨髓纤维化)的诊断具有重要作用。骨髓活检与骨髓涂片检查互为补充,联合应用可提高血液病诊断的准确性。

血细胞免疫分型方法较多,其中流式细胞术是目前检测细胞膜、细胞质和细胞核中多种抗原的常用且准确的方法,在白血病分型、微量残留病检测、PNH 诊断等方面广泛应用。

血细胞染色体检查主要包括非显带技术、显带技术和高分辨技术等,为遗传性疾病和恶性血液病的诊断提供了有价值的手段,在白血病、骨髓增生异常综合征、淋巴瘤等疾病的诊断、分型、疗效观察、预后判断和微量残留病检测等方面发挥了重要的作用。流式细胞术、PCR、FISH、DNA 测序等分子生物学技术成为血液病检测、治疗及判断预后的常用方法。

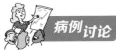

病例讨论

　　患者,女性,47 岁,反复乏力、头晕 20 余年,再发加重 18 天。20 年前无明显诱因出现乏力、头晕,伴肢体麻木,双下肢皮肤及口腔黏膜出血,当地医院诊断为"再生障碍性贫血",并对症支持治疗。血红蛋白维持在 60~70g/L,白细胞维持在(3.0~8.0)×10⁹/L 左右,血小板接近正常。3 个月前症状加重,就诊入院。血常规示 Hb 51g/L,WBC 3.03×10⁹/L,N 33.4%,PLT 97×10⁹/L。MCV 92.4fl,MCH 26pg,MCHC 260g/L。RET 5.96%,绝对值 0.164×10¹²/L。铁蛋白 12.80ng/ml。查体:重度贫血貌,呼吸系统、神经系统无明显阳性体征。免疫球蛋白:IgG 和免疫球蛋白轻链(κ)轻度升高,余正常。自身抗体,抗核抗体谱中抗核抗体 1:100(+),余正常,抗磷脂综合征抗体(-),抗人球蛋白试验(-);血清叶酸、维生素 B₁₂、铁蛋白正常;肝肾功正常;尿液检查:WBC(±),隐血(++),尿胆原(+),红细胞 137 个/HP,细菌 5 637 个。骨髓活检示增生活跃,粒细胞系增生减低,红细胞系增生活跃,巨核细胞数量全片 3 个。染色体 46,XX。流式检测外周血红细胞 CD55 阳性率 35.1%(正常参考值>95.0%),红细胞 CD59 阳性率 36.5%(正常参考值>95.0%)。

　　请问:根据患者临床表现和检验结果,分析阵发性睡眠性血红蛋白尿症与再生障碍性贫血两者之间的关系。

病例讨论分析

（庄顺红）

扫一扫,测一测

思考题

1. 临床常见血液系统疾病的染色体检查结果有哪些?
2. 流式细胞仪在血液系统疾病的应用包括哪些?
3. 分子生物学检查在血液系统疾病的应用包括哪些?

第二篇　红细胞疾病及其检验

| 第五章 | 贫血实验室诊断 |

学习目标

1. 掌握：贫血的概念及各种分类方法。
2. 熟悉：贫血的实验室检查程序。
3. 了解：贫血的临床表现。
4. 根据患者临床表现，具有一定的贫血诊断思路和诊断能力。
5. 能够叙述贫血的实验室检验方法路径。

第一节　贫血概述

贫血（anemia）是由于多种原因引起的外周血单位体积内红细胞数量（RBC）、血红蛋白含量（Hb）和血细胞比容（Hct）低于本地区、同年龄组和同性别人群参考范围下限的一种病理状态或综合征。贫血不是一种独立的疾病，而是许多疾病的一种症状。任何能损害红细胞的产生或加速其破坏的情况，同时骨髓生成不能代偿红细胞的破坏或丢失时都会导致贫血。贫血是最常见的临床症状之一，既可以原发于造血器官疾病，也可以是某些系统疾病的表现。贫血的临床表现主要是由于体内器官组织缺氧和机体对缺氧的代偿机制所引起，同时也决定于引起贫血的基础疾病。

一、贫血的分类

基于不同的临床特点，贫血的分类方法不同，主要根据细胞形态学、骨髓增生程度及贫血病因和发病机制进行分类，不同的分类方法各有其优缺点。红细胞形态学分类对贫血的诊断能提供线索，有实用价值，但过于简单，有时难以概括贫血的全貌。按贫血病因和发病机制分类有助于对病因和发病机制的分析，利于贫血的诊断和治疗，但对多种因素所致的贫血无法归类。临床上将形态学、病因及发病机制分类相结合用于贫血的分类，更趋于完善。

（一）根据细胞形态学分类

1. Wintrobe 分类法　根据红细胞形态学指标（MCV、MCH、MCHC），将贫血分为大细胞性贫血、正细胞性贫血、小细胞低色素性贫血和单纯小细胞性贫血（表 5-1）。

2. Bessman 分类法　根据不同贫血的红细胞大小均一性特征，Bessman 于 1983 年提出了 MCV 和 RDW 对贫血的形态学分类方法（表 5-2）。

关于 RDW 的研究表明，凡缺铁或缺乏叶酸、维生素 B_{12} 所致营养性贫血，RDW 均增高，即使尚未

笔记

出现临床症状,RDW 亦可增高。溶血性贫血由于网织红细胞增高,使 RDW 增高,MCV 正常或升高。再生障碍性贫血,RDW 均正常,MCV 多数增高,少数正常。

表 5-1　根据 MCV、MCH、MCHC 对贫血分类

贫血形态学类型	MCV(fl)	MCH(pg)	MCHC(g/L)	常见疾病举例
正细胞性贫血	80~100	26~34	320~360	急性失血、双相性贫血、部分再生障碍性贫血、白血病
单纯小细胞性贫血	<80	<26	320~360	慢性炎症性贫血、尿毒症
小细胞低色素性贫血	<80	<26	<320	缺铁性贫血、慢性失血、珠蛋白生成障碍性贫血
大细胞性贫血	>100	>34	320~360	DNA 合成障碍性贫血、骨髓增生异常综合征

表 5-2　根据红细胞 MCV 和 RDW 对贫血分类

贫血类型	MCV	RDW	疾病举例
正常细胞均一性贫血	正常	正常	急性失血、某些慢性病、骨髓浸润、部分再生障碍性贫血、急性溶血
大细胞均一性贫血	增加	正常	部分再生障碍性贫血、骨髓增生异常综合征
小细胞均一性贫血	减低	正常	慢性病性贫血、轻型珠蛋白生成障碍性贫血
正常细胞不均一性贫血	正常	增加	早期缺铁性贫血、双相性贫血、部分铁粒幼细胞贫血
小细胞不均一性贫血	减低	增加	缺铁性贫血、HbS 病
大细胞不均一性贫血	增加	增加	巨幼细胞贫血、自身免疫性贫血、MDS、化疗后

　　各种类型贫血不仅红细胞数量和血红蛋白降低,而且出现形态异常的红细胞。这对各类型贫血的诊断和鉴别诊断具有重要意义。常见红细胞形态异常见表 5-3。根据血涂片中红细胞的形态特点,可粗略进行贫血的形态学分类,当某类异常形态细胞出现较多时,对贫血的诊断有重要的提示作用。

表 5-3　红细胞形态异常对贫血类型的提示

红细胞形态异常	常见疾病	其他疾病
小细胞低色素性红细胞	缺铁性贫血、珠蛋白生成障碍性贫血	慢性失血、铁粒幼细胞贫血等
大红细胞	巨幼细胞贫血	溶血性贫血、骨髓纤维化等
球形红细胞	遗传性球形红细胞增多症、自身免疫性溶血性贫血	微血管病性溶血性贫血、低磷酸盐血症等
椭圆形红细胞	遗传性椭圆形红细胞增多症	巨幼细胞性贫血、骨髓纤维化等
靶形红细胞	珠蛋白生成障碍性贫血、HbC/S 病、HbE 病、不稳定血红蛋白病	缺铁性贫血、脾切除术后、肝病等
镰形红细胞	镰状细胞贫血	血红蛋白病等
口形红细胞	遗传性口形红细胞增多症	遗传性球形红细胞增多症、轻型海洋性贫血等
泪滴形红细胞伴有核红细胞	骨髓纤维化	骨髓病性贫血、巨幼细胞贫血、重型珠蛋白生成障碍性贫血、骨髓增生异常综合征等
裂红细胞及碎片	微血管病性溶血性贫血	不稳定血红蛋白病、人工瓣膜置换等
棘形红细胞	肾衰竭、重症肝病	PK 缺陷症、β-脂蛋白缺乏症等

续表

红细胞形态异常	常见疾病	其他疾病
嗜多色性红细胞	溶血性贫血	各种增生性贫血等
嗜碱性点彩红细胞	铅中毒	汞、锌、铋中毒,巨幼细胞贫血等
豪-周小体	重度贫血	巨幼细胞贫血、脾切除等
卡波环	溶血性贫血	巨幼细胞贫血、白血病等
红细胞缗钱状排列	多发性骨髓瘤、巨球蛋白血症	冷凝集素综合征及其他球蛋白增多性疾病

（二）根据病因和发病机制分类

根据贫血的病因和发病机制将贫血分为三大类,即红细胞生成减少、红细胞破坏增加和红细胞丢失过多(表5-4)。但很多贫血可同时涉及一种以上的病因或发病机制。

表5-4 根据病因和发病机制对贫血的分类

病因和发病机制	常见疾病
红细胞生成减少	
骨髓造血功能障碍	
干细胞增殖分化障碍	再生障碍性贫血、纯红细胞再生障碍、骨髓增生异常综合征等
骨髓被异常组织侵害	骨髓病性贫血(白血病、骨髓瘤、癌转移、骨髓纤维化等)
骨髓造血功能低下	继发性贫血(肾病、肝病、感染性疾病、内分泌疾病等)
造血物质缺乏或利用障碍	
铁缺乏和铁利用障碍	缺铁性贫血、铁粒幼细胞贫血等
维生素 B_{12} 或叶酸缺乏	巨幼细胞贫血等
红细胞破坏过多	
红细胞内在缺陷	
红细胞膜异常	遗传性球形红细胞增多症、遗传性椭圆形红细胞增多症、遗传性口形红细胞增多症、阵发性睡眠性血红蛋白尿症等
红细胞酶异常	葡萄糖-6-磷酸脱氢酶缺陷症、丙酮酸激酶缺陷症等
血红蛋白异常	珠蛋白生成障碍性贫血、异常血红蛋白病、不稳定血红蛋白病
红细胞外在异常	
免疫溶血因素	自身免疫性、药物诱发、新生儿同种免疫性、血型不合输血等
理化感染等因素	微血管病性溶血性贫血,化学、物理、生物因素致溶血性贫血
其他	脾功能亢进
红细胞丢失增加	急性失血性贫血、慢性失血性贫血

（三）根据骨髓增生程度分类

根据骨髓的增生情况,贫血可分为三类:

1. **增生性贫血** 多见于溶血性贫血、失血性贫血及缺铁性贫血等。

2. **增生不良性贫血** 多见于再生障碍性贫血、纯红细胞再生障碍性贫血等。

3. **骨髓细胞成熟障碍性贫血** 包括:①细胞核发育障碍,如维生素 B_{12}、叶酸缺乏引起的巨幼细胞贫血;②Hb 合成障碍,如缺铁性贫血、珠蛋白生成障碍性贫血、铁粒幼细胞贫血;③细胞核发育和 Hb 合成均有障碍的骨髓增生异常综合征。

（四）不同的贫血分类方法的优缺点

1. **红细胞形态分类法** 对贫血的诊断能提供线索,但特异性不强,应结合其他检查综合分析。某些贫血有特定的异常形态,但早期红细胞形态改变不明显(如缺铁性贫血),而某些贫血始终无明显形态异常的细胞(如再生障碍性贫血)。有时难以概括贫血的全貌,如溶血性贫血应为正细胞性贫血,当长期反复发作出现血红蛋白尿时,也可能因缺铁出现小细胞性贫血,在网织红细胞增加时,可呈现大细胞性贫血。

2. 病因及发病机制分类法 利于贫血的诊断和治疗,但对多种因素如慢性疾病(如肝硬化、肾病等)所致的贫血无法归类,应针对各自疾病可能导致贫血的因素及病因加以分析。

3. 红细胞生成素及血清可溶性转铁蛋白受体(sTfR)测定 有助于贫血的进一步分类,如 sTfR 结合铁蛋白及网织红细胞(Ret)将贫血分为缺铁性(血清铁蛋白降低、sTfR 增高、Ret 正常)、增生障碍性(血清铁蛋白增高、sTfR 降低、Ret 降低)、无效生成性(血清铁蛋白增高、sTfR 增高、Ret 正常)及溶血性贫血(血清铁蛋白、sTfR、Ret 均增高)四类。

临床上常将红细胞形态学分类和病因及发病机制分类结合应用。随着实验技术的进展及对贫血发病机制的进一步了解,贫血的分类将更加完善。

二、贫血的临床表现

贫血的临床表现主要取决于贫血发生的原因、贫血的程度、发展速度和机体对缺氧的代偿和适应能力,也与引起贫血的基础疾病有关。由于贫血可影响机体全身器官和组织,所以出现的临床症状和体征可涉及全身各系统(表 5-5)。实验室检查在诊断、查找病因、临床治疗和疗效评价中起重要作用。

表 5-5　贫血常见的临床表现

各系统	临床表现
一般临床表现	疲乏、无力,皮肤、黏膜和甲床苍白
心血管及呼吸系统	心悸、心率加快及呼吸加深(运动和情绪激动时更明显),重者可出现心脏扩大甚至心力衰竭
神经系统	头晕、目眩、耳鸣、头痛、畏寒、嗜睡、精神萎靡不振等
消化系统	食欲减退、恶心、消化不良、腹胀、腹泻和便秘等
泌尿生殖系统	肾脏浓缩功能减退,可有多尿、蛋白尿等轻微的肾功能异常
特殊表现	溶血性贫血常见黄疸、脾大等

第二节　贫血常用实验诊断方法和步骤

贫血并非一种疾病,而是临床常见的症状,其正确诊断需要综合分析临床症状、体征和各种实验室检查结果。诊断贫血常用的实验室检查有血液一般检查、红细胞形态观察、网织红细胞计数、骨髓细胞形态学及病理组织学检查、病因检查等。其诊断应包括三个重要步骤:①确定有无贫血;②贫血的程度及类型;③查明贫血的原因或原发病。只有针对贫血的病因进行治疗,才能获得良好的效果。

一、确定有无贫血

单位容积血液内血红蛋白(Hb)量低于正常参考范围 95% 的下限作为贫血的诊断依据。目前我国尚缺乏按 WHO 规定的标准方法普查获得的红细胞相关参数,贫血的诊断标准现结合我国各地区正常参考范围和联合国儿童基金会的建议(表 5-6)。

二、贫血程度划分

根据 Hb 浓度,成人贫血程度划为 4 级:

轻度:Hb>90g/L 至参考范围下限,症状轻微;

中度:Hb 61~90g/L,体力劳动后心慌气短;

表 5-6　贫血的诊断标准（海平面条件下）

	Hb(g/L)	RBC(×10^{12}/L)	Hct
成年男性	120	4.0	0.40
成年女性	110(孕妇低于100)	3.5	0.35
10 天以内新生儿	145		
1 月以上新生儿	90		
4 月以上新生儿	100		
6 个月~6 岁儿童	110		
6~14 岁儿童	120		

重度：Hb 31~60g/L，休息时感心慌气短；

极重度：Hb≤30g/L，常合并贫血性心脏病。

三、查明贫血原因

贫血的诊断以查明贫血的性质和病因最为重要，在确定贫血存在及其程度之后，要综合分析各项实验室检查结果，确定贫血的类型；同时结合临床资料进行综合分析，确定进一步的检查项目，寻找贫血病因。

（一）临床资料的收集与分析

1. 详细询问病史　包括饮食习惯史、药物史及有无接触有毒有害物质、有无出血史（女性患者要注意月经史及有无月经过多），有无其他慢性疾病，家庭成员贫血史、输血史，以及区域流行性疾病等。

2. 仔细进行体格检查　注意有无肝、脾、淋巴结肿大，皮肤、黏膜是否苍白，有无紫癜、黄疸等。

（二）实验室检查

在详细了解病史和仔细体格检查的基础上，先进行血液学的一般检查，根据检查结果分析确定贫血的类型，结合临床资料，得出初步的诊断意见，再选择最直接、最有效、最有价值的项目进行检查。

1. 确定贫血的形态学分类　按图 5-1 的思路，进一步分析诊断，查明病因。红细胞形态学特征对

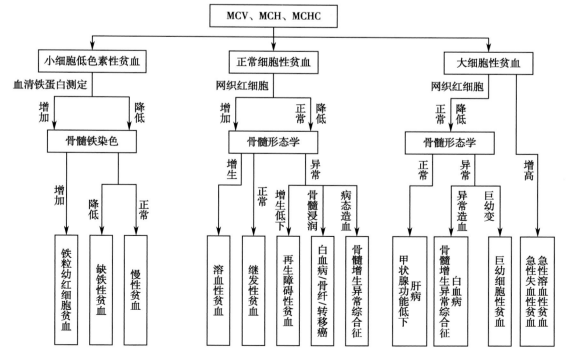

图 5-1　根据形态学特征进行贫血诊断的思路

87

贫血的诊断非常重要,当某类形态异常的红细胞出现较多时,对贫血有重要提示作用。

　　2. 选择检测项目　为了进行贫血的诊断和鉴别诊断,应选择针对性的实验室检测项目,进行贫血的筛查、诊断和鉴别诊断,详见疾病的相关章节。表5-7为一些贫血诊断常用的检测项目。

表 5-7　贫血诊断常用实验室检查

贫血可能的原因	可能适用的实验室检查
骨髓增生不良性贫血	
骨髓再生障碍	血液一般检查、骨髓象检查、骨髓活检
骨髓发育不良	骨髓象检查、骨髓活检、骨髓铁染色
急性白血病	骨髓象检查、流式细胞术免疫分型、免疫组化染色
骨髓纤维化	骨髓活检及胶原(三色)和网硬蛋白(银染)染色
骨髓增生性贫血	
缺铁	血清铁、总铁结合力、铁蛋白、可溶性转铁蛋白受体、骨髓铁染色
叶酸缺乏	红细胞叶酸水平、血清叶酸水平、骨髓象检查
维生素 B_{12} 缺乏	血清维生素 B_{12} 水平、尿甲基丙二酸水平、Schilling 试验
溶血性贫血	
珠蛋白合成障碍性贫血	血红蛋白电泳、珠蛋白 DNA 分析、珠蛋白链合成比例
镰状细胞病	血红蛋白电泳
自身免疫性贫血	Coomb 试验、红细胞表面抗原定量、冷凝集素试验
同种异源免疫性溶血	Coomb 试验、带洗脱的抗体特异性分析
红细胞酶异常	G-6-PD 测定、特异性酶(如丙酮酸激酶等)测定
血红蛋白病	热变性试验、异丙醇沉淀试验、血红蛋白电泳
阵发性睡眠性血红蛋白尿	酸溶血、糖溶血、CD55 和 CD59 计量分析
遗传性球形/椭圆形红细胞症	形态学分析、DNA 序列检测、红细胞渗透脆性试验
机械性损伤	病史、体格检查、尿常规、DIC 筛检、血涂片观察红细胞碎片

　　贫血的病因有时很明显,有时很隐匿。对暂时因试验方法及诊断条件不能明确者,在保证安全的前提下,可进行诊断性治疗,如疑诊为缺铁性贫血,可给予铁剂治疗,并观察疗效以辅助诊断。

本章小结

　　贫血是多种原因引起的外周血单位体积内红细胞数量、血红蛋白含量和血细胞比容低于本地区、同年龄组和同性别人群参考范围下限的一种病理状态或综合征。根据外周血红细胞的形态学特点、贫血的病因及发病机制和骨髓增生程度,可进行贫血分类。各分类法均有优缺点,临床上多结合应用。对于贫血的诊断,应先通过血细胞分析等筛查实验明确贫血的诊断并分类,再根据相应的特殊检查进行贫血的诊断和鉴别诊断,并查明贫血的原因或原发病。

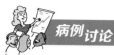

病例讨论

　　患者,男性,18岁,2年前因明显出现疲乏无力伴头晕、活动性心悸入院,近期再次出现以上症状,面色苍白,无发热,无皮肤出血点,其他体格检查正常。实验室检查:RBC 3.5×10^{12}/L,Hb 80g/L,PLT 120×10^9/L,WBC 4.5×10^9/L,网织红细胞0.028。尿常规、肝肾功能检查结果大致正常。血涂片红细胞大小不一,以小细胞为主,中央淡染区扩大。骨髓象:有核细胞增生活跃,红系增生明显,中幼红细胞占12%,晚幼红细胞占20%,各期红细胞体积均较小,核染色质致密,浆少,边缘不整齐;成熟红细胞以小红细胞为主,中心淡染区扩大。骨髓细胞外铁染色阴性,铁粒幼红细胞5%,血清铁蛋白10μg/L。

　　请问该患者拟诊断为何种疾病?

病例讨论分析

（罗　洁）

扫一扫,测一测

思考题

　　1. 患者,男性,45岁,因痔疮便血近半年,治疗效果不佳,平时身体健壮,自述最近乏力、嗜睡、头晕,上三楼心慌气短、心率加快。查体:有中度贫血貌,皮肤、巩膜无黄染,无肝、脾、淋巴结肿大。

　　请问:该病例可能的诊断是什么?如确诊应做哪些实验室检查?结果如何?

　　2. 患者,女性,28岁,1年来面色苍白,乏力气短。检验:红细胞2.5×10^{12}/L,血红蛋白55g/L,MCV 74fl,MCH 20pg,MCHC 300g/L,网织红细胞1.5%。血涂片红细胞淡染区扩大。白细胞和血小板检查基本正常。

　　请问该患者初步诊断最可能是哪种疾病?

　　3. 何为小细胞性贫血?哪些贫血属于小细胞性贫血?

第六章　铁代谢障碍性贫血的相关检验

06章 PPT

学习目标

1. 掌握：铁代谢检查项目意义；缺铁性贫血的诊断标准、实验室检查、临床意义和鉴别诊断。
2. 熟悉：铁粒幼细胞贫血的诊断标准、实验室检测项目和临床意义。
3. 了解：慢性病性贫血的诊断标准、实验室检测项目和临床意义。
4. 具有相关铁代谢常用检查项目的检测能力。
5. 能正确选择铁代谢障碍性贫血的实验室检查项目，并能根据检验结果作出初步诊断和鉴别诊断。

第一节　概　　述

铁是人体合成血红蛋白的原料之一，也是肌红蛋白、细胞呼吸酶（如细胞色素酶、过氧化物酶和过氧化氢酶）的组成成分，是正常人体生理活动不可缺少的物质。

一、铁代谢

（一）铁的分布

铁在人体内的分布很广，几乎所有组织都含有铁，以肝、脾含量最丰富（表 6-1）。人体大部分铁分布于血红蛋白，少量存在于肌红蛋白、各种酶和血浆中，呈运输状态的铁仅占全身铁的极小部分。多余的铁以铁蛋白和含铁血黄素的形式贮存于肝、脾、骨髓和肠黏膜等处。贮存铁的多少，因人而异，而且差别较大。

表 6-1　正常人体内铁的分布

铁存在部位	铁含量（mg）	约占全身铁的比率（%）
血红蛋白	2 000	62.1
储存铁（铁蛋白及含铁血黄素）	1 000	31.0
肌红蛋白	130	4.0
易变池铁	80	2.5
组织铁	8	0.3
转运铁	4	0.1

笔记

（二）铁的来源

人体内铁的来源有两方面：一是食物，含铁较高的食物有海带、紫菜、木耳、香菇、动物肝等，用铁的炊具烹调可使食物中铁的含量明显增加。食物中铁的吸收量因人体对铁的需求而异。二是体内红细胞衰老破坏时释放出的铁，经处理后作为铁的来源被再利用，每天约有 6.3g 血红蛋白（含铁 21mg）被处理。

（三）铁的吸收

健康成年男性及无月经的妇女，每天需吸收铁 0.5～1.0mg，婴儿约 0.5～1.5mg，月经期妇女 1～2mg，孕妇 2～5mg。铁主要在十二指肠及空肠的上段被吸收，吸收量主要取决于体内铁的贮存量及红细胞的生成速度。健康人从一般膳食中能吸收所有铁的 5%～10%，缺铁者吸收量约占 20%。

铁的吸收主要受以下因素影响。①铁储存量：体内铁储存量增加，铁吸收减少；反之，则吸收量增加。红细胞生成增加，铁吸收亦增加。②存在形式：亚铁比高铁容易吸收，动物性食物铁较植物性食品铁易吸收。③药物：还原剂如维生素 C、枸橼酸、乳酸、丙酮酸及琥珀酸等可使 Fe^{3+} 还原为 Fe^{2+} 铁，利于铁的吸收。氧化剂、磷酸盐、碳酸盐及某些金属制剂可延缓铁的吸收。④胃肠道的分泌：胃酸有利于食物中铁的游离，且在酸性环境中易与某些食物形成铁的螯合物呈游离状态，利于吸收。胃肠道分泌的黏蛋白和胆汁对铁有稳定和促进吸收的作用。胰腺分泌液呈碱性，其碳酸氢盐与铁可形成不易溶解的复合物，不利于铁的吸收。胰蛋白酶可促进铁与蛋白质的分离，利于铁的吸收。

（四）铁的转运和利用

吸收入血的亚铁被铜蓝蛋白氧化成高铁后，与血浆中转铁蛋白（transferrin, Tf）结合，1 分子转铁蛋白能结合 1～2 个 Fe^{3+}，将铁运送至利用和贮存场所。幼红细胞和网织红细胞膜上有丰富的转铁蛋白受体，与转铁蛋白结合，形成受体-转铁蛋白复合物，通过胞饮作用进入胞质。该复合物在胞质中释放铁，还原成 Fe^{2+}，转铁蛋白则返回红细胞表面，再回到血浆中。

进入胞质的 Fe^{2+} 转移至线粒体内，在血红素合成酶的催化下，与原卟啉结合，形成亚铁血红素，再与珠蛋白结合成 Hb。Hb 的合成主要在中、晚幼红细胞内，网织红细胞也能合成少量 Hb。

（五）铁的贮存

铁主要以铁蛋白和含铁血黄素的形式贮存在肝、脾和骨髓中。

1. 铁蛋白　形状近似球形，包括两部分，一部分是不含铁的蛋白质外壳，称为去铁蛋白，另一部分为中心腔，其核心最多可容纳约 4 500 个铁原子，具有很大的贮铁能力。测定血清铁蛋白是判断体内贮存铁量最敏感的指标之一。

2. 含铁血黄素　为铁蛋白脱去部分蛋白质外壳后的聚合体，是铁蛋白变性的产物，但比铁蛋白更难动员和利用。含铁血黄素存在于巨噬细胞等多种细胞内，由于其在幼红细胞外，所以称为细胞外铁。幼红细胞内存在的细颗粒铁蛋白聚合体称为细胞内铁，这种幼红细胞称为铁粒幼红细胞。在铁代谢平衡时，贮存铁很少动用，缺铁时首先贮存铁被消耗，通过转铁蛋白的运输而动用，贮存铁可合成全身 1/3 的 Hb。当贮存铁耗尽而继续缺铁时才出现贫血。

（六）铁的排泄

健康人每天铁的排泄量很少，成年男性平均每天排泄约 1mg，成年女性由于月经、妊娠、哺乳等原因，平均每天排泄约 2mg，故妇女失铁的机会比健康男子多。铁的排泄主要由肠道脱落的细胞随粪便排出体外，少量由胆汁、尿液、皮肤和汗液排泄。铁代谢过程见图 6-1。

二、铁代谢检验

（一）血清铁测定

血清中的铁以 Fe^{3+} 形式与转铁蛋白结合，降低介质 pH 或加入还原剂（如抗坏血酸、羟胺盐酸盐等）能将 Fe^{3+} 还原为 Fe^{2+}，使转铁蛋白对铁离子的亲和力下降而解离，解离出的 Fe^{2+} 与显色剂（如亚铁嗪、三吡啶基三嗪等）反应生成有色络合物，同时做标准对照，计算血清铁的含量。

【参考区间】　成年男性为 11～30μmol/L 或 600～1 700μg/L；成年女性为 9～27μmol/L 或 500～1 500μg/L。

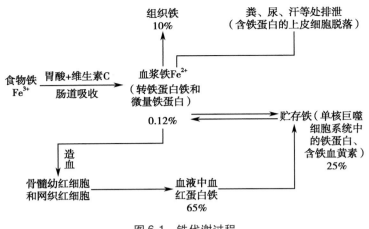

图 6-1 铁代谢过程

【临床意义】

1. 血清铁降低 常见于缺铁性贫血、慢性长期失血、恶性肿瘤、感染等。其中,慢性长期失血占缺铁原因的首位,如月经过多、消化道失血、钩虫病、反复鼻衄、痔疮出血等。

2. 血清铁增高 见于红细胞破坏增多如溶血性贫血,红细胞的再生或成熟障碍如再生障碍性贫血、巨幼细胞贫血。

（二）血清总铁结合力及转铁蛋白饱和度测定

血清铁与 Tf 结合进行转运,健康人血浆中的转铁蛋白仅约 1/3 与铁结合。总铁结合力是指血清（浆）中转铁蛋白全部与铁结合后铁的总量,实际上是反映血浆转铁蛋白的水平。先在标本中加入过量的铁,使血清（浆）中 Tf 完全被铁饱和,再加入碳酸镁吸附未结合的铁,以测定血清铁的方法测定结合铁的总量,即总铁结合力（total iron binding capacity,TIBC）。血清铁占总铁结合力的百分比为转铁蛋白饱和度（transferrin saturation,TS）。

【参考区间】

TIBC:男性为 $50\sim77\mu mol/L$ 或 $2\,800\sim4\,300\mu g/L$;女性为 $54\sim77\mu mol/L$ 或 $3\,000\sim4\,300\mu g/L$。

TS:$20\%\sim55\%$。

【临床意义】

1. TIBC 增高,见于缺铁性贫血、红细胞增多症、急性肝炎等。TIBC 降低,见于肝硬化、恶性肿瘤、溶血性贫血、慢性感染、肾病综合征、尿毒症等。

2. TS 增高,见于铁利用障碍如铁粒幼细胞贫血、再生障碍性贫血,铁负荷过重如血色病。TS 降低,见于缺铁或缺铁性贫血、慢性感染性贫血。

综合分析血清铁、总铁结合力及转铁蛋白饱和度三项参数,对鉴别缺铁性贫血、继发性贫血和其他增生性贫血有重要价值,具体比较见图 6-2。

（三）血清转铁蛋白测定

血清转铁蛋白（Tf）采用免疫散射比浊法:利用抗人转铁蛋白血清与待检测的转铁蛋白结合,形成抗原抗体复合物,其光吸收和散射浊度增加,与标准曲线比较,可计算转铁蛋白含量。

【参考区间】 免疫散射比浊法:$28.6\sim51.9\mu mol/L$。

【临床意义】

增高:见于缺铁性贫血和妊娠。

降低:常见于肾病综合征、肝硬化、恶性肿瘤、炎症等。

（四）血清铁蛋白测定

血清铁蛋白（serum ferritin,SF）检测可采用酶联免疫吸附（ELISA）法、放射免疫（RIA）法和化学发光法。因化学发光法特异性强、灵敏度高,并且克服了 RIA 试剂有效期短和辐射污染问题,目前广泛应用于临床,但需要全自动发光免疫分析仪及其配套试剂,检测成本较高。

【参考区间】 化学发光法:男性为 $15\sim200\mu g/L$,女性为 $12\sim150\mu g/L$。

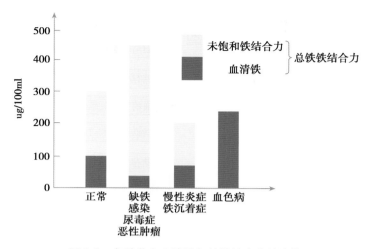

图 6-2　各种贫血血清铁和总铁结合力的比较

【临床意义】　血清铁蛋白含量能准确反映体内贮铁情况,与骨髓铁染色结果有良好的相关性。

血清铁蛋白减少是诊断缺铁性贫血敏感方法之一。缺铁性贫血 SF<14μg/L(女性<12μg/L)。降低也可见于失血、慢性贫血等。

血清铁蛋白增高见于肝脏疾病、血色病、输血引起的铁负荷过度、急性感染及铁粒幼细胞性贫血。部分恶性肿瘤如肝癌、乳腺癌、肺癌、白血病及淋巴瘤等明显增高,此时血清铁蛋白浓度与贮铁无关,与肿瘤细胞的合成和释放增加有关。

（五）血清可溶性转铁蛋白受体测定

血清可溶性转铁蛋白受体(soluble transferrin receptor,sTfR)测定一般采用酶联免疫双抗体夹心法。包被血清转铁蛋白受体特异的多克隆抗体,与血清中转铁蛋白受体反应,形成抗原抗体复合物,再加入酶标记的对转铁蛋白受体具有特异性的多克隆抗体,使之与抗原抗体复合物特异性结合,洗去未与转铁蛋白受体结合的酶标记的多克隆抗体,加入底物和显色剂,其颜色深浅与转铁蛋白受体的量成正比。

【参考区间】　12.5～26.5nmol/L(各实验室应根据试剂说明书上的参考值进行判断)。

【临床意义】

1. 升高　常见于缺铁性贫血和溶血性贫血。对缺铁性贫血和慢性炎症所致的小细胞性贫血有鉴别价值。

2. 降低　见于再生障碍性贫血、慢性病贫血、肾衰竭等。

3. 用于观察骨髓增生状况和治疗反应　如肿瘤化疗后骨髓受抑制和恢复情况,骨髓移植后的骨髓重建情况,及用促红细胞生成素治疗各类贫血过程中的疗效观察和剂量调整等。

第二节　缺铁性贫血

一、概述

缺铁性贫血(iron deficiency anemia,IDA)是各种原因引起机体对铁的需求和供给失衡,导致体内储存铁缺乏,使合成血红蛋白的铁不足而发生贫血。根据病情的发展,缺铁可分为 3 个阶段,即储存铁缺乏(iron depletion,ID)、缺铁性红细胞生成(iron depletion erythropoiesis,IDE)和缺铁性贫血(iron deficiency anemia,IDA)(图 6-3)。IDA 是临床上最常见的一种贫血,约占各类贫血的 50%～80%,普遍存在于世界各地,其发病率在世界人口中约占 10%～20%,在多数发展中国家的育龄期妇女和婴幼儿中发病率较高。

正常情况下,机体内铁的吸收和排泄维持动态平衡。造成缺铁的常见原因包括:①铁摄入不足(如营养不良、偏食)和需求量增加(如婴幼儿、青春期、妊娠期和哺乳期妇女);②铁吸收障碍,常见于

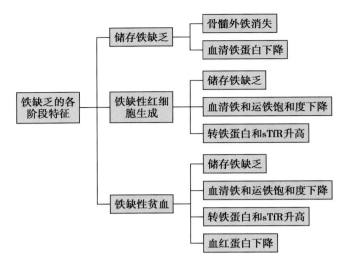

图 6-3　铁缺乏的各阶段特征

胃酸缺乏、胃大部切除、萎缩性胃炎及其他胃肠道疾病等；③铁丢失过多，如消化道出血、月经过多等。慢性失血是成人铁缺乏最常见的原因，而铁的摄入不足是婴幼儿和妊娠妇女铁缺乏最常见的原因。

缺铁性贫血常见的临床症状为面色苍白、乏力、头晕、头痛、心悸、气短、眼花、耳鸣、食欲减退和腹胀等；儿童表现为发育迟缓、体力下降、智商低、注意力不集中、烦躁、易怒和异食癖等；还可出现口角炎、舌炎、皮肤干燥、黏膜苍白，头发易折与脱落，指甲扁平、无光泽，重者呈反甲、易碎裂等体征。约10%患者有轻度脾大。

二、实验室检查

（一）血象

轻度贫血时，红细胞数量在参考区间内，血红蛋白可降低，红细胞大小不均，红细胞体积分布宽度（RDW）增加。典型缺铁性贫血呈明显的小细胞低色素性贫血，血涂片中红细胞大小不等，以小细胞为主，其中心淡染区扩大甚至呈环形，染色变浅（图6-4）。异形红细胞增加，可出现少量椭圆形、靶形红细胞。网织红细胞正常或轻度增加，白细胞和血小板一般正常，慢性失血者血小板可增加，钩虫感染引起的缺铁性贫血可有嗜酸性粒细胞增加。

（二）骨髓象

骨髓增生活跃或明显活跃，粒红比值减小；红细胞系增生明显，约占30%，以中、晚幼红细胞为主，比例增高，各阶段幼红细胞体积偏小，胞质量较少，着色偏蓝，边缘不规则，呈锯齿状。细胞核小而致密、深染，出现核质发育不平衡，表现为"老核幼浆"（图6-5）。粒细胞相对减少，各阶段比例形态大致

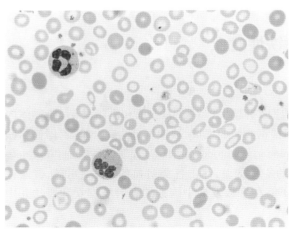

图 6-4　缺铁性贫血患者外周血象

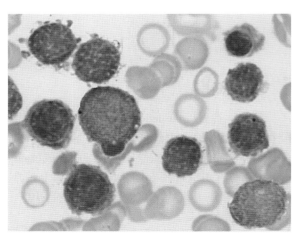

图 6-5　缺铁性贫血患者骨髓象

正常,淋巴细胞、单核细胞和巨核细胞基本正常。

（三）铁代谢检查

骨髓铁染色常表现为细胞外铁消失,铁粒幼细胞明显减低,铁颗粒数量减少,颗粒变小。铁染色是诊断缺铁性贫血的一种直接而可靠的方法。血清铁、血清铁蛋白、转铁蛋白饱和度均明显降低,血清总铁结合力、可溶性转铁蛋白受体和红细胞游离原卟啉均升高。

三、诊断与鉴别诊断

（一）诊断

1. 缺铁性贫血诊断 符合第(1)条和(2)~(9)条中任何两条以上者即可诊断。

（1）小细胞低色素性贫血:Hb 男性<130g/L,女性<115g/L,孕妇<100g/L;MCV<80fl,MCH<27pg,MCHC<320g/L;红细胞形态可有明显低色素表现;

（2）有明确的缺铁病因和临床表现;

（3）血清(血浆)铁<8.95μmol/L,总铁结合力>64.44μmol/L;

（4）血清铁蛋白<12μg/L,有的采用血清铁蛋白<14μg/L;

（5）转铁蛋白饱和度<0.15;

（6）骨髓铁染色显示骨髓小粒可染铁消失,铁粒幼红细胞<15%;

（7）红细胞游离原卟啉(FEP)>0.9μmol/L(全血),或血液锌原卟啉(ZPP)>0.96μmol/L(全血),或 FEP/Hb>4.5μg/g Hb;

（8）血清可溶性转铁蛋白受体(sTfR)浓度>26.5nmol/L;

（9）铁剂治疗有效。

2. 储存铁缺乏诊断 符合以下任何一条即可诊断。

（1）血清铁蛋白<12μg/L;

（2）骨髓铁染色显示骨髓小粒可染铁消失。

3. 缺铁性红细胞生成诊断 符合储存铁缺乏诊断标准,同时有以下任何一条者即可诊断。

（1）转铁蛋白饱和度<0.15;

（2）FEP>0.9μmol/L(全血),或 ZPP>0.96μmol/L(全血),或 FEP/Hb>4.5μg/g Hb;

（3）骨髓铁染色显示骨髓小粒可染铁消失,铁粒幼红细胞<15%;

（4）血清可溶性转铁蛋白受体浓度>26.5nmol/L。

4. 非单纯性缺铁性贫血 缺铁性贫血合并感染、炎症、肿瘤等,符合贫血的诊断标准,同时有以下任何一条者即可诊断。

（1）细胞内碱性铁蛋白<6.5μg/细胞;

（2）血清可溶性转铁蛋白受体浓度>26.5nmol/L;

（3）骨髓铁染色显示骨髓小粒可染铁消失;

（4）铁剂治疗有效。

WHO 制定的缺铁诊断标准:①血清铁<8.95μmol/L;②转铁蛋白饱和度<0.15;③血清铁蛋白<12μg/L;④红细胞游离原卟啉>1.26μmol/L。

（二）鉴别诊断

缺铁性贫血需与珠蛋白生成障碍性贫血、慢性疾病贫血、铁粒幼细胞贫血等其他小细胞性贫血相鉴别,实验室鉴别要点见表 6-2。

表 6-2 缺铁性贫血的鉴别

项目	缺铁性贫血	珠蛋白生成障碍性贫血	慢性疾病性贫血	铁粒幼细胞性贫血
病因	铁缺乏	珠蛋白肽链异常	铁利用障碍	亚铁血红素生成障碍
网织红细胞	N(↑)	略↑(N)	N	N(↑)
血清铁蛋白	↓	↑	N(↑)	↑
血清铁	↓	↑	↓	↑

续表

项目	缺铁性贫血	珠蛋白生成障碍性贫血	慢性疾病性贫血	铁粒幼细胞性贫血
总铁结合力	↑	N	↓	↓
未饱和铁结合力	↑	↓	↓	↓
转铁蛋白饱和度	↓	↑	N	↑
骨髓细胞外铁	↓	↑	↑	↑
铁粒幼细胞数	↓	↑	↓	环形铁粒幼细胞>15%

第三节　铁粒幼细胞性贫血

一、概述

铁粒幼细胞性贫血(sideroblastic anemia, SA)是由多种原因引起血红素合成发生障碍,铁不能与原卟啉螯合生成血红素而积聚在线粒体中,导致 Hb 合成不足和无效造血而出现的贫血。其特征:①高铁血症,大量铁沉积于单核-巨噬细胞和各器官实质细胞内;②铁动力学显示红细胞无效生成,呈低色素性贫血;③骨髓红细胞系增生,细胞内、外铁明显增加,并伴随大量环形铁粒幼红细胞。因铁利用障碍,铁不能与原卟啉螯合,积聚在线粒体内,导致红细胞内线粒体形态和功能受损,使红细胞过量破坏,即无效生成。由于线粒体在幼红细胞内围绕核排列,经铁粒染色可形成环形铁粒幼细胞。

临床上按病因分为遗传性和获得性两大类,遗传性 SA 较少见。获得性又分为原发性(已归入骨髓增生异常综合征)和继发性两类。继发性铁粒幼细胞贫血可继发于药物和毒物(如异烟肼、硫唑嘌呤、环丝氨酸、氮芥、铅等),以及继发于其他疾病(如类风湿关节炎、恶性肿瘤、骨髓纤维化、卟啉病、恶性贫血、慢性感染和尿毒症等)。铁粒幼细胞贫血由于其临床类型不同,临床表现也不完全一致。进行性贫血是本病共同的突出表现,部分患者可见黄疸和肝、脾大。

二、实验室检查

(一)血象

表现为不同程度的贫血,红细胞出现双形性形态,即低色素和正色素两种红细胞群,这是该病的形态学特征性表现。红细胞大小不均,以小细胞低色素为主,也可见异形红细胞、靶形红细胞、有核红细胞,嗜碱性点彩红细胞增多(继发于铅中毒更明显)。网织红细胞正常或轻度增高。白细胞和血小板正常或减低。

(二)骨髓象

有核细胞增生活跃,红细胞系明显增生,以中幼红为主,幼红细胞形态异常,可伴巨幼样变、双核、核固缩,胞质常缺少或有空泡。粒系细胞相对减少,原发性患者可见粒系病态造血。巨核细胞正常。骨髓铁染色显示细胞外铁增加,铁粒幼细胞明显增多,颗粒增加变粗。幼红细胞铁颗粒在 6 个以上并围绕核周 1/3 圈以上者称为环形铁粒幼红细胞(图6-6)。环形铁粒幼红细胞占幼红细胞的 15%以上为本病特征,具有重要的诊断价值。有时环形铁粒幼红细胞可高达 30%~90%,还可见铁粒成熟红细胞。

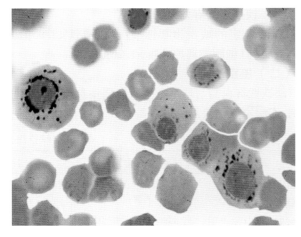

图 6-6　环形铁粒幼红细胞

（三）铁代谢检查

铁代谢检测结果与缺铁性贫血明显不同，血清铁、血清铁蛋白、转铁蛋白饱和度（TS）均明显增加，TS 甚至达到饱和；血清总铁结合力正常或减低，转铁蛋白受体降低。

三、诊断与鉴别诊断

（一）诊断

铁粒幼细胞贫血的实验室诊断主要根据血象、骨髓象特征和铁代谢指标的变化。其诊断依据：小细胞低色素或呈双形性贫血，骨髓红系明显增生，细胞内铁和外铁明显增多，并伴有大量环形铁粒幼红细胞（>15%）。血清铁、铁蛋白、转铁蛋白饱和度增高，总铁结合力降低。诊断 SA 后，需结合病史和临床表现区分其临床类型，并与相关疾病进行鉴别诊断。

（二）鉴别诊断

本病需与缺铁性贫血、珠蛋白生成障碍性贫血等小细胞性贫血进行鉴别诊断。

第四节　慢性病性贫血

一、概述

慢性病性贫血（anemia of chronic disease，ACD）通常是指继发于其他系统疾病，如慢性感染、恶性肿瘤、肝脏病、慢性肾功能不全、肺结核、类风湿关节炎、系统性红斑狼疮及内分泌异常等，直接或间接影响造血组织而导致的一组慢性贫血。其临床发病率仅次于缺铁性贫血，具体的发生机制还不十分清楚，目前认为包括以下 3 个方面：

（一）红细胞寿命缩短

因吞噬细胞活性加强、细菌毒素、肿瘤的溶血素、血管损伤以及患者发热对红细胞膜的损伤等因素，使红细胞寿命缩短。

（二）骨髓对贫血状态的反应障碍

由于细胞免疫系统受刺激后，引起机体细胞因子介导的复杂而广泛的反应，造成炎症性细胞因子增多，包括肿瘤坏死因子、白细胞介素-1 及干扰素等，导致红系造血抑制。表现为促红细胞生成素生成减少及骨髓对 EPO 反应迟钝。

（三）铁的释放及利用障碍

慢性感染所致贫血的原因是铁利用障碍。正常肝、脾中的单核-巨噬细胞可清除衰老红细胞破坏后释放的铁，单核-巨噬细胞吸收铁后转变为铁蛋白，并携带转铁蛋白经循环进入骨髓腔后释放出铁，铁进入幼红细胞内合成血红蛋白，形成铁的循环利用链。在炎症时，炎性细胞释放白细胞介素-1，并刺激中性粒细胞释放一种能与铁结合的蛋白——脱铁传递蛋白，它可竞争性与铁结合，致使铁不能被幼红细胞利用，而引起继发性缺铁性贫血。慢性病性贫血时，幼红细胞膜上运铁蛋白受体也减少，使铁利用障碍，最终引起血清铁减少而储存铁增多。

二、实验室检查

（一）血象

一般为正细胞正色素性贫血，也可见小细胞低色素性贫血，但 MCV 很少小于 72fl。网织红细胞增加，白细胞、血小板正常。血象变化随原发病程度不同而异。

（二）骨髓象

随原发病程度不同而异。骨髓铁染色时细胞外铁增多，但铁粒幼红细胞数量减少。

（三）其他实验室检查

血清铁降低，总铁结合率降低，血清铁蛋白增高。血清 EPO 水平降低。如果有肿瘤侵犯骨髓时，骨骼 X 线显示异常。

三、诊断与鉴别诊断

（一）诊断

1. 有慢性感染、风湿、恶性肿瘤等慢性病,常伴有轻度至中度贫血。

2. 血清铁降低(必备条件),总铁结合力降低,转铁蛋白饱和度正常或稍低(缺铁性贫血时一般<15%)。血清铁蛋白增高,血清可溶性运铁蛋白受体水平不升高。

3. 骨髓铁染色示铁粒幼红细胞减少,骨髓细胞外铁增多。

（二）鉴别诊断

1. **与缺铁性贫血相鉴别**　慢性病性贫血时,铁剂治疗无效,红细胞游离原卟啉增加缓慢;而缺铁性贫血时,红细胞游离原卟啉增加得快,用铁剂治疗有效。

2. 对慢性疾病性贫血患者用促红细胞生成素治疗,可使患者的贫血得到改善,红细胞升高。

本章小结

　　铁是正常人体生理活动不可缺少的物质,是人体合成血红蛋白的原料。铁的吸收、转运、利用、贮存和排泄依赖人体自身进行动态调节。任何因素破坏其平衡则引起铁代谢紊乱,甚至导致疾病的发生。如铁缺乏可导致缺铁性贫血,铁利用障碍可导致铁粒幼细胞贫血。

　　缺铁性贫血、铁粒幼细胞贫血和慢性病性贫血的诊断依据包括血象、骨髓象和骨髓铁染色、血清铁、铁蛋白、转铁蛋白饱和度、血清总铁结合力、可溶性转铁蛋白受体、红细胞游离原卟啉等铁代谢检查,其中血清铁蛋白和骨髓铁染色对诊断和鉴别诊断有重要意义。

病例讨论

　　患者,男性,52 岁,因头晕、乏力而就诊,触诊肝脾轻度肿大。血常规:白细胞 $4.6×10^9$/L,Hb 83g/L,血小板 $170×10^9$/L,网织红细胞 1.0%,细胞分类时可见少量幼红细胞。骨髓:红系增生明显活跃,部分幼红细胞胞质内有空泡或呈泡沫状,胞质量少,粒细胞、巨核细胞、血小板正常。SI、Tf 饱和度、FEP 检查都增高。透射电镜下,幼红细胞的线粒体基质内有高电子密度的颗粒或团块,大部分线粒体有明显肿胀和变形,5%的线粒体结构大部分破坏。

　　试分析该患者是哪种原因引起的贫血?

病例讨论分析

（罗　洁）

扫一扫,测一测

思考题

1. 缺铁性贫血与铁粒幼细胞贫血铁粒染色有何不同？

2. 缺铁性贫血的铁代谢检测指标有什么变化？

3. 患者，女性，30 岁。因疲乏无力、嗜睡、心悸近 1 个月，月经出血多且经期延长半年多，来院就诊。患者有中度贫血貌。血常规：Hb 86g/L，WBC $6.9×10^9$/L，RBC $3.8×10^{12}$/L，PLT $210×10^9$/L，MCV 70fl，MCH 23pg，MCHC 310g/L，RDW 18%。红细胞形态大小不等，以小细胞为主，中心淡染区扩大，染色变浅。

请问该病例可能的诊断是什么？如果进一步诊断，还需做哪些检查？结果可能如何？

第七章

DNA 合成障碍性贫血的相关检验

学习目标

1. 掌握:巨幼细胞性贫血的实验室检查、诊断标准和鉴别诊断。
2. 熟悉:维生素 B_{12} 和叶酸实验室检查项目及意义。
3. 了解:维生素 B_{12} 和叶酸的代谢及巨幼细胞性贫血的发病机制。
4. 具有正确分辨良好骨髓片和血片并进行染色的能力;具有检测维生素 B_{12} 和叶酸及代谢产物等相关指标的能力。
5. 能正确分析巨幼细胞性贫血骨髓象和血象特点,能发送骨髓象报告;能正确选择 DNA 合成障碍性贫血实验室检验项目,并根据检验结果分析引起贫血的原因。

第一节 概 述

一、维生素 B_{12} 和叶酸代谢

(一)维生素 B_{12}

维生素 B_{12} 又称钴胺素,是由含金属元素钴的卟啉类化合物组成的 B 族维生素,具有水溶性,耐热但不耐酸碱,其在血浆中的主要形式是甲基钴胺。

1. **来源** 人体不能合成维生素 B_{12},仅由某些微生物合成。人体内的维生素 B_{12} 主要来源于动物性食物,如动物肝、肾、肉类、禽蛋、乳类和海洋生物等含量丰富。成人每天的需求量为 $2\sim5\mu g$,人体维生素 B_{12} 的储存量为 $4\sim5mg$,可供机体用 $3\sim5$ 年,故一般不会造成维生素 B_{12} 缺乏,但纯素食者除外。在妊娠、甲状腺功能亢进、生长期和青春期,人体对维生素 B_{12} 的需求量也会增加。

2. **吸收及代谢** 食物中维生素 B_{12} 在胃内盐酸和胃蛋白酶的作用下,分解形成游离的维生素 B_{12},之后与胃内 R 蛋白结合,到达十二指肠,然后经胰蛋白酶水解游离出维生素 B_{12},并与胃壁细胞分泌的内因子(intrinsic factor,IF)结合,形成维生素 B_{12}-内因子复合物,该复合物在回肠与肠黏膜的特殊受体结合后被吸收入血。入血后的维生素 B_{12} 一部分储存于肝脏,一部分与转钴蛋白Ⅱ(TCⅡ)结合,转运到其他组织。

影响维生素 B_{12} 吸收和转运的因素:

(1)维生素 B_{12} 的肝肠循环:每天约有 $5\sim10\mu g$ 的钴胺随胆汁排入肠腔,其中约90%的维生素 B_{12}又被重吸收入血。

(2)胃酸及胃蛋白酶:可使食物中蛋白-维生素 B_{12} 复合物分解,促进吸收。当胃酸及胃蛋白酶分

笔记

泌减少时,可影响维生素 B_{12} 的吸收。

（3）内因子:是由胃黏膜壁细胞分泌的糖蛋白,是维生素 B_{12} 肠道吸收的必需因子。在全胃切除或恶性贫血 IF 完全缺乏时,对维生素 B_{12} 的吸收影响较大。

（4）内因子抗体:有 IF 阻断抗体（Ⅰ型）和 IF 结合抗体（Ⅱ型）两种抗体,可影响 IF-维生素 B_{12} 复合物在回肠末端的吸收。甲状腺功能减退、萎缩性胃炎和糖尿病等患者体内常存在 IF 抗体。

（5）胰腺分泌的胰蛋白酶:在胃内形成的维生素 B_{12}-R 蛋白复合物可以在十二指肠被胰蛋白酶水解,游离出维生素 B_{12},从而促进维生素 B_{12} 的吸收。因此,胰蛋白酶分泌不足可影响维生素 B_{12} 的吸收。

3. **排泄**　维生素 B_{12} 主要由尿液排出,每天排泄约 $0 \sim 0.25\mu g$,排泄量与吸收呈正比,少量从泪液、唾液、胆汁中排出。

（二）叶酸

叶酸（folic acid,FA）又名蝶酰谷氨酸（pteroylglutamic acid）,是由蝶啶、对氨基苯甲酸和谷氨酸组成。叶酸属水溶性 B 族维生素,性质极不稳定,易被光和热分解破坏。在人体内叶酸以四氢叶酸的形式发挥作用。

1. **来源**　人体不能合成叶酸,必须从食物中获取。肝、肾、绿叶蔬菜、土豆、麦麸、柠檬、香蕉、瓜类等含量丰富。叶酸不耐热,过度烹煮易被破坏。

2. **需求量**　WHO 建议每日叶酸的需求量,成人 $200\mu g$,婴儿 $60\mu g$,儿童 $100\mu g$,哺乳期妇女及孕妇需要量更多。体内 FA 的贮存量为 $5 \sim 20mg$,仅供成人使用 4 个月。如果补充不足,极易导致叶酸的缺乏。

3. **吸收及代谢**　食物中的叶酸为多谷氨酸盐,要在肠道分解为单谷氨酸盐才能被吸收。叶酸在肠道吸收后甲基化为 N_5-甲基四氢叶酸,在维生素 B_{12} 的作用下去甲基,转变为有活性的四氢叶酸,进入细胞内发挥作用。单谷氨酸的四氢叶酸也可通过 ATP 合成酶的作用再形成多谷氨酸,在肝还原为甲基四氢叶酸等形式储存。

4. **排泄**　叶酸及其代谢产物主要从尿中排泄,胆汁和粪便中也有少量的叶酸排泄。胆汁中的叶酸浓度为血液中的 $2 \sim 10$ 倍,大部分被空肠重吸收。

（三）维生素 B_{12} 和叶酸在 DNA 合成中的作用

维生素 B_{12} 和四氢叶酸是细胞核 DNA 合成过程中重要的辅酶,维生素 B_{12} 和叶酸能使脱氧尿嘧啶核苷酸（dUMP）转为脱氧胸腺嘧啶核苷酸（dTMP）,再生成脱氧胸腺核苷三磷酸（dTTP）,参与 DNA 合成（图 7-1）。维生素 B_{12} 或/和叶酸缺乏时,dUMP 转为 dTMP 的生化反应受阻,使 DNA 合成所必需的 dTTP 缺乏,DNA 合成速度减慢,细胞核分裂障碍,造血功能减低;而胞质中的 RNA 和血红蛋白的合成不受影响,细胞质发育正常,从而形成了"老质幼核"发育不平衡的现象,血细胞表现为巨幼改变。同

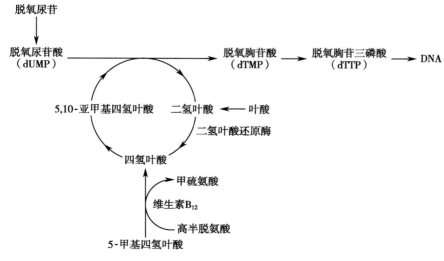

图 7-1　维生素 B_{12} 和叶酸在 DNA 合成中的作用

时,对于更新较快的细胞如胃肠道上皮细胞,也会出现类似的异常改变,故临床常表现为巨幼细胞性贫血并伴有胃肠道症状。

二、维生素 B$_{12}$ 和叶酸代谢检验

(一)有关血清维生素 B$_{12}$ 测定

1. **血清维生素 B$_{12}$ 测定** 常用放射免疫法,其敏感度和特异性均较高,方便易行,但鉴于需用放射性核素,故目前一些医院多选用化学发光免疫分析法。化学发光免疫分析法敏感度高,特异性好,检测快速,并且还克服了放射免疫法试剂有效期短和辐射污染的问题,但此法需要全自动发光免疫分析仪及配套试剂,检测成本较高。

【参考区间】 200~900ng/L,低于 100ng/L 诊断为维生素 B$_{12}$ 缺乏。

【临床意义】 降低常见于巨幼细胞性贫血、恶性贫血,对诊断巨幼细胞性贫血有重要意义。增高见于真性红细胞增多症、白血病、某些恶性肿瘤。

2. **尿甲基丙二酸测定** 尿甲基丙二酸是维生素 B$_{12}$ 缺乏的可靠指标。维生素 B$_{12}$ 缺乏使甲基丙二酰 CoA 转变为琥珀酰 CoA 受阻,使体内甲基丙二酸量增多并从尿中大量排出。缬氨酸代谢产物是甲基丙二酸,口服缬氨酸后收集 24 小时尿液,用气-液相色谱法测定尿液中甲基丙二酸含量,以了解体内维生素 B$_{12}$ 的缺乏情况。

【参考区间】 正常人尿中仅排出微量(0~3.5mg/24h)。

【临床意义】 增高见于维生素 B$_{12}$ 缺乏症早期和遗传性甲基丙二酸尿症。

3. **血清甲基丙二酸及高半胱氨酸测定** 是诊断维生素 B$_{12}$ 缺乏的金标准,也是维生素 B$_{12}$ 缺乏与叶酸缺乏的鉴别点。

【参考区间】 血清甲基丙二酸 70~270nmol/L;血清高半胱氨酸 5~16μmol/L。

【临床意义】 维生素 B$_{12}$ 缺乏者,血清甲基丙二酸及高半胱氨酸均增加;叶酸缺乏者,血清甲基丙二酸正常,而高半胱氨酸增加。这两项指标较血清维生素 B$_{12}$ 测定敏感性更高。

4. **维生素 B$_{12}$ 吸收试验(Schilling 试验)** 患者口服^{57}Co 标记的维生素 B$_{12}$ 0.5mg,2h 后肌注未标记的维生素 B$_{12}$1mg,以置换体内结合的维生素 B$_{12}$,使标记的维生素 B$_{12}$ 随尿排出。收集 24h 尿液,测定放射性核素活性。

【参考区间】 24h 尿液内正常排出量为口服量的 7% 以上(9%~36%)。

【临床意义】 24h 尿液内正常排出量低于 7% 者,提示维生素 B$_{12}$ 吸收不良。诊断恶性贫血时,可间隔 5 天重复上述试验,且同时口服 60mg 内因子,如排泄转为正常,则可证明为内因子缺乏。肠道细菌过度繁殖可与宿主竞争吸收维生素 B$_{12}$,此时以广谱抗生素代替内因子进行试验,宿主机体吸收有所改善,尿中^{57}Co 标记维生素 B$_{12}$ 排出会增多,则提示维生素 B$_{12}$ 缺乏是由菌群失调所致。本试验用于维生素 B$_{12}$ 缺乏的病因诊断,不能诊断维生素 B$_{12}$ 缺乏与否。

(二)血清和红细胞叶酸测定

1. **血清和红细胞叶酸测定** 采用微生物法和放射免疫法。目前临床检验科多采用电化学发光免疫分析法,灵敏度高,特异性好,检测快速,但成本较高。

【参考区间】 正常血清叶酸浓度为 6~20mg/L,叶酸缺乏者常低于 4mg/L;正常红细胞叶酸浓度为 150~600mg/L,低于 100mg/L 表示缺乏。

【临床意义】

(1)降低:见于巨幼细胞性贫血,叶酸拮抗剂的使用,叶酸利用增加如骨髓增生性疾病、溶血性贫血、红细胞过度增生等。

(2)血清叶酸水平与其摄入量密切相关,而红细胞内叶酸不受当时叶酸摄入量的影响,可反映检测前 2~3 个月叶酸的代谢水平和机体叶酸的总体水平及组织叶酸的水平,所以红细胞内叶酸含量测定比血清叶酸含量测定在反映机体是否缺乏叶酸方面更具有临床应用价值。

2. **尿亚胺甲酰谷氨酸测定** 组氨酸在体内转化为亚胺甲酰谷氨酸,在四氢叶酸作用下转变为谷氨酸,叶酸缺乏时,亚胺甲酰谷氨酸的分解代谢受阻而在体内堆积,从尿中大量排出。给患者口服组氨酸 15~20g,收集 24 小时尿,测定排出量,可了解体内叶酸水平。

【参考区间】　正常成人尿排泄量低于 9mg/24h。

【临床意义】　增高见于叶酸缺乏、维生素 B_{12} 缺乏症、巨幼细胞性贫血、溶血性贫血等。

第二节　巨幼细胞性贫血

一、概述

巨幼细胞性贫血（megaloblastic anemia, MA）是由于叶酸或/和维生素 B_{12} 缺乏或其他原因引起细胞核 DNA 合成障碍所致的骨髓红细胞系、粒细胞系和巨核细胞系细胞核质发育不平衡及无效造血性贫血，也称脱氧核苷酸合成障碍性贫血。在我国以缺乏叶酸和维生素 B_{12} 所致的营养性巨幼细胞性贫血多见，内因子缺乏所致的恶性贫血（pernicious anemia, PA）主要见于白种人（北欧多见），我国极少见。

巨幼细胞性贫血一般起病隐匿，最主要的症状为贫血，临床一般表现为中度至重度贫血，除贫血的一般症状外，还常伴有胃肠道症状，如食欲不振、反复发作的舌炎、舌面光滑、舌乳头萎缩呈"牛肉舌"或"镜面舌"，有时也可出现腹胀、腹泻及便秘等症状。维生素 B_{12} 缺乏时，也可影响神经兴奋传递，常出现神经、精神症状，如手足对称性麻木、下肢步态不稳、行走困难，小儿及老年人常表现为脑神经受损的精神异常，如抑郁、嗜睡和精神错乱，这是维生素 B_{12} 缺乏所致的巨幼细胞性贫血的突出特点。

（一）病因和分类

临床上根据病因不同，巨幼细胞性贫血分为三类，即营养性巨幼细胞性贫血、恶性贫血和其他原因所致的巨幼细胞性贫血。其发病原因主要是叶酸或/和维生素 B_{12} 缺乏，其缺乏的类型见表 7-1。

表 7-1　巨幼细胞性贫血的分类及病因

分类	常见缺乏原因或疾病
叶酸缺乏	
摄入不足	营养不良（绿叶蔬菜缺乏或过分烹煮）、酗酒、婴幼儿
需要量增加	妊娠及哺乳、婴幼儿生长及青少年发育期、甲亢、溶血性疾病、恶性肿瘤、脱落性皮肤病（皮肤癌、银屑病）
吸收利用障碍	空肠手术、慢性肠炎、热带口炎性腹泻、麦胶肠病及乳糜泻、药物干扰（叶酸拮抗剂、抗惊厥药物、抗疟药、抗结核药）、先天性酶缺陷（缺乏 $N_{5,10}$-甲酰基四氢叶酸还原酶等）
丢失过多	血液透析，细菌、寄生虫夺取
维生素 B_{12} 缺乏	
摄入不足	营养不良（长期素食者肉类食品缺乏）

（二）发病机制

DNA 是细胞分裂增殖的物质基础，维生素 B_{12} 和叶酸是细胞核 DNA 合成的必需物质。叶酸缺乏时，脱氧尿嘧啶核苷酸（dUMP）甲基化为脱氧胸腺嘧啶核苷酸（dTMP）的生化反应受阻（图 7-1），使 DNA 合成的必需物质 dTTP 缺乏，而参与正常 DNA 合成的 dTTP 被 dUTP 代替，从而合成异常的 DNA，导致细胞核发育滞缓，细胞分裂速度降低，形成巨幼红细胞，且细胞易受机械损伤和破坏，所以大部分的巨幼红细胞在骨髓未发育成熟即被破坏，造成红细胞无效生成，进入外周血的巨大红细胞寿命也会缩短，由此而引发贫血。维生素 B_{12} 在体内参与叶酸代谢，可使 N_5-甲基四氢叶酸去甲基，形成四氢叶酸而参与 DNA 合成，故维生素 B_{12} 缺乏同样可以引起巨幼细胞性贫血。类似的变化也可发生于粒细胞系和巨核细胞系细胞。

二、实验室检查

（一）血象

巨幼细胞性贫血为大细胞不均一性贫血。MCV、MCH 均升高，MCHC 正常，RDW 升高，红细胞形态不规则,以椭圆形大红细胞多见,中心淡染区不明显或完全消失,着色较深。异形红细胞增多,可见巨幼红细胞、嗜多色性红细胞、点彩红细胞、Howell-Jolly 小体及有核红细胞。网织红细胞绝对值减少。白细胞正常或减低,中性粒细胞分叶过多,可达 6~9 叶以上,呈核右移,此为本病的早期表现(图 7-2)。有时可见中性巨晚幼粒细胞和中性巨杆状核粒细胞。血小板正常或减低,可见巨大血小板。幼红细胞巨幼变和中性粒细胞核右移为巨幼细胞性贫血的重要诊断依据。

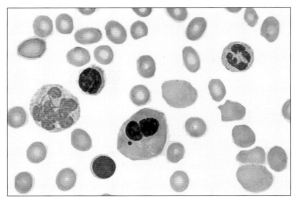

图 7-2　巨幼细胞性贫血血象

（二）骨髓象

　　骨髓有核细胞增生活跃或明显活跃,三系细胞均出现巨幼变,以红细胞系最为显著,粒红比值降低或倒置。红细胞系增生明显,占 30% 左右,以中、晚幼红为主,各阶段红细胞均有巨幼样改变(图 7-3),其比例常大于 10%,有时可高达 50%。巨幼红细胞比同期阶段的正常幼红细胞体积大,胞质量丰富;核染色质呈细颗粒网状,可见核畸形、核碎裂和多核巨幼红细胞;细胞核发育落后于细胞质,细胞呈"核幼质老"的改变。核分裂象和 Howell-Jolly 小体易见。粒细胞系略增生或正常,其比例相对降低,以中性中幼粒细胞以下阶段为主,中性巨晚幼粒细胞和中性巨杆状核粒细胞多见,可见分叶过多的中性粒细胞,其胞体大、分叶过多,可出现 5 叶、6 叶或更多叶,各叶大小相差悬殊,可畸形。巨核细胞正常或减少,可见巨型核和分叶过多的巨核细胞,胞质内颗粒减少。各阶段巨幼红细胞形态如下:

　　1. 原始巨幼红细胞(promegaloblast)　　胞体较正常原始红细胞大,直径 18~30μm。核圆形或椭圆形,常偏位;核染色质比正常原始红细胞更细致均匀,呈细颗粒状,纤细疏松;核仁 2~4 个,常融合在一起。胞质丰富,染深蓝色,着色不均,核周淡染区明显。

　　2. 早巨幼红细胞(basophilic megaloblast)　　胞体直径 15~25μm。核大、圆形,染色质部分开始聚集,呈细颗粒网状;核仁可见或不见。胞质丰富,呈深蓝色不透明或灰蓝色(图 7-4)。

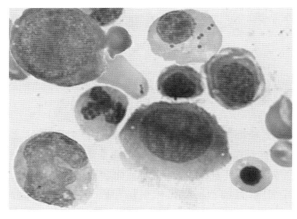

图 7-3　巨幼细胞性贫血骨髓象

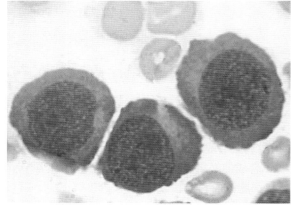

图 7-4　早巨幼红细胞

　　3. 中巨幼红细胞(polychromatic megaloblast)　　胞体直径 10~20μm,胞体大,染色质聚集成细块,但较正常中幼红细胞细致,有颗粒感,副染色质明显,呈略粗的网状,可见多核。胞质丰富,呈多色性或淡灰色,呈典型的"核幼质老"(图 7-5)。

　　4. 晚巨幼红细胞(orthochromatic megaloblast)　　胞体直径 10~18μm,胞体大,胞核较小,常偏位,可见多核、核碎裂现象,染色质仍保留网状结构痕迹。胞质丰富,因含丰富的血红蛋白,呈红色或灰红色(图 7-6)。

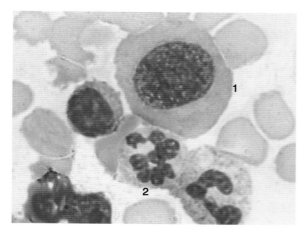

图 7-5　中巨幼红细胞
1. 中巨幼红细胞;2. 分叶过多的中性分叶核粒细胞。

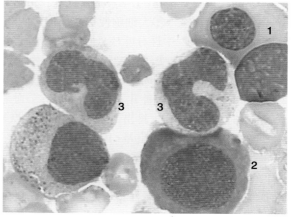

图 7-6　晚巨幼红细胞、早巨幼红细胞、中性巨杆状核粒细胞
1. 晚巨幼红细胞;2. 早巨幼红细胞;3. 中性巨杆状核粒细胞。

（三）细胞化学染色

1. 过碘酸-希夫反应　原、幼红细胞多数呈阴性,偶见弱阳性。

2. 骨髓铁染色　细胞外铁与细胞内铁均增高。

（四）维生素 B_{12} 检查

1. 血清维生素 B_{12} 测定（放射免疫法）　小于 75pmo/L（<100ng/L）为缺乏。

2. 甲基丙二酸测定　血清和尿中甲基丙二酸含量升高,反映患者维生素 B_{12} 缺乏。

3. 维生素 B_{12} 吸收试验　常用来检测因维生素 B_{12} 吸收不良引起的维生素 B_{12} 缺乏症,如内因子缺乏,加入内因子可使结果正常。

4. 诊断性治疗试验　巨幼细胞性贫血对治疗药物的反应很敏感,在补充维生素 B_{12} 或/和叶酸48h 左右网织红细胞开始增加,于 5~10 天达高峰。诊断性治疗试验简便易行,准确性较高,对于不典型的巨幼细胞性贫血患者或不具备骨髓穿刺条件的患者以及不具备测定叶酸和维生素 B_{12} 的机构,可采用诊断性治疗。给小剂量叶酸或维生素 B_{12} 7~10 天,若 4~6 天后网织红细胞上升,精神、食欲好转,应考虑相应物质缺乏。

（五）叶酸检验

1. 叶酸测定　一般认为,血清叶酸（放射免疫法）<6.91nmol/L（<3μg/L）,红细胞叶酸<227nmol/L（<100μg/L）,为叶酸缺乏。

2. 脱氧尿嘧啶核苷酸抑制试验　叶酸或/和维生素 B_{12} 缺乏时,脱氧尿嘧啶核苷利用障碍,而 ^3H 标记的胸腺嘧啶核苷掺入量增加。加入叶酸纠正者为叶酸缺乏,加入维生素 B_{12} 纠正者为维生素 B_{12} 缺乏。

3. 尿亚胺甲酰谷氨酸测定　叶酸缺乏时,亚氨甲酰谷氨酸产生增加,大量从尿中排出。

4. 血清高半胱氨酸测定　维生素 B_{12} 和叶酸缺乏时,血清高半胱氨酸水平均升高。

（六）其他检验

1. 血清胆红素测定　巨幼细胞性贫血无效造血伴溶血,血清间接胆红素轻度增高。

2. 胃液检查　恶性贫血患者胃液中游离的胃酸下降或消失,对组氨酸反应下降。

三、诊断与鉴别诊断

（一）诊断

巨幼细胞性贫血的诊断可依据血液的一般检查、骨髓常规检查、叶酸和维生素 B_{12} 测定等检验结果。血象、骨髓象检查对巨幼细胞性贫血的诊断有重大意义,大细胞性贫血伴有中性粒细胞核分叶过多可作为巨幼细胞性贫血的初筛检查。对已诊断为营养性巨幼细胞性贫血者,应明确病因,为临床对症治疗提供重要的依据。

巨幼细胞性贫血诊断标准:目前无全国性会议讨论的诊断标准,结合文献,总结如下:

文档:恶性贫血

1. 临床表现　包括：①一般贫血症状；②常伴消化道症状；③神经系统症状。

2. 实验室检查　①大细胞性贫血（MCV>100fl，红细胞呈大卵圆形），网织红细胞常减低；②白细胞和血小板可减少，中性分叶核分叶过多（5叶者常>5%或6叶者>1%）；③骨髓增生活跃或明显活跃，呈巨幼细胞性贫血改变（有典型巨幼红细胞生成，巨幼红细胞>10%，粒细胞系和巨核细胞系亦有巨幼变）；④血清叶酸<6.91nmol/L和红细胞叶酸<227nmol/L；⑤血清维生素B_{12}<75pmol/L和红细胞叶酸<227nmol/L；⑥血清维生素B_{12}<29.6pmol/L；⑦血清内因子阻断抗体阳性；⑧放射性维生素B_{12}吸收试验，24小时尿维生素B_{12}排出量<4%，加内因子恢复正常；用放射性核素双标记维生素B_{12}进行吸收试验，24小时维生素B_{12}排出量<10%。

具备上述1的①和③和2的①、③或②、④者，诊断为维生素B_{12}缺乏的巨幼细胞性贫血；具备上述1的①或②和2的①、③或②、④者，诊断为叶酸缺乏的巨幼细胞性贫血；具备上述1的①、②、③和2的①、③、⑥、⑦者，疑有恶性贫血，⑧为恶性贫血确诊试验。

（二）鉴别诊断

巨幼细胞性贫血需与下列疾病进行鉴别：

1. 全血细胞减少性疾病　全血细胞减少性疾病有多种，如再生障碍性贫血、脾功能亢进、急性白血病等，而部分巨幼细胞性贫血患者也可出现外周血三系细胞减少，需与之进行区别。因上述疾病骨髓象或骨髓活检均具有各自明显的特征，有助于与巨幼细胞性贫血的鉴别。

2. 纯红白血病　骨髓中红细胞系极度增生，幼红细胞80%以上，并有明显的病态造血，呈类巨幼样变等。细胞化学染色过碘酸-希夫反应，幼红细胞呈阳性或强阳性，而巨幼细胞性贫血幼红细胞呈阴性。利用叶酸和维生素B_{12}治疗时，纯红白血病患者治疗无效，而巨幼细胞性贫血患者治疗效果极佳。

3. 骨髓增生异常综合征　该病部分患者幼红细胞显著增生，伴有明显的病态造血（如类巨幼样变），粒细胞系和巨核细胞也有病态造血。骨髓铁染色异常（环形铁粒幼红细胞常>15%），过碘酸-希夫反应幼红细胞呈阳性。另外，根据染色体检查及骨髓活检也可以鉴别诊断。

叶酸与维生素B_{12}缺乏的巨幼细胞性贫血的鉴别见表7-2。

表7-2　叶酸与维生素B_{12}缺乏的巨幼细胞性贫血的鉴别

病史体征	叶酸缺乏	维生素B_{12}缺乏
缺乏原因	摄入不足，需要增加补充不足	胃肠道疾病、内因子抗体
神经系统症状及体征	少见，多为末梢神经炎	多见，为脊髓后侧束联合病变
血清叶酸	下降	正常或升高
红细胞叶酸	下降	下降
血清维生素B_{12}	正常	下降
血清甲基丙二酸	无	升高
维生素B_{12}吸收试验	正常	下降

本章小结

　　巨幼细胞性贫血是临床上最常见的贫血之一，它是由于叶酸或/和维生素B_{12}缺乏或者某些药物影响核苷酸代谢，导致细胞核脱氧核糖核酸代谢障碍，引起的大细胞不均一性贫血。其主要的临床表现为贫血，常伴有胃肠道症状，通过血象、骨髓象检查可作出初步诊断。血涂片可见红细胞大小不等、中心淡染区消失，分叶过多的中性粒细胞及巨杆状核粒细胞。骨髓象常显示三系细胞巨幼变，细胞核的形态和"核幼质老"改变是识别幼稚红细胞巨幼样变的两大特点。粒细胞系略增生，形态也发生巨幼变，尤其以中性巨晚幼粒细胞和中性巨杆状核粒细胞多见。骨髓细胞形态学变化对巨幼细胞性贫血形态学的诊断有很大作用，尤其发现粒细胞系巨幼变、核分叶过多及核右移对疾病的早期诊断和疑难病例的鉴别诊断更有价值。同时叶酸、维生素B_{12}测定结果下降，可明确诊断。维生素B_{12}缺乏者用叶酸治疗可增加造血细胞对维生素B_{12}的利用，会加重其神经系统症状，所以一般不用叶酸治疗恶性贫血。

病例分析

　　患者,男性,58 岁,面色苍白,气短、腹泻、肚痛 3 个月到医院就诊。患者胃溃疡多年且经常饮食不规律。查体:贫血貌,皮肤黏膜无出血与黄染,浅表淋巴结无肿大,舌面光滑呈牛肉样舌。实验室检查:RBC　1.9×10^{12}/L;Hb　71g/L;Ret　1.5%;MCV　106fl,MCH　37pg,MCHC　349g/L;RDW 19.5%;WBC　4.1×10^9/L,N 61%,L 31%,M 3%,E 5%;PLT 167×10^9/L。

　　1. 根据以上内容,该患者可能患哪种疾病? 诊断依据是什么?

　　2. 如果需要进一步明确诊断,建议做哪种检查项目?

　　3. 本病需要与哪些疾病相鉴别?

病例讨论分析

（秦为娜）

扫一扫,测一测

思考题

　　1. 巨幼细胞性贫血的实验室初步诊断依据有哪些?

　　2. 引起维生素 B$_{12}$ 和叶酸缺乏的原因有哪些?

　　3. 维生素 B$_{12}$ 缺乏可以引起哪些疾病?

第八章　造血功能障碍性贫血的相关检验

08章PPT

学习目标

1. 掌握：再生障碍性贫血的实验室检查和鉴别诊断。
2. 熟悉：再生障碍性贫血的分类和发病机制。
3. 了解：纯红细胞再生障碍性贫血的分类及实验室检查。
4. 具有分辨良好骨髓片和血片并进行染色的能力。
5. 能正确分析再生障碍性贫血骨髓象和血象，能正确发出骨髓报告。

　　造血功能障碍性贫血是多种原因引起的造血干（祖）细胞增殖、分化障碍或/和造血微环境发生异常或破坏，导致外周血中一系、两系或全血细胞减少，以贫血为主要表现的一组造血功能障碍性疾病。主要包括各种类型的再生障碍性贫血、纯红细胞再生障碍性贫血和再生障碍危象。

第一节　再生障碍性贫血

一、概述

　　再生障碍性贫血（aplastic anemia，AA）简称再障，是由于各种原因所致造血干细胞异常或/和造血微环境被破坏，使骨髓造血功能衰竭，引起外周血全血细胞减少的一组疾病。其特征是骨髓中造血红髓被脂肪组织替代，导致外周血全血细胞减少，出现进行性贫血、出血、反复发热和继发感染。

　　再障一般分为先天性和获得性两大类，前者罕见，后者多见。先天性再生障碍性贫血又称为范科尼贫血（Fanconi anemia，FA）为一种进行性骨髓造血功能衰竭并伴有多种先天畸形为特征的异质性常染色体隐性遗传性疾病，好发于儿童，随年龄增长逐渐出现发育停滞。通常所说的再障是指由于各种原因所致的获得性再障，其中约50%～70%获得性再障患者无明确病因，称为原发性再障。有明确病因的称为继发性再障。

　　继发性再障的病因主要有以下几种。①化学因素：包括药物和化学物质，药物（如氯霉素、吲哚美辛及治疗肿瘤的细胞毒药物等）是引起再障最常见的病因，化学物质中苯及其衍生物与再障关系密切，其毒性损害是累积性的。另外，某些杀虫剂和有机磷农药也可引发再障。②生物因素：再障的发生可能与多种病毒感染有关，如肝炎病毒、EB病毒、巨细胞病毒、微小病毒等。③物理因素：骨髓是对电离辐射最敏感的组织之一，如X线、放射性核素等均可导致DNA的损伤，引起再障。④内分泌因素：脑垂体功能减退症、妊娠并发再障（欧美多见）。

　　再障的发病呈明显的异质性，往往是多种因素作用的结果。目前公认的发病机制（"种子""土壤""虫子"学说）如下。①造血干细胞（"种子"学说）缺陷：包括造血干细胞质和量的异常，利用体外

笔记

细胞培养技术发现再障患者造血干/祖细胞的数量减少,骨髓细胞增殖、分化障碍,对造血因子反应能力差,总体集落形成能力降低。再障患者骨髓移植成功后,能很快恢复正常造血功能。②造血微环境("土壤"学说)缺陷:某些致病因素累及造血微环境中的基质细胞,使多种细胞因子的分泌发生紊乱,从而影响造血干/祖细胞的增殖分化。③免疫机制("虫子"学说)异常:多数学者认为,再障的主要发病机制是免疫异常,其可累及造血干/祖细胞和造血微环境。临床研究表明,部分患者骨髓衰竭的发生与其细胞免疫和体液免疫调节异常有关,T淋巴细胞及其分泌的某些造血负调控因子(γ-干扰素、肿瘤坏死因子、IL-2等增多)可导致造血干细胞/祖细胞增殖和分化损伤,这类患者使用免疫抑制剂治疗常有效。④遗传因素:部分患者对某些致病因素诱发的特异性免疫反应异常,易感性增强及"脆弱",使骨髓造血功能异常具有遗传倾向。

国内根据其病程及临床表现,将再障分为急性再障和慢性再障两类,国外将再障分为重型(Ⅰ型、Ⅱ型)和轻型,结合国内外分型将再障分为急性再障(重型Ⅰ型)和慢性再障。急性再障临床表现起病急,进展迅速,病程短;以感染和出血为最常见的早期临床表现,出血部位广泛,常有内脏出血;感染严重者可发生败血症,是造成死亡的主要原因;贫血随病情发展呈进行性加重。慢性再障临床表现起病缓慢,病程进展慢且平稳,病程较长;以贫血为首发和主要表现,出血和感染较轻,又称轻型再障。如若慢性再障病情恶化,临床表现、血象和骨髓象与急性再障相同,则称为重型再障Ⅱ型。

二、实验室检查

(一)血象

以全血细胞减少,网织红细胞绝对值降低为特征。在疾病早期可表现为一系或二系下降,MCV、MCH、MCHC、RDW多正常。各类白细胞都减少,其中以中性粒细胞减少尤为明显,而淋巴细胞比例相对增加(图8-1)。血小板不仅数量减少,而且体积小、颗粒少。急性再障时,网织红细胞<1%,绝对值<15×10^9/L,中性粒细胞绝对值常<0.5×10^9/L,血小板<20×10^9/L。慢性再障,血红蛋白下降速度较慢,网织红细胞、中性粒细胞和血小板均降低,但较急性再障降低幅度小。

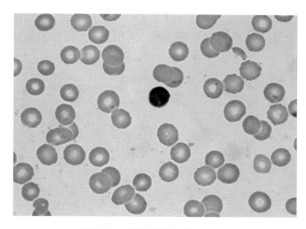

图8-1　再生障碍性贫血血象

(二)骨髓象

多部位骨髓穿刺结果均显示三系增生减低或极度减低,有核细胞明显减少。骨髓涂片可见脂肪滴明显增多,在急性再障中较为常见。造血细胞(粒细胞系、红细胞系、巨核细胞系)明显减少,尤其是巨核细胞减少甚至缺如,粒细胞系以中性晚幼粒细胞、杆状核粒细胞和分叶核粒细胞为主,红细胞系以晚幼红细胞为主。无明显的病态造血,各种血细胞形态多正常,粒细胞明显减少者有时可见毒性改变。非造血细胞(如网状细胞、淋巴细胞、浆细胞、肥大细胞等)比例增高,大于50%,淋巴细胞比例可高达80%。如有骨髓小粒,镜检为空网状结构或为一团纵横交错的纤维网,其中造血细胞极少,大多为非造血细胞(图8-2)。因慢性再障骨髓中仍残存散在的增生灶,故不同穿刺部位骨髓象表现也不一致,但巨核细胞均减少。

(三)骨髓活检

骨髓有核细胞增生减低,脂肪细胞明显增多,造血组织明显减少,造血组织与脂肪组织容积比下降(<0.34)。造血细胞减少,尤其巨核细胞减少,但可偶见红细胞造血岛。淋巴细胞、浆细胞等非造血细胞比例增加,并可见间质水肿、出血,甚至液性脂肪坏死。骨髓活检对再障的诊断具有重要价值,尤其对骨髓增生活跃、取材不佳、不典型再障的诊断更有价值。

(四)其他检验

中性粒细胞碱性磷酸酶活性和积分增高;骨髓铁染色可见细胞内铁和外铁均增加,血清转铁蛋白

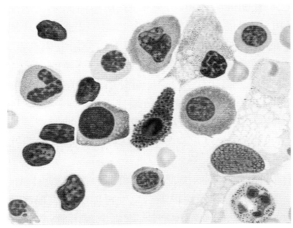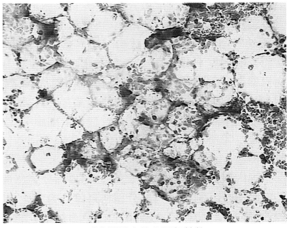

再障骨髓象非造血细胞增多　　　　　　　　　　　再障骨髓小粒空网架结构

图 8-2　再生障碍性贫血骨髓象

饱和度增高,血清总铁结合力降低;免疫功能检查(如负相造血调控因子 γ-干扰素、肿瘤坏死因子、IL-2)也有异常;体外造血祖细胞培养可见细胞集落明显减少或缺如;骨髓核素扫描可判断整体造血功能,这些检查均有助于了解患者的发病机制和选择治疗方案。

三、诊断与鉴别诊断

(一)诊断

国内再障的诊断标准如下:

1. 血象　全血细胞减少,网织红细胞绝对值减少,淋巴细胞比例相对增加。

2. 骨髓象

(1) 骨髓穿刺:多部位(不同平面)骨髓增生减低或重度减低,骨髓小粒空虚,非造血细胞(淋巴细胞、浆细胞、肥大细胞、网状细胞等)比例增高,巨核细胞明显减少或缺如;红细胞系、粒细胞系细胞均明显减少。

(2) 骨髓活检:全切片增生减低,造血组织减少,脂肪组织或/和非造血细胞增多,网硬蛋白不增加,无异常细胞。

(3) 除外先天性和其他获得性、继发性骨髓衰竭症,如阵发性睡眠性血红蛋白尿症、骨髓增生异常综合征、自身抗体介导的全血细胞减少、急性造血功能停滞、骨髓纤维化、急性白血病、恶性淋巴瘤等。

除此之外,无肝、脾、淋巴结肿大,一般抗贫血药物治疗无效。

根据上述标准诊断为再障后,再根据临床表现、血象、骨髓象综合分析,进一步分为急性再障和慢性再障(表 8-1)。

表 8-1　获得性再生障碍性贫血的分型

	急 性 再 障	慢 性 再 障
临床表现	发病急,贫血呈进行性加重,伴有严重感染、内脏出血多见	发病慢,贫血、感染、出血相对较轻
血象	除血红蛋白下降较快外,必须具备下列 3 项中的 2 项:①网织红细胞<1%,绝对值<$15×10^9$/L;②中性粒细胞的绝对值<0.5×10^9/L;③血小板<20×10^9/L	血红蛋白下降速度较慢,全血细胞低于正常,但达不到急性型程度
骨髓象	①多部位增生减低,三系造血细胞明显减少,非造血细胞相对增多。②骨髓小粒中非造血细胞相对增多	①增生减低或活跃,但至少有 1 个部位增生减低,如增生活跃,则淋巴细胞相对增多,巨核细胞明显减少;②骨髓小粒中非造血细胞相对增多

再障的诊断并不难,典型者可通过血象(包括网织红细胞计数)和骨髓象检查即可诊断。不典型者可借助于观察病态造血、骨髓活检、造血祖细胞培养、溶血试验,染色体、癌基因、骨髓核素扫描等检查。

（二）鉴别诊断

1. 阵发性睡眠性血红蛋白尿症(PNH)　该病不发作型与再障鉴别较困难,但前者出血、感染少见。实验室检查指标也有所不同:PNH 酸溶血试验阳性;蔗糖溶血试验阳性;CD55 和 CD59 阳性率低于 5%;中性粒细胞碱性磷酸酶积分正常或减低;网织红细胞绝对值常大于正常,骨髓中红细胞系增生明显;细胞内、外铁均减少。其中 CD55、CD59 检测可用于确诊 PNH。此病与再障关系密切,可相互转化。

2. 骨髓增生异常综合征　再障与骨髓增生异常综合征中的难治性贫血鉴别比较困难,但后者血象中可见幼红细胞,骨髓增生活跃,以粒、红、巨核三系病态造血为特征,中性粒细胞碱性磷酸酶积分减低,骨髓活检可见造血前体细胞异常定位。

3. 骨髓纤维化　其外周血也有三系细胞减少,但脾明显肿大,外周血中出现幼红、幼粒细胞,且可见较多泪滴形红细胞,骨髓多次穿刺呈干抽,骨髓活检显示纤维细胞明显增生,此为与再障鉴别的要点。

4. 再生障碍危象　外周血三系细胞减少,骨髓象与急性再障相似,但前者常有病毒感染的证据或药物接触史,骨髓象中多表现为红细胞系增生减低,骨髓象中可见巨大的原始红细胞或偶见巨早幼粒细胞,此为主要鉴别点。本病一般发病较急,但病情具有自限性,在支持治疗下 1~6 周可完全恢复。

5. 其他疾病　急性白血病、骨髓转移癌、巨幼细胞性贫血、脾功能亢进等疾病都可有外周血的三系细胞减少,但患者体征中的脾大、淋巴结肿大、胸骨压痛,外周血有幼稚红细胞和幼稚白细胞,骨髓象特征都与再障明显不同。

文档:再障危象

第二节　纯红细胞再生障碍性贫血

一、概述

纯红细胞再生障碍性贫血(pure red cell aplasia,PRCA)是以骨髓单纯红细胞系统造血衰竭为特征的一组异质性综合征。红细胞和网织红细胞显著减少、白细胞和血小板正常是本病的主要特征。按病因学分为先天性和获得性,其病因及分类见表 8-2。本病贫血呈逐渐发展的缓慢过程,有贫血的一般症状和体征,多无出血、无发热、无肝和脾大。获得性者有原发病的症状。

表 8-2　纯红细胞再生障碍性贫血的病因分类

先天性		Diamond-Blackfan 贫血
获得性	原发性	自身免疫性或原因不明特发性
	继发性	胸腺瘤和其他肿瘤:淋巴组织恶性病、实体瘤的副肿瘤综合征等
		免疫异常的结缔组织疾病:SLE、类风湿关节炎、多发性内分泌腺功能不全等
		感染:微小病毒 B19、EB 病毒、肝炎病毒、成人 T 细胞白血病病毒等
		药物:苯妥英钠、硫唑嘌呤、氯霉素、普鲁卡因、异烟肼等

二、实验室检查

（一）血象

红细胞数量、血红蛋白浓度和血细胞比容均减低,MCV、MCH、MCHC 均正常,为正细胞正色素性贫血,网织红细胞显著减少(<0.1%)或缺如。白细胞和血小板正常,极个别患者白细胞和血小板轻度减少。红细胞、白细胞和血小板形态基本正常(图 8-3)。

（二）骨髓象

骨髓增生多活跃,粒红比明显升高,红细胞系各阶段均明显减少,幼红细胞少于 5%。粒细胞及巨核细胞系各阶段细胞均正常。三系细胞形态均正常,无病态造血,无髓外造血(图 8-4)。

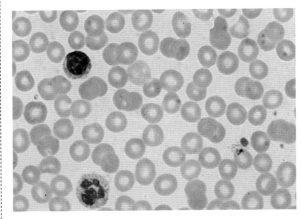

图 8-3　纯红细胞再生障碍性贫血血象

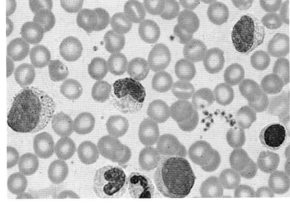

图 8-4　纯红细胞再生障碍性贫血骨髓象

（三）其他检验

骨髓祖细胞培养 BFU-E 及 CFU-E 明显减少；血清总铁结合力和铁蛋白增加；血清中可有多种抗体，如抗红细胞抗体、抗 EPO 抗体；Ham 试验和 Coombs 试验阴性，尿 Rous 试验阴性（反复输血者可阳性）。

三、诊断与鉴别诊断

纯红细胞再生障碍性贫血的诊断主要依据血象和骨髓象特征及临床表现。临床表现有一般贫血的症状，无出血、无发热及无肝脾大。实验室检查，骨髓和外周血中单纯红细胞系减少，HCT 减少，MCV、MCH、MCHC 均正常，网织红细胞显著减少，骨髓中幼红细胞比例少于 5%。粒细胞和巨核细胞数量、形态基本正常；无病态造血和髓外造血。有关溶血性贫血的实验室检查均为阴性。根据上述标准，本病较易诊断，但确诊后应进行分型，须积极寻找原发病原因，以确定是否为继发性。注意发病年龄及有无先天畸形等，以考虑是否为先天性因素所致。本病尤应注意与骨髓增生异常综合征（MDS）鉴别，个别 MDS 以纯红再障形式出现，但 MDS 有病态造血，此为主要鉴别点。

本章小结

再障是一种由多种病因所致的骨髓造血功能衰竭症，以骨髓造血细胞增生受抑制及外周血三系细胞减少为特征。由于外周血红细胞、白细胞和血小板减少，所以导致其临床表现为贫血、感染、出血，但无肝、脾、淋巴结肿大。根据其病程及临床表现分为急性再障和慢性再障两类，两者在临床症状、血象、骨髓象等方面有一定的区别。再障血象表现为全血细胞减少，网织红细胞绝对值降低；白细胞减少，以中性粒细胞减少尤为明显，淋巴细胞相对增加；血小板减少，同时颗粒也减少。典型的再障骨髓象呈三系减低或极度减低，尤其巨核细胞显著减少（<3 个/片）或缺如，更有价值；造血细胞减少，非造血细胞增多，涂片时可见到油滴，无明显的病态造血。骨髓小粒，镜检为空网状结构或为一团纵横交错的纤维网，其中造血细胞极少，大多为非造血细胞。典型急性再障通过血象（包括网织红细胞计数）、骨髓象检查即可诊断；对于不典型者，可进一步作骨髓活检和造血祖细胞培养等。慢性再障需要注意的是，其骨髓内可能仍存在增生灶，需要多部位穿刺。

再障需要与骨髓增生异常综合征、阵发性睡眠性血红蛋白尿症等疾病加以鉴别，其中骨髓增生异常综合征细胞病态造血明显，阵发性睡眠性血红蛋白尿症血细胞表面 CD55 和 CD59 阳性率低于 5%。

纯红细胞再生障碍性贫血主要是骨髓红细胞系的增生受抑制，而其他系基本正常，偶见粒细胞和巨核细胞减少，细胞形态大致正常。实验室检查主要是红细胞数量减少，血红蛋白量减少，骨髓中红细胞系增生减低，可见抗红细胞抗体阳性及抗 EPO 抗体阳性。铁利用减少，故出现血清铁、血清总铁结合力和铁蛋白增加，红细胞内游离原卟啉增加。

病例分析

　　患者,男性,42 岁,油漆工,半个月前因出现头晕、乏力、心悸气短、四肢皮肤散在出血点等。查体:浅表淋巴结无肿大,肝、脾未触及。实验室检查:RBC 2.5×10^{12}/L,Hb 72g/L,Ret 0.2%,MCV 85fl,MCH 29pg,MCHC 331g/L,RDW 12.4%,WBC 3.3×10^9/L,N 44%,L 48%,M 5%,E 3%,PLT 50×10^9/L。

　　1. 根据以上内容,该患者可能患有哪种疾病? 诊断依据是什么?

　　2. 如果需要进一步诊断,建议做哪种检查项目?

　　3. 本病需要与哪些疾病相鉴别?

病例讨论分析

（秦为娜）

扫一扫,测一测

思考题

　　1. 哪些依据可以帮助临床医生诊断再生障碍性贫血?

　　2. 结合本章内容,我们在日常生活中应该尽量避免接触哪些物质以预防再生障碍性贫血的发生?

　　3. 试述巨幼细胞性贫血与再生障碍性贫血的主要鉴别点。

第九章

溶血性贫血的相关检验

 学习目标

1. 掌握:溶血性贫血常用的诊断方法、过筛试验及实验室检查。
2. 熟悉:溶血性贫血的类型、发病机制、血象与骨髓象特征。
3. 了解:溶血性贫血临床表现。
4. 具有正确采集和处理血液检验标本的能力,具有血浆游离血红蛋白、红细胞渗透脆性试验、高铁血红蛋白还原试验、变性珠蛋白小体生成试验、Hb 电泳等项目的检测能力。
5. 能正确选择溶血性贫血的实验室检验项目,并能根据检验结果判断溶血性贫血的严重程度、类型和病因。

第一节　概　　述

溶血性贫血(hemolytic anemia,HA)是指由于红细胞自身缺陷或外在因素使红细胞寿命缩短、破坏加速、超过骨髓造血的代偿能力所致的一类贫血。HA 患者多有贫血和溶血性黄疸的临床表现,是以红细胞破坏增加和红细胞生成活跃并存的一组疾病。骨髓代偿时生成的红细胞数量可为正常的 6~8 倍,当红细胞平均寿命从正常的 120 天缩短到小于 20 天、超过骨髓代偿能力时,会发生溶血性贫血;未超过骨髓造血的代偿能力,不表现出贫血,称为代偿性溶血性疾病。一般 HA 诊断较容易,但查找病因相对较难。

一、溶血性贫血的分类

溶血性贫血有多种分类方法。按溶血发生的场所分为血管内和血管外溶血,前者是指红细胞主要在血液循环中破坏,血红蛋白直接释放至血浆中,后者是指红细胞主要在脾、肝的单核-巨噬细胞中破坏。按病因和发病机制分为先天性溶血性贫血和获得性溶血性贫血,先天性溶血性贫血多由红细胞内在缺陷引起(包括细胞膜缺陷、酶缺陷、血红蛋白合成异常),获得性溶血性贫血多由红细胞外在因素刺激所致(包括免疫、药物、生物、物理等因素),具体分类见表 9-1。

二、溶血性贫血的发病机制和临床表现

(一)溶血性贫血的发病机制

1. **血管外溶血**　由于红细胞的内在缺陷,红细胞在脾、肝或骨髓的单核-巨噬细胞破坏后,释放出 Hb,进一步分解成珠蛋白和亚铁血红素,后者在单核-巨噬细胞内微粒体的作用下分解为铁和胆绿素

 笔记

等。胆绿素在胆绿素还原酶的作用下转化为胆红素,在血浆中以胆红素-清蛋白复合物形式运至肝脏,与葡萄糖醛酸结合,形成直接胆红素,随胆汁排入肠道,分解为胆素原。胆素原一部分经肝肠循环吸收入血,从尿内排出,一部分直接随粪便排出体外(图9-1)。

表9-1　溶血性贫血的病因学分类

病　　因	主　要　疾　病	主要溶血部位
先天性溶血性贫血		
红细胞膜缺陷	遗传性球形红细胞增多症	血管外
	遗传性椭圆形红细胞增多症	血管外
	遗传性口形红细胞增多症	血管外
	棘细胞增多症	血管外
磷酸戊糖途径和谷胱	葡萄糖-6-磷酸脱氢酶缺陷症	血管外
甘肽代谢酶类缺乏	谷氨酰半胱氢酸合成酶缺陷症	血管外
红细胞酵解酶类缺乏	丙酮酸激酶缺陷症	血管外
	葡萄糖磷酸异构酶缺陷症	血管外
血红蛋白病	珠蛋白生成障碍性贫血	血管外
	镰状细胞贫血	血管外
	不稳定血红蛋白病	血管外
获得性溶血性贫血		
免疫因素	自身免疫性溶血性贫血	血管外/内
	冷凝集素综合征	血管外
	阵发性冷性血红蛋白尿症	血管内
	药物诱发的免疫性溶血性贫血	血管外/内
	新生儿同种免疫性溶血性贫血	血管外
	溶血性输血反应	血管外/内
红细胞膜缺陷	阵发性睡眠性血红蛋白尿症	血管内
物理损伤	微血管病性溶血性贫血	血管内
	心源性溶血性贫血	血管内
	行军性血红蛋白尿症	血管内
化学因素	砷化物、硝基苯、苯肼、蛇毒等中毒	血管内/外
感染因素	溶血性链球菌、疟原虫、产气荚膜杆菌等感染	血管内
其他	脾功能亢进	血管外

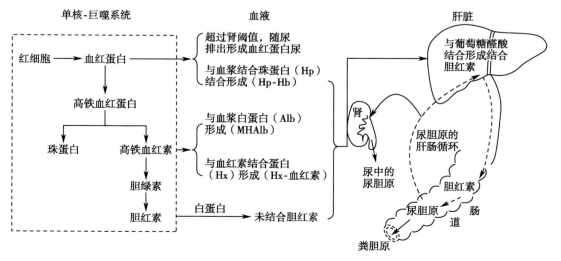

图9-1　溶血时血红蛋白代谢示意图

血管外溶血的部位和程度决定于抗体的种类和有无补体存在。骨髓巨噬细胞清除有内在异常的红细胞,导致无效红细胞生成,如珠蛋白合成障碍性贫血和巨幼细胞贫血。先天性红细胞膜、血红蛋白和细胞酶缺陷等伴发的溶血性贫血都有一定程度的无效红细胞生成。

2. 血管内溶血 血管内溶血时,Hb 直接释放入血液中,与血浆结合珠蛋白(haptoglobin,Hp)结合,形成 Hp-Hb 复合物。该复合物分子较大,不易透过肾小球滤过膜,被肝细胞摄取并清除,最后形成胆红素,进行胆红素代谢。Hp 是肝脏合成的一种 α_2-糖蛋白,占血浆总蛋白的 1%,严重溶血时 Hp 显著降低或消失。肝病时因合成下降可引起 Hp 降低,但感染或恶性肿瘤时 Hp 增高,故 Hp 正常或增高不能排除溶血。

当血浆 Hp 全部与 Hb 结合后,未结合的 Hb 因分子较小,随尿排出体外,形成血红蛋白尿。另外,尿中 Hb 被肾小管上皮细胞吸收后分解的铁以铁蛋白及含铁血黄素(hemosiderin)的形式贮积于肾小管上皮细胞内,随上皮细胞脱落,由尿排出,形成含铁血黄素尿。含铁血黄素尿常见于慢性血管内溶血,如阵发性睡眠性血红蛋白尿症及机械性溶血性贫血。

血液中剩余游离的 Hb 可转变为高铁血红蛋白(methemoglobin,MHb),后者再分解为高铁血红素和珠蛋白,高铁血红素与血浆白蛋白或血红素结合蛋白(hemopexin,Hx)结合,形成高铁血红素白蛋白(methemalbumin,MHAlb)或 Hx-血红素,然后被肝细胞摄取并进行胆红素代谢。高铁血红素白蛋白复合物形成迟,转换分解速度慢,它的出现表示血管内有严重溶血存在。Hx 是肝脏合成的一种 β_1-球蛋白,大量溶血时其浓度降低。

(二)溶血性贫血的临床表现

溶血性贫血的临床特征常与溶血的急缓程度有关,虽然病因不同而有所差异,但也有其共性。

1. 急性溶血 多为血管内溶血,常突然起病。由于大量血红蛋白释放入血,引起机体全身性反应和多脏器的损伤,患者常表现为血红蛋白尿、寒战、高热、呕吐、头痛、腰背酸痛、气促、烦躁、黄疸等,严重者可出现休克、急性肾衰竭、心功能不全等。

2. 慢性溶血 多为血管外溶血,起病缓慢,症状较轻。因红细胞在单核-巨噬细胞系统持续破坏,患者通常表现为贫血、黄疸、脾大三大特征,部分患者可并发胆石症及下肢皮肤溃疡。在慢性溶血过程中,可因感染、药物等因素而诱发溶血加重,甚至表现为急性溶血的发作,称为溶血危象;也可表现为一过性造血功能衰竭,骨髓增生低下,全血细胞减少,称为再障危象。

三、溶血性贫血血象与骨髓象特征

(一)血象

红细胞和血红蛋白多呈平行性下降,MCV、RDW 可增高;网织红细胞明显升高,常>5%,严重者可高达 70%。成熟红细胞大小不均,易见大红细胞,并可见嗜碱性点彩红细胞、Howell-Jolly 小体、Cabot 环及幼稚红细胞。某些类型的溶血性贫血可见红细胞特异性形态改变,如球形红细胞、椭圆形红细胞、靶形红细胞、镰形红细胞等。白细胞数量常增高,可见核左移现象。血小板数量可反应性增高。

(二)骨髓象

骨髓有核细胞增生明显活跃,粒红比例下降或倒置,红系增生显著,幼红细胞比例常>40%,原始红细胞及早幼红细胞增多,但以中、晚幼红细胞增多为主,少数幼红细胞可出现双核、母子核、哑铃状核、花瓣核等不规则改变。粒细胞系比例相对减低,但各阶段比例和形态大致正常。巨核细胞数量正常或增多,形态和功能基本正常。慢性溶血性贫血发生再障危象时,骨髓造血功能低下,幼红细胞显著减少,并出现巨大原始细胞(图 9-2)。

四、溶血性贫血的诊断

溶血性贫血的诊断一般依据患者病史、临床表现及实验室检查确定溶血存在及溶血部位。但要确定病因相对较难,目前已将生物化学、免疫学、分子生物学、遗传工程学等检测手段用于查找溶血性贫血病因。

(一)确定溶血存在

溶血的存在以红细胞寿命缩短、破坏增加与骨髓红细胞代偿性增生为特征。因而从红细胞寿命

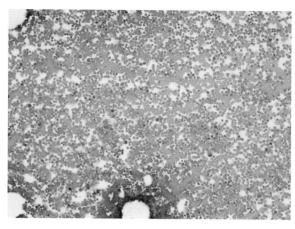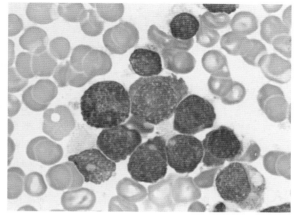

图 9-2 溶血性贫血骨髓象

左:溶血性贫血骨髓增生明显活跃(×10);右:溶血性贫血以红系增生为主(×100)。

测定、红细胞破坏增多、红细胞增生活跃等方面查找证据。

1. **红细胞寿命监测** 通常用^{51}Cr 标记患者的红细胞,注入体内,逐日观察红细胞的放射性消失率,记录成活曲线,计算出红细胞寿命。也可利用放射性核素参与红细胞生成,测定放射性在红细胞中消失时间,判断红细胞的寿命。

2. **红细胞破坏过多** 血管内溶血后,血浆游离 Hb 增加,血清 Hp 下降,间接胆红素增加,尿胆原阳性,尿含铁血黄素试验阳性,血清乳酸脱氢酶活性增加等。

3. **骨髓红细胞系统代偿性增生** 网织红细胞明显增多(初诊时常>5%),骨髓红系增生明显活跃,粒红比例降低或倒置。

（二）确定溶血部位

血管内溶血常为急性,突然起病,多为获得性溶血性贫血;血管外溶血多为慢性,症状较轻,常伴脾大。据临床特征和实验室检查分析可对其鉴别(表 9-2)。

表 9-2 血管内溶血和血管外溶血的鉴别

特 征	血管内溶血	血管外溶血
病因	获得性多见	遗传性多见
红细胞主要破坏场所	血管内	单核-吞噬细胞系统
病程	多为急性	常为慢性,急性加重
贫血、黄疸	常见	常见
肝、脾大	少见	常见
红细胞形态	正常或轻微异常	明显异常
红细胞脆性改变	变化小	多有改变
血浆游离血红蛋白	增加	正常或轻度增高
高铁血红素白蛋白	增加	正常
血红蛋白尿	常见	无或轻度
尿含铁血黄素	慢性可见	一般阴性
骨髓再障危象	少见	急性溶血加重时可见
血清乳酸脱氢酶	增高	轻度增高

（三）确定溶血原因

依据病史,结合临床表现和体征,正确选择筛选试验和确诊试验,对不同类型溶血性贫血进行确诊(表 9-3)。但有少数病例的病因和发病机制仍不明确,有待进一步研究。

表 9-3　不同类型溶血性贫血试验选择

溶血部位	疑及的溶血性贫血疾病名称	筛选/排除试验	确诊试验
血管外	遗传性球形红细胞增多症	红细胞形态检查 渗透脆性试验	高渗冷溶血试验 膜蛋白电泳分析
	遗传性椭圆形红细胞增多症	红细胞形态检查、渗透脆性试验 酸化甘油溶血试验	膜蛋白电泳分析 膜脂质分析
	遗传性口形红细胞增多症	红细胞形态检查、自身溶血试验 红细胞腺苷三磷酸活性 Coombs 试验	膜蛋白基因分析 家系调查
	先天性非球形红细胞性溶血性 贫血(G-6-PD-CNSHA)	高铁血红蛋白还原试验 G-6-PD 荧光斑点试验 硝基四氮唑蓝试验 Heinz 小体生成试验	红细胞 G-6-PD 活性 基因分析
	丙酮酸激酶缺陷症	红细胞形态检查 PK 荧光斑点试验	PK 活性定量测定
	嘧啶-5'-核苷酶缺乏症	红细胞形态检查、Ret 嘧啶核苷酸比率	中间代谢产物、嘧啶-5'-核苷 酶活性测定
	珠蛋白生成障碍性贫血、血红蛋 白病	红细胞形态检查 红细胞包涵体试验 异丙醇沉淀试验 热变性试验 Heinz 小体生成试验	血红蛋白电泳 红细胞镰变试验 珠蛋白肽链分析 基因分析 吸收光谱测定
	温抗体型自身免疫性溶血性贫血 冷凝集素综合征	红细胞形态检查 红细胞形态检查 Coombs 试验	Coombs 试验 冷凝集素试验
	药物致免疫性溶血性贫血(半抗 原型、自身免疫型)	红细胞形态检查 Coombs 试验	加药后 IAGT
	新生儿同种免疫性溶血症	红细胞形态检查、Ret、胆红素代 谢检查、血型鉴定	Coombs 试验、孕妇产前免疫 性抗体检查
	迟发性溶血性输血反应	红细胞形态检查、Ret 进一步的血型鉴定	Coombs 试验 聚凝胺试验
血管内	阵发性睡眠性血红蛋白尿症	蔗糖溶血试验 尿含铁血黄素试验 尿隐血试验	CD55、CD59 测定 Ham 试验 补体敏感性试验
	蚕豆病	高铁血红蛋白还原试验 G-6-PD 荧光斑点试验 硝基四氮唑蓝试验 Heinz 小体生成试验	红细胞 G-6-PD 活性 基因分析
	阵发性冷性血红蛋白尿症	Rous 试验 Coombs 试验	冷热溶血试验
	药物致免疫性溶血性贫血(奎尼 丁型)	Coombs 试验	IAGT 及加药后的 IAGT
	急发性溶血性输血反应	Coombs 试验	血型鉴定及不同方法的交叉 配血试验
	微血管病性溶血性贫血	红细胞形态检查、Ret、血小板计 数、血浆游离血红蛋白测定等	止血与血栓相关检查及其他 有关检查

先天性溶血性贫血表现膜结构异常、酶异常和 Hb 异常,可通过红细胞渗透脆性试验过筛(图 9-3)。

(1) 红细胞渗透脆性增高,提示红细胞膜异常,观察红细胞的形态学变化。

(2) 红细胞渗透脆性正常,提示红细胞酶异常,测定红细胞酶类的活性。

(3) 红细胞渗透脆性降低,提示血红蛋白异常,血红蛋白电泳测定。

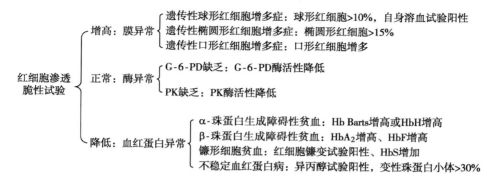

图 9-3　先天性溶血性贫血的过筛试验

五、溶血性贫血过筛试验

由于溶血性贫血的红细胞寿命缩短和破坏增多,血浆游离血红蛋白、血清结合珠蛋白、尿含铁血黄素和高铁血红素蛋白等过筛试验可作为红细胞血管内破坏的证据,以鉴别溶血的部位。

(一) 血浆游离血红蛋白测定

【原理】　邻-甲联苯胺法:血红蛋白结构中的亚铁血红素有类似过氧化物酶的作用,催化过氧化氢释放新生态氧,使无色的邻-甲联苯胺氧化而呈蓝色,加酸后呈黄色,在波长为 435nm 处有最大吸收峰。根据显色深浅,可测定血浆游离血红蛋白含量。

【试剂】

1. 邻-甲联苯胺溶液　称取邻-甲联苯胺 0.2g,溶于 60ml 冰醋酸中,加蒸馏水至 100ml。

2. 1%过氧化氢溶液　临用时用 30%过氧化氢液稀释而成。

3. 10%醋酸溶液。

4. Hb 标准贮存液　将抗凝全血离心除去血浆,用生理盐水洗涤红细胞 3 次,加入比容红细胞等量体积的蒸馏水和半量体积的四氯化碳,猛烈振摇 5~6min 后高速离心,将上层 Hb 溶液分离出来,用 HiCN 方法测浓度,并用生理盐水调节浓度至 100g/L,于低温保存。临用时稀释成 100mg/L 标准应用液。

【操作】

1. 取 Hb 标准应用液 0.02ml 置于标准管内,受检血浆 0.02ml 置于测定管内,蒸馏水 0.02ml 置于空白管内。

2. 邻-甲联苯胺溶液及 1%过氧化氢溶液各 1.0ml,分别依次加入标准管、测定管及空白管内,充分混匀,放置 10min。

3. 上述 3 管内分别加入 10%醋酸溶液 10ml 混合,放置 10min。

4. 调节波长为 435nm 进行比色,以空白管调"0",读取各管吸光度。

【质量控制】　因血管内溶血起病急骤,发病 2h 后血浆中游离 Hb 含量可减半,所以本试验应于溶血后立即检测,且应注意采样及检测过程中不得发生溶血。

【参考区间】　<40mg/L。

【临床意义】　测定血浆游离 Hb 可判断红细胞的破坏程度。

1. 游离 Hb 明显增高　是判断血管内溶血的指征。蚕豆病、PNH、阵发性寒冷性血红蛋白尿、冷凝集素综合征、溶血性输血反应等明显增高;自身免疫性溶血性贫血、珠蛋白生成障碍性贫血可轻到中度增高。

2. 血管外溶血、红细胞膜缺陷不增高。

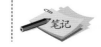

（二）血清结合珠蛋白测定

结合珠蛋白是由肝脏合成的一种 α_2-糖蛋白,具有结合游离 Hb 的能力,在 Hb 降解为胆红素的过程中发挥重要作用,同时结合珠蛋白本身也被分解。溶血性贫血时,结合珠蛋白因消耗而降低。

【原理】 醋酸纤维薄膜电泳法:于待测血清中加入一定量的 Hb 液,与 Hp 形成 Hp-Hb 复合物。电泳使 Hp-Hb 复合物与未结合的 Hb 分开,测定 Hp-Hb 复合物的量,可得血清 Hp 含量。

【参考区间】 0.5~1.5g Hb/L。

【临床意义】

1. 减低 见于各种溶血性贫血尤其是血管内溶血,血清 Hp 含量都明显减少甚至缺如。严重肝病、先天性无 Hp 血症、传染性单核细胞增多症等,Hp 均明显减低。

2. 增高 Hp 为急性时相反应蛋白,各种感染、恶性疾病、组织损伤和胆道堵塞等可增高。

（三）尿含铁血黄素试验

尿含铁血黄素试验(Rous test)见《临床基础检验》相关章节。

（四）血浆高铁血红素白蛋白测定

血管内溶血时,游离的 Hb 立即与 Hp 结合,形成 Hp-Hb 复合物,并迅速转移至肝脏清除。若产生过多的游离 Hb,超过了血浆 Hp 的结合能力,过多游离的 Hb 一部分将随尿排出,另一部分分解成珠蛋白和血红素,后者可进一步氧化成高铁血红素。

【原理】 血浆中的白蛋白和特异性血红素结合蛋白(hemopexin,Hx)均能结合血红素。但血红素与 Hx 的亲和力远高于与白蛋白的亲和力,当 Hp 和 Hx 耗尽后,高铁血红素与白蛋白结合,形成高铁血红素白蛋白,后者与硫化铵形成铵血色原,在波长为 558nm 处有最大吸收峰。

【参考区间】 正常人呈阴性

【临床意义】 只有在严重溶血时,Hp 与 Hx 均被耗尽后,高铁血红素方与白蛋白结合成高铁血红素白蛋白,故血清中出现高铁血红素白蛋白是溶血严重的指标。

第二节 免疫性溶血性贫血检验

一、概述

免疫性溶血性贫血(immune hemolytic anemia)是由于机体产生某种抗体,能与自身红细胞表面的抗原结合或激活补体,引起红细胞过早破坏而导致的一组获得性溶血性贫血。根据病因可分为自身免疫性(温抗体型和冷抗体型)、同种免疫性(血型不合输血和新生儿溶血症)和药物免疫性(自身抗体型、免疫复合物型和半抗原型)溶血性贫血。针对不同的免疫性溶血性贫血,实验室有不同的检验方法,常用的有抗人球蛋白试验、冷凝集素试验、冷热溶血试验等。

二、免疫性溶血性贫血检验方法

（一）抗人球蛋白试验（Coombs test）

自身免疫性溶血性贫血的抗体(IgG)是不完全抗体,可作为抗原,经免疫动物产生抗人球蛋白抗体(抗 IgG)。以此抗体检测红细胞表面和血清中有无不完全抗体(IgG)的试验称为抗人球蛋白试验。检测红细胞表面有无不完全抗体的试验为直接抗人球蛋白试验(DAGT),检测血清中有无不完全抗体的试验为间接抗人球蛋白试验(IAGT)(见图 9-4)。

【原理】

1. 直接抗人球蛋白试验 待测患者红细胞表面的 IgG 分子与抗人球蛋白试剂(抗 IgG 或/和抗 C3d)结合,凝集反应为阳性。如果红细胞表面不存在自身抗体,则凝集反应呈阴性。

2. 间接抗人球蛋白试验 待测血清中存在不完全抗体时,加入已知红细胞可使其致敏,再加入相应抗人球蛋白血清,凝集反应为阳性。如果待测血清中不存在自身抗体,则凝集反应呈阴性。

【试剂】

1. 抗 IgG 与 IgG(抗 D)致敏细胞凝集效价≥1∶4。

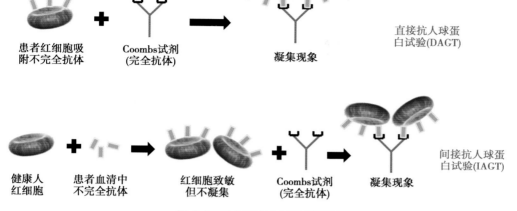

图 9-4　抗人球蛋白试验原理图

2. 抗 C3d　与 C3 致敏细胞凝集效价≥1∶4。

3. 抗 IgG+C3d　凝集效价≥1∶4。

【操作】

1. 直接法

（1）抽取患者静脉血 1.8ml，用 0.109mol/L 枸橼酸钠 0.2ml 抗凝。

（2）用生理盐水洗涤待测红细胞 3 次，配成 5% 红细胞悬液。

（3）取 3 支小试管，分别加入 50μl 待测红细胞悬液，标明抗 IgG、抗 C3d 以及抗 IgG+C3d。

（4）每管中分别加入相应的 3 种抗血清 50μl，混匀，1 000r/min 离心 5min，观察凝集结果。

（5）同时做阳性、阴性对照试验。

2. 间接法

（1）抽取患者静脉血 2ml，并及时分离血清。

（2）将正常 O 型（RhD+）红细胞用生理盐水洗涤 3 次，以生理盐水配成 5% 红细胞悬液。

（3）取 1 支小试管，加入受检血清 500μl 和 O 型红细胞悬液 500μl，轻轻混匀，加塞，置 37℃ 水浴箱中，温浴 1h。

（4）温浴后，2 000r/min 离心 5min，弃去上清液。将红细胞轻轻混匀（可能被致敏），用生理盐水洗涤 3 次后，尽量弃去上清液，以生理盐水配成为 5% 红细胞悬液。

（5）取 3 支小试管，标明抗 IgG、抗 C3 以及抗 IgG+C3d，分别加入上述红细胞悬液 50μl。

（6）每管中分别加入相应的抗血清 50μl，1 000r/min 离心 5min，观察有无凝集。

（7）同时做阳性、阴性对照试验。

【质量控制】

1. 试剂使用后需在规定条件下保存，每次试验宜用正常 O 型红细胞作阴性对照，阳性血清致敏 O 型红细胞作阳性对照。

2. 标本采集要顺利，不能出现凝集现象；应尽快送检，放置过程中可使抗体从细胞表面丢失或结合上非特异性补体，造成假阴性或假阳性结果。当抗人球蛋白试剂有冷凝集抗体时，会使直接法抗人球蛋白试验的结果为假阳性。

3. 观察红细胞有无凝集时，混匀动作应轻柔，切忌用力过猛。若红细胞凝集程度很弱，应在显微镜下观察。

【参考区间】　正常人 DAGT 和 IAGT 均为阴性。

【临床意义】　DAGT 阳性见于新生儿溶血、自身免疫性溶血性贫血（如恶性淋巴瘤、白血病、某些感染性疾病等导致的免疫性溶血性贫血）、某些药物诱发性免疫性溶血性贫血，结缔组织病、类风湿关节炎等亦可呈阳性。IAGT 阳性常见于 Rh 和 ABO 血型不合妊娠。

（二）冷凝集素试验（CAggT）

【原理】　冷凝集素综合征患者血清中存在冷凝集素,为 IgM 类完全抗体,低温时可使自身、O 型或与受检者血型相同的红细胞发生凝集,且在 0~4℃ 凝集反应最明显,当温度回升到 37℃ 时凝集消失。

【试剂】

1. 2% 正常人 O 型或与受检者相同血型的红细胞。

2. 生理盐水。

【操作】

1. **标本采集**　抽取患者 2ml 血液,待血块收缩后,离心分离出血清。

2. **血清稀释**　取 17 支小试管,第 1 支试管内加入 0.2ml 受检者血清,第 2~17 支试管内都加入 0.2ml 生理盐水。在第 2 支管内加入 0.2ml 受检者血清,于混合后吸取 0.2ml 到第 3 支试管内,如此倍比稀释,依次进行至第 16 支试管,第 17 支为生理盐水对照。

3. **检测**　以上每管加入 2% 正常人 O 型或与受检者相同血型的红细胞悬液 0.2ml,混匀后冷藏（4℃）2~4h,立即观察结果,并记录下出现凝集的血清的最高稀释度。

【质量控制】　患者血标本抽取后应立即 37℃ 水浴,不能放入冰箱,以防止冷凝集素被红细胞吸收,出现假阴性结果。

【参考区间】　冷凝集素效价 ≤1:32（4℃）。

【临床意义】　阳性见于冷凝集素综合征（>1:1 000）。支原体肺炎、传染性单核细胞增多症、肝硬化、淋巴瘤及多发性骨髓瘤等亦可阳性,但不超过 1:1 000。

（三）冷热溶血试验（Donath-Landsteiner test，D-LT）

【原理】　阵发性冷性血红蛋白尿症患者血清中有一种特殊的冷-热反应抗体（D-L 抗体）,在 20℃ 以下时与红细胞结合,同时吸附补体,但补体未被激活而不发生溶血。当温度升至 37℃ 时,补体激活,使红细胞破裂产生溶血。

【试剂】

1. **补体**　豚鼠血清于冰箱保存,临用时用生理盐水作 1:10 稀释。

2. 生理盐水。

【操作】

1. **标本制备**　取受检者静脉血 8ml。注入盛有小玻璃珠的小三角瓶内,轻轻摇动,制得去纤维蛋白血。分离血清,红细胞用生理盐水洗涤 3 次,并用生理盐水制得 50% 红细胞悬液。同样,取与受检者同血型正常人血标本,作同样处理,制得正常人的血清和红细胞悬液。

2. **检测**　按表 9-4 加入各标本和试剂。

表 9-4　冷热溶血试验操作方法

试管	红细胞悬（0.25ml）	血清（0.5ml）	补体（ml）	生理盐水（ml）
1	患者	患者	0.05	—
2	患者	患者	—	0.05
3	正常人	患者	0.05	—
4	正常人	患者	—	0.05
5	患者	正常人	0.05	—
6	正常人	正常人	0.05	—

将各管先放冰箱冷藏 30min,再 37℃ 水浴 30min。

3. **结果观察**　1 000r/min 离心 10min,观察各管上层有无溶血出现。第 1 管和第 3 管发生溶血,而其余各管无溶血,为阳性结果。

【质量控制】

1. 应同时用正常人（第 6 管）作正常对照。

2. 标本采集时不能加抗凝剂,而用去纤维蛋白血。

3. 试验设有各项阴性对照。正常人血清无 D-L 抗体、未加补体、患者血清经 56℃温育 30min 灭活 D-L 抗体,均为不能出现溶血的阴性对照。

【参考区间】　正常人为阴性。

【临床意义】　阳性反应主要见于阵发性冷性血红蛋白尿症。

三、常见免疫性溶血性贫血

根据病因及发病机制,免疫性溶血性贫血分为自身免疫性溶血性贫血、同种免疫性溶血性贫血和药物免疫性溶血性贫血。其中自身免疫性溶血性贫血(autoimmune hemolytic anemia,AIHA)是免疫性溶血性贫血中最常见的类型,根据抗体作用的最适温度又可分为温抗体型和冷抗体型,后者又分为冷凝集素综合征和阵发性冷性血红蛋白尿症。

(一)温抗体型自身免疫性溶血性贫血

温抗体型自身免疫性溶血性贫血(warm antibody type autoimmune hemolytic anemia,WAIHA)根据病因可分为原发性和继发性两种,20%~30%病例原因未明为原发性,其余为继发性。IgG 是引起该类贫血的主要抗体,是不完全抗体,多吸附于红细胞表面使其致敏,与红细胞的最适反应温度为 35~40℃,分为 IgG_1、IgG_2、IgG_3 和 IgG_4 四种亚型,以前三种多见,IgG_4 亚型少见。

原发性 WAIHA 以女性多见,除贫血和溶血外,一般无特殊症状。继发性患者的原发病多为慢性白血病、淋巴瘤、多发性骨髓瘤、结缔组织病、感染、药物、免疫性疾病、胃肠系统疾病及良性肿瘤、妊娠等引起。淋巴增殖性疾病是继发性 WAIHA 最常见的病因。

【实验室检查】

1. **血象**　正色素性贫血,贫血程度不一,血涂片可见数量不等的球形红细胞、幼红细胞、嗜多色性红细胞及点彩红细胞。网织红细胞增高,个别可达 50%。半数以上患者白细胞正常,但急性溶血白细胞增加,甚至呈类白血病反应。血小板正常,但也有增多者。

2. **骨髓象**　增生明显活跃,以幼红细胞增生为主,易见核分裂象,粒红比值下降或倒置,幼红细胞轻度巨幼样变,但血清叶酸及维生素 B_{12} 均正常。出现再障危象时全血细胞减少。

3. **其他检查**　Coombs 试验阳性是诊断 WAIHA 的重要指标。WAIHA 又分为抗 IgG 型(35%)、抗 IgG+抗 C3d 型(56%)和抗 C3d 型(9%)3 种亚型。

【诊断与鉴别诊断】

1. **诊断**　有血管外溶血及贫血,直接 Coombs 试验阳性,血片中可见较多球形红细胞,可诊断为 WAIHA。Coombs 试验阴性,有血管外溶血及贫血,无其他溶血证据,肾上腺皮质激素类免疫抑制剂治疗有效,可确诊为 Coombs 试验阴性的 WAIHA。确诊后应进一步寻找病因,特别是淋巴系统、单核-巨噬细胞系统及结缔组织和感染性疾病等。

2. **鉴别诊断**　应与遗传性球形红细胞增多症相鉴别。WAIHA 由于抗体附着在红细胞表面,致红细胞呈球形。遗传性球形红细胞增多症有阳性家族史,发病时年龄较小,无抗自身红细胞温抗体,Coombs 试验阴性。

(二)冷凝集素综合征

冷凝集素综合征(cold agglutinin syndrome,CAS)是寒冷诱导因素导致的冷凝集素抗体(几乎都是 IgM,0℃时其滴度可高达 1∶100 万)引起的自身免疫性慢性溶血性贫血,以微循环阻塞为特征的一组疾病,又称冷凝集素病。在较低温度时,冷凝集素抗体能作用于自身红细胞,在体内发生可逆性的红细胞凝集,阻塞末梢微循环,发生手足发绀,身体暴露部位较明显,可伴轻度溶血。在体外,冷凝集素抗体与抗原发生作用的最适宜温度是 0~4℃,在 31℃以上抗体与红细胞抗原发生完全可逆的分解,红细胞凝集迅速消失。

本综合征可分为特发性和继发性,前者无任何诱因引起,后者可继发于血吸虫病、丝虫病、肝硬化、非典型肺炎、溶血性贫血等,也可继发于淋巴系统的恶性肿瘤、支原体肺炎、传染性单核细胞增多症等。与 WAIHA 相比较少见。一般全身状况良好,症状可持续数年,多于冬季发作,温暖季节不发作。

【实验室检查】

1. **血象**　红细胞、血红蛋白低于正常。血片中可见红细胞大小不等、异形、嗜多色、红细胞呈缗钱状及自身凝集现象,球形红细胞增多不如 WAIHA 明显,网织红细胞增高。白细胞和血小板多正常。

2. **骨髓象**　增生明显活跃,幼红细胞明显增多,其余各系基本正常。

3. **其他检查**

(1) 冷凝集素试验阳性,抗体几乎为 IgM,抗体效价高至 1∶1 000～1∶16 000,但也有 IgG 或 IgA 增高者,故广谱 Coombs 试验呈阳性。在患者血清或血浆中加入血型相同或 O 型正常人红细胞,在 0～4℃时红细胞凝集最显著,回升至 37℃时凝集消失,可逆性红细胞冷凝集素现象是诊断本病的可靠依据。

(2) 直接 Coombs 试验阳性,为抗人球蛋白血清与红细胞表面的 C3 补体发生反应所致,试验必须在 37℃条件下进行,且先用温盐水洗涤红细胞。

(3) 血清间接胆红素轻度升高。

【诊断与鉴别诊断】

1. **诊断**　要同时满足下列 3 条标准:

(1) 典型的临床表现和体征:有溶血性贫血相关的临床表现,同时 90% 患者有遇冷后肢体末端、耳郭、嘴唇等部位青紫,部分病例有网状青斑,极少数出现肢体坏死。

(2) Coombs 试验:C3d 阳性或/和 IgM 阳性。

(3) 血清冷凝集素试验:效价≥1∶64。

2. **鉴别诊断**

(1) 与阵发性冷性血红蛋白尿症鉴别:此病为急性发病,贫血严重,进展迅速,患者有溶血和贫血表现,冷热溶血试验阳性,而冷凝集素试验阴性。

(2) 与 WAIHA 鉴别:WAIHA 发病的诱因不是冷诱导因素,冷凝集素效价低,IgG 温抗体效价高,Coombs 试验(IgG 为主)可鉴别。

(3) 与雷诺综合征鉴别:此病是由于肢端小动脉痉挛出现手足发绀,反复发生的雷诺综合征可使局部发生溃疡、萎缩、硬化,以致坏疽。发病不一定在寒冷季节,情绪激动也可诱发,手足发绀前先有苍白及反应性充血,偶尔发生鼻尖和耳轮发绀,可有局部坏疽。冷凝集素试验和 Coombs 试验均阴性。

(4) 与冷球蛋白血症鉴别:冷球蛋白为不正常的血浆蛋白,多数为 IgM,多见于骨髓瘤、淋巴瘤等疾病患者中。由于血浆黏滞性增高,引起末梢血管阻塞,出现指端发绀,但冷凝集素试验和 Coombs 试验均为阴性。

(三) 阵发性冷性血红蛋白尿症

阵发性冷性血红蛋白尿症(paroxysmal cold hemoglobinuria,PCH)是身体受寒后突发的以血红蛋白尿为特征的一种罕见疾病,又称阵发性寒冷性血红蛋白尿。其特点是患者(全身或局部)暴露于寒冷环境后突然发生大量血管内溶血,出现血红蛋白尿。原因是机体出现一种冷反应抗体 IgG,它是一种双相温度的冷溶血素,又称 D-L(Donath Landsteiner)型冷溶血素,在温度低于 0～4℃时与红细胞膜结合,并结合补体;当温度升高时,结合在红细胞膜上的补体被依次激活,产生溶血。

本病有特发性和继发性两类,继发性多继发于麻疹、腮腺炎、流行性感冒、传染性单核细胞增多症等病毒感染性疾病,以及梅毒、淋巴瘤、支原体肺炎等。多数患者于受寒几分钟后出现短暂的寒战、发热(高达 40℃)、全身无力、腹部不适、腰背及下肢疼痛、恶心、呕吐等,最长至 8h 内发病,症状消退较快。第 1 次尿液为呈暗红色或酱油色血红蛋白尿,第 3 次排尿后尿色多恢复正常。发作次日,脾脏轻度肿大,可出现暂时性轻度黄疸。成人多为慢性发病,可因受冷而反复发作,可有含铁血黄素尿。

【实验室检查】

1. **血液检查**　红细胞大小不一、畸形、球形、碎片、嗜碱性点彩红细胞及幼红细胞。

2. **尿液检查** 尿隐血阳性,反复发作者有含铁血黄素尿。

3. **其他检查** 冷热溶血试验阳性,直接 Coombs 试验阳性,多为 C3 型。

【诊断与鉴别诊断】

1. 诊断

(1) 临床表现为多数患者受寒后即急性发作,表现为寒战、高热(可达 40℃)、全身无力、腰背痛,随后出现血红蛋白尿,多数持续数小时,偶有持续数天者。

(2) 发作时贫血严重,发展迅速,外周血红细胞大小不一、形态畸形,可出现球形红细胞、红细胞碎片、嗜碱性点彩红细胞及幼红细胞。

(3) 冷热溶血试验阳性,是诊断本病的重要依据。

(4) 直接 Coombs 试验为补体 C3 型阳性,IgG 型阴性。

2. 鉴别诊断

(1) 与阵发性睡眠性血红蛋白尿症鉴别:本病多为慢性病程,反复出现血红蛋白尿,Ham 试验阳性,PCH Ham 试验为阴性。

(2) 与 WAIHA 鉴别:WAIHA 在急性发作时可有与 PCH 相似的临床表现,但诱因不同,WAIHA 冷热溶血试验为阴性,而 PCH 冷热溶血试验为阳性。

(四)新生儿同种免疫性溶血性贫血

新生儿同种免疫性溶血性贫血见《临床基础检验》相关章节。

(五)药物诱发的免疫性溶血性贫血

药物诱发的免疫性溶血性贫血(drug induced immunity hemolysis anaemia)系某些药物通过免疫机制对红细胞产生免疫性损伤而诱发溶血,可分为下列 3 种类型:

1. **免疫复合型** 药物首次进入机体,与血清蛋白结合形成抗原,刺激机体产生相应抗体。再次用药后,形成药物-抗体免疫复合物并吸附在红细胞膜上,激活补体,破坏红细胞,引起血管内溶血,称为免疫复合物型溶血性贫血。此类型药物多达 10 余种,但发病率都不高,主要有奎尼丁、异烟肼、利福平及胰岛素等。

2. **半抗原细胞型** 大剂量的青霉素或其代谢产物作为半抗原,与红细胞膜蛋白非特异性牢固结合,并刺激机体对药物产生抗体;该抗体再与吸附在红细胞膜上的药物结合,进而被单核-巨噬细胞吞噬破坏,发生溶血反应,主要为血管外溶血。一般均在超大剂量(1 200 万~1 500 万 U/d)或肾功能不全时发生,常于用药后 7~10 天内发作。诱发药物有青霉素、头孢菌素类、甲苯磺丁脲、卡溴脲等。

3. **自身免疫型** 长期使用甲基多巴,甲基多巴及其代谢产物作用于红细胞膜蛋白,使红细胞膜表面的抗原决定簇发生变化,刺激机体产生抗自身红细胞的抗体,引起血管外溶血。诱发药物有甲基多巴、左旋多巴、头孢菌素类、托美丁、双氯芬酸钠、干扰素等。

【实验室检查】

1. **免疫复合型** 直接 Coombs 试验阳性(C3 型)。

2. **半抗原细胞型**

(1) 直接 Coombs 试验阳性,抗 IgG 强阳性,而抗 C3 弱阳性或阴性。

(2) 利用患者红细胞上放散物和青霉素致敏的红细胞,间接 Coombs 试验也可呈阳性,对诊断青霉素诱发的免疫性溶血有重要意义。

(3) 直接测定血清中青霉素抗体类型。

3. **自身免疫型** 直接 Coombs 试验阳性,主要为抗 IgG 型;抗 C3 型多阴性;如果直接 Coombs 试验 IgG 型阴性,可排除甲基多巴引起的自身免疫性溶血。

以上 3 类药物诱发的免疫性溶血性贫血的鉴别检查与分析见表 9-5。

【诊断与鉴别诊断】 根据临床表现及实验室检查,如有肯定的近期用药史,一般不难诊断,特别是停药后溶血迅速消失。部分患者发生溶血前有药物过敏反应,如皮疹及发热等,溶血常呈亚急性、轻度,停药物后预后良好,少见溶血严重。

表 9-5 药物诱发的免疫性溶血性贫血的鉴别

临床和实验室检查		免疫复合物型 （奎尼丁型）	半抗原细胞型 （青霉素型）	自身免疫型 （甲基多巴型）
起病		急性	亚急性	慢性
所需药物剂量		很少	青霉素（超大剂量） 头孢霉素（一般剂量）	长期用药，在 3~6 个月
溶血方式		常为血管内	主要为血管外	血管外
球形红细胞		常见	少见	可见
直接 Coombs 试验		阳性（C3）	阳性（IgG，很少 C3）	阳性（IgG，很少 C3）
间接 Coombs 试验	未加药	-/+	-	+
	加药	+	+	+
抗体类型		IgG、IgM 常结合补体	IgG	IgG，有 Rh 特异性

第三节 红细胞膜缺陷检验

一、红细胞膜的结构与功能

人类红细胞膜由蛋白质、脂类、糖类及无机离子等组成，其中蛋白质约占 50%、脂质约占 42%、糖类约占 8%，这些成分比值的变化与膜的功能密切相关，特别是蛋白质和脂质在很大程度上决定着膜的理化特征，如膜对离子的通透性、红细胞的柔韧性和变形能力。成熟红细胞的脂质几乎全部存在于膜上，任何原因引起的溶血都伴有红细胞膜的缺陷或损伤。

（一）红细胞膜结构

根据液态镶嵌模型学说，红细胞膜为脂质双层结构，蛋白质镶嵌在脂质双层内又相互连续，形成膜的骨架。电镜下观察，红细胞膜呈暗-亮-暗三层区带：外层含糖脂、糖蛋白和蛋白质，具亲和水性；中间层含磷脂、胆固醇、蛋白质，为疏水性；内层主要包含蛋白质，呈亲水性。

红细胞膜结构有两个最基本的特征：膜的不对称性和膜的流动性。膜的内外两层的组分和功能有明显的差异，称为膜的不对称性。包括膜脂质、膜蛋白和复合糖在膜上均呈不对称分布，导致膜功能的不对称性和方向性，使膜内外两层的流动具有一定方向，如物质传送、信号的接受和传递等。

1. **膜糖类** 细胞膜含糖较少，主要是寡糖和多糖链，它们以共价键的形式与膜脂质或蛋白质结合，以糖脂或糖蛋白的形式存在。糖链绝大多数裸露于外膜侧，有细胞"天线"之称，具有受体反应、抗原性、信息传递等多种功能。单糖的排列顺序构成蛋白质的特异性结构，如抗原决定簇和膜受体。在 ABO 血型系统中，A 型抗原和 B 型抗原的差别仅在于组成抗原的糖链中某个糖基的不同。生物体内多聚糖核苷酸中的碱基排列和肽链中的氨基酸排列起"分子语言"的作用，有些糖类物质中糖基序列的不同也起类似的作用。

2. **膜脂质** 包括磷脂（占 60%）、胆固醇和中性脂肪（占 33%），其余为糖脂。

（1）磷脂与胆固醇：磷脂包括甘油磷脂和鞘磷脂。甘油磷脂通常与丝氨酸、乙醇胺、胆碱及肌醇结合。鞘磷脂分子中由三种特殊的基本单位组成，分别为脂酸、鞘氨醇和磷酰胆碱。磷脂是两性物质，含有极性和非极性两种基团，这种特性在膜脂质双层形成中起重要作用。红细胞膜含游离胆固醇较多，胆固醇酯较少。膜中胆固醇含量与磷脂含量有一定比例，其比值为 0.8~1.0。

（2）糖脂：红细胞膜上的糖脂属鞘糖脂，以鞘氨醇为骨架，通过酰胺键与一个脂肪酸相连，其极性头部是单糖或多糖。红细胞膜上的糖脂种类很多，其主要差异是糖的组分及结构不同、糖与糖连接的复杂性。红细胞膜抗原性、细胞表面的黏附、细胞与细胞间的相互作用等，均与糖脂有关。

3. **膜蛋白** 红细胞膜蛋白大多与脂质或糖类结合为脂蛋白或糖蛋白，分为外周蛋白和内在蛋白两类。用十二烷基磺酸钠聚丙烯酰胺电泳（SDS-PAGE）可将红细胞膜蛋白质分成 7~8 条主带，Fair-

bank 将其命名为 1、2、3、4、5、6、7、8。用 Triton-100 处理红细胞膜 1h 后,除去大部分膜磷脂及胆固醇,余下的膜在相差显微镜下观察仍为双凹圆盘形,这时膜由区带 1、2、2.1、4.1、4.9 及 5 组成,这些蛋白被称为膜骨架蛋白,在维持红细胞形态及功能上起重要作用。

(二)红细胞膜的功能

红细胞膜除维持红细胞正常形态,红细胞与外界环境发生的一系列联系和反应都必须通过红细胞膜,如物质运输、免疫功能、信息传递和药物作用等,在红细胞生存过程中起重要作用。

1. **运输物质** 红细胞内外物质交换需要通过细胞膜,红细胞内外无机离子、糖和水等浓度差异很大,通过红细胞膜的运输机制,以维持膜内外物质的浓度。

2. **免疫功能** 红细胞不仅参与机体的免疫反应,还参与免疫调控,如清除免疫复合物的作用、对淋巴细胞的调控作用、对吞噬细胞的作用、对补体活性调节等。

3. **抗原性**

(1)血型抗原:红细胞膜的抗原性是由遗传基因决定的,其化学组成为糖蛋白或糖脂。已发现 400 多种抗原物质,分属于 23 个血型系统,最常见的是 ABO 血型系统和 Rh 血型系统。许多膜蛋白都带有某种血型抗原。

(2)老化抗原:衰老或病变红细胞主要通过脾脏中单核-巨噬细胞吞噬清除,异常红细胞膜表面出现了一种老化抗原(senescent cell antigen,SCA),可被自身抗体识别并结合,吞噬细胞的 IgG Fc 段受体可识别结合在异常红细胞上的 IgG,而将这些异常红细胞吞噬。

4. **变形性** 红细胞的变形性与其功能及寿命密切相关,红细胞的变形性有利于红细胞通过微循环。红细胞平均直径 7.2μm,而某些微血管如脾窦的毛细血管直径只有 2~3μm,这需要红细胞的由盘状变为细长条状才能通过。如果膜变形性差,则无法通过微循环,造成溶血。红细胞的变形性也有利于机体对异常红细胞的清除,衰老或异常的红细胞变形能力差,在通过微血管或受挤压而破坏,或受阻于狭小脾窦裂隙,被脾窦吞噬细胞吞噬而清除。膜的变形性也有利于防止未成熟红细胞进入血循环,红细胞成熟后由骨髓经过血窦裂隙进入血循环,成熟红细胞无核、变形性好、易通过,而有核红细胞变形性差、不易通过。红细胞的变形性还可影响血黏度,如果变形性好,可降低血黏度,使血流通畅。影响红细胞变形性的主要因素如下:

(1)膜骨架蛋白组分和功能状态:骨架过于僵硬不易变形,骨架松散易于碎裂。

(2)膜脂质流动性大,有利于变形。

(3)细胞表面积与细胞体积比值:正常红细胞呈双凹盘状,细胞表面积与细胞体积有较大比值,变形性良好;如果比值减小,细胞趋于口形或球形,变形性降低。

(4)Hb 的质和量:细胞内的 Hb 浓度增高或有变性 Hb 附着在膜上,均能使变形性降低。

(5)膜的离子通透性:一般离子通过膜的速度很慢,极性弱较易通过,极性强不易通过。

二、红细胞膜缺陷检验方法

(一)红细胞渗透脆性试验

【原理】 渗透脆性试验(osmotic fragility test)是检测红细胞对低渗溶液抵抗能力的试验。红细胞在一系列不同浓度的低渗盐溶液中,水分通过红细胞膜进入细胞内,当红细胞内部达到一定压力时,红细胞膨胀破裂。根据红细胞在不同浓度的低渗盐溶液中的溶血情况,反映红细胞对低渗盐溶液的抵抗能力。表面积大而体积小的红细胞对低渗盐溶液的抵抗能力较大(脆性小),反之则抵抗力较小(脆性大)。

【试剂】 10g/L 氯化钠贮存液:精确称取分析纯氯化钠 1.000g,置于 100ml 容量瓶中,加适量蒸馏水溶解后定容至刻度。

【操作】

1. 取清洁干燥小试管 14 支,各管按表 9-6 加入蒸馏水和 10g/L 氯化钠溶液。

2. 静脉采集患者血液 1ml,针头斜面向上,平执注射器,每管加入全血 1 滴,轻轻摇匀;以同样方法取正常人血,加于正常对照组试管。

3. 将各管于室温中静置 2h,从高浓度开始,观察全部 14 管溶血现象。记录开始溶血和完全溶血的最高氯化钠浓度。

表 9-6　氯化钠溶液稀释表

试管号	1	2	3	4	5	6	7	8	9	10	11	12	13	14
蒸馏水(ml)	2.0	1.9	1.8	1.7	1.6	1.5	1.4	1.3	1.2	1.1	1.0	0.9	0.8	0.7
10g/L 氯化钠(ml)	0.5	0.6	0.7	0.8	0.9	1.0	1.1	1.2	1.3	1.4	1.5	1.6	1.7	1.8
氯化钠浓度(g/L)	2.0	2.4	2.8	3.2	3.6	4.0	4.4	4.8	5.2	5.6	6.0	6.4	6.8	7.2

0901

图片:红细胞
渗透脆性试
验结果

【质量控制】

1. 每次检测应有正常对照,正常对照与被检者氯化钠浓度相差 0.4g/L 即有诊断价值。

2. 氯化钠必须干燥、称量精确,用前新鲜配制。所用器材必须清洁干燥。

3. 不能用枸橼酸盐或双草酸盐作抗凝,以免增加离子强度,影响溶液的渗透压。

【参考区间】　开始溶血:3.8～4.6g/L NaCl 溶液;完全溶血:2.8～3.2g/L NaCl 溶液。

【临床意义】

1. 脆性增加主要见于遗传性球形红细胞增多症、遗传性椭圆形红细胞增多症、遗传性口形红细胞增多症和部分自身免疫性溶血性贫血。

2. 脆性降低主要见于珠蛋白生成障碍性贫血、血红蛋白病、缺铁性贫血、肝脏疾病、脾切除术后及一些红细胞膜有异常的疾病。

(二)红细胞孵育渗透脆性试验

【原理】　红细胞孵育渗透脆性试验(erythrocyte incubated osmotic fragility test)是将患者抗凝血液置于 37℃ 温箱孵育 24h,在孵育过程中红细胞代谢继续进行,细胞内葡萄糖消耗,贮备的 ATP 减少,导致需要能量的红细胞膜对阳离子的主动传递受阻,钠离子在红细胞内聚集,细胞膨胀,渗透脆性增加。健康人红细胞在此过程中渗透脆性变化不明显,若红细胞膜有缺陷或糖酵解通路中酶缺陷的红细胞,细胞内葡萄糖和 ATP 很快被消耗,孵育后脆性明显增加。

【参考区间】

1. 未孵育　50%溶血率:4.00～4.45g/L NaCl 溶液。

2. 37℃孵育 24h　50%溶血率:4.65～5.90g/L NaCl 溶液。

【临床意义】　同红细胞渗透脆性试验。本试验还用于轻型遗传性球形红细胞增多症、遗传性非球形红细胞溶血性贫血的诊断和鉴别诊断。

(三)红细胞自身溶血试验及其纠正试验

【原理】　红细胞在 37℃ 孵育 48h,其间由于葡萄糖及贮备 ATP 的消耗,导致溶血,称为自身溶血试验。本试验是测定患者红细胞经 37℃ 孵育 48h 后而自发产生的溶血程度。在孵育时,加入葡萄糖或 ATP 作为纠正物,观察溶血可否有一定的纠正,称为纠正试验。

【参考区间】　正常人红细胞在无菌条件下孵育 48h 后,溶血率<4.0%,加葡萄糖的溶血率<1.0%,加 ATP 纠正物的溶血率<0.8%。

【临床意义】　各类溶血性贫血自身溶血试验及其纠正试验结果见表 9-7。

表 9-7　各类溶血性贫血自身溶血试验及其纠正试验结果

		加无菌生理盐水	加无菌葡萄糖	加 ATP
正常		2.0(0.2～4.0)	0.3(0.1~0.6)	0.2(0.1~0.8)
遗传性球形细胞增多症		16.0(6~30)	3.0(0.2~14)	3.0(1~6)
非球形细胞溶血性贫血	Ⅰ 型	3.0(1~6)	2.0(0.5~4.0)	1.0(0.4~2.0)
	Ⅱ 型	13.0(8~44)	15.0(4~48)	1.0(0.2~2.0)

(四)酸化甘油溶血试验(acidified glycerin hemolysis test,AGLT)

【原理】　在含甘油的低渗氯化钠磷酸缓冲液中,甘油可阻止低渗溶液中的水快速进入红细胞内,可延缓溶血过程。但是甘油与膜脂质有亲和性,使膜脂质逐步溶解,促进红细胞溶解破坏,使红细胞

笔记

悬液吸光度下降。当红细胞膜蛋白或膜脂质缺陷时,在 pH 6.85 的甘油缓冲液中较正常红细胞溶解快,导致红细胞悬液的吸光度下降加快,达到起始吸光度一半时所需的时间($AGLT_{50}$)明显缩短。通过测定 $AGLT_{50}$,反映红细胞膜是否缺陷。

【参考区间】 正常人 $AGLT_{50}>290s$。

【临床意义】 遗传性球形红细胞增多症的红细胞膜脂质减少,表面积/体积降低、细胞球形化,在 pH 6.85 的甘油缓冲液中比正常红细胞溶解速度快,导致红细胞悬液的吸光度降至 50% 的时间($AGLT_{50}$)明显缩短($15\sim25s$)。自身免疫性溶血性贫血、肾功能衰竭、妊娠等,$AGLT_{50}$ 也可缩短。

（五）酸化血清溶血试验（ham test）

【原理】 PNH 患者体内存在对补体敏感增高的红细胞,在酸化的血清中(pH $6.6\sim6.8$)补体被激活,经 37℃ 孵育,红细胞被破坏,发生溶血,而正常人的红细胞不被溶解。将血清加热 56℃ 30min 灭活补体后,患者红细胞不溶解。

【试剂】 0.2mol/L HCl。

【操作】

1. 脱纤维蛋白血标本制备 取患者和同血型正常人(对照用)静脉血约 5ml,取下针头,慢慢注入一装有几个清洁小玻璃珠的小烧瓶内,立即轻轻地不断摇动,直至纤维蛋白附着于玻璃珠上为止。将此脱纤维蛋白血离心,分离血清和红细胞。

2. 50%洗涤红细胞配制 将上述分离出来的红细胞用新鲜生理盐水洗涤 3 次,最后加入此比容红细胞等量的生理盐水,配制成 50%红细胞悬液。

3. 取试管 6 支,按表 9-8 先加入同血型正常人新鲜血清 0.5ml,其中 3、6 两管在 56℃ 水浴 30min,使补体灭活,其余 4 管放在室温中,此后按表 9-8 顺序操作。

表 9-8 酸化血清试验操作

试 管	试验管			对照管		
	1	2	3	4	5	6
正常人新鲜血清(ml)	0.50	0.50	–	0.50	0.50	–
正常人 56℃ 灭活血清(ml)	–	–	0.50	–	–	0.50
0.2mol/L HCl(ml)	–	0.05	0.05	–	0.05	0.05
50%患者红细胞(ml)	0.05	0.05	0.05	–	–	–
50%正常人红细胞(ml)	–	–	–	0.05	0.05	0.05
混匀,置于 37℃ 水浴 60min(中间混匀 1 次),离心,观察上清液						
阳性结果(溶血)	±	3+	–	–	–	–

【质量控制】

1. 一切用具要清洁干燥,避免溶血。

2. 脱纤维蛋白血制备时,通常需摇动玻璃珠 10~15min,应注意动作轻柔,切勿造成溶血。

【参考区间】 正常人为阴性。

【临床意义】 本实验是 PNH 的确证实验,阳性主要见于 PNH 患者。该试验特异性较好,假阳性少见,但灵敏度较低,阳性率约 50%。如患者经多次输血而使其补体敏感红细胞相对减少时,可呈弱阳性或阴性。

（六）蔗糖溶血试验（sucrose hemolysis test）

【原理】 PNH 患者因红细胞膜有缺陷,对补体敏感,在低离子浓度的蔗糖溶液中,血清补体与红细胞膜结合加强,造成对补体敏感的红细胞溶解而溶血。

【试剂】

1. 10%蔗糖溶液。

2. 与患者同血型的或 AB 型的健康人新鲜血清。

3. **患者 50%红细胞悬液**　配制方法见酸化血清溶血试验。

4. **生理盐水。**

【操作】

1. 取与患者相同血型的或 AB 型的健康人新鲜血清 0.05ml,加 10%蔗糖溶液 0.85ml,轻轻混匀。

2. 加患者 50%红细胞悬液 0.1ml,轻轻混匀。

3. 置 37℃ 水浴箱中孵育 30min,以 1 000r/min 离心 5min,取出观察上清液有无溶血现象。

【质量控制】

1. 所用器材应干燥清洁。

2. 试验时应同时做正常对照。

【参考区间】　正常人为阴性。

【临床意义】　本试验比酸化血清溶血试验敏感,但特异性较差,是 PNH 简易过筛试验。再生障碍性贫血、巨幼红细胞性贫血和自身免疫性溶血性贫血患者也可出现弱阳性,故必要时需做酸化血清溶血试验加以鉴别。

（七）血细胞 CD55、CD59 测定

【原理】　PNH 是一种获得性基因突变导致的克隆性疾病,其异常的血细胞膜糖化肌醇磷脂-锚(GPI-anchor)连接蛋白,如 CD59、CD55 等表达明显减低或缺乏。CD55 和 CD59 具有抑制或灭活补体的作用,可阻止补体溶血。当 CD55、CD59 缺乏时,细胞膜对补体的敏感性增强而引起溶血性贫血。利用流式细胞术分析红细胞和白细胞膜上 CD55、CD59 等分子的表达量,计算出其缺乏表达(阴性)细胞的数量,对 PNH 诊断与鉴别诊断有重要的临床意义(图 9-5)。

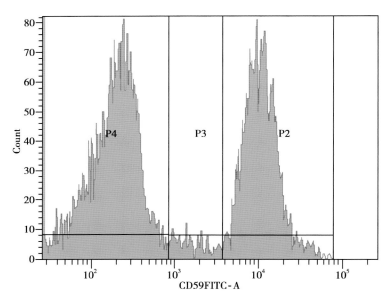

图 9-5　流式细胞仪检测 PNH 患者红细胞 CD59 的细胞表达图
P4、P3、P2 分别代表 PNH 患者红细胞表面 CD59 完全不表达、低表达和正常表达的红细胞数量情况。

【参考区间】　正常人和非 PNH 的患者 CD59 阴性的红细胞和粒细胞均小于 5%。

【临床意义】　以 CD59 阴性的红细胞大于 5%和 CD59 阴性的中性粒细胞大于 10%作为 PNH 诊断的临界值;PNH 患者 CD59 阴性的红细胞均大于 9%,多数患者大于 20%;CD59 阴性的中性粒细胞均大于 16%。

该实验的灵敏度和特异性可达 100%,而 Ham 实验的灵敏度为 50%左右,但实验需要的流式细胞仪,其价格比较贵。

三、常见红细胞膜缺陷症

红细胞膜有特殊的生理结构,当发生改变时会影响红细胞的生理功能,使红细胞寿命缩短。红细胞膜缺陷分原发性和继发性。原发性膜缺陷又分为先天性与获得性。继发性膜缺陷的原发病不在膜

文档:红细胞膜蛋白基因检测

本身,而是红细胞的酶或血红蛋白缺陷,或其他外在因素影响膜的组分、结构和功能所致。原发性膜缺陷常见的遗传病有遗传性球形红细胞增多症、遗传性椭圆形红细胞增多症、遗传性口形红细胞增多症等,其中以遗传性球形细胞增多症最多见。

(一)遗传性球形红细胞增多症

遗传性球形红细胞增多症(hereditary spherocytosis,HS)是一种红细胞膜结构蛋白异常所致的遗传性溶血性疾病,其特点是外周血中出现较多小球形红细胞。研究显示,HS 有第 8 号染色体短臂缺失,多为常染色体显性遗传,个别病例为常染色体隐性遗传合并新的基因突变而发病。HS 由于红细胞膜收缩蛋白自身聚合位点及其结构的区域有异常,影响收缩蛋白四聚体(SPT)的形成及和其他骨架蛋白的结合,引起膜结构与功能的异常,出现红细胞的膜蛋白磷酸化及钙代谢缺陷,钠泵功能亢进,钠、水进入细胞增多,红细胞呈球形变。球形红细胞需要消耗更多的 ATP,以加速对细胞内过量钠的排出,使细胞内的 ATP 相对缺乏。同时,钙-ATP 酶受抑制,钙易沉积于膜上,使膜的柔韧性降低。结果使红细胞呈球形变,变形性和柔韧性均减低。这种球形红细胞通过脾脏时易被截留,由单核-巨噬细胞吞噬破坏。当这种破坏速度不能被机体骨髓代偿时,出现溶血性贫血。

HS 是慢性血管外溶血过程,伴有急性发作的溶血性贫血。贫血、黄疸和脾大是 HS 最常见的临床表现。机体感染或持久的重体力活动可诱发溶血加重,甚至发生再障危象。大多患者在儿童期发病,轻型者到成年才被诊断,多数病例有阳性家族遗传史。

【实验室检查】 HS 除具有溶血性贫血的共同特征外,还有以下特点:

1. 血象 Hb 和红细胞数量正常或轻度降低,白细胞和血小板数量一般正常。血片中出现大量小球形红细胞为本病的血液形态学特征,球形红细胞较正常红细胞小(直径为 6.2~7.0μm),细胞厚度增加(厚度为 2.2~3.4μm),深染,大小较均一,染色后中央淡染区消失(图 9-6)。小球形红细胞的数量在不同的患者差别较大,多数在 10% 以上(正常<5%)。网织红细胞增加,常为 5%~10%,急性溶血发作可达 60%~70%。嗜多色性红细胞增多,外周血中可出现幼稚红细胞。红细胞形态特征和阳性家族遗传史有决定性诊断价值,但约 25% 患者缺乏典型的球形红细胞,诊断有一定难度,需借助其他实验室检查进行诊断。

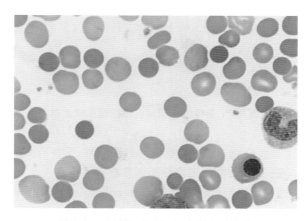

图 9-6 遗传性球形红细胞增多症血象

2. 骨髓象 骨髓增生明显活跃,以红细胞系统增生为主,粒红比值降低,红细胞系以中、晚幼红阶段为主,占有核细胞的 25%~60%;当发生再障危象时,骨髓中红细胞系增生低下,有核红细胞减少。

3. 其他检查

(1) HS 红细胞渗透脆性增高,常于 5.2~7.2g/L 低渗盐水开始溶解,4.0g/L 完全溶解;红细胞孵育后脆性更高,加葡萄糖或 ATP 能纠正。本试验较敏感,但约 25% 患者缺乏典型的球形红细胞,使结果正常,但经过孵育后脆性增高。

(2) SDS-PAGE 电泳可得到红细胞膜各组分蛋白的百分率,80% 患者结果显示膜蛋白异常。

(3) 采用放射免疫法或 ELISA 法直接测定红细胞膜蛋白的种类和含量,绝大多数 HS 有一种或多种膜蛋白缺乏,为一种可靠的方法。

(4) 利用分子生物学技术,如用单链构象多态性分析(SSCP)、聚合酶链式反应(PCR)结合核苷酸测序等,可检出膜蛋白基因的突变位点。

【诊断和鉴别诊断】 诊断时应结合病史、家族遗传史、临床表现和实验室检查综合分析。血涂片中小球形细胞>10%,红细胞渗透脆性增加,有家族遗传史,可确诊本病。但应注意与自身免疫性溶血性贫血所致继发性球形细胞增多相鉴别,后者 Coombs 阳性。对 Coombs 试验多次阴性者,应作红细胞膜蛋白组分定性和定量分析,必要时采用基因序列分析方法,寻找诊断依据和家系调查,以鉴别诊断。

（二）遗传性椭圆形红细胞增多症

遗传性椭圆形红细胞增多症（hereditary elliptocytosis，HE）是一组由于红细胞膜蛋白异常引起的异质性家族遗传性溶血病，共同特点是外周血存在大量的椭圆形红细胞（>25%）。HE 多为常染色体显性遗传，极少数为常染色体隐性遗传。本病的原发病变是膜骨架蛋白异常，其膜收缩蛋白结构缺陷，膜骨架稳定性降低。HE 患者红细胞在发育成熟后经骨髓血窦释放入血液循环，由于膜骨架蛋白缺陷，通过血窦裂隙时由于切变力的作用变成椭圆形后不能恢复正常。同时，膜骨架稳定性降低，大多数椭圆形红细胞在脾脏被破坏，由单核-吞噬细胞清除，而造成溶血。HE 临床表现差异大，贫血程度轻重不一，常见肝、脾大。隐匿型无症状，无贫血和明显的溶血证据；溶血代偿型有慢性溶血，但无贫血；纯合子症状严重，感染等因素可诱发溶血加重，出现再障危象。

【实验室检查】

1. **血象**　贫血轻重不等，隐匿性也可正常。血片中椭圆形红细胞>25%（常在 50% 以上），呈椭圆形、卵圆形、棒状或腊肠形，其横径与纵径之比<0.78，硬度增加，中心淡染区消失（图 9-7）。

2. **骨髓象**　骨髓增生明显活跃，以红细胞系统增生为主，为增生性贫血骨髓象。

3. **其他检查**　红细胞渗透脆性试验和自身溶血试验多增高，红细胞膜蛋白电泳分析及低离子强度非变性凝胶电泳膜收缩蛋白分析，其结果异常有助于膜分子病变的确定。分子生物学方法可发现某些膜蛋白基因突变。

【诊断和鉴别诊断】　依据临床表现、家族史调查和相关实验室检查，多数病例可确诊；如无阳性家族史，椭圆形红细胞>50% 也可明确诊断。本病应与缺铁性贫血、巨幼细胞贫血、骨髓纤维化、骨髓病性贫血、骨髓增生异常综合征、珠蛋白生成障碍性贫血等鉴别，上述疾病除了有少数椭圆形红细胞外，常伴有其他异形红细胞和有特殊的临床表现。

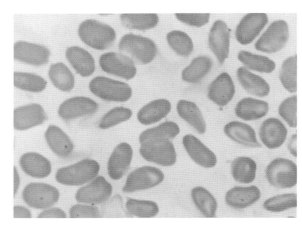

图 9-7　遗传性椭圆形红细胞增多症血象

（三）遗传性口形红细胞增多症

遗传性口形红细胞增多症（hereditary stomatocytosis，HST）是一种罕见的慢性溶血性贫血，为常染色体显性遗传。HST 不是单一的疾病，而是发病机制、红细胞形态和临床表现不同的一组综合征。其特征是血片中出现较多的口形红细胞，有轻重不一的溶血阳性家族史。本病红细胞膜病变的分子机制尚不明了，但在口形红细胞中钠离子浓度增高，钾离子浓度减低，若使离子泵的负荷增至 6~10 倍，仍不足以代偿钠、钾的失衡状态，导致细胞水肿、体积增大、红细胞脆性增高。

根据口形红细胞内钠、钾离子和阳离子总量的多少，将此症分为三型，即水肿细胞型、干细胞型和其他细胞型。水肿细胞型又称水肿细胞增多症，其细胞内钠、钾离子和阳离子明显增多，致水分进入细胞内，使红细胞肿胀并表现为口形。由于此型细胞渗透脆性增加，变形能力减弱，在脾脏被单核-巨噬细胞吞噬清除。干细胞型又称干细胞增多症或脱水型细胞增多症，由于细胞脱水，致红细胞边缘皱褶或不规则，有时可呈靶形。此种细胞变形能力降低，红细胞渗透脆性降低，主要在单核-吞噬细胞系统内破坏清除。

【实验室检查】　可有轻重不同溶血性贫血实验室检查特点。血片中口形红细胞增多，可达 10%~50%。口形红细胞中心苍白区呈狭窄的裂缝，裂缝的中央较两端更为狭窄，缝的边缘清楚，类似微张的鱼口（图 9-8）。在新鲜血涂片中，红细胞双凹面消失而呈单面凹，形似碗状。正常人外周血中也可见到少量口形细胞，一般为<4%。

贫血轻微，Hb 很少低于 80g/L，网织红细胞多增高，占 10%~20%；红细胞渗透脆性试验增高，也可正常或降低；自身溶血试验可阳性，能被葡萄糖或 ATP 部分纠正。

【诊断和鉴别诊断】　依据临床表现、外周血口形红细胞增多和家族遗传史，一般可作出诊断。但

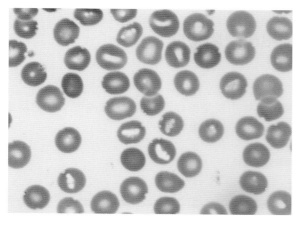

图 9-8　遗传性口形红细胞增多症血象

需要与继发性口形红细胞增多鉴别,后者一般无溶血,缺乏阳性家族史,有相应疾病的特征。

（四）阵发性睡眠性血红蛋白尿症

阵发性睡眠性血红蛋白尿症（paroxysmal nocturnal hemoglobinuria,PNH）是一种获得性造血干细胞基因突变引起红细胞膜缺陷所致的溶血性疾病。因干细胞内位于 X 染色体上的 PIG-A 基因突变,造成糖化磷脂肌醇（GPI）锚蛋白合成障碍,原来通过 GPI 锚蛋白连接到细胞膜上蛋白缺陷,如蛋白 CD55、CD59 缺陷,而 CD55、CD59 是抑制补体级联反应的膜蛋白,CD55 是衰变加速因子,CD59 是反应性溶血膜抑制因子。在 PNH 时,由于 GPI 锚蛋白缺陷,CD55、CD59 这些补体调节蛋白不能连接到红细胞膜上,出现了对自身补体敏感性增高的异常红细胞,在一定条件下引起慢性血管内溶血。

因本病是造血干细胞的基因突变,产生膜异常的干细胞克隆,这一异常造血干细胞不断增生、分化,形成具有 PNH 缺陷的细胞群。这种缺陷不仅累及红细胞,也累及粒细胞、淋巴细胞和血小板。

PNH 红细胞分三型,Ⅰ型对补体的敏感性正常,Ⅱ型对补体中度敏感,Ⅲ型对补体高度敏感。红细胞对补体敏感的数量及程度决定其临床表现及血红蛋白尿发作的频率。临床表现为与睡眠有关的间歇溶血发作,以血红蛋白尿为主要特征,多为慢性血管内溶血,可伴有全血细胞减少和反复血栓形成。

【实验室检查】

1. **血象**　贫血呈正色素性或低色素性贫血(尿中铁丢失过多时),网织红细胞常增高,可见有核红细胞及红细胞碎片。白细胞和血小板多减少,半数患者呈全血细胞减少。

2. **骨髓象**　半数以上患者骨髓三系增生活跃,尤其是红系增生明显。随病情变化,表现不一,不同穿刺部位增生程度可明显差异,故增生低下者应注意穿刺部位,必要时作骨髓活检。

3. **特殊溶血试验**

（1）慢性溶血存在的依据:尿隐血试验或尿含铁血黄素试验阳性。

（2）补体敏感红细胞存在的依据:蔗糖溶血试验是 PNH 的筛选试验,多数患者为阳性,本试验较酸化血清溶血试验敏感,但特异性较差。酸化血清溶血试验特异性高,多数患者为阳性,是诊断的重要依据。热溶血试验阳性,其敏感性高,阴性结果一般可排除诊断。

（3）流式细胞术检测:CD55 或 CD59 低表达的异常细胞群,支持 PNH 诊断。本试验是目前诊断 PNH 特异性和敏感性最高且可定量的检测方法。

【诊断和鉴别诊断】

1. **诊断标准**

（1）临床表现符合 PNH。

（2）酸化血清溶血试验、蔗糖溶血试验、尿含铁血黄素检查、尿隐血试验等两项以上阳性,或者一项阳性,但具备下列条件:①两次以上阳性,或一次阳性,但操作正规;②有溶血的其他直接或间接证据,或有肯定的血红蛋白尿;③能除外其他溶血,特别遗传性球形红细胞增多症、自身免疫性溶血性贫血、G-6-PD 缺陷症等。

（3）流式细胞术检测发现外周血中 CD55 或 CD59 阴性的中性粒细胞或红细胞>10%,若 5%～10%为可疑。

2. **鉴别诊断**　排除其他溶血病,特别是遗传性球形红细胞增多症、自身免疫性溶血性贫血、G-6-PD 缺陷症及阵发性冷性血红蛋白尿症。全血细胞减少还应与再障鉴别,特别是再障-PNH 综合征的诊断。

第四节　红细胞酶缺陷检验

一、概述

红细胞酶缺陷是指因基因突变导致参与红细胞代谢(主要是糖代谢)的酶活性改变引起的溶血或其他表现的疾病。根据红细胞内糖代谢途径的不同,分为三类情况(图9-9)。

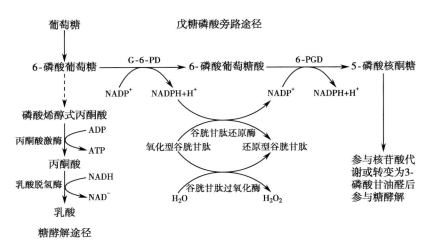

图 9-9　红细胞的糖代谢

(一)糖酵解途径代谢酶缺乏

糖酵解是红细胞生存所需能量的主要代谢途径,通过葡萄糖的无氧酵解途径生成 ATP,维持红细胞正常形态、代谢和生理功能。糖酵解途径中的己糖激酶(HK)、葡萄糖磷酸异构酶(GPI)、丙酮酸激酶(PK)、磷酸果糖激酶(PFK)等缺乏与溶血有关。

(二)磷酸戊糖旁路代谢酶缺乏

磷酸戊糖旁路途径主要形成 NADPH,提供红细胞的还原能力,对抗氧化剂,保护红细胞膜、Hb 和酶蛋白巯基等不被氧化,维持红细胞的正常功能。葡萄糖-6-磷酸脱氢酶(G-6-PD)、6-磷酸葡萄糖酸脱氢酶(6-PGD)等酶缺乏可引起溶血,G-6-PD 缺乏是最常见的红细胞酶缺陷性溶血性贫血的病因。

(三)核苷酸代谢酶缺陷

红细胞成熟过程中 RNA 被核苷酸酶降解为各种核苷酸,嘧啶 5'-核苷酸酶(P5'N)和腺苷酸激酶(AK)等缺乏可引起溶血。

二、红细胞酶缺陷检验方法

(一)高铁血红蛋白还原试验

【原理】　高铁血红蛋白还原试验(methemoglobin reduction test,MHb-RT)是在血液中加入亚硝酸盐,使红细胞中的亚铁血红蛋白氧化成高铁血红蛋白,正常红细胞的 G-6-PD 通过磷酸戊糖旁路催化 NADP 生成 NADPH,脱下的氢通过亚甲蓝的递氢作用使高铁血红蛋白(Fe^{3+})还原成亚铁血红蛋白(Fe^{2+})。高铁血红蛋白呈褐色,在波长为 635nm 处有最大吸收峰,通过比色观察高铁血红蛋白的量。当 G-6-PD 缺乏时,由于 NADPH 生成减少,高铁血红蛋白不被还原或还原速度减慢,高铁血红蛋白还原率下降。

【试剂】

1. 0.18mol/L 亚硝酸钠和0.28mol/L 葡萄糖混合溶液　亚硝酸钠 1.25g、葡萄糖 5.0g 加蒸馏水溶解至 100ml,贮存于棕色瓶中,4℃可保存 1 个月。

2. 0.4mmol/L 亚甲蓝溶液　亚甲蓝(含 3 个结晶水)0.15g 放入乳钵中,加少量蒸馏水研磨。待溶解后移到 100ml 容量瓶中加蒸馏水定容至 100ml,混匀过滤,可贮存 3 个月。

3. 0.02mol/L磷酸盐缓冲液(pH 7.4)　称取磷酸氢二钠229.5mg、磷酸二氢钾52.2mg,加蒸馏水定容至100ml。

4. 109mmol/L枸橼酸钠溶液。

【操作】

1. 在试管中加入葡萄糖20mg,109mmol/L枸橼酸钠溶液0.2ml,静脉血1.8ml,混匀。

2. 离心15min,取出,调整血细胞与血浆比例为1:1后再混匀。

3. 取上述抗凝血1ml,加亚硝酸钠葡萄糖混合溶液和亚甲蓝溶液各0.05ml,颠倒混合15次,使与氧气充分接触,加塞后置于37℃水浴3h。

4. 孵育后混匀,取血0.1ml,加pH 7.4磷酸盐缓冲液10ml,混匀,2min后在波长635nm处测定吸光度(设为SA)。

5. 空白对照,用未加亚硝酸钠葡萄糖的血液同样孵育后取0.1ml,加pH 7.4磷酸盐缓冲液10ml,2min后测定吸光度(设为B)。然后加入亚硝酸钠葡萄糖混合溶液1滴,混匀,5min后再测其吸光度(设为ST),此为高铁血红蛋白对照。

6. 结果计算

$$高铁血红蛋白还原率(\%) = \left[1 - \frac{SA-B}{ST-B}\right] \times 100(\%)$$

备注:$SA-B$、$ST-B$分别为还原后和还原前高铁血红蛋白的吸光度;$SA-B/ST-B$为还原后剩余高铁血红蛋白的比值。

【质量控制】　当Hct<30%时,高铁血红蛋白还原率显著降低,须调整红细胞与血浆的比例约为1:1。

【参考区间】　高铁血红蛋白还原率≥75%(脐带血≥77%)。

【临床意义】　蚕豆病由于G-6-PD缺乏,高铁血红蛋白还原率下降。杂合子为31%~74%,严重缺乏(半合子或纯合子)≤30%。

(二)变性珠蛋白小体生成试验

【原理】　变性珠蛋白小体试验(Heinz body test)可作为G-6-PD缺乏的筛检试验。患者血样加入乙酰苯肼,使血红蛋白氧化成高铁血红蛋白,高铁血红蛋白不稳定,分解成高铁血红素和变性珠蛋白,后者聚合成变性珠蛋白小体,存在于红细胞内或附着于红细胞膜上。当体内G-6-PD活性正常时,红细胞通过磷酸戊糖旁路形成NADPH,使高铁血红蛋白还原成亚铁血红蛋白,因而不易形成变性珠蛋白小体。用煌焦油蓝等碱性染料活体染色后,观察红细胞内变性珠蛋白小体的生成情况,计算含5个及以上珠蛋白小体的红细胞的百分率。

【试剂】

1. 1g/L乙酰苯肼溶液　乙酰苯肼2ml加pH 7.4 PBS缓冲液2ml,临用时新鲜配制。

2. 10g/L煌焦油蓝盐水溶液　取0.4g煌焦油蓝,溶于20ml浓度为109mmol/L枸橼酸钠溶液中,加生理盐水至100ml,过滤后储于棕色瓶内。

【操作】

1. 取0.1ml肝素抗凝血,加入2ml乙酰苯肼溶液中充分混匀,于37℃水浴4h。

2. 取0.5ml孵育后的红细胞混悬液,加0.5ml煌焦油蓝盐水溶液,充分混匀,室温静置10min。

3. 取适量以上标本推片,油镜下观察红细胞。含变性珠蛋白小体的红细胞是在细胞内出现的多个蓝紫色、大小不均、形状不规则的颗粒。

4. 油镜下计数1 000个红细胞,计算含5个及以上变性珠蛋白小体的红细胞百分率。

【质量控制】

1. 试验时应取正常人血标本按以上方法检测,作正常对照。

2. 阳性细胞是指含5个及以上的变性珠蛋白小体的红细胞,应仔细识别。

【参考区间】　正常人含5个及以上珠蛋白小体的红细胞一般<30%。阳性细胞率>30%有临床意义。

【临床意义】

1. G-6-PD缺陷症常>45%,随病情好转,阳性细胞可减少甚至消失。不稳定血红蛋白病含珠蛋白小体的细胞百分率为 75%～84%。还原型谷胱甘肽缺乏症、HbH 病和化学物质中毒时也增高。

2. 不稳定血红蛋白由于血红蛋白分子结构发生改变,稳定性减低,易被氧化,含变性珠蛋白小体的红细胞可增多;伯氨喹啉型溶血性贫血,变性珠蛋白小体的红细胞也可增多。

(三) G-6-PD 荧光斑点试验和活性测定

【原理】 在 G-6-PD 和 NADP$^+$ 存在下,G-6-PD 能使 NADP$^+$ 还原成 NADPH,后者在紫外线照射下发出荧光。NADPH 在波长 340nm 处有最大吸收峰,通过测量单位时间生成的 NADPH 的量反映 G-6-PD 活性。

【参考区间】 正常人有强荧光。正常人酶活性为 $(8.34±1.59)$ U/g Hb($37℃$)(ICSH 推荐的 Glock 与 McLean 法);$(12.1±2.09)$ U/g Hb($37℃$)(WHO 推荐的 Zinkham 法)。

G-6-PD 缺陷者产生的荧光弱或无荧光;杂合子或某些 G-6-PD 变异者可有轻至中度荧光。

【临床意义】 G-6-PD 缺陷见于蚕豆病、伯氨喹啉型溶血性贫血。利用此试验可对高发区域人群或疑诊的新生儿进行筛查。

(四) 丙酮酸激酶荧光斑点试验和活性测定

【原理】 丙酮酸激酶(pyruvate kinase,PK)在二磷酸腺苷(ADP)、还原型辅酶 I (NADH)存在的反应体系中,能催化磷酸烯醇丙酮酸(PEP)转化成丙酮酸,丙酮酸进一步被乳酸脱氢酶转化为乳酸,同时 NADH 氧化成 NAD$^+$;NADH 在 340nm 紫外线照射下发出荧光,而 NAD$^+$ 不会发出荧光。因此,在 340nm 紫外线的照射下检测上述反应体系中荧光消失的时间可反映 PK 的活性。

【参考区间】 正常人 PK 活性斑点在 25min 内消失,酶活性 $(15.0±1.99)$ U/g Hb。

【临床意义】 荧光斑点不消失或时间延长,说明丙酮酸激酶活性缺乏。中间缺乏(杂合子)时,荧光 25～60min 消失;严重缺乏(纯合子)时,荧光 60min 不消失。

文档:G-6-PD 基因检测

三、常见红细胞酶缺陷症

(一) 葡萄糖 6-磷酸脱氢酶缺陷症

葡萄糖 6-磷酸脱氢酶缺陷症(glucose-6-phosphate dehydrogenase deficiency,G-6-PD deficiency)是由于 G-6-PD 基因突变所致红细胞 G-6-PD 活性降低或/和酶性质改变,以溶血为主要表现的一类疾病。该病是一种 X 性连锁隐性或不完全显性遗传性疾病,在红细胞酶缺乏的疾病中发病率位居首位。G-6-PD 基因位于 X 染色体上,携带 G-6-PD 突变基因的男性和纯合子女性为疾病患者,表现为酶活性缺乏或严重降低。女性 G-6-PD 缺乏杂合子基因为隐性表现,致使血中存在酶活性正常和缺乏的两类红细胞,多为中间缺乏值,极少发病。红细胞内 G-6-PD 有递氢功能,使反应体系内生成还原型辅酶 II (NADPH),继而生成还原型谷胱甘肽(GSH),后者是维持 Hb 及红细胞膜上的脂质和膜蛋白巯基不被氧化物质氧化的重要成分。一旦红细胞内 G-6-PD 缺乏,导致红细胞膜脂质和膜蛋白巯基氧化,引起红细胞膜变僵硬;另外,Hb 易形成高铁血红蛋白,后者再分解并沉积为变性珠蛋白小体,黏附在红细胞膜上。上述改变的红细胞易被脾脏和肝脏的巨噬细胞破坏,导致溶血。

WHO 根据 G-6-PD 酶活性的高低分为五型:I 型,酶活力<10%,血管外溶血(CNSHA);II 型,酶活力<10%,血管内溶血;III 型,酶活力 10%～60%,血管内溶血;IV 型,酶活力 60%～150%,血管内溶血;V 型,酶活力>150%,无症状(仅有基因突变)。根据临床表现将 G-6-PD 缺陷症分为四种类型:

1. **蚕豆病(favism)** 是指 G-6-PD 缺陷患者食用蚕豆、蚕豆制品或接触蚕豆花粉后引起的急性溶血性贫血。因为蚕豆中含有蚕豆嘧啶核苷和异戊氨基巴比妥酸葡糖苷,在 β-糖苷酶作用下分别生成蚕豆嘧啶和异戊巴比妥酸,具有较强的氧化性,导致红细胞溶血。该病多发于小儿,男性为主,有明显的季节性。患者食蚕豆后数小时或数天内发生急性溶血,母亲食用蚕豆可以通过哺乳可使婴儿发病。解除诱因,本病可呈自限性。

2. **急性溶血性贫血(acute hemolytic anemia)** 患者在疾病稳定期无贫血和溶血表现,在某些诱因作用下如服用某些药物、细菌或病毒的感染和某些代谢紊乱状态时发生溶血反应。

3. **新生儿高胆红素血症(neonatal hyperbilirubinemia)** 出生后一周内出现黄疸,并进行性加重。黄疸消退需要 10～20 天。

4. **先天性非球形红细胞性溶血性贫血(congenital nonspherocytic hemolytic anemia,CNSHA)** 是

一组红细胞 G-6-PD 缺乏所致的慢性自发性血管外溶血性贫血,至少有 29 种变异酶与本型有关。其共同特点为酶活性降低,一般有轻到中度贫血,感染或某些药物可加重溶血,引起溶血危象或再障危象。

【实验室检查】

1. 溶血的检查 患者一般无明显异常改变,在诱因作用下出现溶血时,有血管内溶血共同的实验室特征;先天性非球形红细胞溶血性贫血具有慢性血管外溶血的实验室特征,红细胞形态一般无明显异常,部分患者可有少数异形或破碎的红细胞。

2. G-6-PD 缺乏的筛检试验 目前常用主要有三种实验,即高铁血红蛋白还原试验、荧光斑点试验、硝基四氮唑蓝纸片法(表 9-9)。

表 9-9 G-6-PD 缺乏筛选试验

试验	正常	中度缺乏	严重缺乏
高铁血红蛋白还原试验	≥75%,脐血≥77%	31%~74%,脐血 41%~77%	<30%,脐血<40%
荧光斑点试验	<10min	10~30min	>30min
硝基四氮唑蓝纸片法	紫蓝色	淡紫蓝色	红色
Heinz 包涵体试验	<30%	30%~45%	>45%

在筛检试验中,以荧光斑点试验特异性最高,高铁血红蛋白还原试验敏感性最强。但所有上述筛检试验以及 G-6-PD 活性测定均不能准确检出红细胞 G-6-PD 缺乏的杂合子。Heinz 包涵体试验阳性主要在溶血期间。荧光斑点试验是国际血液学标准化委员会(ICSH)推荐的 G-6-PD 缺乏筛查方法。

3. G-6-PD 确诊试验 G-6-PD 活性检测能准确反映酶的活性,是诊断 G-6-PD 缺陷症的确认指标。但由于 G-6-PD 杂合子患者 G-6-PD 酶活性变化范围较宽,G-6-PD 缺乏杂合子患者的检出率不高。但同时测定 G-6-PD 和 6-PGD 活性并计算其比值,可较敏感地反映 G-6-PD 缺乏,提高杂合子的检出率。

【诊断和鉴别诊断】

1. G-6-PD 的诊断主要依靠检测红细胞 G-6-PD 活性,临床表现及阳性家族遗传史也非常重要。符合下列条件之一即可确诊:

(1) 筛选试验中两项中度异常。

(2) 一项筛选试验中度异常,加上 Heinz 小体生成试验阳性(有 40% 红细胞含 Heinz 小体,每个红细胞有 5 个以上 Heinz 小体)并排除其他溶血病因。

(3) 一项筛选试验中度异常,伴有明确的家族遗传史。

(4) 一项筛检试验严重异常。

(5) G-6-PD 活性<正常的 40% 以上。

2. 在急性溶血期,如 G-6-PD 活性正常而高度怀疑 G-6-PD 缺乏所致溶血者,应采取下列方法确定有无 G-6-PD 缺乏:

(1) 将全血高速离心沉淀后,取底层红细胞测 G-6-PD 活性,受检者明显低于正常对照,可诊断为 G-6-PD 缺乏。

(2) 低渗处理红细胞,测溶血液 G-6-PD 活性,如明显降低,亦可诊断为 G-6-PD 缺乏。

(3) 急性溶血后 2~3 个月复查 G-6-PD 活性,能较准确反应患者 G-6-PD 活性。

(二)丙酮酸激酶缺陷症

红细胞丙酮酸激酶缺陷症(pyruvate kinase deficiency,PKD)是因 PK 基因突变,导致红细胞内无氧糖酵解途径中丙酮酸激酶(PK)活性减低或性质改变,所致的溶血性贫血。其发病率在红细胞酶缺乏的疾病中位居第 2 位。为常染色体隐性遗传,男女均发病,纯合子型症状明显,杂合子无症状或极轻。PK 缺陷时,糖酵解途径的各种中间产物堆积,ATP 产生减少,维持膜泵功能丧失,K^+ 丢失超过 Na^+ 摄入,细胞内 Na^+、水减少,细胞体积变小,外形出现棘状突起,膜钙增加,变形性降低,引起血管外慢性溶血。

【实验室检查】

1. 筛检试验 红细胞自溶血试验阳性,加 ATP 可完全纠正,加葡萄糖不能纠正。PK 荧光斑点试验,正常者25min内荧光消失,中等缺乏者(杂合子型)25~60min荧光消失,严重缺乏者(纯合子型)60min荧光仍不消失。

2. **酶活性定量试验** PK活性检测,ICSH推荐的Blume法:正常人为(15.0 ± 1.99)U/g Hb（37℃)；中等缺乏者(杂合子型)为正常活性的25%~35%,严重缺乏者(纯合子型)为正常活性的25%以下。

3. **ATP测定** 参考值(4.32 ± 0.29)μmol/g Hb,PK缺乏时低于正常2个标准差以上。

4. **中间代谢产物测定**

（1）2,3-二磷酸甘油酸(2,3-DPG)：参考值(12.27 ± 1.87)μmol/g Hb,PK缺乏时较正常增加2个标准差以上。

（2）磷酸烯醇式丙酮酸(PEP)：参考值(12.2 ± 2.2)μmol/L RBC,PK缺乏时较正常增加2个标准差以上。

（3）2-磷酸甘油酸(2-PG)：参考值(7.3 ± 2.5)μmol/L RBC,PK缺乏时较正常增加2个标准差以上。

【诊断和鉴别诊断】

1. **红细胞PK缺乏的实验室诊断**

（1）PK荧光斑点试验属严重缺乏值范围。

（2）PK荧光斑点试验属中间缺乏值范围,伴有明确家族史或/和2,3-DPG含量有2倍以上的升高或有其他中间产物变化。

（3）PK活性定量属纯合子范围。

（4）PK活性定量属杂合子范围,伴有明确家族史或/和中间代谢产物变化。

符合上述4项中任何1项,均可诊断为红细胞PK缺陷症。如临床上高度怀疑为PK缺陷症,而PK活性正常时,应进行低底物PK活性定量测定,以确定有无PK活性降低。

2. **遗传性PKD** 主要通过红细胞PK活性测定进行诊断,应注意与继发性PK缺乏进行鉴别。部分红细胞PK缺乏变异型在高底物浓度时其红细胞PK活性接近正常,但低底物浓度时其活性明显下降；另有一些PK缺乏变异型对其变构因子果糖-1,6-二磷酸的反应异常,故应考虑变异型的实验室诊断。

第五节 血红蛋白异常检验

一、概述

（一）血红蛋白的结构

成熟红细胞的主要蛋白质是血红蛋白(hemoglobin,Hb),占细胞干重的96%,占细胞容积的35%。约65%的Hb合成于有核红细胞期,另35%合成于网织红细胞阶段。Hb是一种结合蛋白,分子量约为64 458,是由4条珠蛋白肽链和4个亚铁血红素构成4个亚基组成的四聚体,形状近似球形的结合蛋白。Hb的合成受铁供应、原卟啉和珠蛋白合成的影响。

血红素(heme)是由铁原子和原卟啉Ⅸ(protoporphyrin Ⅸ)组成的复合物,属于一种卟啉化合物,具有与氧结合的能力。Fe^{2+}位于原卟啉Ⅸ的卟啉环中心,具有还原性,其合成场所在有核红细胞和肝细胞的线粒体内。血红素合成后,离开线粒体进入胞质内,与珠蛋白肽链结合为血红蛋白。在血红素合成过程中酶的缺陷引起卟啉或其前体在体内蓄积,可导致卟啉病(prophyria)。铁的供应不足或骨髓铁利用障碍,均会影响血红素的合成,使红细胞内游离原卟啉增高,其检测结果可作为判断铁代谢状况的间接指标。体内多余的血红素由脾、骨髓、肝中的巨噬细胞吞噬降解。

人类Hb的珠蛋白肽链有6种,分别命名为α、β、γ、δ、ε、ζ。出生后,人类的Hb主要有α、β、γ、δ四种珠蛋白肽链(图9-10)。珠蛋白按四级结构与血红素结合,形成Hb的4个亚基,每个亚基由一条珠蛋白肽链和一个血红素分子构成,肽链在生理条件下会盘绕折叠成球形(珠蛋白),把血红素分子包在里面,成为Hb分子的氧结合位点。

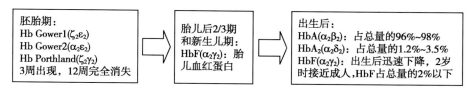

图9-10　珠蛋白多肽链合成规律性

（二）影响血红蛋白结构和功能的因素

1. 珠蛋白基因缺失或缺陷　对Hb结构和功能影响主要分为两大类：一类是由于珠蛋白基因缺失或者基因缺陷导致一种或一种以上的珠蛋白肽链不能合成或合成不足，如α珠蛋白基因缺失，α链不能合成或合成不足，结果形成的HbH（β_4）、Hb Barts（γ_4）两种异常Hb都对氧有极高的亲和力，运载氧却不能释放氧，并且这些异常Hb结构极不稳定，容易发生沉淀而形成包涵体，导致溶血；另一类是基因缺陷导致某一肽链的一级结构中的某一氨基酸序列被替换或丢失，影响了Hb结构的稳定性和功能，如对氧亲和力过高导致细胞增多症，结构的异常导致血红素中的Fe^{2+}易被氧化成Fe^{3+}，形成高铁血红蛋白（MHb），失去运输氧的功能，而且不稳定，易形成变性珠蛋白小体（Heinz小体），导致溶血。珠蛋白的异常还可使红细胞形态异常，如镰状红细胞等。

2. 酶缺陷　高铁血红蛋白还原酶系统的缺陷导致高铁血红蛋白（MHb）形成。

3. 化学药物中毒　常见的有氧化性药物、硫化物、一氧化碳等，导致MHb、HbS、HbCO等形成。

二、异常血红蛋白检验方法

（一）血红蛋白电泳

【原理】　各种不同的Hb由于组成珠蛋白的肽链不同，不同的肽链含有不同的氨基酸，所以具有不同的等电点，若肽链中一个或几个氨基酸缺失或被取代后，其所带电荷随之变化。血红蛋白电泳（hemoglobin electrophoresis）是根据不同的Hb在一定pH的缓冲液中因等电点不同而带有不同的电荷，从而可将其分离。缓冲液的pH大于Hb的等电点时，其带负电荷，电泳时在电场中向阳极泳动；反之，Hb带正电荷向阴极泳动。其迁移的速率也因所带电荷的强弱而不同。经一定电压和时间的电泳后，各种Hb可分离出各自的区带，对电泳出的各区带进行扫描，可进行各种Hb定量分析。

【器材】

1. 直流稳压电源和微型电泳槽。

2. 分光光度计和吸光度扫描仪。

【试剂】

1. **浸膜缓冲液（pH 8.5 TEB缓冲液）**　称取三羟甲基氨基甲烷（Tris）10.2g，EDTA-Na$_2$ 0.6g，硼酸3.2g，加蒸馏水溶解定容至1 000ml。

2. **电泳槽缓冲液**　取硼砂6.87g，硼酸5.56g，加蒸馏水溶解定容至1 000ml。

3. **醋酸纤维素薄膜**　剪成6cm×4cm大小，或根据检测标本的数量剪成6cm长、不同宽度的膜。

4. **2g/L丽春红S染液**　取丽春红S 0.2g，三氯醋酸3g，磺基水杨酸3g，用蒸馏水溶解定容至100ml。

5. **氨基黑10B染液**

（1）染色液：氨基黑10B 0.5g，加甲醇50ml，冰醋酸10ml，蒸馏水40ml。

（2）脱色液：甲醇45ml，冰醋酸5ml，蒸馏水50ml。

（3）透明液：无水乙醇70ml，冰醋酸30ml。

6. **联苯胺染液**

（1）联苯胺贮存液：称取联苯胺0.1g溶于甲醇10ml中，混匀于4℃保存。

（2）醋酸钠缓冲液：称取结晶醋酸钠0.8g，加冰醋酸1.2ml，加蒸馏水至500ml。

（3）联苯胺染液：取联苯胺贮存液1ml，加醋酸钠缓冲液50ml，再加1滴30% H_2O_2和1滴50g/L亚硝基铁氰化钠，混匀。

【操作】

1. **Hb 溶液的制备**　取肝素抗凝血 2ml，750g 离心 10min，弃去血浆，加生理盐水洗涤红细胞 3 次，再 1 000g 离心 10min，得压积红细胞。加入等量的蒸馏水充分振摇后，加半量体积的四氯化碳，用力振摇，1 000g 离心 20min，吸取上清液，得 Hb 溶液备用（Hb 浓度约 100g/L）。

2. **标记**　在醋酸纤维素薄膜无光泽面的一端用铅笔画一横线作点样线（作异常 Hb 检查时，可在距阴极端 1.5cm 处画线）。在近阳极端写上被检者姓名或编号。

3. **浸膜**　将醋酸纤维素薄膜浮于 TEB 缓冲液表面，待其均匀浸湿后沉下浸泡 15～20min，使完全浸透，取出薄膜，用滤纸吸去多余的水分。

4. **点样**　用微量加样器吸取 Hb 溶液约 2μl 印在点样线的中间，点样要求匀、直、细。同法以正常 Hb 溶液平行点样作对照。如采用比色法定量检测，则需另取一醋酸纤维素薄膜，点样 10～20μl。

5. **电泳**　将电泳槽缓冲液加入电泳槽内，使槽内两端液面相平。用两层纱布作桥，搭在两边醋酸纤维素薄支架上，将已点好样的薄膜安放在电泳槽支架板的纱布桥上，点样面向下，点样端接负极，加盖，平衡 5～10min 后接通电源，调节电压在 200～250V，电流在 0.3～0.4mA/cm，通电 25～30min。同时用正常人标本做对照。

6. **染色**　①丽春红染色：将薄膜浸入丽春红染液中浸泡 10min，移入 3%～5% 醋酸液中漂洗至背景为无色，贴于玻片上，干燥后肉眼观察。②联苯胺染色：为证实电泳出的带是否是血红蛋白带，可用联苯胺染色。将电泳膜用 100g/L 磺柳酸溶液固定 5min，充分水洗后，浸于联苯胺显色液中，至蓝色区带清晰显现后取出水洗，观察电泳结果，并与正常对照比较。③氨基黑 10B 染色：将已电泳的薄膜浸入氨基黑染液中，随时翻动，染色 15min 后移入盛有漂洗液的平皿中浸泡漂洗，更换漂洗液数次，直至薄膜洗净为止，取出待干后观察。

7. **HbA_2 定量**

（1）电泳：血红蛋白液的制备、浸膜、电泳同前。点样量为 20μl。

（2）染色：将电泳号的薄膜浸入氨基黑染液中，染色约 30min，移入漂洗液中浸泡漂洗，更换染液次数，至背景干净为止。

（3）洗脱：分别剪下 HbA、HbA_2 和与 HbA_2 大小相当的空白带，如果有异常血红蛋白带也应剪下。将各带放入试管内，再分别加入 10ml、2ml 和 2ml 的 0.4mol/L NaOH 溶液浸泡，不时轻轻振摇，待血红蛋白完全洗脱下后混匀。

（4）比色：将以上洗脱液用空白带管调零，在波长 600nm 测定吸光度。

（5）计算：

$$HbA_2(\%) = \frac{HbA_2 \text{ 管吸光度}}{HbA \text{ 管吸光度} \times 5 + HbA_2 \text{ 管吸光度}} \times 100\%$$

$$\text{异常 } Hb(\%) = \frac{\text{异常 Hb 管吸光度}}{HbA \text{ 管吸光度} \times 5 + HbA_2 \text{ 管吸光度} + \text{异常 Hb 管吸光度}} \times 100\%$$

【注意事项】

1. 血红蛋白溶液置于 4℃ 保存不能超过 1 周。冷冻时可保存几个月，但不宜反复冻融，否则将导致变性。

2. 点样量要适当，不要达到膜的边缘引起拖尾，过多则分辨不清。

3. 要避免 Hb 以外的标本污染醋纤膜。浸膜时应漂浮在浸膜液中缓缓浸透，避免产生气泡。

4. 每次试验均应加入已知正常标本和异常标本，分别做阴性对照和阳性对照。

5. 室温低时染色时间应延长。气温高时洗脱时间不宜过长，否则洗脱碱液蓝色渐褪并逐步变为紫红色。洗脱后要尽快比色，超过半小时可能因逐渐褪色而影响结果。

【参考区间】　正常 Hb 电泳区带：HbA>95%，HbF<3.1%，HbA_2 为 1.0%～3.1%。pH 8.6 TEB 缓冲液适合于检出 HbA、HbA_2、HbS、HbC，但 HbF 不易与 HbA 分开，HbH 与 Hb Barts 不能分开和显示，应再选择其他缓冲液进行电泳分离。

【临床意义】　可发现异常血红蛋白区带，HbH、HbE、Hb Barts、HbS、HbD 和 HbC 等异常血红蛋白可进一步定量检测。HbA_2 增多见于 β 珠蛋白生成障碍性贫血，为杂合子的重要实验室诊断指标。HbA_2 增高至 4%~8%，提示为轻型 β 珠蛋白生成障碍性贫血。HbE 病 HbA_2 也增加，但含量很大（在 10% 以上，这是由于 HbE 电泳区带位置与 HbA_2 非常接近或相同）。

（二）抗碱血红蛋白检测

【原理】 胎儿血红蛋白（HbF）具有比 HbA 更强的抗碱作用，将待检的血红蛋白液与一定量的 NaOH 溶液混合，作用 1min 后加入半饱和硫酸铵中止碱变性反应。HbF 抗碱能力强，没有变性，存在于上清液中；而 HbA 抗碱能力弱，变性沉淀。过滤后取上清液于 540nm 处测定吸光度，检测 HbF 的浓度。此试验称为碱变性试验，其检测的是抗碱血红蛋白，除 HbF 外，Hb Barts 和部分 HbH 也具有抗碱能力，这两种血红蛋白可电泳鉴别。

【参考区间】 本试验主要测定 HbF，健康成人 1.0%~3.1%，新生儿 55%~85%，2~4 个月后逐渐下降，1 岁左右接近成人水平。

【临床意义】 HbF 绝对增加，见于 β 珠蛋白生成障碍性贫血，重型者达 30%~90%，中间型常为 5%~30%，轻型<5%。遗传性胎儿血红蛋白持续综合征患者，HbF 可高达 100%。急性白血病、再生障碍性贫血、红白血病、淋巴瘤等轻度增高，孕妇及新生儿 HbF 也增多。

（三）血红蛋白 F 酸洗脱试验

【原理】 HbF 除了抗碱作用强，其抗酸能力也比 HbA 强。将固定后的血涂片于酸性缓冲液中孵育，含 HbF 的红细胞不被酸洗脱，再用伊红染色而成明显红色，而含 HbA 的红细胞被酸洗脱，不能被伊红着色而呈淡红色。

【参考区间】 正常血片含 HbF 的红细胞<1%，孕妇可有轻度增加，新生儿 55%~85%。

【临床意义】 β 珠蛋白生成障碍性贫血着色红细胞增加，重型患者多数红细胞染成红色，轻型可见少数染成红色的细胞。遗传性胎儿血红蛋白持续综合征全部红细胞均染成红色。酸洗脱试验显示 β 珠蛋白生成障碍性贫血红细胞被染成红白相间异质性，而遗传性胎儿血红蛋白持续综合征红细胞被染成均匀淡红色，有鉴别诊断意义。

（四）异丙醇沉淀试验

【原理】 不稳定 Hb 较正常 Hb 更容易裂解。在异丙醇等非极性溶剂中，Hb 分子内部氢键减弱，稳定性降低，不稳定 Hb 很快裂解沉淀，显现浑浊和絮状沉淀。观察 Hb 液在异丙醇中的沉淀现象，对不稳定 Hb 进行筛检。

【参考区间】 正常人结果为阴性（30min 内不沉淀）。

【临床意义】 本试验阳性。提示不稳定 Hb 存在或 HbF、HbH、HbE，需作进一步检测。

（五）热变性试验

【原理】 热变性试验（heat instability test）是根据不稳定 Hb 比正常 Hb 更容易遇热变性，观察 Hb 液在温度为 50℃ 时是否出现沉淀，对不稳定 Hb 进行筛检。

【参考区间】 正常人热沉淀 Hb≤5%。

【临床意义】 Hb 沉淀率增加，说明不稳定 Hb 的存在。

（六）红细胞包涵体试验

【原理】 红细胞包涵体试验（Heinz-body forming test）是将煌焦油蓝染液与新鲜血液一起 37℃ 孵育，不稳定 Hb 易变性沉淀，形成包涵体。HbH 病红细胞内包涵体一般在 10min 至 2h 之间形成，而其他不稳定 Hb 形成包涵体需温育更长时间（3h 或更长）。温育 2h 后，油镜下观察 500 个红细胞中含包涵体红细胞的百分率，可了解是否有 HbH 等不稳定 Hb 的存在。

【参考区间】 正常人为<1%。

【临床意义】 不稳定 Hb 病孵育 1~3h 多数红细胞内可出现变性珠蛋白肽链沉淀形成包涵体。G-6-PD 缺乏或细胞还原酶缺乏及化学物质中毒等，红细胞中也可出现包涵体。HbH 病患者阳性的红细胞可达 50% 以上。

三、常见异常血红蛋白病

血红蛋白病（hemoglobinopathy）是一组由遗传或基因突变所致的合成的珠蛋白肽链结构异常或肽

文档：血红蛋白基因检测技术

笔记

链合成速率改变引起 Hb 功能异常所致的疾病。包括珠蛋白肽链数目合成异常(量的异常)和珠蛋白肽链结构异常(质的异常)两大类(图 9-11)。

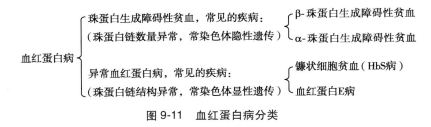

图 9-11　血红蛋白病分类

1. 珠蛋白生成障碍性贫血　因调节珠蛋白合成速率的遗传基因缺陷所致的珠蛋白合成不足所引起的贫血或病理状态,为常染色体隐性遗传性疾病,包括常见的 β 珠蛋白生成障碍性贫血和少见的 α-珠蛋白生成障碍性贫血。

2. 异常血红蛋白病　因控制遗传的珠蛋白基因发生突变所致的珠蛋白一级氨基酸构成异常而引起的贫血或病理状态,也被称为狭义的血红蛋白病,为常染色体显性遗传性疾病,如常见的 HbS、HbE 和 HbC。

另外,也可见获得性血红蛋白病,通常因接触或误服化学药物所致。约有 1.5 亿人携带有生成异常珠蛋白的基因,已鉴定出异常血红蛋白 600 余种,绝大多数是因为单个氨基酸被取代,导致肽链的结构变异,也有部分是肽链缺失、延长或融合所致。

(一)珠蛋白生成障碍性贫血

珠蛋白生成障碍性贫血曾称为地中海贫血或海洋性贫血,是由于遗传的基因缺陷,导致血红蛋白中至少一种珠蛋白合成缺乏或不足而引起的贫血或病理状态。因其基因缺陷复杂多样,珠蛋白缺乏的类型、数量及临床症状也表现不一,为一组遗传性疾病。按缺乏的珠蛋白肽链的种类可分为 α 珠蛋白生成障碍性贫血(α 珠蛋白链缺乏者)及 β 珠蛋白生成障碍性贫血(β 珠蛋白链缺乏者)。按缺乏的珠蛋白链的程度可分为完全无生成的 α°、β° 珠蛋白生成障碍性贫血及部分生成的 α^+、β^+ 珠蛋白生成障碍性贫血。若 β 和 δ 两种珠蛋白链均缺乏,则为 $(\beta\delta)^\circ$ 或 $(\delta\beta)^+$ 珠蛋白生成障碍性贫血。

1. β 珠蛋白生成障碍性贫血(β thalassemia)　是由第 11 号染色体上控制 β 珠蛋白肽链合成的基因突变,β 珠蛋白肽链合成受到抑制所致,是珠蛋白生成障碍性贫血中发病率最高的一种类型。在杂合子时 α 链合成速度比 β 链快 2.0~2.5 倍,纯合子时 α 链合成的速度超过 β 链更多,甚至可完全没有 β 链合成,故多余的 α 链将导致:①α 链聚合成不稳定的四聚体(α_4),δ、γ 链代偿性增多,多余的 α 链与 δ、γ 链聚合形成 HbA_2 和 HbF,致其含量增加;②Hb 很不稳定,容易发生沉淀,在幼红细胞和红细胞中形成包涵体,使细胞中央的血红蛋白稍多,而周边较少,形成靶形红细胞;③形成的 α 链包涵体附着于红细胞膜,使其僵硬,部分细胞未发育成熟就在骨髓破坏,导致无效造血;部分成熟的病变细胞进入外周血液循环后,由于缺乏变形性,通过脾窦时易被破坏而被吞噬细胞清除;④使红细胞对钾离子的通透性增加,能量代谢能力降低,生存期缩短。由此导致骨髓造血增生的改变及慢性溶血性贫血的各种临床表现。

由于患者可从父母继承一个或两个异常 β 基因,β 链合成减少或不能合成,根据基因突变的情况和临床特征分为:

(1)轻型杂合子 β 珠蛋白生成障碍性贫血:多数没有任何症状,但血涂片中发现少数靶形红细胞,红细胞脆性试验轻度减低,HbA_2 轻度增高(大于 3.5%)。

(2)重型纯合子 β 珠蛋白生成障碍性贫血:父母双方均为轻型 β 珠蛋白生成障碍性贫血,子代从父母双方各遗传一个异常 β 基因,出生后贫血进行性加重,临床表现有发热、腹泻、黄疸、肝脾大,由于骨髓造血代偿性增生,出现地中海贫血面容。相关实验室检查明显异常。

(3)中间型 β 珠蛋白生成障碍性贫血:是 β 珠蛋白生成障碍性贫血纯合子型或双重杂合子型,其实验室结果与临床表现不同步,往往实验室结果为重型、临床表现却为轻型,或者实验室结果为轻型、临床表现却为重型。

2. α 珠蛋白生成障碍性贫血(α thalassemia)　是由于 α 珠蛋白基因的缺乏或缺陷,使 α 珠蛋白链合成速度明显降低或几乎不能合成引起的。由于胎儿期的 HbF 和出生后的 HbA 和 HbA$_2$ 均含有 α 链,所以在胎儿期由于 α 链缺乏,过多 γ 链聚合形成 γ$_4$,即 Hb Barts。Hb Barts 与氧的亲和力高,运载过程中氧释放量极少,常导致胎儿宫内窒息死亡,未死亡的胎儿也因长期缺氧,生长发育受到严重影响。胎儿出生后,由于 γ 链的合成逐步转化为 β 链,过多的 β 链聚合形成 β$_4$,即 HbH。HbH 与氧的亲和力是 HbA 的 10 倍。但因为 HbH 一般在 30% 以下,出生后能存活和成长。HbH 是一种不稳定血红蛋白,形成红细胞内包涵体,并易沉积在红细胞膜上。这种红细胞膜的通透性增高,易破碎,使红细胞的生存时间明显缩短,出现慢性溶血性贫血和骨髓造血代偿性增加。

正常人 α 链是由第 16 对染色体上两对联锁的 α 珠蛋白基因(父母双方各继承两个)所控制合成的,根据 α 基因异常的情况分为:

（1）α$^+$珠蛋白生成障碍性贫血静止型:1 个 α 基因异常,患者无血液学异常表现,平常无症状,血象无特殊表现,仅在出生时脐血或出生 8 个月内血液中 Hb Barts 轻度增加(<2%)。

（2）α$^+$珠蛋白生成障碍性贫血标准型:2 个 α 基因异常,红细胞呈小细胞低色素性改变,患者表现为轻度贫血或无症状,出生时 Hb Barts 可占 5%~15%,但几个月后消失,检测 α 链和 β 链合成速度对该疾病有诊断意义。

（3）α°/α$^+$双重杂合子(中间型):3 个 α 基因异常,患者有代偿性溶血性贫血表现,多余的 β 链聚合成为 HbH,即 HbH 病,患者血象可出现小细胞低色素改变,靶形红细胞增多,血红蛋白电泳出现 HbH 和 Barts 带,大部分细胞中可见 HbH 包涵体。

（4）α°/α°纯合子(重型):4 个 α 基因异常,完全无 α 珠蛋白生成,即胎儿水肿综合征(hydrops fetalis),胎儿期无 HbF(α$_2$γ$_2$),多余的 γ 链聚合成 Hb Barts,又称 Hb Barts 病,多胎死宫内或产后数小时内死亡,血红蛋白电泳 Hb Barts 大于 90%,有少量 HbH,无 HbA、HbA$_2$ 和 HbF。

【实验室检查】

1. **血象**　贫血轻重不一,红细胞多呈靶形,大小不均,网织红细胞增多(图 9-12)。白细胞常正常,血小板可增多,但伴有脾脏功能亢进者,白细胞和血小板可减少。

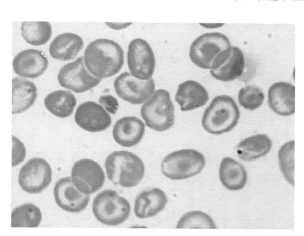

图 9-12　珠蛋白生成障碍性贫血血象

2. **骨髓象**　增生性贫血骨髓象,红细胞增生极为明显,粒红比例倒置,呈无效性增生和原位溶血。

3. **血红蛋白电泳**　可通过 pH 8.5 醋酸纤维薄膜电泳进行诊断,β 珠蛋白生成障碍性贫血患者 HbF 增加及 HbA$_2$ 增加,α 珠蛋白生成障碍性贫血患者 HbH 或 Hb Barts 增加。

4. **基因诊断**　珠蛋白生成障碍性贫血均有基因突变,通过对外周血或脐血进行基因诊断,可确定是否患病及具体的基因缺陷类型。通过对绒毛细胞、羊水细胞、胚胎脐血进行 DNA 分析,可进行产前诊断,以防止纯合子患儿的出生。α 珠蛋白生成障碍性贫血主要是 α 珠蛋白基因缺失或突变所致,可通过 Southern 印迹杂交分析和 PCR 方法检测其基因缺失。β 珠蛋白生成障碍性贫血主要为点突变型,是一组高度异质性的遗传性疾病,应用寡核苷酸探针杂交技术和 PCR-限制性内切酶酶解法可检测出已知的 β 珠蛋白生成障碍性贫血基因的突变。

5. **其他**　红细胞渗透脆性试验结果明显下降。

【诊断和鉴别诊断】　珠蛋白生成障碍性贫血的诊断和鉴别诊断的依据包括四个方面:

1. 临床表现。

2. 除血液学常规检查外,血红蛋白电泳异常是确诊本病的必备条件(表 9-10)。

3. 遗传学检查可确定纯合子、杂合子及双重杂合子等,最可靠的方法是家族史的研究。

4. 基因诊断可以鉴定基因型,并可作为确诊试验。

表 9-10　各型珠蛋白生成障碍性贫血的血红蛋白电泳结果

类型	HbA$_2$	HbF	异常 Hb
α 珠蛋白生成障碍性贫血			
HbH 病	略低	正常	HbH 5%～30%
Hb Barts 病	无	无	Hb Barts>70%
β 珠蛋白生成障碍性贫血			
轻型	3.5%～7%	<5%	
重型	>4%	30%～90%	
βδ 混合型		100%	
HbE 纯合子		多正常	HbE 75%～92%

（二）异常血红蛋白病

1. 镰状细胞贫血（sickle-cell anemia）（HbS 病）　是出现异常 HbS 的常染色体显性遗传疾病,主要见于非洲黑人。因 HbA 的 β 链上第 6 个氨基酸谷氨酸被缬氨酸替代,形成 HbS(Hbα$_2$β$_2^{6谷→缬}$),当血氧过低时 HbS 互相聚集,形成纤维状多聚体,其排列方向与细胞膜平行并与之紧密接触。当有足够的多聚体形成时,红细胞即由双凹圆盘状变成镰刀形,此过程称镰变。镰变后的红细胞僵硬,变形性差,在微循环中易被破坏而发生溶血。镰变的红细胞也可引起血流缓慢、血液黏滞性增加、微血管堵塞,加重组织缺氧、酸中毒,进而诱发更多的红细胞发生镰变。这种恶性循环不仅加重溶血,还导致组织器官的损伤坏死。表现为轻重不等贫血、易感染、肝脾大、心肺功能常受损、肾脏受累,严重时可出现镰状细胞危象。

在临床上 HbS 病有三种表现形式:

（1）纯合子形式,即镰状细胞贫血。

（2）杂合子形式,即红细胞镰状细胞性状。

（3）HbS 和其他异常血红蛋白的双杂合子状态,有 HbS-β 珠蛋白生成障碍性贫血、HbC 病和 HbD 病等。

【实验室检查】　Hb 降低(多为 50～100g/L)。红细胞大小不均,有小细胞、大细胞、异形细胞、嗜多色性红细胞、有核红细胞、靶形红细胞等,镰状红细胞不多见。网织红细胞增加(常>10%)。红细胞镰变试验阳性,红细胞渗透脆性试验结果明显下降。血红蛋白电泳,可见 HbS 带位于 HbA 和 HbA$_2$ 间,HbS 达 80%以上,HbF 增加至 2%～15%,HbA$_2$ 正常,HbA 缺乏。基因检测可以鉴定其基因型,并可作为确诊试验。

【诊断和鉴别诊断】　根据家族遗传史、血红蛋白电泳结果显示 HbS 为主要成分、镰变试验阳性,可确诊此病。目前也采用聚合酶链式反应(PCR)和限制性内切酶片段长度多态性(RFLP)方法或 PCR 合并寡核苷酸探针(ASO)杂交法作出基因诊断。

2. 血红蛋白 E（hemoglobin E,HbE）　是 β 链第 26 位谷氨酸被赖氨酸替代的异常血红蛋白(α$_2$β$_2^{26谷→赖}$),是常染色体不完全显性遗传性血红蛋白病,为我国最常见的血红蛋白病,在东南亚一带也很常见。包括 HbE 纯合子、HbE 特征和 HbE/β 珠蛋白生成障碍性贫血三种类型。临床表现一般为轻度溶血性贫血,多为小细胞低色素性贫血,脾不大或轻度肿大,易感染并使贫血加重。因类型的不同,其临床表现轻重不一,实验室检查结果也有差异。

【实验室检查】　轻度贫血表现,多为小细胞低色素性,红细胞渗透脆性减低,血红蛋白电泳显示 HbE 占 75%～92%,HbE 的电泳特征为在 pH 8.6 时 HbE 移动速度较 HbC 稍快,与 HbA$_2$ 完全相同,不能分开;pH 6.8 酸性凝胶电泳可与 HbC 和 HbA$_2$ 区分。因 HbE 不稳定,异丙醇沉淀试验阳性和热变性试验弱阳性;变性珠蛋白小体检测结果阳性。

【诊断和鉴别诊断】

（1）HbE 纯合子:轻度贫血表现,易感染而使贫血进行性加重,血片中可有 25%～75%的靶形红细胞。血红蛋白电泳显示 HbE 占 75%～92%,无 HbA,HbF 正常或轻度增加。

（2）HbE 特征:是 HbA 和 HbE 基因杂合子,一般无症状。血红蛋白电泳时 HbE 约 30%～45%,其余为 HbA。

（3）HbE/β 珠蛋白生成障碍性贫血：是 HbE 与 β 珠蛋白生成障碍性贫血的杂合子状态。贫血多严重，血红蛋白电泳结果显示 HbE 明显增多，并具有 β 珠蛋白生成障碍性贫血的血红蛋白电泳特征。

3. 不稳定血红蛋白病（unstable hemoglobin syndrome） 是由于控制血红蛋白的肽链发生基因突变，某些维持稳定性的氨基酸序列被取代或缺失，致使血红蛋白结构不稳定，称为不稳定血红蛋白（unstable hemoglobin，UHb）。不稳定血红蛋白易发生变性和沉淀，形成变性珠蛋白小体，附着于红细胞膜上，使红细胞膜的变形性下降，不易通过微循环而被破坏，引起溶血性贫血。部分患者表现为常染色体共显性遗传，另一部分患者无阳性家族史，可能是自发性体细胞性基因突变。至今发现的病例均为杂合子，偶见双重杂合子。目前已发现有 130 余种 UHb。各种 UHb 的不稳定程度各异，相应临床表现差异很大，可从完全无症状到伴显著脾大和黄疸的严重慢性溶血性贫血。多数病例由于骨髓造血代偿性增生而不出现贫血，当发生感染或服氧化剂类药物后引起急性溶血发作。

【实验室检查】 本病诊断有重要意义的是变性珠蛋白小体检查、热变性试验和异丙醇沉淀试验为阳性。一般先用异丙醇试验筛选，再做热变性试验和变性珠蛋白小体检查进行诊断。血常规检查多为正细胞性贫血，红细胞大小不均，有异形和碎片，有时可见靶形红细胞，网织红细胞增高。血红蛋白电泳仅有部分病例可分离出异常血红蛋白区带。通过分辨率高的聚丙烯酰胺凝胶电泳，可清晰地将 UHb 和潜在异常血红蛋白分离。

【诊断和鉴别诊断】 证明 UHb 的存在是诊断本病的主要依据。应用热变性试验、异丙醇试验和变性珠蛋白小体试验可进行 UHb 的常规检查，再结合临床表现进行诊断。珠蛋白链的氨基酸组成分析可确定不稳定血红蛋白异常的部位。

第六节 其他溶血性贫血

其他溶血性贫血是指由于非免疫因素引起的获得性红细胞膜受损所致的溶血性贫血。其病因多样，包括理化因素和生物因素等。

一、机械性损伤所致溶血性贫血

红细胞在血管内循环，通过比其直径更狭窄的小血管时，受外力、血浆纤维蛋白细丝切割等机械性损伤而引起溶血，称为机械性溶血性贫血，分为心源性创伤性溶血性贫血、微血管病性溶血性贫血和行军性血红蛋白尿三种主要类型。

（一）心源性创伤性溶血性贫血

少数心脏瓣膜成形术后、心脏瓣膜狭窄、人工瓣膜置换术后的患者，由于红细胞接触粗糙的瓣膜表面所致溶血。溶血轻重不一，出现红细胞碎片，网织红细胞增加，血清乳酸脱氢酶、血浆游离血红蛋白及间接胆红素均增高，血浆结合珠蛋白降低，并常有长期的含铁血黄素尿和高铁血红蛋白血症。

（二）微血管病性溶血性贫血

由于微血管内血栓形成或血管壁有病变而使血管腔变窄，红细胞通过时受到过多挤压、摩擦或撕裂而发生血管内溶血。常见于溶血尿毒综合征、弥散性血管内凝血、血栓性血小板减少性紫癜和肿瘤等。除有轻重不同的溶血性贫血的实验室特征外，可见血小板减少，血片中出现形态不一的破碎红细胞（常大于 10%）。

（三）行军性血红蛋白尿

长途行军、马拉松赛跑等长时间直立姿势运动，致使浅表微血管内红细胞损伤和破碎，数小时后出现血红蛋白血症和血红蛋白尿。本病是一种暂时性血管内溶血，实验室检查无贫血，外周血红细胞形态正常，尿隐血阳性，血浆游离血红蛋白升高。

二、生物因素所致溶血性贫血

多种微生物和寄生虫感染可引起溶血性贫血，常见的细菌性感染有溶血性链球菌、产气荚膜杆菌等，病毒性感染见于柯萨基病毒、巨细胞包涵体病毒、EB 病毒等，原虫感染见于疟原虫、弓形虫等。实验室诊断主要依靠直接查找到微生物及溶血试验阳性。

三、化学物质所致溶血性贫血

一些有毒的化学物质和药物也可引起红细胞破坏或者诱发溶血性贫血。溶血的机制包括:有遗传缺陷者因药物诱发急性溶血性贫血,如 G-6-PD 缺陷症服用伯氨喹啉,不稳定血红蛋白病服用磺胺类药物;药物相关的免疫性溶血性贫血;苯、蛇毒、蜂毒等化学物质亦可导致正常红细胞破坏。

附：继发性贫血

继发性贫血(secondary anemia)是指非造血组织和脏器的原发病直接或间接地影响造血组织而引起的贫血。引起继发性贫血的病因有很多,如感染、肾衰竭、内分泌疾病、肝病及恶性肿瘤等。

一、慢性系统性疾病贫血

慢性系统性疾病贫血主要包括慢性肝脏疾病所致贫血、慢性肾脏疾病所致贫血、内分泌疾病所致贫血。现分述如下。

(一)慢性肝脏疾病所致贫血

肝脏疾病所致贫血是指在肝脏疾病的病程中出现的贫血并发症,常见于大多数慢性肝病患者。慢性肝脏疾病所致贫血的主要原因:①摄入和储存不足,致造血原料叶酸、维生素 B_{12}、铁蛋白(均在肝脏内储存备用)缺乏;②慢性肝脏疾病患者常伴脾功能亢进和脂肪代谢障碍,使红细胞破坏过多;③凝血因子合成减少所致的出血过多;④促红细胞生成素减少,使骨髓红细胞系统增生障碍。

【实验室检查】

1. 血液检查　可见异常红细胞,如棘形红细胞、靶形红细胞及红细胞碎片等。血小板减少,白细胞一般正常。出血者网织红细胞数量增高。

2. 骨髓象　增生活跃或明显活跃,以红系增生为主,约20%患者骨髓中可见巨幼红细胞增多。酒精中毒性肝病患者红细胞系明显受抑,可出现红系病态造血,表现为骨髓的幼红细胞有巨幼样变,环形铁粒幼红细胞增加等。

【诊断和鉴别诊断】　依据病史及临床症状,外周血可见异常形态的红细胞,骨髓红细胞系增生明显,可有巨幼红细胞,诊断可初步确立。肝病时可伴有脾功能亢进而引发脾大,需注意与溶血性贫血鉴别。

(二)慢性肾脏疾病所致贫血

慢性肾脏疾病所致贫血是指由各种因素造成肾脏促红细胞生成素(EPO)产生不足或血浆中一些毒性物质干扰红细胞的生成和代谢而导致的贫血。造成贫血的原因:①EPO 减少,肾脏病变导致机体生成促红细胞生成素减少;②肾功能不全引起的代谢毒物潴留,影响骨髓造血微环境而导致红细胞生成减少;③营养缺乏,肾功能不全引起消化系统症状,影响铁、叶酸和维生素 B_{12} 等吸收而导致营养不良性贫血。

【实验室检查】

1. 血液检查　血涂片中红细胞可呈正细胞正色素性,可见异形和红细胞碎片。网织红细胞正常或减低。白细胞、血小板数量一般正常。肾脏炎性损伤可引起血清铁下降,铁再利用降低,并发小细胞低色素性贫血。

2. 骨髓象　有核细胞增生活跃,红细胞系、粒细胞系、巨核细胞系比例均正常。骨髓铁染色正常。尿毒症晚期可见骨髓增生低下、幼红细胞成熟受阻现象。

【诊断和鉴别诊断】　贫血程度与病情有关。检查患者的肾功能有无异常,明确是否存在慢性肾脏病,注意与其他原因引起的贫血相鉴别。

(三)内分泌疾病所致贫血

红细胞生成受多种因素的调节,其中某些内分泌激素在调节红细胞生成中具有重要作用,当内分泌紊乱时可导致贫血。能致贫血的内分泌疾病主要见于垂体疾病、甲状腺疾病、肾上腺和性腺疾病等。产生贫血的原因:①雄激素可刺激肾脏产生 EPO,也可直接刺激骨髓产生红细胞,当雄激素降低时,红细胞生成减少;②甲状腺素和肾上腺皮质激素可改变组织对氧的需求而间接影响红系生成;③雌激素可降低红系祖细胞对 EPO 的反应,抑制红细胞的生成;④垂体功能减退所致贫血是继发于其所致的甲状腺、肾上腺皮质功能减退。

【实验室检查】

1. **血液检查**　外周血中可见棘形红细胞,一般血红蛋白不低于 80～90g/L。网织红细胞减少,白细胞和血小板一般正常或轻度减少。

2. **骨髓象**　增生轻度减低,粒红比值可增高。骨髓外铁增多,但铁粒幼红细胞减少。

【诊断和鉴别诊断】　患者除有贫血的临床表现外,还有相应的内分泌疾病症状。

二、骨髓病性贫血

骨髓病性贫血(myelophthisic anemia,MA)是指恶性肿瘤或炎症组织浸润骨髓,造血微环境结构被破坏,影响造血祖细胞分裂、增殖、分化所致的贫血,又称骨髓浸润性贫血。特征为外周血液中出现幼稚粒细胞和幼稚红细胞,又称幼粒-幼红细胞性贫血。其机制是由于肿瘤或炎症组织浸润骨髓,破坏骨髓血窦屏障,或因髓外造血,使幼稚细胞进入外周血中。

【实验室检查】

1. **血液检查**　大多数病例呈正细胞正色素性贫血,白细胞和血小板减少,常见巨大畸形血小板。红细胞大小不等和异形红细胞增多。可见幼稚粒细胞和幼稚红细胞。

2. **骨髓象**　增生活跃,中性粒细胞碱性磷酸酶活性增高。恶性肿瘤患者在骨骼压痛处抽取骨髓或骨髓活检时可找到肿瘤细胞。

【诊断和鉴别诊断】

1. **诊断**

(1) 贫血:是常见的症状,轻重不一,可进行性加重。临床上以消瘦和逐渐加重的骨痛为特征性表现。

(2) 有原发疾病:有引起骨髓浸润性贫血的原发疾病。

(3) 高钙血症:存在一处及多处骨痛、骨质破坏及高钙血症的症状和体征。

(4) 髓外造血:肝、脾大。

(5) 血象:外周血幼稚粒细胞和幼稚红细胞增多。

(6) 肿瘤浸润:恶性肿瘤患者骨髓涂片中可找到肿瘤细胞。

(7) 骨髓纤维化:抽取骨髓检查时,可出现"干抽"现象。骨骼 X 线、放射性核素扫描可发现肿瘤骨骼转移病源及骨髓纤维化。

(8) 贫血治疗无效:用叶酸、维生素 B_{12}、铁剂等治疗无效。

(9) 出血倾向:血小板减少,可有不同程度的出血现象。

2. **鉴别诊断**

(1) 与类白血病反应鉴别:类白血病反应时,白细胞总数可超过 $50×10^9$/L,但红细胞和血小板无改变,原发病去除后血象随之恢复正常。

(2) 与慢性粒细胞白血病鉴别:慢性粒细胞白血病时,有巨大脾脏,白细胞显著增高,中性粒细胞碱性磷酸酶积分下降甚至为零。

本章小结

溶血性贫血是以红细胞破坏增加和骨髓红细胞增生明显同时并存的一组疾病,常有贫血和溶血性黄疸的临床表现。其诊断的主要证据:①红细胞寿命缩短;②红细胞破坏过多,血红蛋白减低,游离血红蛋白增加,血清非结合胆红素增加,尿胆原阳性,尿含铁血黄素阳性等;③红细胞系增生活跃,网织红细胞明显增多,骨髓红系增生明显。

血管外溶血是红细胞被脾、肝的单核-吞噬细胞系统吞噬后破坏,血红蛋白被分解代谢,不形成血红蛋白尿,多为慢性发作,常伴有脾大。血管内溶血是红细胞直接在血循环中破裂,红细胞内的血红蛋白被释放至血浆,随尿排出,形成血红蛋白尿,多为获得性,常急性发作,患者常无脾大。

对于溶血性贫血的诊断,首先确定是否存在溶血,如有贫血、黄疸、网织红细胞增高,外周血涂片可见有核红细胞,骨髓检查呈增生性贫血。依据病史、临床症状、实验室检查,考虑是否有溶血性贫血的可能。其次确定溶血的部位是血管内还是血管外。血管内溶血常为急性发作,多为获得性溶血性贫血;血管外溶血为多为慢性经过,常伴脾大。最后确定溶血原因,了解病人详细情况,结合病史和临床检查资料分析溶血的病因,正确选择筛选试验和确诊试验(图 9-13)。

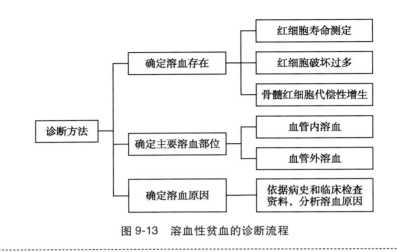

图 9-13 溶血性贫血的诊断流程

病例讨论

1. 患者,女性,37 岁,反复出现头晕、乏力、黄疸伴尿色加深 3 年。体检:巩膜皮肤黄染,贫血貌,浅表淋巴结未及,脾肋下 3cm。血常规:白细胞 6.9×10^9/L,红细胞 3.2×10^9/L,血小板 260×10^9/L,血红蛋白 85g/L,网织红细胞 21%,MCV 82.6fl,MCHC 335.0g/L,MCH 28.7pg。肝功能:总胆红素 39.5μmol/L(参考值 3.4~17.1μmol/L),结合胆红素 11.5μmol/L(参考值 0~3.4μmol/L)。Coombs 试验(−),红细胞渗透脆性增高。血象检查:红细胞大小不一,易见椭圆形红细胞,其百分比为 56%。骨髓象检查:骨髓增生明显活跃,以红系增生为主。成熟红细胞大小不一,椭圆形红细胞易见。粒细胞系、巨核细胞系未见明显异常。

请问该患者最可能的诊断是什么?

2. 患儿,男性,11 个月,因持续高热 3 日入院就诊。体检:生长发育迟缓,眼白轻微黄染,贫血貌,脾肋下 2cm。B 超示脾大。血常规:白细胞 5.9×10^9/L,红细胞 3.0×10^9/L,血小板 192×10^9/L,血红蛋白 94g/L,网织红细胞 9%,MCV 76.0fl,MCHC 290.0g/L,MCH 25pg。血象检查:红细胞大小不均,多呈靶形,碎片增多。骨髓象检查:呈增生性贫血骨髓象,红细胞增生极为明显,粒红比例倒置。红细胞脆性下降,血红蛋白电泳结果示 HbA_2 占 4%、HbF 占 90%。

请问该患儿最可能的诊断是什么?

病例讨论分析

(涂丽娜)

扫一扫,测一测

思考题

1. 溶血性贫血如何诊断?其过筛试验有哪些?如何进行实验室检查?

2. 阵发性睡眠性血红蛋白尿症的诊断依据是什么?

3. 由红细胞酶缺陷引起的溶血性贫血有哪些?如何进行实验室检查?

第三篇　白细胞疾病及其检验

第十章　白细胞检验基础

学习目标

1. 掌握：中性粒细胞分布和细胞动力学特点，白细胞分化抗原在 T、B 淋巴细胞各个阶段如何表达。
2. 熟悉：泼尼松刺激试验、肾上腺素激发试验和粒细胞抗体检测的方法及临床意义。
3. 了解：造血干/祖细胞、髓系细胞分化抗原的表达。
4. 能分析外周血粒细胞减少的原因以及常用的检测方法；具备分析常见急、慢性淋巴细胞白血病细胞上各类分化抗原表达的意义等能力。

第一节　粒细胞动力学及相关检测

一、粒细胞动力学

粒细胞起源于造血干细胞，由造血干细胞分化为粒系祖细胞，后者在骨髓中增殖、分化、成熟和释放到外周血液中。衰老的粒细胞主要在单核-吞噬细胞系统被破坏，其余的从口腔、气管、消化道、泌尿生殖道排出。根据中性粒细胞分布和细胞动力学特点，分为以下几个部分。①干细胞池：主要是干细胞（及祖细胞），大部分处于休止期，在细胞因子和神经体液的调节下可分化为粒-单系祖细胞，再进一步分化为原始粒细胞或原始单核细胞。②增生池（分裂池）：从原始粒细胞、早幼粒细胞到中幼粒细胞，这些细胞均具有增殖分裂的能力，一个原粒细胞可分裂为 8~16 个晚幼粒细胞。③成熟池：包括晚幼粒和杆状核粒细胞，粒细胞自晚幼粒细胞开始失去分裂能力，逐渐发育成熟。④储存池：包括分叶核粒细胞和杆状核粒细胞，粒细胞成熟后储存于骨髓中，根据需要再释放到外周血中，储存池中粒细胞约为外周血的 15~50 倍。⑤循环池：是指成熟并释放到外周血循环后循环于血液中的粒细胞，白细胞计数反映了循环池内的白细胞数量。⑥边缘池：是指进入外周血液中的粒细胞，部分因微静脉边缘血流较慢而附着于管壁上，边缘池内的粒细胞比循环池高 20 倍左右，两者保持着动态平衡。

进入血液的粒细胞平均停留约 10h，然后逸出血管壁进入组织或体腔中。这些细胞一般不再返回血管内，在组织中发挥作用 1~2 天，随后在局部死亡或经呼吸道、消化道黏膜表面随分泌物排出体外。由骨髓释放的新生粒细胞不断进入循环池，从而保持外周血中白细胞数量的相对恒定。

二、泼尼松刺激试验

【原理】　泼尼松具有刺激骨髓储备池内的粒细胞向外周血释放的功能。如果受检者的骨髓粒细胞贮备池正常,由于骨髓储备池内的粒细胞比外周血多,服用泼尼松一定时间后,骨髓中大量粒细胞释放到外周血液中,使外周血中性粒细胞计数绝对值明显增高。如果骨髓储存池功能不正常,外周血粒细胞不增高或增高不明显。

【操作】

1. 受检者(成人)口服泼尼松片剂 40mg。

2. 服药前及后 3h、6h、24h 采血,并进行白细胞计数及分类。

【注意事项】 受检者在用药前进行白细胞计数,最好在清晨起床前采样。如果条件不许可,应让受检者静息 1h 后采样检查。

【参考值】

1. 服用泼尼松后,中性粒细胞绝对值>20.0×10^9/L。

2. 服用泼尼松 5h 后中性粒细胞绝对值达到高峰。

【临床意义】 中性粒细胞减少的患者,若服用泼尼松后外周血中性粒细胞数>20.0×10^9/L,表明患者中性粒细胞储备池正常。若粒细胞不增高或增高不明显,可能是骨髓释放障碍或其他方面的原因。

三、肾上腺素激发试验

【原理】 注射肾上腺素后,血管收缩,黏附于血管壁上的白细胞脱落,从边缘池进入循环池,引起外周血白细胞数增高,持续时间 20~30min。分别于注射前和注射后 20min 采血,计数中性粒细胞。

【操作】

1. 受检者注射肾上腺素前采血做中性粒细胞计数。

2. 皮下注射 1% 肾上腺素液 0.2ml。

3. 注射后 5min、10min、15min、20min 分别进行中性粒细胞计数(或注射后 20min 作一次中性粒细胞计数)。

【注意事项】

1. 受检者在用药前进行白细胞计数,最好在清晨起床前采血样。如果条件不许可,应让受检者静息 1h 后采血样检查。

2. 肾上腺素具有较强的收缩血管作用,注射后检查者可能出现心悸、面色发白等反应,所以有心血管疾病及高血压等患者不宜做本试验。

【参考值】 粒细胞上升值一般低于(1.5~2.0)×10^9/L。

【临床意义】 白细胞减少患者注射肾上腺素后,若外周血白细胞较注射前增加 1 倍以上,或粒细胞上升值超过(1.5~2.0)×10^9/L,表示患者白细胞在血管壁黏附增多,边缘池扩大,提示患者粒细胞分布异常。这种由于边缘池扩大引起粒细胞减少又称"假性"粒细胞减少。

四、粒细胞抗体检测

【原理】 荧光免疫法检测:粒细胞和受检血清中的粒细胞抗体结合后,再加荧光标记的羊抗人 IgG 抗体,在荧光显微镜下计数出现荧光的粒细胞,计算阳性比率。

【试剂】

1. 2.5%EDTA-Na$_2$ 溶液。

2. EDTA-Na$_2$-Tris 缓冲液 EDTA-Na$_2$ 0.9g,Tris 6.06g,NaCl 16.13g,加蒸馏水至 1 000ml。

3. 1%EDTA-Na$_2$-磷酸盐缓冲液 EDTA-Na$_2$ 10g,NaCl 8g,Na$_2$HPO$_4$·12H$_2$O 2.9g,KH$_2$PO$_4$ 0.2g,加蒸馏水至 1 000ml。

4. 粒细胞分离液 ①比重 1.097 聚蔗糖-泛影葡胺混合液:14.6% 聚蔗糖 24ml,34% 泛影葡胺 10ml;如比重小于 1.097 时,用 34% 泛影葡胺调节;如比重大于 1.097 时,用 14.6% 聚蔗糖调节。②比重 1.077 聚蔗糖-泛影葡胺混合液:即市场供应的淋巴细胞分离液。

5. 1%甲醛磷酸酸盐缓冲液。

6. 磷酸盐缓冲液(PBS) NaCl 8.0g,KH$_2$PO$_4$ 0.2g,Na$_2$HPO$_4$ 1.44g,KCl 0.2g,加蒸馏水至 1 000ml。

7. 0.2%牛血清清蛋白磷酸盐缓冲液。

8. 荧光素标记抗人免疫球蛋白血清。

9. O型健康人粒细胞悬液。制备步骤如下：

（1）取数支试管，每管加入比重 1.097 聚蔗糖-泛影葡胺混合液 2ml 左右。每管沿管壁缓慢地加入比重 1.077 聚蔗糖-泛影葡胺混合液 2ml 左右，使后者分离液重叠在 1.097 分离液的上面。

（2）另取一支试管，加入 2.5%EDTA-Na$_2$ 溶液 1ml 和 O 型正常人血液 9ml，混合。用 EDTA-Na$_2$-Tris 缓冲液将抗凝血作 4 倍稀释（抗凝血液 1 份+缓冲液 3 份）混匀。将稀释的正常人血液用吸管沿管壁缓慢地加于上述含粒细胞分离液的试管内，每管加 6~7ml，使稀释血液重叠在比重为 1.077 分离液上面。

（3）800g（约 1 800r/min）离心 30min。离心后可分成三层细胞，底层是红细胞层，上层是淋巴细胞和血小板层，而中间层为粒细胞层。

（4）用吸管将上层清液、淋巴细胞和血小板层吸去。将中层的粒细胞全部吸于另 2 支试管中，加入 0.1%EDTA 磷酸盐缓冲液至近管口，颠倒混匀。400g（约 1 300r/min）离心 5min。

（5）弃去上层液体，将分离所得的粒细胞用 1%甲醛磷酸盐缓冲液固定 5min。用 PBS 洗 3 次，最后用 PBS 配成粒细胞数为 $10×10^9$/L 的粒细胞悬液。

10. 制备患者血清。

【操作】

1. 取 2 支试管，测定管中加入患者血清 0.1ml 和 O 型正常人粒细胞悬液 0.1ml，对照管加入健康人 AB 型血清 0.1ml 和 O 型正常人粒细胞悬液 0.1ml。

2. 混合，在 37℃ 中放置 30min。

3. 分别用 0.2%牛血清清蛋白缓冲液将粒细胞洗 3 次。

4. 加入荧光素（异硫氰酸）标记抗人免疫球蛋白血清 0.1ml，混合，37℃ 中放置 30min。

5. 用 0.2%牛血清清蛋白缓冲液洗 3 次。

6. 各取一滴粒细胞悬液置于玻片上，用荧光显微镜观察粒细胞是否出现荧光，记录并计算出有荧光粒细胞的百分率。

【注意事项】

1. 取新鲜全血，尽快收集血清，若不能马上测定应冰冻保存。

2. 每次洗涤要充分，所用器材应清洁、消毒。

3. 荧光染色后的标本最好在当天观察，否则随时间延长，荧光强度会逐渐下降，所以标本不能长期保存。

【参考值】　健康人为阴性。

【临床意义】　阳性反应表示粒细胞抗体的存在，可见于免疫性粒细胞抗体减少症、系统性红斑狼疮（SLE）和多次输血者。

第二节　白细胞分化抗原

白细胞分化抗原是指血细胞在分化成熟为不同谱系、不同阶段及细胞活化过程中出现或消失的细胞表面标记分子。1982 年国际上统一使用分化抗原簇（cluster of differentiation，CD）作为白细胞分化抗原和相应单克隆抗体（McAb）的命名，至今已命名的有 CD1~CD166。CD 抗原最早发现表达在细胞膜上。白细胞分化抗原除表达在白细胞外，也表达红细胞系、巨核细胞系和血小板上，也广泛分布于非造血细胞的细胞膜上。

文档：白细胞共同抗原CD45

一、造血干细胞和祖细胞

CD34 抗原选择性表达于不成熟的造血干细胞、祖细胞，是一个阶段特异而非系特异的抗原。CD34 抗原在早期造血祖细胞内呈高表达，随细胞成熟呈进行性下降，继而消失。目前 CD34 已作为识别人类造血干细胞的重要标志。

$CD34^+$、$CD38^-$细胞在形态上缺乏分化特点,是更幼稚、能维持长期造血的干细胞。$CD34^+$、$CD38^+$细胞大多处于造血祖细胞阶段,可形成各系造血集落,但不能维持长期造血。故 CD38 抗原是造血干细胞向多系定向分化的标志之一,随细胞分化表达上调。CD34 抗原结合其他相关分化抗原的表达可作为造血细胞不同发育阶段的标志:$CD34^+$、$CD33^+$细胞群为多能干细胞向髓系定向的标志;$CD34^+$、$CD19^+$细胞群为多能干细胞向 B 系定向的祖细胞;$CD34^+$、TdT^+、$CD10^+$、$CD7^+$细胞群是向 T 系定向的祖细胞。最近发现,CD90 是比 CD34 更早的干细胞标志,将 $CD34^+$、$CD90^+$、Lin^-视为造血干细胞的重要标志。

二、髓系细胞

与淋巴细胞表面的分化抗原相比,髓系细胞从髓系祖细胞开始到终末分化的成熟细胞(粒细胞、单核细胞、血小板和红细胞)间各阶段细胞特征性标志并不十分清楚。

(一)粒细胞和单核细胞

根据造血系统的粒细胞和单核细胞的髓系抗原表达,大致可分为以下几类:

1. **粒细胞和单核细胞上都有较强表达的抗原** CD13、CDw17、CD32、CD87、CD88、CD89、CDw92、CD93、CD156、CD157、CD163。其中,CD13 在原始粒细胞胞质中的表达比胞膜上早,故对 AML 诊断十分重要。

2. **以粒细胞为主,但也存在于单核细胞的抗原** CD15 和 CD65。CD65 是特异性髓系抗原,在成熟粒细胞强表达,在单核细胞弱表达。

3. **以单核细胞为主,也表达成熟粒细胞的抗原** CD14 和 CD33。CD14 抗原的功能是脂多糖结合蛋白(LPS-CBP)复合物受体,在革兰阴性菌感染和内毒素休克反应中起重要作用;CD33 抗原表达于髓系祖细胞以及相应的白血病细胞上,约80%的 AML 原粒细胞表达 CD33 抗原,而终末分化的粒细胞 CD33 抗原弱表达。CyCD33 先于 mCD33 表达,故在 $AML-M_0$ 诊断上,CyCD33 加 CyCD13 十分有用。

4. **基本只表达在粒细胞上的抗原** CD16b 和 CD66。

5. **基本只表达在单核细胞上的抗原** CD16、CD64、CD68、CD91、CDw136 和 CD155。CD68 是单核-巨噬细胞的特异标志,用 CD68 单抗可以将 $AML-M_1 \sim M_3$ 与 $AML-M_4$ 及 $AML-M_5$ 区分开。

(二)巨核细胞系

在巨核细胞系发育过程中,依次出现 PPO、CD41a、CD41b 和 CD61、CD42 以及 CD36(强表达)。血小板具有丰富的胞内颗粒,正常情况下血小板处于静止状态。目前研制的抗血小板单抗如 CD9、CDw17、CD31、CD36、CD41a、CD41b、CD42a、CD61,主要针对静止的血小板。当血小板被激活时,血小板中的颗粒内容物释放,整合到活化的血小板质膜内,成为一些激活抗原,如 CD62、CD63、CD107a 和 CD107b。

(三)红细胞系

血小板 GPⅢb、血型糖蛋白 A 和 H。

三、淋巴细胞

(一)T 细胞

胸腺是 T 细胞分化发育的主要场所。T 祖细胞(pro-T)经血流进入胸腺,在胸腺微环境中分化发育,获得相应的标志和功能。T 祖细胞抗原标志有 $CD34^+$、TdT^+、$CD10^+$、$CD7^+$,未成熟 T 细胞标志有 $CD3^+$、$CD4^+$和 $CD8^+$。T 细胞发育过程中,$CD7^+$是最早出现的 T 细胞标志,并且贯穿于整个 T 细胞分化发育过程中。胸腺细胞分化发育为有功能的成熟 T 细胞,其细胞表面抗原标志经历了一定的变化过程:从 $CD7^+$、$CD2^-$、$CD3^-$、$CD4^-$、$CD8^-$、TCR^-→$CD7^+$、$CD2^+$、$CD3^+$、$CD4^-$、$CD8^-$、TCR^-(即 CD4、CD8 双阴性)→$CD7^+$、$CD2^+$、$CD3^+$、$CD4^+$、$CD8^+$、TCR^+(即 CD4、CD8 双阳性),最后发育成 $CD7^+$、$CD2^+$、$CD3^+$、$CD4^+$、$CD8^-$、TCR^+和 $CD7^+$、$CD2^+$、$CD3^+$、$CD4^-$、$CD8^+$、TCR^+单阳性的两群成熟胸腺细胞,然后进入外周淋巴器官和血液,执行细胞免疫功能。正常外周血常存在 $CD3^+$、$CD4^+$、$CD8^-$(Th),$CD3^+$、$CD4^-$、$CD8^+$(Ts/Tc),$CD3^+$、$CD4^+$、$CD8^+$和 $CD3^+$、$CD4^-$、$CD8^-$四种不同表型的 T 细胞,前三种表型 T 细胞的 TCR 主

要为 TCRα、β,而 CD3$^+$、CD4$^-$、CD8$^-$ T 细胞主要表达 TCRγ、δ。有关 T 细胞分化过程中抗原表达见图 10-1。

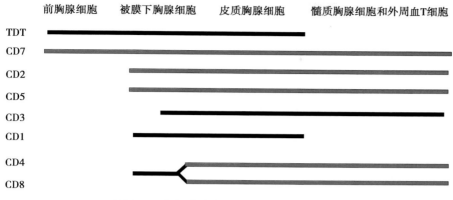

图 10-1　T 细胞分化过程中抗原表达示意图

（二）B 细胞

B 细胞是唯一能合成 Ig 的免疫活性细胞,主要介导体液免疫。

1. **B 祖细胞(原 B 细胞,pro-B)**　此期能最早识别的特异性抗原是 CD19,同时还表达 CD34、细胞核 TdT、HLA-DR、CD40、CyCD22。

2. **前 B 细胞(Pre-B)**　CD34 和细胞核 TdT 消失,出现 CyCD79、CD10、CD20、CD9、CDw78、CD74、cμ$^+$(胞浆 IgM 重链)。

3. **未成熟(早期)B 细胞(immature B cell)**　CD9、CD10 消失,出现 sIgM、CD22。CD20、CD24、CD40、CD72、CD74、CDw78、CD79 表达增加,一些新的 B 抗原 CD37、CD2、CDw75、CDw76 陆续出现。

4. **成熟 B 细胞(mature B cell)**　SmIgM 和 IgD 同时表达,并出现 CR、FcR 和丝裂原受体,上述 B 细胞抗原继续存在。

5. **活化 B 细胞(activated B cell)**　成熟 B 细胞经抗原或丝裂原刺激后,成为活化 B 细胞,然后增殖、分化。在此过程中 B 细胞激活抗原 CD23、CD77、CD80、CD86 将伴随表达。膜结合型 Ig 逐渐减少,分泌型 Ig 逐渐增加,且 Ig 基因重链类型发生转换。

6. **浆细胞(plasma cell)**　激活的 B 细胞进一步分化成为产生抗体的浆细胞,会获得 PC-1、PCA-1 和 CD138 浆细胞特异性抗原,CD85 表达增加,CD38 抗原再次出现,而 SmIg 和上述 B 抗原消失,CD79 仍存在于胞质中(图 10-2)。

B 细胞上的抗原分为两类。①B 细胞限制性(特异性)抗原:CD19、CD20、CD21、CD22、CD77 和

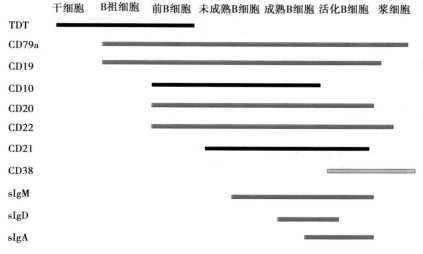

图 10-2　B 细胞分化过程中抗原表达示意图

CD79，它们只表达于 B 细胞上，可作为鉴别细胞的重要标志。②B 细胞相关性抗原：CD5、CD9、CD10、CD23、CD24、CD37、CD40、CD53、CD72、CD73、CD74、CDw75、CDw76、CDw78、CD81、CD82、CD83、CD84、CD85、CD86、CD124 和 CD139。B 细胞表面的受体 BCR 是 B 细胞特异性识别抗原的受体，也是 B 细胞重要的特征性标志。

本章小结

本章介绍了白细胞动力学及相关检测，其中泼尼松刺激试验、肾上腺素激发试验和粒细胞抗体检测对分析外周血粒细胞减少的原因具有重要价值。造血干细胞、祖细胞、髓系细胞、T 淋巴细胞、B 淋巴细胞、幼红细胞、巨核细胞、血小板等表面分布有各种白细胞分化抗原，它们是流式细胞仪分析细胞免疫表型、免疫组化方法的基础，为鉴别、诊断白血病提供直接且准确的依据。

病例讨论

患者，男性，38 岁，工人。2 周前无诱因出现恶心、呕吐、稀便，有畏寒、发热、肌痛、上肢关节痛，无气急、胸闷，颈部见少量皮疹，枕部触及淋巴结肿大。急诊至当地县医院以食物中毒、感染就诊治疗，抗生素治疗效果不佳，后转至当地一家三甲医院门诊治疗。实验室检查 HIV 初筛阳性，送当地疾控中心 HIV 确证阳性。门诊以"1. 食物中毒？2. HIV 感染"收入院。查体：T 37.9℃，P 92 次/min，R 29 次/min，BP 128/76mmHg。血常规：白细胞 $2.9×10^9/L$，血红蛋白 151g/L，血小板 $102×10^{10}/L$，肝、肾功能正常，CD4/CD8 比例倒置。

病例讨论分析

（庄顺红）

扫一扫，测一测

思考题

1. 在粒细胞发育成熟过程中，要经历哪几个细胞池？外周血粒细胞减少的原因、检查方法有哪些？

2. 造血干细胞、祖细胞重要免疫标记各有哪些？

3. T 细胞和 B 细胞的重要免疫标记各有哪些？

第十一章　白血病检验

学习目标

1. 掌握：白血病、微量残留白血病概念；急性白血病WHO分型依据；急性髓系白血病伴重现性遗传学异常和B淋巴细胞白血病伴重现性遗传学异常的常见异常染色体和融合基因，急性髓系白血病非特指型各亚型细胞、骨髓象变化特点。

2. 掌握：急性B淋巴细胞白血病非特指型和T淋巴细胞白血病骨髓象变化特点以及CLL的主要实验室检查特征；多发性骨髓瘤诊断要点以及与浆细胞白血病鉴别。

3. 熟悉：造血和淋巴组织肿瘤WHO分型基本框架，急性白血病疗效判断标准，HCL、PLL及ATL的主要实验室检查特征，恶性淋巴瘤主要类型和相关检验。

4. 了解：白血病发病情况和临床特点，微量残留白血病检测，急性混合白血病特点。

5. 具有对常见典型急性髓系白血病细胞辨认的能力；能辨认典型ALL、CLL、HCL等白血病细胞和骨髓瘤细胞。

6. 根据细胞形态学特点，结合其他检查结果能初步分析常见白血病骨髓检查结果。

第一节　白血病概述

白血病（leukemia）属于造血系统的恶性肿瘤，是一组高度异质性的造血干细胞恶性克隆性疾病，其特征是白血病细胞异常增生、分化成熟障碍并伴有细胞凋亡减少，细胞发育可停滞在不同阶段，若细胞发育停滞在较早阶段称为急性白血病，细胞发育停滞在较晚阶段称为慢性白血病。

白血病病因尚不完全清楚，可能与许多因素有关。例如，各种感染尤其是病毒感染（如Ⅰ型人类T细胞白血病病毒、EB病毒等）；长期接触化学毒物和药物（如杀虫剂、苯及其衍生物、化疗药物等）；也可能与电离辐射、环境污染等因素有关；还可能与遗传性因素有关，有遗传性疾病、染色体异常、基因异常者等比正常人易患白血病。

一、发病情况

近几年我国白血病发病率约2.71/10万，男性（2.94/10万）略高于女性（2.45/10万），城市白血病发病率略高于农村，随着年龄增长发病率略有增高，在50~69岁为发病高峰。白血病类型以急性髓细胞白血病最为常见，其次为慢性髓细胞性白血病、急性淋巴细胞性白血病和慢性淋巴细胞性白血病。急性白血病多于慢性白血病（约5.5∶1）。成人以急性粒细胞白血病最多见，儿童以急性淋巴细胞白血病多见。慢性粒细胞白血病随年龄增长而发病率逐渐升高，慢性淋巴细胞白血病多见于50岁以

笔记

上老年人。

二、临床表现

在白血病时,骨髓中大量白血病细胞异常增生累积,使正常造血功能受到抑制,引起红细胞、白细胞、血小板生成减少;同时,白血病细胞可浸润其他组织和器官,引起各种临床表现和体征。由于白血病起病缓急和类型不同,其出现的症状和严重程度会有一定差异,但常有下列临床症状和体征。

(一)贫血

在白血病时,正常红细胞生成减少,早期即可出现贫血症状,表现为乏力、面色苍白、心悸、气促等症状,并随病情进展加重。

(二)发热和感染

发热是最常见的症状之一,主要是白细胞减少和功能异常,抵抗力下降,引起各种感染导致发热,其中以口腔炎、牙龈炎、扁桃体炎、上呼吸道感染、肺炎、肛周脓肿等较常见。严重者可发生败血症、脓毒血症等。严重感染是白血病患者的死亡原因之一。

(三)出血

出血也是常见症状,由于血小板减少和止凝血功能障碍而引起出血,以皮肤、牙龈、鼻腔出血最常见,也可有颅内、消化道、呼吸道、泌尿道等出血,女性常见月经过多。严重出血是白血病患者死亡的主要病因。

(四)浸润症状和体征

1. **肝、脾和淋巴结肿大** 慢性白血病比急性白血病明显;急性淋巴细胞白血病的淋巴结肿大比急性髓系细胞白血病明显。

2. **骨和关节疼痛** 约 1/3 患者有胸骨压痛,其次有骨和关节疼痛,严重者可行走困难,易被误诊为风湿病、骨髓炎等。

3. **其他** 白血病细胞可浸润机体任何组织器官。当皮肤和黏膜被浸润时,可引起皮肤结节、弥漫性斑丘疹、牙龈肿胀;当白血病细胞浸润睾丸时,可引起睾丸无痛性肿大;若浸润中枢神经系统时,可引起头痛、呕吐、颈项强直、视盘水肿,甚至抽搐、昏迷等颅内压增高症状;另外,还可浸润累及肺、胸膜、肾、消化道、卵巢、乳房、腮腺等组织和器官,并表现出相应的脏器功能障碍。

三、白血病分类

白血病有多种分类法,如按白血病细胞分化程度和自然病程、细胞类型、FAB 分型和 WHO 分型等。其中,按白血病细胞分化程度和自然病程分为以下类型。

(一)急性白血病

急性白血病是指骨髓或血液中某一系列原始细胞≥20%,一般自然病程短于 6 个月的白血病。主要包括急性淋巴细胞白血病(acute lymphocytic leukemia,ALL)和急性髓系细胞白血病(acute myeloblastic leukemia,AML)。ALL 分为 T 淋巴母细胞白血病/淋巴瘤和 B 淋巴母细胞白血病/淋巴瘤(又分为伴重现性遗传学异常和非特殊类型);AML 主要分为 AML 伴重现性遗传学异常、AML 伴骨髓增生异常改变、治疗相关的 AML、非特殊类型 AML(又分 9 个亚型)、髓细胞肉瘤、唐氏综合征相关髓系白血病等类型。

(二)慢性白血病

慢性白血病是指骨髓中某一系列白血病细胞增多,以接近成熟的细胞增生为主,原始细胞不超过 10%,自然病程多数大于 1 年的白血病。主要包括慢性粒细胞白血病、慢性淋巴细胞白血病、慢性中性粒细胞白血病、慢性单核细胞白血病和慢性粒-单细胞白血病等。

(三)其他类型白血病

多为少见特殊类型白血病,自然病程长短不一,诊断标准各有差异,如多毛细胞白血病、幼淋巴细胞白血病、成人 T 细胞白血病、全髓白血病、急性混合细胞白血病、嗜酸性粒细胞白血病等。

四、白血病诊断要点

白血病诊断是根据患者临床表现和体征,在细胞形态学诊断的基础上,结合细胞化学染色、免疫学检查、细胞遗传学和分子生物学检查、骨髓活检等情况,综合分析判断,最后作出诊断。主要从下列几个方面着手。

（一）临床表现和体征

急性白血病常起病急骤,进展快,而慢性白血病起病隐袭,数周至数月内逐渐进展;常见症状有感染发热、进行性贫血、出血和皮肤黏膜浸润等表现;常有肝、脾和淋巴结肿大,胸骨压痛和关节疼痛等体征;少数出现中枢神经系统浸润的临床表现。

（二）细胞形态学检查

1. **血象**　①红细胞多数进行性减少,并可见幼红细胞。②白细胞计数,约60%患者增高,分类时可见原始及幼稚细胞,比例多少不定;约40%患者白细胞数量正常或减少,不易找到幼稚细胞,此类白血病又称非白血性白血病。③血小板在急性白血病时多数下降,部分功能障碍,慢性白血病初诊时可正常或增高。

2. **骨髓象**　骨髓象检查是诊断白血病的重要依据。主要表现:①有核细胞增生多数明显活跃或极度活跃。②某系细胞明显增生,比例显著增高;在急性白血病时,原始细胞(或原始细胞+幼稚细胞)增高,比例≥20%,该类细胞系成熟受阻,停顿于某一阶段,其以下成熟阶段细胞减少,则称为"断尾"现象;或者在原始细胞与成熟细胞之间缺乏中间过渡阶段的细胞,则称为"白血病裂孔"现象。在慢性白血病时,原始细胞≤10%,以成熟或接近成熟阶段细胞为主。③白血病细胞形态畸形,如细胞大小不等、形态不规则、核浆发育不平衡、胞质可见 Auer 小体;细胞核出现各种畸形或双核,核仁多而明显,易见分裂象和破碎细胞。④红细胞系细胞和巨核细胞系增生抑制,比例下降。⑤其余各系增生也受抑制。少数白血病患者骨髓有核细胞增生减低,但原始细胞比例仍达到诊断标准,此类白血病又称为低增生性白血病。

（三）细胞化学染色

髓过氧化物酶染色、氯乙酸 AS-D 萘酚酯酶染色、α-乙酸萘酚酯酶染色是急性白血病诊断的第一程序;另外,还有苏丹黑 B 染色、α-丁酸萘酚酯酶染色、糖原染色等,有利于协助白血病细胞鉴别和诊断。细胞化学结果不明确时,应进行免疫表型分析。

（四）免疫表型分析

通过流式细胞术对白细胞分化抗原检测,有利于诊断和鉴别 AML、T-ALL、B-ALL、混合型白血病以及亚型分型等。细胞形态学结合细胞化学、免疫表型分析,诊断符合率可达99%。

（五）细胞遗传学和分子生物学检查

白血病患者常有染色体核型异常及基因异常,有些具有重现性,通过对染色体和特异性基因检查,有助于白血病及亚型的诊断和鉴别诊断。

（六）骨髓活检

骨髓活检比骨髓涂片能更准确地反映骨髓增生程度和浸润情况,尤其在骨髓"干抽"、穿刺稀释和有核细胞增生低下时,通过骨髓活检可明确及协助诊断白血病。骨髓活检对淋巴瘤、骨髓纤维化、骨髓增生异常综合征、再障、骨髓转移癌等有较高的诊断率。

（七）超微结构观察

利用电镜及电镜细胞化学染色,观察细胞超微结构,对识别细胞类型、白血病诊断有很大帮助,尤其对巨核细胞白血病、多毛细胞白血病等很有价值。

（八）骨髓细胞培养

白血病时,正常 CFU-CM 生长受抑制,而白血病祖细胞集落生成单位(CFU-L)明显增多。白血病缓解时,正常 CFU-CM 生长增多,CFU-L 生成减少或不生长。

第二节　急性白血病分型与疗效判断标准

一、急性白血病分型

急性白血病正确分型对临床治疗、疗效观察、预后判断等十分重要。由于免疫学、细胞遗传学和分子生物学技术的发展,在 FAB 形态学分型基础上目前提出了形态学、免疫学、细胞遗传学和分子生物学分型方案(morphological, immunological, cytogenetics, molecular biology, MICM),使白血病诊断从细胞形态水平上升到亚细胞水平、分子水平,这对进一步了解白血病的发病机制和生物学特性以及指导临床治疗、预后判断有重要意义。

（一）急性白血病 FAB 分型

1976 年法（F）、美（A）、英（B）协作组提出了 FAB 的形态学分型方案和诊断标准,规定原始细胞≥30%为急性白血病诊断标准,根据原始细胞类型分为急性淋巴细胞白血病（ALL）和急性髓细胞白血病（AML）两大类及其亚型,并于 1985 年和 1991 年作了修改和增补;我国在 FAB 分型的基础上,结合国内特点制定了我国急性白血病形态学分型标准,具体见表 11-1。

表 11-1　根据 FAB 分型特点结合国内情况确定的急性白血病分型标准

类型	分型依据
ALL	骨髓中原淋+幼淋巴细胞≥30%,根据原淋巴细胞形态分为三型
L_1	以小原淋巴细胞(直径≤12μm)为主,胞体小而一致,胞质量极少;核形多规则,染色质呈较粗颗粒,核仁小而不清楚
L_2	以大原淋巴细胞(直径>12μm)为主,胞体大小不均,胞质量较多,呈蓝色;核形不规则,常见凹陷或切迹,染色质颗粒较 L_1 型细致,易见核仁
L_3	以大原淋巴细胞(直径>12μm)为主,胞质量较多,染深蓝色,富含空泡,呈蜂窝样;核形多规则,染色质呈细颗粒状,核仁明显
AML	
M_0	急性髓细胞白血病微分化型:原始细胞≥30%,无 T、B 淋巴系标记,至少表达一种髓系抗原,免疫细胞化学或电镜 MPO 阳性
M_1	急性粒细胞白血病未成熟型:骨髓中原始粒细胞≥90%(NEC),早幼粒细胞很少,中幼粒细胞以下阶段不见或罕见
M_2	急性粒细胞白血病部分成熟型: （1）M_{2a} 型:骨髓中原始粒细胞占 30%~89%(NEC),早幼粒细胞及以下阶段粒细胞>10%,单核细胞<20%; （2）M_{2b} 型:骨髓中原粒及早幼粒细胞增多,以异常的中性中幼粒细胞增生为主;该细胞核染色质细致疏松,核仁明显;胞质量丰富,含大量细小粉红色中性颗粒,有明显的核与胞质发育不平衡,该类细胞≥30%(NEC)
M_3	急性早幼粒细胞白血病,骨髓中异常早幼粒细胞≥30%(NEC),该细胞胞核大小不一,胞质含有大小不等、多少不一的嗜苯胺颗粒,常有成束的奥氏小体,可分为 3 型: （1）M_{3a} 型:嗜苯胺蓝颗粒粗大,密集甚至融合; （2）M_{3b} 型:嗜苯胺蓝颗粒密集而细小; （3）M_{3v} 型:变异型急性早幼粒细胞白血病,胞质内颗粒较小或无
M_4	急性粒-单核细胞白血病,按粒细胞系和单核细胞系形态、比例不同,分为 4 种类型: （1）M_{4a} 型:原粒和早幼粒细胞增生为主,原、幼单核细胞和单核细胞≥20%(NEC); （2）M_{4b} 型:原、幼稚单核细胞增生为主,原粒和早幼粒细胞≥20%(NEC); （3）M_{4c} 型:原始细胞既具粒细胞系又具单核细胞系形态特征者≥30%(NEC); （4）M_4Eo 型:除上述特点外,骨髓中嗜酸性粒细胞 5%~30%(NEC),这些嗜酸性粒细胞中含有粗大而圆嗜酸性颗粒以及着色较深的嗜碱颗粒
M_5	急性单核细胞白血病,根据细胞分化成熟程度分为 2 种亚型: （1）M_{5a} 型(未分化型)骨髓中原始单核细胞≥80%(NEC); （2）M_{5b} 型(部分分化型)骨髓中原始和幼稚单核细胞(NEC)≥30%,原单核细胞<80%;
M_6	急性红白血病:骨髓中红细胞系≥50%,且常有形态学异常,骨髓原始粒细胞(或原始+幼稚单核细胞)Ⅰ型+Ⅱ型≥30%(NEC);若血片中原始粒细胞或原单核细胞>5%,骨髓原始粒细胞或原始+幼稚单核细胞>20%(NEC)
M_7	急性巨核细胞白血病:外周血中有原巨核(小巨核)细胞;骨髓中原巨核细胞≥30%,该原巨核细胞应有电镜下血小板过氧化酶(PPO)或血小板膜蛋白Ⅰb、Ⅱb/Ⅲa 或因子Ⅷ相关抗原(vWF)阳性;骨髓细胞少,往往干抽,活检有原始巨核细胞增多,网状纤维增加

注:NEC(非红细胞计数)指不包括所有有核红细胞、浆细胞、淋巴细胞、组织嗜碱细胞、巨噬细胞的骨髓有核细胞计数。

但是值得注意的是,FAB 分型主要根据细胞形态学分型,缺乏分子生物学、细胞遗传学和免疫学相关检查,存在许多不足和缺陷。因此,WHO 分别于 2001 年、2008 年和 2016 年进行修订,主要表现为:第一,诊断急性白血病的原始细胞比例下降,①外周血或/和骨髓中原始细胞≥20%可诊断急性白血病;②当骨髓原始细胞<20%但伴有已经明确的重现性遗传学异常也可诊断 AML。第二,AML-M$_6$型已被删除,由于诊断急性白血病原始细胞由30%下降至20%,原来的 AML-M$_6$型被诊断为 AML 伴骨髓增生异常改变或非特殊类型的 AML。第三,急性淋巴细胞白血病形态学分型与临床治疗、预后判断关联不大,形态学分型目前临床上基本不用,多数以免疫学分型为主,ALL-L$_3$型归纳为 Burkitt 淋巴瘤。

(二)急性白血病 WHO 分型

1999 年 WHO 在欧、美淋巴组织肿瘤分类方案修订版的基础上,将造血和淋巴组织肿瘤分为髓系细胞肿瘤、淋巴系细胞肿瘤、肥大细胞疾病、组织细胞和树突状细胞肿瘤四大类,称为 WHO 分型,此后经 2008 年、2016 年等修订,将肥大细胞疾病归入骨髓增殖性肿瘤,单独列出系列模糊急性白血病,具体见图 11-1。WHO 分型的主要特点是以 MICM 分型内容为依据,结合临床特点来界定生物同源性和临床表现实体疾病,对白血病诊断分型、指导治疗和预后判断有重要意义,目前已经逐步被临床接受和应用。本节重点介绍急性髓系白血病(AML)及相关前驱髓细胞肿瘤和前驱淋巴细胞肿瘤(ALL 或淋巴母细胞白血病)分型情况。

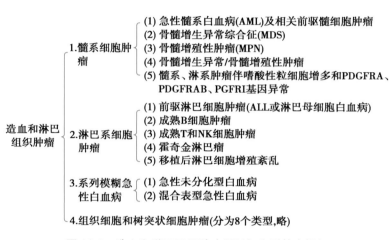

图 11-1 造血和淋巴组织肿瘤 WHO 分型基本框架

1. 急性髓系白血病(AML)及相关前驱髓细胞肿瘤分型(WHO,2016 年) 2016 年 WHO 将急性髓系白血病(AML)及相关前驱髓细胞肿瘤分为 7 个亚型,具体分型见表 11-2。与 2008 年分型相比,主要有如下修订:

表 11-2 WHO 关于急性髓系细胞白血病及相关前驱髓细胞肿瘤分型(2016 年)

1. 伴重现性遗传学异常的 AML	3. 治疗相关的 AML
AML 伴 t(8;21)(q22;q22);*RUNX1-RUNX1T1*	4. 非特殊类型 AML
AML 伴 inv(16)(p13.1;q22);或 t(16;16)(p13.1;	AML 微分化型
q22);*CBFB-MYH11*	AML 未分化型
APL 伴 *PML-RARα*	AML 部分分化型
AML 伴 t(9;11)(p22;q23);*MLLT3-KMT2A*	急性粒-单核细胞白血病
AML 伴 t(6;9)(p23;q34);*DEK-NUP214*	急性原始单核细胞白血病/急性单核细胞白血病
AML 伴 inv(3)(q21;q26.2)或 t(3;3)(q21;	纯红细胞白血病
q26.2);*GATA2,MECOM*	急性巨核细胞白血病
AML(原始巨核细胞性)伴 t(1;22)(p13;q13);	急性嗜碱性粒细胞白血病
RBM15-MKL1	急性全髓增生伴骨髓纤维化
AML 伴 *BCR-ABL1*(暂定名)	5. 髓细胞肉瘤
AML 伴 *NPM1* 突变	6. 唐氏综合征相关髓系增殖
AML 伴 *CEBPA* 双等位基因突变	短暂性异常骨髓增殖(TAM)
AML 伴 *RUNX1* 突变(暂定名)	唐氏综合征相关的髓系白血病
2. AML 伴骨髓增生异常改变	7. 系列未明急性白血病

文档:关于"AML 伴骨髓增生异常改变"诊断

（1）取消了急性红白血病类型（AML-M$_6$型）。

（2）原来母细胞性浆细胞样树突细胞肿瘤未列入 2016 年修订的 AML 相关肿瘤类型。

（3）伴重现性遗传学异常的 AML 类别中修改较多:①由 2008 年的 9 个类型增加到 11 个类型,新增 AML 伴 *BCR-ABL1* 和 AML 伴 *RUNX1* 突变(暂定类型);②AML 伴 *CEBPA* 突变由单基因突变改为双等位基因突变;③APL 更名为 APL 伴 *PML-RARα*;④AML 伴 t(9;11)(p22;q23);*MLLT3-MLL* 中的 MLL 基因更名为 *KMT2A*;⑤AML 伴 inv(3)(p21q26.2)或 t(3;3)(q21;q26.2);*RPN1-EVI1* 病例中的 *RPN1-EVI1* 更正为 *GATA2,MECOM*。

2. 前驱淋巴细胞肿瘤(ALL 或淋巴母细胞白血病)分型 研究认为,淋巴瘤和淋巴细胞白血病是同一种肿瘤的不同疾病时期的表现,两者在临床表现上很难区分,WHO 将归纳为一大类,并根据细胞来源(B 细胞或 T 细胞)和细胞发育的阶段(前驱细胞或成熟细胞)分为前驱淋巴细胞肿瘤(ALL 或淋巴母细胞白血病)、成熟 B 细胞肿瘤、成熟 T 和 NK 细胞肿瘤、霍奇金淋巴瘤和移植后淋巴细胞增殖紊乱等五类(图 11-1)。前驱淋巴细胞肿瘤又称急性淋巴细胞白血病(ALL)或淋巴母细胞白血病(LBL),根据细胞来源(T 细胞或 B 细胞)、是否有重现性细胞遗传学异常来分型,具体见表 11-3。

表 11-3 WHO 关于前驱淋巴细胞肿瘤分型(2016)

1. B 淋巴母细胞白血病/淋巴瘤	B-ALL/LBL 伴亚二倍体
（1）B-ALL/LBL:非特殊类型	B-ALL/LBL 伴 t(5;14)(q31;q32);*IL3/IGH*
（2）B-ALL/LBL 伴重现性遗传学异常	B-ALL/LBL 伴 t(1;19)(q23;p13);*E2A/PBX1*
B-ALL/LBL 伴 t(9;22)(q34;q11);*BCR/ABL1*	B-ALL/LBL,*BCR/ABL1* 样(暂定类型)
B-ALL/LBL 伴 t(v;11q23.3);*KMT2A* 重排	B-ALL/LBL 伴 *iAMP21*(暂定类型)
B-ALL/LBL 伴 t(12;21)(p13;q22);*TEL/AML1*(*ETV6-RUNX1*)	2. T 淋巴母细胞白血病/淋巴瘤
B-ALL/LBL 伴超二倍体	早期前体 T 淋巴母细胞白血病(暂定类型)
	NK 细胞淋巴母细胞白血病/淋巴瘤(暂定类型)

（三）免疫学分型

血细胞在分化成熟为不同谱系、不同阶段的过程中,在细胞质或细胞膜表面会出现不同的白细胞分化抗原,利用单克隆抗体通过流式细胞术进行测定,可帮助识别细胞类别,提高急性白血病诊断的准确性,是细胞形态学分型的极好补充。但白血病细胞的异质性和发育非同步性,在分化抗原表达上会出现紊乱和差异,如 CD5 正常情况下只在 T 淋巴细胞表达,在白血病时部分 B 淋巴细胞上也可表达,少数 AML 也可表达 T 细胞抗原如 CD2、CD4、CD7、CD10 等。因此,免疫标记在诊断白血病时需结合形态学、细胞化学等相关信息综合判断运用。常用于急性白血病分型的单克隆抗体见表 11-4。

表 11-4 急性白血病分型常用单克隆抗体

细胞类型	一线单克隆抗体	二线单克隆抗体
非系列特异性	CD34,HLA-DR,TdT	
T 淋巴细胞	CD2,CyCD3,CD7	CD1,CD4,CD5,CD8
B 淋巴细胞	CD10,CD19,CyCD22,CD79a	CD20,Cyμ,SmIg
髓细胞系	CD117,CyMPO,CD13,CD33	CD11,CD14,CD15
红细胞系	血型糖蛋白 A,CD71	
巨核细胞系	CD41a,CD42b,CD61	

注:Cy 表示胞质表达,Sm 表示细胞膜表达,TdT 为末端脱氧核苷酸转移酶。

1. 急性髓系白血病(AML)的免疫分型 免疫学检查对 AML 的类别和亚型诊断有重要价值,CD117、CD34、CD38、HLA-DR 是早期造血细胞的标志,CD14 是单核细胞标志,CD11b、CD15、CD16 是接近成熟粒细胞标志。现根据细胞形态学和免疫学特点,有关 AML 免疫特征见表 11-5。

表 11-5　急性髓系细胞白血病免疫学标志

种类	CD34	CD33	CD13	CD15	HLA-DR	CD14	CD71/血型糖蛋白 A	CD41 CD42
M_0	++	+	+	+	+	多-	-	-
M_1	+	+	+	+	+	常-	-	-
M_{2a}	部分+	++	++	+	+	常-	-	-
M_4	部分+	++	++	+	+	+	-	-
M_5	多数-	+	+/-	+	+	+	-	-
纯红白血病	+/-	-	+	-	+/-	-	++	-
M_7	+/-	+	+					++
AML 伴 t（8；21）（q22；q22）;*RUNX1-RUNX1T1*	+/-	+/-	++	+	+			
APL 伴 *PML-RARα*	-	++	++	+/-				
AML 伴 inv（16）（p13.1；q22）;或 t（16；16）（p13.1；q22）;*CBFB-MYH11*	-	++	++	+		++		

2. 急性淋巴细胞白血病（ALL 或淋巴母细胞白血病）免疫分型　ALL 主要分为 T 淋巴细胞白血病（约占 20%）和 B 淋巴细胞白血病（约占 80%）。T 细胞白血病经常表达 TdT、CyCD3 和 CD7,但只有 CyCD3 具有特异性,分为 4 个亚型（表 11-6）。B 细胞白血病主要表达 CD19、CyCD22、CyCD79a,根据 TdT、CD10、CyIg、SmIg 表达情况又分为 4 个亚型（表 11-7）。

表 11-6　急性 T 淋巴细胞白血病免疫分型

类型	TdT	CD7	CD2	CD1a	CD4/CD8	特殊表型
早前 T-ALL	+	+	-	-	-	部分 CD33[+]
前 T-ALL	+	+	+	-	-	
皮质 T-ALL	+	+	+	+	+	部分 CD10[+]
髓质 T-ALL	+/-	+	+	-	+/-或-/+	CD10[-]

表 11-7　急性 B 淋巴细胞白血病免疫分型

类型	CD19	TDT	CD10	CyIg	SmIg	特殊表型
早前 B-ALL	+	+	-	-	-	CD9[+]
前 B-ALL	+	+/-	+/-	+/-	-	CD24[+]
普通型-ALL	+	+	+	-	-	CD13/33[+]
成熟 B-ALL	+	-	+/-	+	+	Ki-67[+]

（四）细胞遗传学分型

急性白血病常表现为染色体异常,一部分染色体异常具有特异性和重现性,这些染色体异常更能代表疾病的根源和本质,可作为诊断和治疗的依据,其消失或重新出现也可作为病情缓解和复发的观察指标。另一部分染色体异常则表现为随机性,往往缺乏特异性。

在 AML 中具有病理意义的染色体异常检出率占 60% 左右,其中重现性染色体异常约占所有 AML 的 30%（表 11-2）。这些异常染色体发生相互易位或倒位的平衡型畸变,引起染色体结构重排,形成融合基因,进而产生融合蛋白,部分融合蛋白具有转录因子或酪氨酸激酶功能,可造成骨髓细胞分化阻滞或恶性增殖;AML中平衡型畸变往往与 AML 亚型有一定相关性(表 11-8)。另外,一部分染色体异常为非平衡畸变,表现为随机性和非特异性,多数为数目异常,如+8、+21、-5/5q-、-7/7q-等,与 AML 亚型不相关。

表 11-8　急性髓系细胞白血病 MIC 分型和分子标志

FAB 分型	核型	分子标志	MIC 建议名称
M_1	t(9;22)(q34;q11)	BCR/ABL	M_1/t(9;22)
	inv(3)(q21;p26)		M_1/inv(3)
M_{2a}	t(9;22)(q34;q11)	BCR/ABL	
	t(6;9)(q24;q34)	DEK/CAN	M_2/t(6;9)
	t/del(12)(p11~13)		M_{2Baso}/t(12p)
M_{2b}	t(8;21)(q22;q22)	AML1/MTG8[※]	M_2/t(8;21)
M_{4Eo}	inv/del(16)(q22)	CBFB/MYH11	M_{4Eo}/inv(16)
M_4	+4		M_4/+4
	t(6;9)(p23;q34)	DEK/CAN	
M_5	t(11;19)(q23;q13)	MLL/ENL	
M_{5a}	t(9;11)(q21~22;q23)	MLL/AF9	
	t/del(11)(q23)	MLL(HRX)	M_{5a}/t(11q)
M_{5b}	t(8;16)(p11;p13)	MOZ/CBP	M_{5b}/t(8;16)
M_7	inv/del(3)		

注:※AML1/MTG8 现在称为 RUNX1-RUNX1T1。

在 ALL 中大约 90% 以上患者可检出染色体异常,其中 66% 为染色体平衡型畸变,这些异常主要累及 TCR 基因(T 细胞)或 Ig 基因(B 细胞)。T-ALL 常见染色体异常有 t(11;14)(p15;q11)、t(8;14)(q24;q11)、t(1;14)(p32;q11)、t(10;14)(q24;q11)、t(7;9)(q34;q32)等,多数累及 TCR 位点 14 q11(TCRα,δ)、7q34-36(TCRβ)和 7q15(TCRγ)。B-ALL 染色体异常部分具有重现性,可用于 B-ALL 亚型诊断,如 t(1;19)(q23;q13.3)、t(12;21)(p13;q22)和 t(9;22)(q34;q11)等(表 11-3)。另外,部分染色体数异常是随机性,缺乏特异性,以亚二倍体、超二倍体、单倍体为主。

（五）分子生物学分型

在白血病时,一些染色体发生易位后产生了基因重排,形成各种融合基因,而且与白血病发病机制有关,在疾病过程中比较稳定,已经成为诊断或治疗白血病可靠的特异性分子标志物。在伴重现性染色体异常的 AML 中,APL 伴 PML-RARα 患者 90% 以上出现 t(15;17)(q22;q12)形成 PML-RARα 融合基因,是诊断和治疗急性早幼粒细胞白血病重要依据;染色体 t(8;21)(q22;q22)形成 AML1/MTG8 融合基因,在 AML-M_{2b} 型中其检出率高达 90%,可作为分子标志物。特异性免疫球蛋白重链和轻链基因重排可作为 B-ALL 的特异性克隆标志;T 细胞受体 δ 基因和 γ 基因重排见于所有 T-ALL 及半数 B-ALL,这说明 TCR 和 Ig 基因重排存在交叉。有关分子生物学分型内容请见表 11-2、表 11-3、表 11-8。

另外,髓过氧化物酶基因(MPO)表达在大多数髓系白血病能检测到,在 AML-M_2、M_3 型表达明显,在 AML-M_0、M_5 和 ALL 中不表达,可用于急性白血病的分类和分型。

二、急性白血病疗效判断标准

急性白血病患者经过适当治疗后,大部分患者症状或体征明显好转或消失,有的可获得完全缓解甚至达到临床治愈;但有些患者在缓解后会发生复发。具体急性白血病疗效判断标准见表 11-9。在疗效标准中,应更加注重骨髓象检查,完全缓解时骨髓原始细胞<5%,无/伴 Auer 小体的原始细胞和髓外白血病持续存在。但是现在的形态学完全缓解的疗效标准已经不能满足临床需要,在新的国外疗效标准中增加了有关细胞遗传学和分子生物学的缓解指标。这些遗传学或/和分子生物学标志也列

入了复发判断标准,因为它在一定程度上可以提前预测复发,便于及时采取治疗对策。

表 11-9　急性白血病疗效判断标准

1. 缓解标准
　（1）完全缓解（complete remission,CR）
　　　临床:无白血病浸润所致的症状和体征,生活正常或接近正常
　　　血象:男性血红蛋白≥100g/L,女性及儿童血红蛋白≥90g/L,中性粒细胞绝对值≥$1.5×10^9$/L,血小板
　　　≥$100×10^9$/L,外周血白细胞分类中无白血病细胞
　　　骨髓象:原始粒细胞Ⅰ型+Ⅱ型（原单+幼单或原淋+幼淋）≤5%,红细胞及巨核细胞系正常
　　　AML伴t（8;21）（q22;q22.1）;*RUNX1-RUNX1T1*:原粒Ⅰ型+Ⅱ型≤5%,中性中幼粒细胞比例在正常
　　　范围;
　　　APL伴*PML-RARα*:原粒+早幼粒≤5%;
　　　M_4型:原粒Ⅰ型+Ⅱ型、原单+幼单核≤5%;
　　　M_5型:原单+幼单核≤5%;
　　　M_7型:粒、红两系比例正常,原巨及幼巨核细胞基本消失
　（2）部分缓解（partial remission,PR）:骨髓原始粒细胞Ⅰ型+Ⅱ型（原单+幼单或原淋+幼淋）>5%而≤20%;或
　　　临床、血象2项中有1项未达完全缓解标准者
　（3）未缓解（non-remission,NR）:骨髓象、血象及临床3项均未达到上述标准者
2. 复发标准　有下列三项之一者称为复发:
　（1）骨髓原始粒细胞Ⅰ型+Ⅱ型（原单+幼单或原淋+幼淋）>5%且<20%,经过有效抗白血病治疗一个疗程
　　　仍未达骨髓完全缓解者
　（2）骨髓原始粒细胞Ⅰ型+Ⅱ型（原单+幼单或原淋+幼淋）>20%者;
　（3）骨髓外白血病细胞浸润者
3. 持续完全缓解（CCR）　从治疗后完全缓解之日起计算,其间无白血病复发达3~5年者
4. 长期存活　白血病确诊之日起,存活时间（包括无病或带病生存）达5年或5年以上者
5. 临床治愈　是指停止化学治疗5年或无病生存达10年者

三、微量残留白血病检测

微量残留白血病（minimal residual leukemia,MRL）又称微小残留病（minimal residual disease,MRD）,是指白血病患者经诱导化疗或骨髓移植后达到了临床和血液学完全缓解标准,但体内仍残留着用一般骨髓检查方法检测不出来的微量白血病细胞,估计体内可能存在10^6~10^8白血病细胞。这些白血病细胞的增殖和扩散是白血病复发的根源。因此,需要用敏感性高、特异性强且快速简便的方法来检测这些细胞,但至今尚未找到理想的检测MRL方法。常用方法及优缺点见表11-10。

表 11-10　常用 MRL 的检测方法

方法	主要优点	主要缺点	灵敏度
染色体分带技术	发现异常核型	不敏感	1%~5%
荧光原位杂交技术	可用于间期细胞	需特殊探针,敏感性不高	10^{-3}
多参数流式细胞	快速、敏感,可定量	需特殊单克隆抗体	10^{-4}
PCR技术（巢式）	快速,可定量,高度敏感	假阴性或假阳性	10^{-4}~10^{-6}

附：中枢神经系统白血病诊断标准

中枢神经系统白血病（CNSL）是指白血病细胞浸润至脑膜或脑实质,患者出现脑膜刺激症状和颅内高压,主要表现为头痛、恶心、呕吐、抽搐、嗜睡、谵妄、昏迷及颈项强直等,脑脊液质量发生改变。CNSL是急性白血病复发的根源之一,影响白血病疗效,ALL比AML发病率高。脑脊液内找到白血病

细胞是最重要的诊断依据,可通过浓缩脑脊液检测提高阳性率。CNSL 具体诊断标准如下:

1. 有中枢神经系统症状和体征(尤其是颅内压增高的症状和体征);

2. **有脑脊液的改变** ①压力增高(>0.02kPa 或 200mmH$_2$O)或>60 滴/min;②白细胞计数>0.01×10^9/L;③涂片见到白血病细胞;④蛋白>450mg/L 或潘氏试验阳性;

3. 排除其他原因造成的中枢神经系统或脑脊液的相似改变。

说明:①符合 3 及 2 中任何 1 项者,为可疑中枢神经系统白血病;符合 3 及 2 中涂片见到白血病细胞或任 2 项者,可诊断 CNSL。②无症状但有脑脊液改变,可诊断 CNSL。但如只有单项脑脊液压(力)增高,暂不确定 CNSL 的诊断。若脑脊液压力持续增高而经抗 CNSL 治疗压力下降或恢复正常者,也可诊断 CNSL,需要动态观察。③有症状而无脑脊液改变者,如有脑神经、脊髓或神经根受累的症状和体征,可排除其他原因所致,且经抗 CNSL 白血病治疗后症状有明显改善者,也可诊断 CNSL。

第三节 急性髓系白血病检验

急性髓系白血病(AML)是髓系造血干/祖细胞恶变并在造血组织中异常增殖的一类克隆性恶性血液病。AML 占所有白血病的 58.7%,在成人急性白血病中占 80%,在儿童急性白血病中占 15%~20%。AML 根据 2016 年 WHO 分类标准分为 7 型(表 11-2),本节重点介绍 AML 伴重现性遗传学异常和非特殊类型 AML 中常见急性白血病。

一、急性髓系白血病伴重现性遗传学异常

急性髓系白血病伴重现性遗传学异常是一类与染色体异常、特异性融合基因密切相关的急性髓系白血病,特异性的细胞染色体易位为其主要表现,染色体易位导致基因间断裂、重组、形成新的融合基因,致使基因表达异常或编码产生新的融合蛋白,它们在正常造血干/祖细胞的恶性转化中起重要作用,所以根据细胞遗传学和分子遗传学改变来分类更能反映疾病的本质。

该类白血病占急性髓系白血病 30%左右,有 11 个亚型(表 11-2)。患者为原发病,对化疗敏感,预后良好。值得注意的是,如果发病前患者确有化疗史或放疗史,那么即使出现特异性的染色体异常,也应划分为"治疗相关的 AML",而不能归为"急性髓系白血病伴重现性遗传学异常"。下面介绍几种常见的急性髓系白血病伴重现性遗传学异常白血病。

(一)APL 伴 *PML-RARα*

急性早幼粒细胞白血病(acute promyelocytic leukemia,APL)是一种异常早幼粒细胞恶性增生,并伴有重现性分子生物学异常形成 *PML-RARα* 融合基因的急性髓系白血病。由于 *PML-RARα* 融合除了见于 t(15;17)(q22;q21)易位外,还可以是隐蔽易位或复杂的细胞遗传学重排导致,为了强调该融合基因的意义,2016 年 WHO 将 APL 伴 t(15;17)(q22;q12);*PML-RARα* 亚型更名为 APL 伴 *PML-RARα*。在染色体 15q22 有早幼粒细胞白血病(promyelocytic leukemia,PML)基因,染色体 17q12 有维甲酸受体(retinoic acid alpha receptor,RARα)基因,当 t(15;17)(q22;q21)时,产生 *PML-RARα* 融合基因,使原来的正常基因失去生物学功能,导致早幼粒细胞分化成熟受阻,凋亡减少,形成急性早幼粒细胞白血病。*PML-RARα* 融合基因为本病特异性基因标志,含有此基因者应用全反式维甲酸或亚砷酸治疗能诱导白血病细胞凋亡,疗效良好。

该亚型约占 AML 的 5%~8%,其形态学特征相当于 FAB 分型中急性早幼粒细胞白血病(M$_3$ 型),多见于成人。临床上除急性白血病的共同表现外,广泛而严重的出血是本病特点,以皮肤黏膜出血最明显(如肌内注射部位、静脉穿刺部位、牙龈出血等),其次为内脏出血,颅内出血是早期死亡主要原因。本病易并发 DIC 和原发性纤溶亢进。

【实验室检查】

1. **血象** 常为全血细胞进行性减少,少部分病例白细胞正常或轻度增高。细胞分类以异常早幼粒细胞为主,Auer 小体易见,可见少数原粒及其他阶段的粒细胞。血小板明显减少,多数在(30~60)×10^9/L。

2. **骨髓象** 有核细胞增生明显或极度活跃,少数增生低下。红细胞系和巨核细胞系细胞均明显

抑制。以颗粒增多的异常早幼粒细胞增生为主,多数在20%以上。该类细胞特点:①胞体大小不一,15~30μm,外形不规则;②细胞核不规则,可见类三角形、花蕾样、龟甲状、凹陷、折叠或分叶等;染色质较粗糙,核仁1~3个,常不清楚,被密集的嗜天青颗粒遮盖;③胞质丰富,含有很多大小不等且密集的嗜天青颗粒,有的分布在细胞核一端;有的胞质可分为内、外两层,内层含大量颗粒,外层透明蓝色而无颗粒,常形成伪足状或瘤状突起;部分患者早幼粒细胞胞质中有Auer小体,有的可达几十根,呈柴捆样排列,称为"柴捆细胞"。

根据细胞胞质中颗粒大小和多少,FAB分型方案分为三种亚型。①M_{3a}型(粗颗粒型):颗粒粗大且量多,密集或融合,染深紫红色,可掩盖整个胞核。②M_{3b}型(细颗粒型):颗粒密集而细小,核扭曲、折叠或分叶,易与急性单核细胞白血病混淆。③M_{3v}型(变异型):颗粒量少且分布稀疏;核扭曲、分叶、折叠明显,仅依靠形态学判断极容易误诊。骨髓象见图11-2和图11-3。

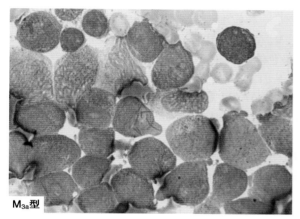
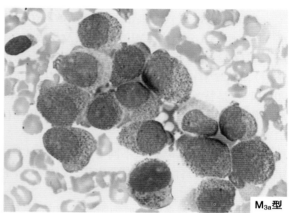

图11-2　急性早幼粒细胞白血病骨髓象(M_{3a}型)

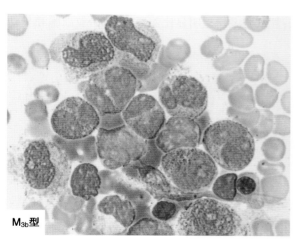
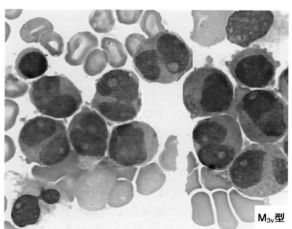

图11-3　急性早幼粒细胞白血病骨髓象(M_{3b}型和M_{3v}型)

3. **细胞化学染色**　异常早幼粒白血病细胞POX、SB、AS-D-CE和ACP染色均呈阳性或强阳性;α-NBE阳性,且不被氟化钠抑制。NAP活性下降。

4. **免疫学检查**　异常早幼粒白血病细胞MPO、CD13、CD33、CD117均阳性;但CD34、HLA-DR常阴性或低表达,这是其特点。

5. **细胞遗传学和分子生物学检查**　90%以上患者有染色体易位t(15;17)(q22;q12),形成*PML-RARα*融合基因。另外,约6%患者为变异型,染色体核型包括:①t(11;17)(q23;q21),形成*PLZF/RARα*融合基因,对维甲酸治疗无效,预后差;②t(11;17)(q13;q21),形成*NuMA/RARα*融合基因,对维甲酸治疗敏感;③t(5;17)(q22;q21)形成*NPM/RARα*融合基因,对维甲酸治疗也敏感。

【诊断】　患者具有急性白血病的表现特点,常出现广泛而明显的出血症状。外周血或骨髓中异常早幼粒细胞占 20% 以上；如果有 *PML-RARα* 融合基因或重现性染色体异常时，异常早幼粒细胞<20% 也可诊断。早幼粒细胞 POX、AS-D-CE 强阳性。免疫学标记具有髓系特征，但 CD34、HLA-DR 阴性。90% 以上患者特异性遗传学标志为 t(15;17)(q22;q12)，形成的 *PML-RARα* 融合基因，或出现其他变异染色体核型及相应融合基因。

在细胞形态学诊断时，应注意 M_{3b} 型和 M_{3v} 型容易与急性单核细胞白血病(M_{5b})混淆，应仔细鉴别，原始单核细胞和幼稚单核细胞外形常不规则，但少见瘤状突起；细胞质内颗粒细小，分布均匀稀疏，无融合及覆盖细胞核现象，无柴捆状 Auer 小体出现；核染色质细致如网，核畸形明显，但多以折叠、扭曲为主。在细胞化学染色方面，POX 染色 M_3 型阳性强度比 M_{5b} 型强；另外，选用酯酶双染色有助于单核细胞和早幼粒细胞的鉴别。最有价值是染色体及基因检查，APL 存在特异性重现性的染色体异常，并出现相应融合基因，急性单核细胞白血病异常与 APL 完全不同。

（二）AML 伴 t(8；21)(q22；q22.1)；*RUNX1-RUNX1T1*

AML 伴 t(8;21)(q22;q22.1)；*RUNX1-RUNX1T1* 是一种粒细胞系细胞部分成熟的急性髓系白血病，相当于 FAB 分型中 AML-M_{2b} 型以及少数 M_1、M_{2a}、M_4 型，占 AML5%～12%。其主要特点是染色体 t(8;21)(q22;q22)形成 *RUNX1-RUNX1T1* 融合基因，染色体 8q22 有 *RUNX1T1* 基因(曾称为 *MTG8*、*ETO* 基因)，21q22 有 *RUNX1* 基因(曾称为 *AML1*、*PEBP2* 基因)。这种染色体易位和融合基因检出率在 90% 以上，是特异性遗传学标志物。目前认为，*RUNX1-RUNX1T1* 融合蛋白在白血病的发生中只是起启始作用，还需要有其他二次突变加剧 *RUNX1-RUNX1T1* 融合基因造成的造血系统紊乱才能最终发生白血病。

该病年轻者居多，这点不同于其他 AML(以老年者多见)，起病缓慢，常以贫血或发热为首发症状，出血症状轻，但易合并发生髓系肉瘤，缓解率高，生存期较长，预后相对良好。

【实验室检查】

1. **血象**　患者多为全血细胞减少，红细胞和血红蛋白减少更显著，Hb 多在 20～60g/L。少数白细胞增高，细胞分类可见各阶段幼稚粒细胞和异常中性中幼粒细胞，有时嗜碱性粒细胞和嗜酸性粒细胞也增多；当病情恶化时，白细胞多增高。

2. **骨髓象**　有核细胞增生明显活跃或极度活跃；粒细胞系增生明显比例增高，原始粒细胞和早幼粒细胞增多，以形态异常的中性中幼粒细胞增多主，常 ≥20%(少数可小于 20%)，该类细胞胞体较大，胞质量丰富，呈橘黄色或嗜碱性，含有较多细小而分布较密集的粉红色的中性颗粒，易见 Auer 小体和假性 Chediak-Higashi 小体；细胞核形不规则，部分可见扭曲折叠状，染色质细致、疏松，有 1～2 个大而清楚的核仁，出现明显的"老质幼核"的发育不平衡现象，中性粒细胞各阶段可出现不同程度的病态造血。嗜酸性粒细胞常增多。红细胞系及巨核细胞系增生受抑制。骨髓象见图 11-4。

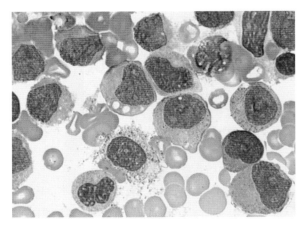

图 11-4　AML 伴 t(8；21)(q22；q22.1)；*RUNX1-RUNX1T1* 骨髓象

3. **细胞化学染色**　原始细胞及异常中性中幼粒细胞 POX、SB 染色阳性，NAS-D-CE 阳性，α-NBE 和 α-NAE 阴性或弱阳性。NAP 活性下降。

4. **免疫学检查**　高水平表达有 CD34、MPO，低水平表达有 CD33、CD13，部分病例可表达淋巴细胞系抗原 CD19(75%～93%)和 CD56，但是 CD20、CD22、CD79a 阴性。

5. **细胞遗传学和分子生物学检查**　90% 以上患者显示染色体 t(8;21)(q22;q22)核型或/和存在 *RUNX1-RUNX1T1* 融合基因。另外，常伴有性染色体丢失(-Y)，或伴有-9、-15、-18 等核型异常；染色体 t(8;21)患者 12%～40% 发生 *c-kit* 点突变，6%～10% 患者发生 *FLT3* 突变，还可发生 *K-ras*、*N-ras* 等突变。

【诊断】 患者临床表现具有急性白血病的特点。骨髓中原始粒细胞和早幼粒细胞增多,但异常中性中幼粒细胞常≥20%。该细胞核染色质细致,核仁明显,胞质中含较多的中性颗粒,明显显示"老质幼核"的发育不平衡。染色体检查出现 t(8;21)(q22;q22)或/和 *RUNX1-RUNX1T1* 融合基因阳性,可作为诊断的分子标志物;此类染色体或基因阳性者,异常中性中幼粒细胞<20%也可诊断。

（三）AML 伴 inv（16）（p13.1;q22）或 t（16;16）（p13.1;q22）; *CBFB-MYH11*

该型白血病是一种粒细胞系和单核细胞系同时异常分化的急性髓系细胞白血病,骨髓中各阶段嗜酸性粒细胞增多是其特征,相当于 FAB 分型中 AML-M$_4$Eo。染色体 16p13.1 含有 *MYH11*（平滑肌肌球蛋白重链）基因,16q22 含有 *CBFB* 基因,当 16 染色体 p13.1 与 q22 发生臂间倒位或相互移位时,产生 *CBFB-MYH11* 或 *MYH11-CBFB* 融合基因,前者融合基因容易发生白血病。

发病率占 AML10%~12%,年轻者居多(中位数 31 岁),女性略高于男性。患者多以面色苍白、乏力就诊,脾大常见,其次可见淋巴结和肝大;有的患者以髓系肉瘤为首发症状或复发时唯一表现。本病预后相对较好。

【实验室检查】

1. **血象** 红细胞和血小板常减少,白细胞以增高为多见,少数正常或下降,细胞分类可见各阶段粒细胞和单核细胞,嗜酸性粒细胞比例增高。

2. **骨髓象** 有核细胞增生明显活跃或极度活跃;粒、单两系同时增生,原始粒细胞和原始单核细胞、幼稚单核细胞增多明显,多数大于20%,这些原始及幼稚细胞胞体偏大,呈类圆形或椭圆形;胞质量少或稍丰富,呈蓝色或灰蓝色,部分含有嗜天青颗粒,易找到 Auer 小体;胞核较大,呈圆形或不规则形,部分扭曲、折叠,染色质细致疏松,核仁清楚。嗜酸性粒细胞比例增高≥5%(平均11%),可见各个阶段的嗜酸性粒细胞,甚至早幼粒细胞出现嗜酸性颗粒,这些嗜酸性颗粒比正常要大,有的呈紫色或棕黑色。嗜酸性粒细胞增多且嗜酸性颗粒异常是本病特征。红细胞系和巨核细胞系增生抑制,可见病态幼稚红细胞、巨核细胞,产血小板减少。少数易见浆细胞。骨髓象见图 11-5。

3. **细胞化学染色** 原始粒细胞和原始单核、幼稚单核细胞 POX 染色、苏丹黑 B 染色、NAS-D-CE 染色均阳性,α-NAE 阳性,部分可被氟化钠抑制。异常嗜酸性粒细胞 NAS-D-CE 染色也可阳性(正常嗜酸性粒细胞为阴性)。

4. **免疫学检查** 髓系特异性抗原 CD33$^+$、CD13$^+$、MPO$^+$,单核细胞系抗原 CD14$^{+/-}$、CD4$^+$、CD11b$^+$、CD11c$^+$、CD64$^+$、CD36$^+$、溶菌酶阳性等。非特异性抗原 HLA-DR$^+$、CD34$^{+/-}$。无 T 细胞、B 细胞特异性标志。

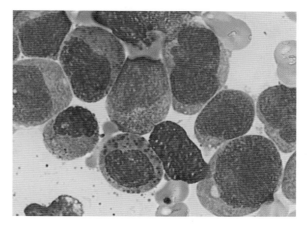

图 11-5 AML 伴 inv（16）（p13.1;q22）或 t（16;16）（p13.1;q22）; *CBFB-MYH11* 骨髓象

5. **细胞遗传学和分子生物学检查** 染色体检查显示 inv（16）（p13.1;q22）或 t（16;16）（p13.1;q22）核型异常或/和 *CBFB-MYH11* 融合基因。有时可能检测不到 16 号染色体异常,但通过分子生物学检查 *CBFB-MYH11* 融合基因阳性。据报道,40%患者还出现其他染色体异常,如+8、+21、+22、7q-,其中+22 最多见;另外,30%病例有 kit 基因突变等。

【诊断】 患者具有急性白血病的表现特点,但是有的仅有髓系肉瘤表现。骨髓中原始粒细胞和原单、幼稚单核细胞比例增高,尤其是异常嗜酸性粒细胞常≥5%,并且早幼粒细胞出现嗜酸颗粒,幼稚嗜酸性粒细胞增多。细胞遗传学检查:有特异性遗传学标志 inv（16）（p13.1;q22）或 t（16;16）（p13.1;q22）或/和 *CBFB-MYH11* 融合基因阳性,这是诊断重要依据。免疫表型:有髓系和单核细胞系特异性标志,如 CD33$^+$、CD13$^+$、MPO$^+$、CD14$^{+/-}$、CD4$^+$、CD11b$^+$、CD11c$^+$、CD64$^+$、CD36$^+$、溶菌酶阳性等。

二、急性髓系白血病非特指型

急性髓系白血病非特指型（AML, non otherwise specified, AML-NOS）是指没有特异性的重现性的染色体或基因异常的急性髓系白血病，并且此类白血病发病与化疗、放疗等治疗无关，也不同于 AML 伴骨髓增生异常相关改变，即无多系形态发育异常。该亚型分类定义与 FAB 分型中的相应病种几乎相似，主要依据是白血病细胞种类、分化成熟程度、细胞化学和免疫表型特征来分型，诊断标准是外周血或骨髓中相应的原始细胞≥20%。现将 AML-NOS 各亚型分别叙述如下。

（一）急性髓细胞白血病微分化型

急性髓细胞白血病微分化型（minimally differentiated acute myeloid leukemia）是一种少见类型白血病，在白血病中占 1%～1.5%。细胞形态学和细胞化学不能对原始细胞进行分型，但免疫表型分析和超微结构检查可证实属于急性髓系白血病，相当于 FAB 分型中 AML-M_0 型。本病以老年人和婴幼儿多见，肝、脾、淋巴结肿大不明显。

【实验室检查】

1. **血象** 大多数患者红细胞和血小板减少。80%患者白细胞正常或降低，少数白细胞增高，白细胞分类可见原始细胞、幼稚粒细胞及幼稚红细胞等。

2. **骨髓象** 有核细胞增生活跃或明显活跃；原始细胞≥20%，高达 90%以上，该类细胞胞体大小不等，小的如淋巴细胞大小；核圆或卵圆形，染色质细致，核仁有时不明显；胞质量少，嗜碱性，无颗粒，较透明，无 Auer 小体，易误为原始淋巴细胞。红细胞系和巨核细胞系增生受抑制，比例下降。骨髓象见图 11-6。

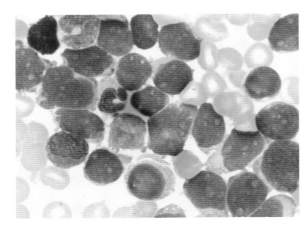

图 11-6 急性髓细胞白血病微分化型骨髓象

3. **细胞化学染色** 由于白血病细胞是髓系祖细胞向原始粒细胞发育过程中，很多细胞器未发育成熟，细胞中许多酶或化学成分还没有生成，所以细胞化学染色多数阴性，原始细胞 POX 染色、SB 染色和 NAS-D-CE 染色阳性率均<3%，部分非特异性酯酶、PAS、ACP 可阳性。电镜髓过氧化物酶（MPO）阳性。

4. **免疫学检查** 是诊断本病的主要依据。①髓系分化抗原 MPO、CD13、CD33、CD117 至少一种阳性，尤其 CD13、CD33 阳性更有意义。②原始细胞不表达 T、B 细胞系特异性抗原（CD3、CD22、CD79a）。③可表达造血干细胞相关抗原，如 CD34、CD38、HLA-DR阳性。

5. **细胞遗传学和分子生物学检查** 无特异性染色体异常，但染色体核型异常发生率高达 58%～81%，常见异常有-7/7q-、-5/5q-、+8、+4、+13 等，结构异常有 t(9;22)(q34;q11)、t(9;22)(q11;p24)、t(9;22)(q23;q23)等。有染色体异常者预后较差。

【诊断】 患者具有急性白血病的临床表现。骨髓中异常增生的原始细胞≥20%，该类细胞多数胞体较小，呈圆形或卵圆形；染色质细致，核仁有时不明显；胞质少，嗜碱性，无颗粒，较透明。POX、SB、NAS-D-CE 染色原始细胞阳性率<3%。免疫学检查：髓系分化抗原 MPO、CD13、CD33、CD117 等至少一种阳性，但无 T 细胞、B 细胞系特异性抗原。电镜髓过氧化物酶阳性。

（二）急性髓细胞白血病未成熟型

急性髓细胞白血病未成熟型（acute myeloid leukemia without maturation）是一种骨髓中造血干细胞向粒细胞系分化的原始细胞显著增生，但缺乏进一步分化成熟能力的急性髓系白血病。该类原始细胞经 POX 染色和 SB 染色，阳性率≥3%，不同于急性髓细胞白血病微分化型（<3%）。该亚型约占 AML 的 10%，在成人中多见。大部分患者起病急骤，病情凶险，常伴有严重感染、发热、贫血和出血症

状,常见口腔和咽喉的炎症、溃疡或坏死。肝、脾和淋巴结轻度肿大。此型细胞形态学特征相当于FAB 分型中 AML-M$_1$ 型。

【实验室检查】

1. **血象** 血红蛋白和红细胞明显下降,大部分血红蛋白<60g/L,可见幼红细胞。多数白细胞升高,分类原始粒细胞易见,有时高达 90%,个别病例幼稚粒细胞少见。血小板中度到重度减少。

2. **骨髓象** 有核细胞增生明显活跃或极度活跃;粒细胞系增生显著,以原始粒细胞为主,Ⅰ型+Ⅱ型原始粒细胞 ≥90%(NEC),早幼粒细胞少见,中性中幼粒细胞及以下各阶段细胞罕见或不见。原始粒细胞外形多数规则,呈圆形或椭圆形;胞质量少,呈淡蓝色,部分细胞的胞质内可见少许细小的紫红色嗜天青颗粒;胞核圆形或椭圆形,核染色质呈细沙状,核仁 2~5 个,多数较清晰。少数可见 Auer 小体,核分裂象易见。红细胞系及巨核细胞增生显著抑制,比例减少,巨核细胞产血小板功能差。骨髓象见图 11-7。

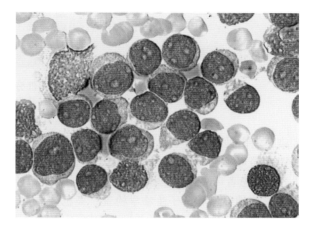

图 11-7 急性髓细胞白血病未成熟型骨髓象

3. **细胞化学染色** 原始细胞 POX 染色和 SB 染色阳性率 ≥3%,NAS-D-CE 多数阳性,α-NAE 染色弱阳性且不被氟化钠抑制,α-NBE 染色阴性。PAS 染色部分细胞呈弥漫红色阳性反应,NAP 活性下降。

4. **免疫学检查** 髓系抗原 CD13、MPO、CD33、CD117 至少两种阳性,CD11b、CD14 阴性。淋巴细胞系特异性抗原阴性,少数可表达淋巴系相关抗原,如 CD2、CD4、CD19 和 CD56 等。CD33$^+$者完全缓解率高,CD13$^+$/CD33$^-$者完全缓解率低。

5. **细胞遗传学和分子生物学检查** 无特异性染色体异常,但 3% 患者有染色体 t(9;22)(q34;q11),形成 BCR/ABL 融合基因,此类患者预后差;另外,可见 inv(3)(q21;p26)、+8、+5、-7 等异常。

【诊断】 具有严重感染、发热、贫血和出血等急性白血病临床表现。骨髓中原始粒细胞 ≥90%(NEC),早幼粒细胞及以下各阶段细胞或单核细胞<10%。原始细胞 POX、SB 染色阳性率 ≥3%,氯乙酸 AS-D 萘酚酯酶染色阳性。免疫表型:髓系抗原 CD13、MPO、CD33、CD117 至少两种阳性,无淋巴系特异性抗原表达(CD3$^-$、CD20$^-$、CD79a$^-$)。

(三)急性髓细胞白血病部分成熟型

急性髓细胞白血病部分成熟型(acute myeloid leukemia with maturation)是一种常见的急性髓细胞白血病,约占 AML 的 35%~45%。主要特点是外周血或骨髓原始粒细胞 ≥20%,且有一定的中性粒细胞发育成熟。本病各年龄均可见,临床表现与急性髓细胞白血病未成熟型相似,此型细胞形态学特征相当于 FAB 分型中 AML-M$_{2a}$ 型。

【实验室检查】

1. **血象** 红细胞和血红蛋白显著下降;白细胞总数多数增高,分类幼稚粒细胞易见,有时原始粒细胞 ≥20%,可见幼稚红细胞;血小板中度到重度减少。

2. **骨髓象** 有核细胞增生明显活跃或极度活跃;粒细胞系增生明显,原始粒细胞Ⅰ型+Ⅱ型 ≥20%,早幼粒细胞及以下阶段细胞 ≥10%,单核细胞<20%。原始粒细胞胞体大小异常,形态多变,外形可畸形,可有瘤状突起;胞质量多少不定,可出现少量细小的嗜天青颗粒,Auer 小体易见;细胞核外形可畸变,如凹陷、折叠、扭曲、肾形、分叶等,细胞核与细胞质发育不平衡,染色质细沙状,核仁明显。有的出现小原始粒细胞,易误认为原始淋巴细胞,应注意鉴别。部分病例可伴有嗜碱性粒细胞和嗜酸性粒细胞增多。红细胞系及巨核细胞系增生受抑制,比例下降,巨核细胞产血小板功能差。骨髓象见图 11-8。

3. **细胞化学染色** 原始细胞 POX、SB 染色阳性或强阳性,氯乙酸 AS-D 萘酚酯酶染色阳性,α-

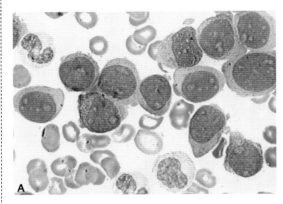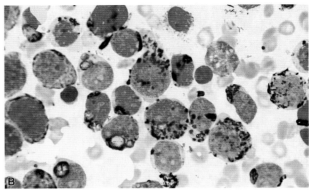

图 11-8 急性髓细胞白血病部分成熟型骨髓象和 POX 染色
A. 骨髓象；B. POX 染色。

NAE 染色弱阳性且不被氟化钠抑制。

4. **免疫学检查** 髓系共同抗原 CD13、CD15、MPO、CD33 至少一种阳性，CD117、CD34、HLA-DR 可阳性。少数患者可表达淋巴细胞系抗原，如 CD2、CD4、CD7、CD19 和 CD56 等。

5. **细胞遗传学和分子生物学检查** 染色体异常表现较多，但缺乏特异性。如伴有嗜碱性粒细胞增多者出现 t(6;9)(p23;q34) 并形成 *DEK-CAN* 融合基因或 t/del(12)(p11-13)；另外，还可有 t(9;22)(q34;q11) 并形成 *BCR-ABL* 融合基因，t(10;11)(p13;q14) 并形成 *CAML-AFIO* 融合基因，以及 +8、-5/5q-、-7/7q-、20q- 等。

【诊断】 患者具有急性白血病的特点。骨髓中原始粒细胞 Ⅰ 型+Ⅱ 型 ≥20%，早幼粒细胞及以下阶段细胞 ≥10%，单核细胞 <20%。原始细胞 POX、SB 染色阳性率 ≥3%，AS-D-CE 阳性。免疫分型：髓系细胞分化抗原 CD13、CD15、MPO、CD33 至少一种阳性。

（四）急性粒-单核细胞白血病

急性粒-单核细胞白血病（acute myelomonocytic leukemia，AMML）是一种粒细胞系与单核细胞系同时恶性增生的急性髓系白血病，约占 AML 的 15%～25%。本病以中、老年人多见，发病年龄的中位数 50 岁，临床表现中度至重度贫血，牙龈肿胀，肝、脾、淋巴结肿大，容易并发脑膜白血病，治疗缓解率较高。本型细胞形态学特征相当于 FAB 分型中 AML-M$_4$ 型。

【实验室检查】

1. **血象** 血红蛋白和红细胞数为中度至重度减少；白细胞数常增高，少数减少，可见原始粒细胞及各阶段幼稚粒细胞、原单细胞和幼单核细胞等，原始细胞（包括原单、幼稚单核细胞）可达 20% 以上；单核细胞多数 ≥5×10^9/L；血小板重度减少。

2. **骨髓象** 有核细胞增生极度活跃或明显活跃；粒细胞系和单核细胞系同时增生，其形态学特征为原始细胞 ≥20%；同时，中性粒细胞及前体细胞 ≥20%（即早幼粒细胞+原始粒细胞比例 ≥20%），单核细胞及前体细胞 ≥20%（即单核细胞系 ≥20%）。红细胞系和巨核细胞系增生受抑制，血小板生成减少。骨髓象见图 11-9。

本病是一组异质性很强的疾病，白血病细胞有两种类型。①异质性白血病细胞增生型：白血病细胞分别具有粒细胞系和单核细胞系各自的形态学特征。②同质性白血病细胞增生型：白血病细胞同时具有粒细胞系和单核系特征。该类细胞特征：细胞核呈圆形，易见凹陷、扭曲、折叠及分叶，核染色质细网状，核仁较明显；胞质丰富，呈浅蓝色或蓝灰色，有的可见大小不一的嗜天青颗粒，部分可

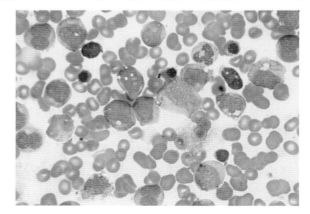

图 11-9 急性粒-单核细胞白血病骨髓象

见特异性中性颗粒。成熟粒单细胞形态类似成熟单核细胞,但胞质内可见中性颗粒。

3. 细胞化学染色　细胞化学染色对诊断 AML-M$_4$ 型有重要意义,部分细胞在同张骨髓片上出现 NAS-D-CE 和 α-NAE 同时阳性,即双酯酶阳性细胞,对诊断有重要意义。常用细胞化学染色结果见表 11-11。

表 11-11　急性粒-单核细胞白血病常见细胞化学染色结果

	POX 和 SB	NAS-D-CE	α-NBE	α-NBE+NaF	α-NAE	α-NAE+NaF
原、幼单核细胞	−~+	−	+~+++	阳性减弱	+~+++	阳性减弱
原、早幼粒细胞	+~+++	++/−	−	阳性不变	−~+	阳性不变

4. 免疫学检查　免疫表型较复杂,早期原始细胞 CD34$^+$、CD117$^+$、HLA-DR$^+$,髓系细胞可表达 CD13$^+$、CD15$^+$ 和 CD33$^+$,单核系细胞可表达 CD14$^+$、CD4$^+$、CD11b$^+$、CD11c$^+$、CD64$^+$、CD36$^+$ 和溶菌酶;有些还可表达巨噬细胞特异性抗原 CD68、CD163。若共同表达 CD15 和 CD64,则是向单核细胞分化的特异性标志。

5. 细胞遗传学和分子生物学检查　无特异性遗传学标志。常见有 del/t(11)(q),t(9;11)(p21;q23),并形成 *MLL-AF9* 融合基因。另外,还有+4、+8、5q−/−5、−7/7q−等。

【诊断】　临床上患者具有急性白血病的表现特点。骨髓中原始细胞≥20%,中性粒细胞系及前体细胞≥20%,单核细胞系≥20%。细胞化学染色:POX 和 SB 染色阳性,NAS-D-CE 和 α-NBE 均阳性,单核系细胞 α-NBE 阳性被氟化钠抑制。免疫表型,表达髓系和单核细胞系抗原 CD13、CD14、CD15、CD33、CD11b$^+$、CD11c$^+$、CD64$^+$、CD36$^+$ 和溶菌酶等。

(五) 急性原始单核细胞白血病和单核细胞白血病

急性原始单核细胞白血病和单核细胞白血病(acutemonoblastic/monocytic leukemia,AMoL)是一种单核细胞系恶性增生的急性髓系白血病。当原始单核细胞≥80%时,诊断为急性原始单核细胞白血病,相当于 FAB 分型中 AML-M$_{5a}$ 型,占 AML 5%~8%;当原始单核细胞 20%~80%,粒细胞系细胞<20%时,诊断为急性单核细胞白血病,相当于 FAB 分型中 AML-M$_{5b}$ 型,占 AML 3%~6%。

急性原始单核细胞白血病以年轻成年人多见,急性单核细胞白血病以年长成年人多见,临床表现常见贫血、出血,髓外浸润症状明显,如牙龈增生、肿胀、溃疡等表现,皮肤出现丘疹、结节、各种皮炎,鼻黏膜浸润者可引起鼻塞、嗅觉减退、咽喉水肿;肝、脾和淋巴结肿大。多数伴有高溶菌酶血症和高溶菌酶尿症,易并发中枢神经系统白血病。

【实验室检查】

1. 血象　红细胞和血红蛋白中度到重度减少;白细胞数高低不定,约半数患者在 5×10^9/L 以下,分类可见原单核细胞和幼单核细胞增多。血小板明显减少。

2. 骨髓象　有核细胞增生极度活跃或明显活跃;急性原始单核细胞白血病时,原始单核细胞≥80%,粒细胞系细胞<20%;急性单核细胞白血病时,原始单核细胞、幼稚单核细胞、成熟单核细胞之和≥80%,但以幼稚单核细胞为主,粒细胞系细胞<20%。红细胞系和粒细胞系增生受到明显抑制,巨核细胞正常或减少;成熟浆细胞常增多,但比例小于 20%。

原单核细胞与幼单核细胞特点:①多数细胞体积大而不规则圆形或长圆形,有的呈明显伪足样突起。②胞核常偏一侧,胞核表面呈高低不平的起伏感(不同于原粒、原淋细胞),核形不规则,常有凹陷、折叠、扭曲,有的如马蹄形、S 形、笔架形、肾形等,核染色质纤细疏松,淡紫红色,核仁多为 1~2 个,大而清楚。③胞质量较丰富,可见细小粉尘样嗜天青颗粒,多少不等;有时出现细小的 Auer 小体、空泡和吞噬物;有的胞质出现内、外双层,外层呈淡蓝色,透明,无或很少颗粒,内层呈灰蓝色并略带紫色,不透明,似毛玻璃样感。骨髓象见图 11-10。

3. 细胞化学染色　POX 和 SB 染色原单核细胞呈阴性和弱阳性反应,幼稚单核细胞和单核细胞多数为阳性反应。α-NAE 和 α-NBE 染色均阳性,均可被氟化钠抑制,α-NBE 染色诊断 AML-M$_5$ 型价值较大。α-NAE 染色及 NaF 抑制试验结果见图 11-11。PAS 染色原单核细胞半数呈细粒状或粉红色弱阳性反应,幼单核细胞多数为阳性反应。

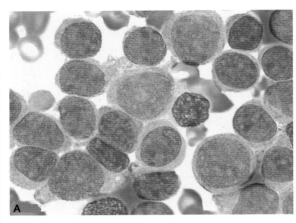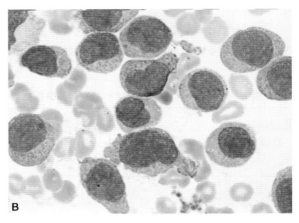

图 11-10　急性原始单核细胞白血病和单核细胞白血病骨髓象
A. 急性原始单核细胞白血病骨髓象；B. 单核细胞白血病骨髓象。

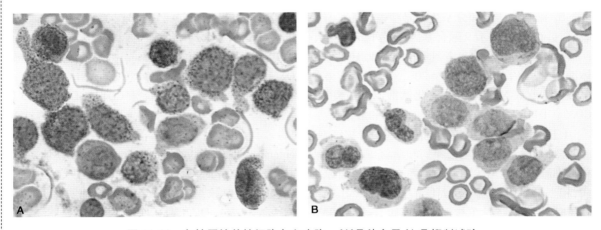

图 11-11　急性原始单核细胞白血病胞 α-NAE 染色及 NaF 抑制试验
A. α-NAE 染色；B. α-NAE 阳性被 NaF 抑制。

4. 免疫学检查　白血病细胞抗原表达 MPO（正常单核细胞常阴性）、CD13、CD33、CD117 及单核细胞分化标志 CD14、CD11b、CD11c、CD64、CD68、CD36 和溶菌酶。70% 患者 CD34 阴性，可表达 CD7和 CD56。

5. 细胞遗传学和分子生物学检查　染色体异常无特异性。但染色体异常有 t/del(11)(q23)；t(9;11)(q21~22;q23)易位所致 *MLL-AF9* 融合基因，t(11;19)(q23;q13)易位引起的 *MLL-ENL* 融合基因，t(8;16)(p11;p13)形成 *MOZ-CBP* 融合基因多见于 M_{5b} 型。

6. 其他　血液和尿液中溶菌酶均显著增高。

【诊断】　临床上患者具有急性白血病的表现特点，尤其以口腔黏膜病变和皮肤浸润多见。骨髓中原始单核细胞≥80%，诊断为急性原始单核细胞白血病；原始单核细胞、幼稚单核细胞、成熟单核细胞之和≥80%，但以幼稚单核细胞为主，粒细胞系细胞<20%时，诊断为急性单核细胞白血病。细胞化学染色，单核细胞系细胞 α-NBE 和 α-NAE 染色阳性，且被氟化钠抑制。免疫学标志白血病细胞具有髓系和单核细胞特征。

（六）纯红白血病

纯红白血病(pure erythroid leukemia,PEL)是一种幼稚型红细胞恶性增生的急性髓系白血病，主要累及红细胞系统，粒细胞系或/和单核系无明显受累。其特点是红细胞系明显增生，幼红细胞≥80%，原红细胞≥30%，幼稚红细胞出现各种形态异常。本病少见，约占急性白血病的 0.8%。可发生于任何年龄，临床起病急，出现发热、乏力、贫血症状明显，肝、脾、淋巴结肿大不明显，甚至不肿大。病情凶险，疗效差。

【实验室检查】

1. 血象　红细胞和血红蛋白中度到重度减少；白细胞数多为正常或下降，呈非白血性白血病变化,分类可见各阶段幼稚红细胞以及幼稚粒细胞。血小板多数明显减少。

2. **骨髓象**　有核细胞增生活跃或明显活跃;红细胞系增生显著,比例≥80%,原始红细胞、早幼红细胞比例明显增多,其中原始红细胞≥30%。原始红细胞体积多偏大,少数胞体较小,应注意与原始淋巴细胞区别;胞质嗜碱性强,呈深蓝色,常有空泡,无颗粒;胞核呈圆形,染色质细致,核仁1~2个,较清楚。中、晚幼红可见巨幼样改变,幼红细胞出现核分叶、多核等现象,成熟红细胞大小不一,可见 H-J 小体、嗜碱点彩颗粒,涂片破碎细胞多见。粒细胞系与巨核细胞系增生受到显著抑制,比例明显下降。骨髓象见图 11-12。

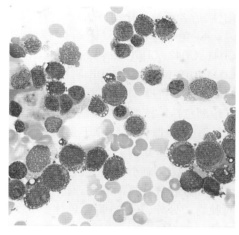

图 11-12　纯红白血病骨髓象

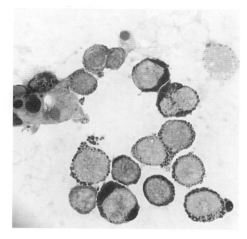

图 11-13　纯红白血病骨髓象 PAS 染色

3. **细胞化学染色**　PAS 染色多数幼红细胞呈粗颗粒状或块状强阳性反应(图 11-13);POX、SB 染色阴性,α-NAE 染色阳性且不被氟化钠抑制。

4. **免疫学检查**　原始红细胞表达血型糖蛋白和血红蛋白 A,而 CD34、HLA-DR、CD41 阴性,不表达 MPO 和其他髓系标志。

5. **细胞遗传学和分子生物学检查**　无特异性染色体异常。可有复杂核型、−5/5p−、−7/7p−、8p+、多倍体细胞易见。

【诊断】　临床上患者具有急性白血病的表现特点。骨髓中幼红细胞≥80%,原始红细胞≥30%,幼红细胞病态造血明显,粒细胞系或/和单核细胞系基本缺如或极少。PAS 染色多数幼红细胞呈粗颗粒状或块状强阳性反应。免疫表型:表达血型糖蛋白和血红蛋白 A,不表达 MPO 和其他髓系标志。

少数病例原始红细胞形态与原始巨核细胞类似,但原始巨核细胞表达 CD41,而原始红细胞阴性,故测定 CD41 有助于鉴别。而 PAS 染色两者均阳性,对鉴别意义不大;但 PAS 染色对鉴别巨幼细胞性贫血有价值,巨幼细胞性贫血的幼稚红细胞 PAS 常阴性或积分低。另外,有时原始红细胞还要注意同原始粒细胞鉴别,主要通过 POX 染色、SB 染色和抗 MPO 测定,原始粒细胞多为阳性,原始红细胞为阴性。因此,CD41 测定、PAS 染色、抗 MPO 测定、POX 染色和 SB 染色对鉴别诊断有重要价值。

（七）急性巨核细胞白血病

急性巨核细胞白血病(acute megakaryocytic leukemia,AMKL)是巨核细胞系恶性增生的急性白血病,约占 AML 的 3%~5%。本病各年龄均可发病,起病急,病程短,临床以发热、贫血、出血等为常见症状,肝、脾、淋巴结多数不肿大,易伴发骨髓纤维化,从而导致骨髓干抽。原始巨核细胞从形态学和细胞化学染色难以确认,常需要免疫表型检测明确诊断。该亚型相当于 FAB 分型中 AML-M_7 型。化疗效果不理想,缓解率低。

【实验室检查】

1. **血象**　常见全血细胞减少,其中血小板减少更明显。白细胞分类:原始细胞多少不定,可见到类似淋巴细胞的小巨核细胞,易见畸形和巨型血小板以及有核红细胞。当伴骨髓纤维化时,可见幼稚粒细胞和泪滴形红细胞。

2. **骨髓象**　有核细胞增生活跃或明显活跃。原始细胞≥20%，其中≥50%的原始细胞为原始巨核细胞，该类原始巨核细胞胞体呈圆形或边缘不整齐，如云雾状、泡状、花瓣状、毛刺状、龟状等伪足样突起，直径约12~18μm；胞质嗜碱性呈蓝色或灰蓝色，无颗粒，常有空泡；胞核圆形或不规则，染色质粗而浓集，核仁1~3个，不明显。有的小原始巨核细胞与原始淋巴细胞形态相似，应注意与之鉴别。幼稚巨核细胞也增多，成熟巨核细胞少见，巨核细胞分裂象多见，血小板易见且有畸形。粒细胞系及红细胞系增生受到抑制，比例下降。骨髓象见图11-14。

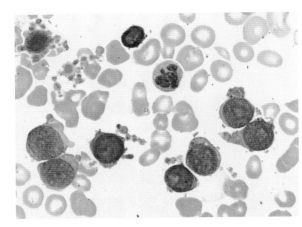

图11-14　急性巨核细胞白血病骨髓象

3. **细胞化学染色**　原始巨核细胞 PAS 阳性，POX 和 SB 染色阴性。ACP 和 α-NAE 阳性，后者可被氟化钠抑制。

4. **免疫学检查**　原始巨核细胞表达 CD41、CD42、CD61 和 vwF 阳性。但 MPO、CD34、TdT、CD45、HLA-DR 阴性，可异常表达 CD7 及髓系抗原 CD13、CD33。免疫表型检测是诊断急性巨核细胞白血病重要依据。

5. **细胞遗传学和分子生物学检查**　无特异性染色体异常。有染色体 inv(3)(q21；q26)患者常伴血小板增多，有 t(1；22)(p13；p13)异常者常有腹部肿块，有 i(12p)可有纵隔肿物。另外，还有 Ph 染色体、+8、+21 等异常。

6. **其他**　电镜检查，原始巨核细胞在粗面内质网上有特征性血小板过氧化物酶（PPO）表达（MPO 是粒细胞和单核细胞在高尔基体上有特征性的表达）。合并骨髓纤维化时出现骨髓"干抽"，骨髓活检显示原始巨核细胞增多，网状纤维增多。

【诊断】　临床上患者具有急性白血病的表现特点。骨髓中原始细胞≥20%，其中50%以上为原始巨核细胞，并经免疫学检查证实，即 CD41、CD42、CD61 阳性或电镜检查血小板过氧化物酶（PPO）阳性，幼稚巨核细胞增多。骨髓"干抽"时，经骨髓活检显示原始巨核细胞增多，网状纤维增多。

（黄斌伦）

第四节　淋巴细胞系白血病检验

淋巴细胞白血病是淋巴细胞在造血组织中异常增殖并浸润各组织器官的恶性克隆性疾病，病变可累及周围血液、淋巴结及全身脏器。根据恶性淋巴细胞的成熟程度、细胞形态和自然病程不同，分为急性淋巴细胞白血、慢性淋巴细胞白血病和其他少见淋巴细胞白血病，如幼淋巴细胞白血病、多毛细胞白血病、成人 T 淋巴细胞白血病等。

急性淋巴细胞白血病（ALL）又称为淋巴母细胞白血病或前驱淋巴细胞肿瘤，主要是淋巴母细胞（原始淋巴细胞）在造血组织中异常增殖并浸润各组织器官的恶性克隆性疾病，自然病程多短于6个月。目前认为，ALL 与淋巴母细胞淋巴瘤（lymphoblastic lymphoma，LBL）是同一疾病的不同临床表现形式。若以淋巴结等组织器官受累为主，骨髓或/和外周血中原始淋巴细胞<20%时，一般考虑为 LBL 或 LBL 伴骨髓浸润；当骨髓或/和外周血中原始淋巴细胞≥20%时，应诊断为 ALL；少数病例既有明显肿块，又有骨髓或外周血受累，难以确定是以何者为主或在先时，则笼统诊断为 ALL/LBL。免疫学分型将 ALL 分为急性 T 细胞白血病和急性 B 细胞白血病，各自又分为4个亚型（表11-6、表11-7）。WHO 分型将 ALL 分为 B 淋巴母细胞白血病伴重现性染色体异常、B 淋巴母细胞白血病非特指型和 T 淋巴母细胞白血病3个类型（表11-3）。

一、B 淋巴母细胞白血病伴重现性遗传学异常

B 淋巴母细胞白血病伴重现性遗传学异常（B lymphoblastic leukemia with recurrent genetic abnormalities)是指原始 B 淋巴细胞白血病伴有重现性、特异性细胞遗传学及分子生物学异常,根据细胞遗传学和分子生物学特征将其分为 9 个亚型(表 11-3)。各年龄均可发病,但以儿童和青壮年为主。临床上可出现发热、中至重度贫血,轻至中度肝脾大,50% 以上的患者可以出现无痛性淋巴结肿大、关节疼痛和胸骨压痛。

【实验室检查】

1. **血象**　白细胞数常增高,可高达 $100 \times 10^9/L$,部分病例可正常或降低,分类可见原始及幼稚淋巴细胞,易见涂抹细胞;红细胞和血红蛋白多中度降低;血小板常降低。

2. **骨髓象**　骨髓有核细胞增生极度活跃、明显活跃或增生活跃。原始淋巴细胞≥20%,部分可高达 90% 以上。部分病例以小原始淋巴细胞为主,其胞体较小,大小较一致,核质比大;胞核较规则,染色质粗而致密,核仁少而不清楚;胞质量较少,染蓝色有透明感。部分病例以大原始淋巴细胞为主,胞体明显大小不一,核质比大;胞核常不规则,凹陷或折叠常见,核染色质细致,有一或多个明显而清楚的核仁;胞质量较多,染蓝色,部分胞质中可见粗大的嗜联苯胺蓝颗粒或/和少量空泡,有的胞质边缘不整齐,可有伪足突起(图 11-15)。以典型小原始淋巴细胞为主的患者,常无 t(9;22)(q34.1;q11.2);*BCR-ABL1* 存在;以典型大原始淋巴细胞为主的患者,常有 t(9;22)(q34.1;q11.2);*BCR-ABL1* 存在。粒细胞系、红细胞系增生受抑,幼稚粒细胞、幼稚红细胞比值明显或极度减少。巨核细胞常减少,血小板常明显减少。

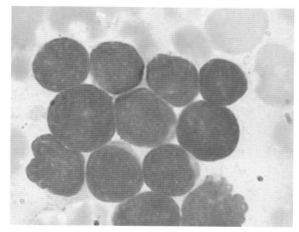
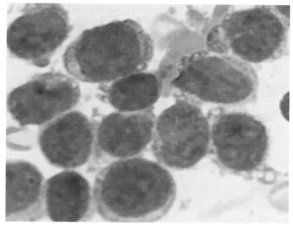

图 11-15　B 淋巴母细胞白血病伴重现性遗传学异常骨髓象

3. **细胞化学染色**　原始细胞 MPO 和 SBB 染色阳性率<3.0%;PAS 染色可呈颗粒状、块状阳性;α-NAE 染色呈阴性或弱阳性,阳性不被 NaF 抑制;NAP 染色活性增强,积分增加。

4. **免疫表型分析**　免疫表型分析对判断是否是 B-ALL 十分重要,原始淋巴细胞高表达 B 淋巴细胞的系列抗原 CD19、cCD79a 和 CD22,不同程度表达 CD10、CD20、CD34、TDT 和 Cyμ,不表达髓细胞系标志性抗原 cMPO、T 淋巴系标志抗原 CD3,但部分病例可伴有髓系抗原 CD13 或/和 CD33 的表达,少数还可交叉表达 CD15。根据免疫表型特征将 B-ALL 分为 ProB-ALL、CommonB-ALL、PreB-ALL 及成熟 B-ALL 共 4 个亚型,各型特征见表 11-7。不同遗传学类型的 B-ALL 的免疫表型有所差异,有时根据免疫表型可以推测 B-ALL 的遗传学类型(表 11-12)。

文档:1 例 CommonB-ALL 患者的流式免疫表型特征

5. **细胞遗传学和分子生物学检验**　染色体和基因检测对其分型、预后判断、治疗方案选择及治疗监测(MRD 监测)等均具有重要意义,根据染色体异常情况分为 9 个亚型,其中除超二倍体和 t(12;21)预后良好外,其余亚型预后均较差(表 11-12)。

【诊断】　具有急性白血病的临床表现。骨髓或/和外周血中原始淋巴细胞≥20%,形态学可初步诊断为 ALL。根据免疫表型确定系列,确定 ALL 是否为 B-ALL,并鉴别其免疫学亚型为 ProB-ALL、CommonB-ALL、PreB-ALL 和成熟 B-ALL 中的哪一型。进行细胞遗传学和分子生物学检验,根据出现的特定染色体或/和基因,诊断为 WHO 分型中的某一特定亚型。当骨髓中原始 B 淋巴细胞<20% 并伴重现性的遗传学异常和无髓外瘤块时,也可诊断为 B-ALL。

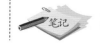

表 11-12　B-ALL 伴重现性遗传学异常各亚型好发人群、预后及免疫表型特征

遗传学亚型	好发人群	预后	常见免疫表型
t(9;22)	成人	最差	CD10⁺、CD19⁺、CD13/CD33⁺、TDT⁺、CD117 常⁻、CD25⁺与此型密切相关
t(v;11q23.3)	<1 岁婴幼儿	差,中枢神经系统易受累	CD19⁺、CD15⁺、CD10⁻、CD24⁻
t(12;21)	儿童	良好	CD10⁺、CD19⁺、CD34⁺、部分 CD13⁺、CD20⁻、CD9⁻
伴超二倍体	儿童	良好	CD19⁺、CD10⁺、多数 CD34⁺、CD45 常⁻
伴亚二倍体	成人或儿童	差	CD19⁺、CD10⁺,无其他特征表型
t(5;14)	成人或儿童	差	CD19⁺、CD10⁺
伴 t(1;19)	儿童	差	CD19⁺、CD10⁺、Cyμ⁺、CD9 强⁺、CD34 常⁻
BCR-ABL1 样	青少年和年轻成人	差	与普通 B-ALL 无明显异常,常有 CD19⁺、CD10⁺
伴 *iAMP21*	年龄较大儿童	差	

二、B 淋巴母细胞白血病非特指型

B 淋巴母细胞白血病非特指型(B lymphoblastic leukemia,B-ALL,NOS)是一类原始淋巴细胞具有 B 淋巴细胞免疫表型特征,但不具有重现性遗传学和分子生物学异常的淋巴母细胞白血病。成人及儿童均可发病,但主要见于儿童,男性多于女性。患者常有贫血,肝脏、脾脏及淋巴结肿大常见。预后与年龄有关,儿童比成人相对较好。本型主要依据原始淋巴细胞的形态学、细胞化学染色和免疫表型特征进行诊断,骨髓或/和外周血中原始淋巴细胞≥20%是形态学诊断的主要依据。

【实验室检查】

1. 血象、骨髓象及细胞化学染色　B-ALL 非特指型的血象、骨髓象及细胞化学染色特征与 B-ALL 伴重现性遗传学异常基本相同,细胞形态特征也相似,部分病例以小原始淋巴细胞为主,部分病例以大原始淋巴细胞为主(图 11-16)。

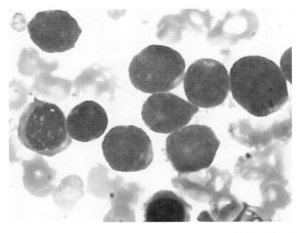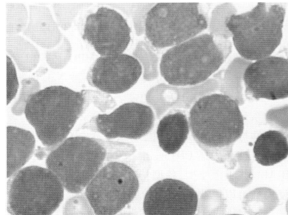

图 11-16　B 淋巴母细胞白血病非特指型骨髓象

2. 免疫表型分析　对判断是否是 B-ALL 十分重要。原始淋巴细胞抗原表达情况与 B-ALL 伴重现性遗传学异常相同。根据不同阶段原始淋巴细胞抗原表达种类和强度的不同,将 B-ALL 非特指型分为 ProB-ALL、CommonB-ALL、PreB-ALL 及成熟 B-ALL 共 4 个亚型,各型特征见表 11-7。

3. 细胞遗传学和分子生物学检验　B-ALL 非特指型虽无重现性的细胞遗传学和分子生物学特征,但可出现 B 淋巴细胞系的特异性克隆性基因重排,即具有 IgH 基因的克隆性 DJ 区域重排,70%

B-ALL 病例还存在 TCR 基因重排,虽然 IgH 和 TCR 基因重排的检测不能作为分型的标准,但可作为淋巴细胞异常增值的重要指标。另外,有一些 B-ALL 非特指型病例可出现一些随机性遗传学异常,如 del(6q)、del(9p11~12)、del(12p12),对预后没有影响。

【诊断】 具有急性白血病的临床表现。骨髓或/和外周血中原始淋巴细胞≥20%,形态学可初步诊断为 ALL。应用免疫表型确定系列,确定 ALL 是否为 B-ALL,并鉴定其免疫学亚型为 ProB-ALL、CommonB-ALL、PreB-ALL 和成熟 B-ALL 中的哪一种。进行细胞遗传学及分子生物学检查,在 B-ALL 中未检测到重现性染色体或/和基因异常,有助于 WHO 分类中 B-ALL 非特指型的诊断。

三、T 淋巴母细胞白血病

T 淋巴母细胞白血病(T lymphoblastic leukemia,T-ALL)又叫急性 T 淋巴细胞白血病,是定向于 T 淋巴细胞系的淋巴母细胞(原始淋巴细胞)肿瘤,约占成人 ALL 的 25%、儿童 ALL 的 15%。与儿童相比,更常见于青少年,男性多于女性。常有肝脏、脾脏、淋巴结肿大,易并发中枢神经系统白血病,预后较 B-ALL 差。

【实验室检查】

1. **血象** 白细胞多数增高,少数降低;红细胞和血红蛋白常降低;血小板数常明显降低;分类可见原始及幼稚淋巴细胞,易见篮状(涂抹)细胞。

2. **骨髓象** 骨髓有核细胞常增生极度活跃或明显活跃;以淋巴细胞系统增生为主,其中原始淋巴细胞≥20%,并伴有形态异常,类似于 B-ALL,但部分病例细胞可出现胞体和胞核的明显不规则改变,此常为部分 T-ALL 的形态学特征之一(图 11-17)。粒细胞系、红细胞系增生受抑,幼稚粒细胞、幼稚红细胞比例减少。巨核细胞常减少,血小板常明显减少。

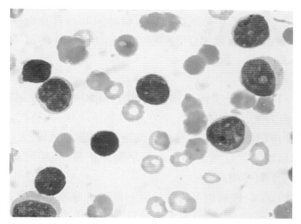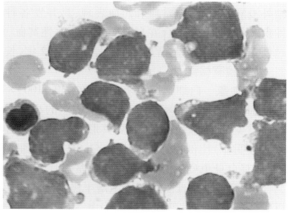

图 11-17 T 淋巴母细胞白血病骨髓象

3. **细胞化学染色** 与 B-ALL 相同,即原始细胞 MPO 和 SBB 染色阳性率<3.0%;PAS 染色可呈颗粒状、块状阳性;α-NAE 染色呈阴性或弱阳性,阳性不被 NaF 抑制。

4. **免疫表型分析** 是诊断 T-ALL 的重要手段。原始淋巴细胞常表达 TDT、CD34,并不同程度表达 T 细胞的抗原标志,如 CD1a、CD2、CD3、CD4、CD5、CD7、CD8,其中 cCD3 和 CD7 阳性率最高,但仅胞浆和胞膜的 CD3 是 T 细胞特异性标志,CD34、TDT、CD1a 和 CD99 是前体细胞阶段的重要标志。根据原始淋巴细胞抗原表达种类和强度的不同,将 T-ALL 分为 ProT-ALL、PreT-ALL、皮质 T-ALL 和髓质 T-ALL 四个亚型,各型特征详见表 11-6。2016 版 WHO 分型中的早期前体淋巴母细胞白血病(early precursor acute lymphocytic leukemia,ETP-ALL)具有独特的免疫表型和基因表达谱,保留了一些干细胞和髓系特征,其免疫表型特征为表达 cCD3、CD7、CD34,不表达 CD1a、CD4 和 CD8,微弱表达或不表达 CD5,并表达 1 个或 1 个以上髓系标志(如 CD13、CD33、CD11b 或 CD65 等),但髓系特异性标志 cMPO 阴性。ETP-ALL 预后差。

5. **细胞遗传学和分子生物学检验** 细胞遗传学和分子生物学检查在 T-ALL 的诊断与治疗中十分

重要,几乎所有的 T-ALL 均有 TCR 基因重排,但仅有 20% 左右的病例 IgH 呈单克隆重排。50%~70% 病例存在染色体核型异常,主要累及 4 个 TCR 基因,即 11q11.2 的 TCRα 和 TCRδ、7q35 的 TCRβ、7p14-p15 的 TCRγ,多数是由于发生易位的基因与 TCR 基因调节序列并置,导致表达失控,与 T-ALL 的发生及预后不良有关。某些遗传学异常采用常规核型分析难于发现,如 t(1;14)(p32;q11)检出率仅 3%,但用 FISH 和 PCR 技术进行检测,发现 20%~30% 的 T-ALL 患者有 TAL1(SCL)基因的易位。T-ALL 还可以出现一些非特异性染色体异常,如 6q-、9p-、12p-。

【诊断】 具有急性白血病的临床表现。骨髓或/和外周血中原始淋巴细胞 ≥20%,形态学可初步诊断为 ALL。免疫表型确定系列,确定 ALL 是否为 T-ALL,并鉴定其免疫学亚型为 ProT-ALL、PreT-ALL、皮质 T-ALL 和髓质 T-ALL 中的哪一种。细胞遗传学及分子生物学检查有助于 T-ALL 的诊断,并对判断预后和微量残留病检测具有重要意义。

四、慢性淋巴细胞白血病

慢性淋巴细胞白血病(chronic lymphocytic leukemia,CLL)简称慢淋,是最常见的一种 B 细胞慢性淋巴增殖性疾病(B-CLPD),以成熟的小淋巴细胞增生为主。WHO 分型认为 CLL 与小淋巴细胞淋巴瘤(small lymphocytic lymphoma,SLL)为同一疾病的不同生物学实体,无本质区别,并将其命名为"成熟 B 细胞肿瘤,CLL/SLL"。当肿瘤细胞主要浸润淋巴结、脾脏等淋巴组织而无明显累及外周血和骨髓时,诊断为小淋巴细胞淋巴瘤;当肿瘤细胞同时累及外周血和骨髓并且外周血 B 淋巴细胞数超过 5.0× 10^9/L 时,诊断为慢性淋巴细胞白血病。95% 以上的 CLL 为 B 淋巴细胞型,WHO 将少见的慢性 T 淋巴细胞白血病归为大颗粒 T 淋巴细胞白血病、幼 T 淋巴细胞白血病和 T 淋巴细胞反应性增生等。

CLL 在我国少见,占白血病的 5% 以下,60 岁以上的男性好发;起病缓慢,早期无症状,逐渐有乏力、疲倦、消瘦,突出的体征是全身淋巴结进行性肿大及肝、脾大,部分患者可有皮肤、乳腺、眼附件等结外浸润,晚期可有贫血和出血表现;易并发各种感染,为患者常见死亡原因。CLL/SLL 与自身免疫性疾病关系密切,可合并自身免疫性溶血性贫血、免疫性血小板减少症等疾病。CLL 具有慢性的临床过程,预后差别大,病程长短不一,短至 1~2 年,长至 5~10 年。

【实验室检查】

1. 血象 白细胞持续增高,多在(30~100)× 10^9/L 之间,分类淋巴细胞 ≥50%,晚期可达 90%,B 淋巴细胞绝对值 ≥5× 10^9/L,以类似成熟的小淋巴细胞为主,细胞体积小,染色质浓集呈块状、无核仁,胞质量少、染淡蓝色有透明感,其形态与正常的成熟小淋巴细胞常难于鉴别。幼淋巴细胞(细胞较大、核仁较明显)比例在外周血中常 <2.0%,篮状细胞明显增多。红细胞和血小板早期多正常,晚期可减低,伴有自身免疫性溶血性贫血时,贫血加重时网织红细胞可增高。

2. 骨髓象 骨髓有核细胞增生极度活跃或明显活跃,少数病例可增生活跃。淋巴细胞系统增生,以类似成熟的小淋巴细胞增高为主,占 40% 以上,甚至可高达 90%,细胞大小和形态与外周血一致(图 11-18)。原始淋巴细胞和幼稚淋细胞较少见,通常 <5%,但部分患者幼淋巴细胞增多(10%~50% 之

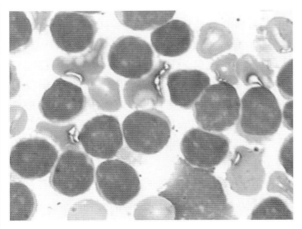
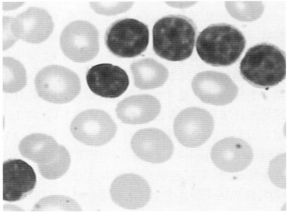

图 11-18 慢性淋巴细胞白血病骨髓象

间),具有临床侵袭性,将其命名为 CLL 变异型。粒细胞系和红细胞系比例下降;巨核细胞数正常或减少。

3. **细胞化学染色**　PAS 染色可呈红色粗颗粒状阳性反应,有重要意义;酸性磷酸酶(ACP)染色呈阴性或阳性,阳性反应可被酒石酸抑制;NAP 积分常增高。

4. **免疫表型分析**　有助于 CLL 与其他 B 细胞慢性淋巴增殖性疾病(B-CLPD)的鉴别诊断,如幼淋巴细胞白血病(PLL)、多毛细胞白血病(HCL)、套细胞淋巴瘤(MCL)、脾边缘带淋巴瘤(SMZL)等。CLL 特点是共表达 CD5、CD19 和 CD23,弱表达 CD20 和 sIg,CD22 和 FMC7 常阴性或弱表达,不表达 CD10。根据英国马斯登皇家医院(RMH)免疫标志积分可与其他 B-CLPD 鉴别,CLL 积分 4~5 分;其他 B-CLPD 积分 0~2 分,具体见表 11-13。

表 11-13　CLL 的英国马斯登皇家医院(RMH)免疫标志积分系统

免疫标志	积分	
	1 分	0 分
CD5	阳性	阴性
CD23	阳性	阴性
FMC7	阴性	阳性
sIg	弱表达	中等/强表达
CD22/CD79b	弱表达/阴性	中等/强表达

5. **遗传学与分子生物学检验**　用 FISH 可以检测出约 80% 的病例存在染色体异常,常见 +12、del(13q14)、del(11q22.3)、del(6q23)、del(17p13)。这些染色体异常改变与患者预后有关,如 +12 与非典型的形态改变和侵袭性的临床过程有关,del(11q22.3)的病例有广泛淋巴结肿大,预后较差,del(13q14)与较长生存率有关。无 t(11;14)(q13;q32)染色体异常有助于与 MCL 的鉴别。

【诊断】　达到以下 3 项标准可以诊断为 CLL:

(1) 外周血 B 淋巴细胞(CD19$^+$细胞)计数 ≥5×10^9/L;

(2) 外周血或/和骨髓中以形态成熟的小淋巴细胞为主,且外周血淋巴细胞中不典型淋巴细胞和幼稚淋巴细胞<55%;

(3) 免疫表型确认 B 细胞的克隆性,其抗原表达为 CD5$^+$、CD19$^+$、CD23$^+$、CD20$^{+/-}$、sIg$^{-/+}$,而 CD22$^-$、FMC7$^-$、CD10$^-$,确认符合 B-CLL 免疫表型特征。

五、少见类型淋巴细胞白血病

(一)多毛细胞白血病

多毛细胞白血病(hairy cell leukemia,HCL)简称毛白,是一种少见类型的慢性 B 淋巴细胞增殖性疾病,占淋巴细胞白血病的 2% 左右,中老年居多,男性多于女性。1/4 病例可无症状,多数患者淋巴结无肿大,但贫血、出血、感染、体重下降、纳差较常见,最突出的特点是脾大(90% 为巨脾)及外周血、骨髓或肝脾中出现特征性多毛细胞增生。

【实验室检查】

1. **血象**　多数患者血细胞三系减少,少数白细胞数正常或增高,中性粒细胞和单核细胞减少,淋巴细胞增高,部分淋巴细胞为多毛细胞(百分率高低不一)。典型 HCL 形态特征为:胞体大小不一,呈圆或多角形,直径为 10~15μm,形似大淋巴细胞;胞质中等量,天蓝色,周边不规则,呈锯齿状或伪足样突起,有时为细长卷毛发状,这种毛发样突起是多毛细胞的特点;胞核圆形或肾形,染色质细致,偶见核仁。变异型 HCL 者白细胞数增高,多毛细胞圆形或椭圆形,易见明显核仁,胞质中等量、嗜碱性。

2. **骨髓象**　骨髓穿刺常干抽,取材良好者可见数量不等的多毛细胞,其形态特征同外周血细胞,但不如血片多而典型,红细胞系、粒细胞系及巨核细胞系常减少。骨髓象见图 11-19。多数病例通过外周血和骨髓细胞形态学检查可以作出诊断。

3. **细胞化学染色**　特征性染色是抗酒石酸酸性磷酸酶(TRAP)阳性,另外 PAS 阳性。

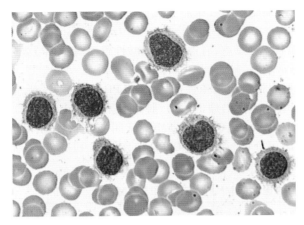

图 11-19 多毛细胞白血病骨髓象

4. 骨髓活检 是诊断 HCL 的重要手段，骨髓组织可见多毛细胞呈弥散或灶状浸润，网状纤维纤细，多毛细胞呈"煎蛋"样外观，细胞相互交错，胞质丰富、透明，胞核间距宽，呈"蜂窝"状。

5. 超微结构检查 扫描电镜下毛细胞表面有较多散射的细长毛发状突起，有交叉现象，部分细胞表面呈皱褶样突起，对多毛细胞白血病有诊断意义。

6. 免疫表型检验 HCL 主要特征为 CD20、CD22、CD25 和 CD11c 强阳性，CD103、CD123、CD200、FMC7 和 sIg 阳性，CD5、CD10、CD23 和 CD43 阴性。

7. 细胞遗传学和分子生物学检验 多数病例无染色体异常，也无特征性改变，可见 14q+、6q−、+3、+9 等，绝大多数病例有 BRAFV600E 突变，少数病例有 MAP2K1 突变。

【诊断】 临床多有贫血、脾大及反复感染等。多数全血细胞减少，少数白细胞增高或正常。外周血和骨髓中存在典型的多毛细胞，其 TRAP 阳性。典型 HCL 免疫表型为：$CD25^+$、$CD103^+$、$CD11c^+$、$CD20^+$、$CD22^+$、$CD123^+$、$CD200^+$、$FMC7^+$、sIg^+，但 $CD5^-$、$CD10^-$、$CD23^-$、$CD43^-$。必要时行骨髓活检、基因检测等帮助诊断。

在诊断 HCL 时，应与其他 B-CLPD（如 PLL、CLL、MCL、SMZL 等）进行鉴别诊断，免疫表型和分子遗传学检查有助于鉴别，具体见图 11-20。

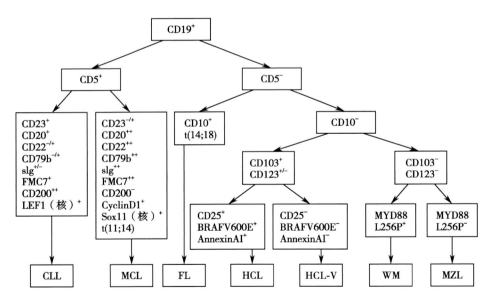

图 11-20 B 细胞慢性淋巴增殖性疾病的免疫表型和分子遗传学鉴别诊断流程
CLL 为慢性淋巴细胞白血病；MCL 为套细胞淋巴瘤；FL 为滤泡淋巴瘤；HCL 为多毛细胞白血病；
HCL-V 为多毛细胞白血病变异型；WM 为华氏巨球蛋白血症；MZL 为边缘区淋巴瘤。

（二）幼淋巴细胞白血病

幼淋巴细胞白血病（prolymphocytic leukemia，PLL）是一种幼稚淋巴细胞异常增生的少见慢性淋巴细胞增殖性疾病。发病率在慢性淋巴细胞增殖性疾病中<2%。分为 B-PLL 和 T-PLL，其中 80% 为 B-PLL。本病自然病程较 CLL 短，60 岁以上老年男性居多。起病较缓慢，可无明显的自觉症状，部分患者有消瘦、纳差、盗汗、乏力及上腹部不适，肝脏轻度肿大。其主要特征是脾脏显著肿大、高白细胞血症和外周血中幼淋巴细胞>55%。

【实验室检查】

1. **血象** 多数患者有不同程度的贫血和血小板减少;白细胞数正常或增高,多数患者>100×10⁹/L,以幼淋巴细胞为主,占55%以上。其形态特点为体积较大,胞质量少呈淡蓝色;核圆,核染色质浓密,排列不均匀,核膜周围较浓集,核仁大而明显,多为单个,呈染色质与核仁发育不同步。形态学与CLL伴幼稚淋巴细胞转化、MCL母细胞变异型区分较困难,需依赖于免疫表型和细胞遗传学检查。

2. **骨髓象** 骨髓有核细胞多增生明显活跃,幼淋巴细胞比例增高,常占17%以上,其形态特征同外周血;其他细胞增生受抑。骨髓象见图11-21。

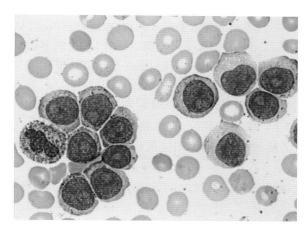

图11-21 幼淋巴细胞白血病骨髓象

3. **细胞化学染色** 部分PAS染色阳性;ACP阳性,但TRAP阴性;酸性非特异性酯酶(α-NAE)为强阳性。SBB、POX均呈阴性反应。

4. **免疫表型检验** B-PLL表达成熟B淋巴细胞相关抗原,其特点为强表达sIg,表达CD19、CD20、CD22和FMC7,不表达CD103、CD11c、CD10、CD23,多不表达CD5。T-PLL较少见,其CD2、CD5、CD7常阳性,CD3阳性或阴性,65%的患者CD4⁺CD8⁻,21%的患者CD4⁺CD8⁺,13%的患者CD4⁻CD8⁺。

5. **细胞遗传学和分子生物学检验** B-PLL无特异性异常,TP53基因异常在B-PLL中发生率最高,这可能与B-PLL的侵袭性临床过程和治疗困难有关。T-PLL可出现特征性的inv(14)(q11;q32)、t(14;14)(q11;q32)、t(X;14)(q28;q11)等。

【诊断】 B-PLL常表现为巨脾而淋巴结无明显肿大,T-PLL大多有肝、脾及全身淋巴结肿大。外周血白细胞数增高,常>100×10⁹/L,其中幼淋巴细胞占55%以上,其形态特征为胞体大,胞质量少呈淡蓝色,核圆,有一个明显的核仁,核染色质浓密。骨髓增生明显活跃,幼淋巴细胞增多,常在17%以上。B-PLL呈FMC7⁺、CD22⁺、CD19⁺、CD5⁻、CD10⁻,其中SmIg高表达有鉴别诊断意义;T-PLL呈CD2⁺、CD3⁺/⁻、CD5⁺/⁻、CD19⁻。B-PLL无特征性遗传学异常,部分可出现TP53基因异常,T-PLL可出现特征性的inv(14)(q11;q32)、t(14;14)(q11;q32)、t(X;14)(q28;q11)等。

（三）成人T细胞白血病

成人T细胞白血病(adult T-cell leukemia,ATL)是由Ⅰ型人类T细胞白血病病毒(human T cell leukemia virus type Ⅰ,HTLV Ⅰ)感染引起T细胞异常增殖的特殊类型的恶性克隆增殖性疾病。感染HTLV Ⅰ者ATL的发病率为2%~5%。本病好发于成年人,以中、老年为主,男性多于女性。ATL典型病例呈急性或亚急性过程,预后差,表现为全身淋巴结及肝脾大,也常累及其他淋巴结外部位(如皮肤、肺脏、胃肠道、中枢神经系统),其中皮肤是最常见淋巴结外累及部位,有溶骨损害及高钙血症。外周血或/和骨髓中出现特征性的多形核异常淋巴细胞(又称花细胞)。

【实验室检查】

1. **血象** 血红蛋白和血小板轻度减少;白细胞总数增高,外周血出现10%以上的多形核的异常淋巴细胞,其形态特征为细胞大小不等,细胞核呈多形性改变,扭曲、切迹、畸形、分叶状或折叠呈"花瓣状、脑回状",染色质粗糙致密,少数偶见核仁,胞质可呈较深染的蓝色。

2. **骨髓象** 骨髓中的病变细胞少于外周血,但多形核淋巴细胞常>10%,其形态特征同外周血,粒细胞系统、红细胞系统及巨核细胞系统的细胞常减少。骨髓象见图11-22。

3. **细胞化学染色** ATL细胞POX呈阴性;PAS、ACP均呈阳性;非特异性酯酶阳性,但不被NaF抑制。

4. **免疫表型检验** ATL细胞表达成熟T细胞抗原标志,即CD5⁺、CD2⁺、CD3⁺、CD25⁺和CD7⁻,大多数病例CD4⁺CD8⁻,少数病例CD4⁻CD8⁺或CD4⁺CD8⁺。

5. **血清学检验** 血清抗HTLV Ⅰ抗体阳性,这是诊断ATL和HTLV Ⅰ健康携带者的重要依据。

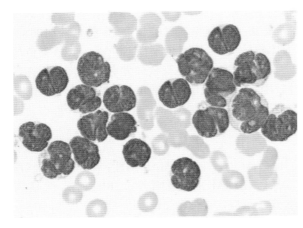

图 11-22 成人 T 淋巴细胞白血病骨髓象

6. **细胞遗传学和分子生物学检查** 无特异性染色体易位,但可累及 14 号染色体上 q11~32、+7、+18、6q−、13q−、14q+、3p+等。T 细胞受体(TCR)基因克隆性重排有助于确定 T 细胞的克隆性。

7. **其他** 血清中检测抗 HTLV I 抗体和用 RT-PCR 方法可检测肿瘤细胞 HTLV I 病毒 RNA 表达,尤其 HTLV I 病毒 RNA 阳性对本病有诊断意义。其次,血清中钙浓度、ALP、LDH、ALT 等可增高。另外,肿大的淋巴结和侵犯的皮肤活检可见多形核淋巴细胞。

【诊断】 有白血病的临床表现,成人发病,有浅表淋巴结肿大,无纵隔或胸腺肿瘤。外周血白细胞数常增高,多形核淋巴细胞占 10%以上。属 T 细胞型,有成熟 T 细胞表面标志(CD2⁺、CD3⁺、CD5⁺、CD4⁺),有 TCR 基因克隆性重排。血清抗 HTLV I 抗体阳性或检测到 HTLV I 病毒基因序列。

诊断 ATL 时应与其他成人 T 细胞恶性增殖性疾病鉴别,可通过形态学、抗 HTLV I 抗体和 HTLV I 病毒基因序列等进行鉴别。

第五节 急性混合细胞白血病检验

急性混合细胞白血病(mixed acute leukemia,MAL)是白血病细胞表达两系或两系以上特异性标记物的急性白血病,包括双表型和双系列型两种情况,常为髓系+淋系(T 系或 B 系),罕见髓系+T 系+B 系。WHO 根据细胞遗传学和分子生物学将 MAL 分为伴重现性遗传学异常和非特指型两大类共四个亚型,分别是:①MAL 伴 t(9;22)(q34;q11.2);*BCR-ABL1*;②MAL 伴 t(V;11q23);*KMT2A* 重排;③MAL,B/髓,NOS;④MAL,T/髓,NOS。该病儿童和成人均可发病,但成人更多见。患者有明显贫血及发热,肝、脾中度大,髓外浸润多见,预后差。

【实验室检查】

1. **血象** 常为中至重度贫血,血小板明显减低,白细胞数明显增高,分类可见原始细胞。

2. **骨髓象** 骨髓有核细胞增生多极度活跃或明显活跃,原始细胞≥20%,常明显增多,可高达 70%以上,双系列型可见原始淋巴细胞及原始髓细胞(原始粒细胞或原单细胞)同时增生。红细胞系、巨核细胞系增生明显受抑。骨髓象见图 11-23 所示。

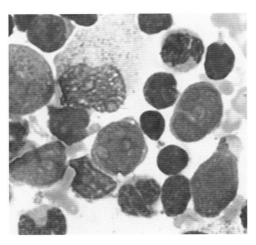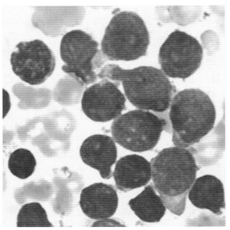

图 11-23 急性混合细胞白血病骨髓象

3. **细胞化学染色**　PAS、POX、SBB、非特异性酯酶均可阳性。

4. **免疫表型检验**　在 MAL 的诊断中极为重要,双表型者为一群原始细胞同时表达两系或两系以上抗原标记;双系列者为两群或两群以上原始细胞各自表达不同的系列标记;并满足各自系列的诊断标准,即免疫表型积分均>2 分。1998 年 EGIL 的诊断积分系统见表 11-14,2016 版 WHO 关于急性混合细胞白血病的系列和诊断标准见表 11-15。

表 11-14　急性混合细胞白血病诊断积分系统(EGIL,1998)

积分	B 淋巴细胞系	T 淋巴细胞系	髓细胞系
2	CD79a、CyIgM、CyCD22	CD3、TCRα/β、TCRγ/δ	抗 MPO
1	CD19、CD10、CD20	CD2、CD5、CD8、CD10	CD13、CD33、CD117
0.5	TdT、CD24	TdT、CD7、CD1a	CD14、CD15、CD64

注:当髓系和一个淋系积分均>2 分时,则诊断为急性混合细胞白血病。

表 11-15　急性混合细胞白血病的系列和诊断标准(WHO,2016)

髓细胞系	T 淋巴细胞系	B 淋巴细胞系
MPO 阳性 * (流式细胞免疫表型、免疫组化或细胞化学)或有单核细胞分化特征者至少 2 项阳性(细胞化学染色的非特异性酯酶、CD11c、CD14、CD64、溶菌酶)	cCD3 强表达 ** 或 mCD3	CD19 强表达 ** 并至少强表达以下之一项:CD79a、cCD22、CD10 或 CD19 弱表达并至少强表达以下两项:CD79a、cCD22、CD10

注:当具有两个及以上系列的原始细胞时,诊断为急性混合细胞白血病。* 请参阅较弱抗原表达的警告说明,或仅用免疫组化法;** 强表达定义为较样品中正常 B 细胞或 T 细胞相等或更亮(阳性更强)。

5. **细胞遗传学和分子生物学检查**　通过细胞遗传学和分子生物学检查将 MAL 伴重现性遗传学异常分为伴 t(9;22)(q34;q11.2)；*BCR-ABL1* 和伴 t(V;11q23)；*KMT2A* 重排两个亚型。前者可见于儿童和成人,以成人较常见,预后最差;后者多见于儿童,预后差。

【诊断】　外周血或/和骨髓中原始细胞≥20%。原始细胞表达两系或两系以上系列特异性标记,并达到各自系列的积分>2 分或/和符合 2016 版 WHO 中关于急性混合细胞白血病的系列与诊断标准。排除特定类型伴有混合表型的 AL,如 AML 伴重现性遗传学异常、AL 伴 *FGFR*1 基因重排、CML 急变、AML 伴骨髓增生异常相关改变。

(钟辉秀)

第六节　浆细胞病检验

浆细胞病(plasma cell dyscrasias)是浆细胞异常增生并分泌单克隆免疫球蛋白或/和多肽链亚单位的一组肿瘤性疾病。浆细胞病包括多发性骨髓瘤、原发性巨球蛋白血症、重链病、原发性淀粉样变、意义未定的单克隆免疫球蛋白病等。

一、多发性骨髓瘤

多发性骨髓瘤(multiple myeloma,MM)是骨髓内单一浆细胞株异常增生的一种血液系统恶性肿瘤,属于成熟 B 细胞肿瘤。其特征为血或尿中出现大量的单克隆免疫球蛋白(monoclonal immunoglobu-lin)或其多肽链亚单位,即 M 成分(monoclonal component)。临床上以溶骨性骨病、贫血、肾功能损坏、高钙血症为特征。感染和肾功能不全是死亡的主要原因。在我国多发性骨髓瘤发病率约为 1/10 万,发病年龄大多在 50~60 岁之间,男女比例约为 3:2,40 岁以下少见,早期可无明显症状。

【实验室检查】

1. **血象**　绝大部分患者可有不同程度的贫血,部分患者以贫血为最早的表现,多属正细胞正色素性贫血。成熟的红细胞呈缗钱状排列,可伴有少数幼稚粒细胞或/和幼稚红细胞。早期白细胞数和血小板正常或轻度减少,晚期常有全血细胞减少。

2. **骨髓象**　增生活跃或明显活跃,瘤细胞占有核细胞≥10%。由于瘤细胞在骨髓内可呈弥漫性分布,有时也可呈灶性、斑片状分布,因而需多部位穿刺才能诊断,骨髓活检可提高检出率。

(1) 瘤细胞形态特点:典型的瘤细胞呈圆形或卵圆形,直径为 30～50μm,细胞外形不规则,可有伪足。胞核长圆形,常偏位,核染色质疏松,排列紊乱,有 1~2 个大而清楚的核仁。胞质较丰富,呈灰蓝色或火焰状不透明,常含有少量嗜苯胺蓝颗粒和空泡(图 11-24)。也可见双核、多核、多分叶、多形性浆细胞。

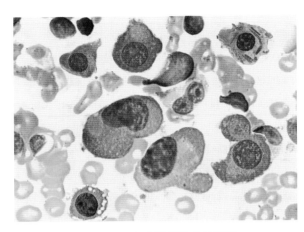

图 11-24　多发性骨髓瘤骨髓象

(2) 分型:瘤细胞可分为四型。① I 型(小浆细胞型):分化良好,细胞较成熟,染色质致密,核偏位,胞质较丰富。② II 型(幼稚浆细胞型):核染色质较疏松,细胞外形尚规则,核偏位,核质比例 1:1。③ III 型(原始浆细胞型):核染色质疏松,如网状细胞,有核仁,核可居中,核质比较大。④ IV 型(网状细胞型):细胞形态多样化,核仁较大、较多,细胞分化越差,恶性程度越高。

3. **血清及尿液蛋白检测**　正常免疫球蛋白由多株浆细胞所产生,血清蛋白电泳显示不均一性的波形。多发性骨髓瘤时,异常单克隆浆细胞株增殖,半数以上的患者血清和尿中可检测到 M 成分。99%患者醋酸纤维薄膜电泳,在 λ 区或 β 区或 α₂ 区可见特异性单峰突起的蛋白带,即 M 蛋白。M 蛋白免疫分型可分为:①IgG 型,约占 60%～70%,呈现典型 MM 临床表现;②IgA 型,约占 15%～20%,有火焰状瘤细胞、高血钙和高胆固醇血症;③轻链型,约占 20%,瘤细胞仅分泌单克隆轻链,轻链过剩从尿中排出,即本-周蛋白,常有骨损害和肾功能不全;④其他,少见类型如 IgD 型、IgE 型、双克隆或多克隆免疫球蛋白型。极少数患者血、尿中检测不到 M 蛋白,称为非分泌型骨髓瘤,有时会漏诊。

4. **血液生化及其他检验**　血钙升高,血磷一般正常,当肾功能不全时血磷可增高。血清碱性磷酸酶一般正常或轻度增加。血清 β₂ 微球蛋白、乳酸脱氢酶增高;血肌酐、尿素氮多有异常,血沉明显加快,少数血清黏滞度增高。

5. **免疫学表型检验**　瘤细胞 CD45 呈弱阳性或阴性,多数 CD38、CD79a 和 CD138、κ 或 λ 轻链阳性,而 CD19、CD20 阴性。CD56 多为阳性表达,随着病情进展,终末期患者及浆细胞病患者 CD56 可为阴性。

6. **细胞遗传学和分子生物学检查**　无特异性染色体异常。常见 13q⁻、17q⁻、t(14;16)、t(14;20)等。

7. **X 线检查**　以下三种 X 线表现对诊断有重要意义:①早期为骨质疏松;②典型病变为圆形、边缘清楚如凿孔样的溶骨性损害;③病理性骨折。

【诊断】　①骨髓中的浆细胞≥10%,并有原浆或幼浆细胞或者组织活检证实浆细胞瘤。②血清中出现大量的 M 蛋白,IgG>35g/L,IgA>20g/L,IgM>15g/L,IgD>2.0g/L,IgE>2.0g/L 或尿本-周蛋白>1.0g/24h。③无其他原因的溶骨性骨质破坏或广泛性骨质疏松。

符合第①和第②项即可诊断。诊断 IgM 型时,除了要符合上述 3 项外,还伴有 MM 临床表现。只有①和③项者属不分泌型 MM,但应除外骨髓转移癌。

本病应与反应性浆细胞增多症鉴别。后者多见于病毒感染、细菌感染、疫苗接种、结节病等,患者有原发病的特点,而且骨髓中浆细胞通常不超过 10%,以成熟浆细胞为主,细胞形态正常,免疫球蛋白增高有限,无骨质损害,原发病控制后浆细胞比值恢复正常。

二、浆细胞白血病

浆细胞白血病(plasma cell leukemia,PCL)是浆细胞异常克隆性增殖引起的一种少见类型白血病,外周血和骨髓中出现大量异常浆细胞并广泛浸润各器官和组织。当外周血中浆细胞≥20%或绝对值≥2.0×10⁹/L,即可诊断为 PCL。本病可分为原发性和继发性,原发性常无明显病因,有急性白血病的临床表现,骨髓中浆细胞明显增生伴形态异常;继发性主要继发于多发性骨髓瘤、淋巴瘤等,多出现在多发性骨髓瘤的终末阶段。

【实验室检查】

1. 血象　多数中度贫血,为正细胞正色素型,也可为低色素性。白细胞总数增高,多为$(20\sim90)\times10^9$/L,白血病性浆细胞≥20%或绝对值≥2×10^9/L,原始和幼稚浆细胞明显增多,伴形态异常。血小板减少。血象特点见图 11-25。

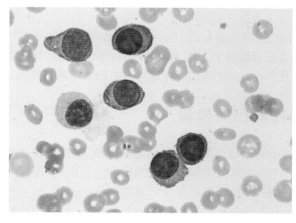

图 11-25　浆细胞白血病血象

2. 骨髓象　有核细胞增生极度活跃或明显活跃,表现为弥漫性浆细胞浸润,各阶段异常浆细胞明显增生,浆细胞成熟程度和形态极不一致,体积较小,呈圆形、长圆形或卵圆形,胞核较幼稚,核仁明显,核染色质疏松,核质发育不平衡。红系、粒系和巨核系细胞增生抑制。

3. 细胞免疫表型　胞质 Ig、浆细胞抗原-1(PC-1)、CD38、PCA-1 强阳性;SmIg 和其他早期 B 细胞抗原如 HLA-DR、CD19、CD20 常呈阳性。

4. 细胞遗传学和分子生物学检验　主要表现在数量改变或/和结构异常,可出现 1 号染色体异常(多倍体或缺失),t(11;14),17p-,14q+等。

5. 其他　血清中出现异常免疫球蛋白,以 IgG、IgA 型多见,多数患者尿中可查出本-周蛋白,血清中钙、β_2-微球蛋白及 LDH 水平明显升高,X 线片显示 50%患者可见骨质脱钙及溶骨现象。

【诊断】　有白血病的表现或多发性骨髓瘤的表现。外周血浆细胞≥20%或绝对值≥2.0×10^9/L。骨髓象浆细胞明显增生,原浆与幼浆细胞明显增多伴形态异常。

PCL 应与 MM 鉴别,主要 PCL 是外周血浆细胞≥20%或绝对值≥2.0×10^9/L,而 MM 比例低。MM 好发于老年人,进展缓慢,有明显的骨质损害,临床表现为骨痛、骨质疏松,半数以上的患者血清和尿中可检测到 M 成分;而原发性 PCL 以年轻人多见,进展快,预后差,无明显骨质破坏,临床表现为贫血、出血、发热及肝脾大,骨痛较轻。

三、原发性巨球蛋白血症

原发性巨球蛋白血症(primary macroglobulinemia,PM)是一种少见的血液中出现大量单克隆巨球蛋白(IgM)为特征的 B 淋巴细胞恶性增生性疾病。本病病因未明,部分患者有家族史。好发于老年人,病情进展缓慢,可多年无症状。因血浆黏滞度增高,临床表现乏力、出血、体重减轻、神经系统症状、视力降低、淋巴结肿大、雷诺现象、肝脾大等。

【实验室检查】

1. 血象　多为正细胞性贫血,绝大多数患者有不同程度的血红蛋白下降,可见红细胞呈缗钱状排列及吞噬现象;白细胞、血小板正常或减少,中性粒细胞减少,淋巴细胞增多,嗜酸性粒细胞和单核细胞轻度增加。

2. 骨髓象　骨髓穿刺易"干抽"。淋巴细胞样浆细胞呈弥漫性增生,比例不定,其形态介于成熟淋巴细胞和浆细胞之间,胞质较少呈碱性,可见小滴状胞质突起,核仁 1~2 个;异常细胞之间散在分布嗜碱性粒细胞和肥大细胞为本病特征之一。粒细胞系和巨核细胞系无异常。

3. 细胞化学染色　PAS 染色异常淋巴样浆细胞内有球状阳性颗粒。

4. 异常球蛋白　是本病的主要特征之一,血清 IgM 水平在 10~120g/L,占总蛋白的 20%~70%。在 γ 区或 β 与 γ 之间出现 M 蛋白,免疫电泳确定为单克隆 IgM,轻链以 κ 型常见。

5. 免疫学表型　典型者为 CD5[-]、CD10[-]、CD19[+]、CD20[+]、CD23[-]、CD79b[+]、CD138[-]、sIgM[+]。部分患

者 CD5、CD10、CD23、CD138 也可阳性。

6. 基因检测 90%以上患者存在 MYD88^{L265P} 突变,有助于与 IgM 多发性骨髓瘤鉴别,存在该突变预后良好。30%患者存在 CXCR^{WHIM} 突变,但未发现与预后相关。

7. 其他检验 血沉增快。抗人球蛋白试验偶见阳性。凝血酶原时间延长。部分患者高尿酸血症。血浆胆固醇降低。全血或血浆黏度增高。

【诊断】

1. 临床表现 老年患者不明原因贫血及出血倾向;有高黏滞综合征表现或雷诺现象;肝、脾、淋巴结肿大。

2. 实验室检查 血清单克隆 IgM>10g/L;可有贫血、白细胞和血小板减少;骨髓、肝、脾、淋巴结中有淋巴细胞样浆细胞浸润;免疫荧光法检测可见细胞表面和胞质中 IgM;血黏度增高;本病诊断必要依据为血清单克隆 IgM>10g/L,淋巴细胞样浆细胞浸润以及患者为老年人。应注意与 MM、CLL 等进行鉴别。

第七节 恶性淋巴瘤检验

恶性淋巴瘤(malignant lymphoma)是一组起源于淋巴结或淋巴组织的恶性肿瘤,可发生于身体的各个部位,但以淋巴结为原发病灶多见。2008 年 WHO 将淋巴组织肿瘤分为霍奇金淋巴瘤、原始淋巴细胞肿瘤、成熟 B 细胞淋巴瘤、成熟 T 和 NK 细胞肿瘤、移植后淋巴组织增殖性疾病等五类,每一类别还分为若干型。目前我国仍按病理学将淋巴瘤分为霍奇金淋巴瘤(Hodgkin lymphoma,HL)和非霍奇金淋巴瘤(non Hodgkin lymphoma,NHL)两大类。本病可发生在任何年龄,多见于 20~40 岁。NHL 发病率高于 HL。病因尚不清楚,病毒学说颇受重视,已发现 EB 病毒可引起 Burkitt 淋巴瘤,逆转录病毒 HTLV I 是成人 T 细胞白血病/淋巴瘤的病因。发病较隐蔽,无痛性表浅淋巴结肿大是其典型体征,常有肝、脾大,晚期出现恶病质、发热及贫血。当淋巴瘤未侵犯造血组织时,血象和骨髓检验基本正常,只有累及造血组织时才会发生变化,所以淋巴结活检是诊断淋巴瘤的重要依据和方法。

一、霍奇金淋巴瘤

霍奇金淋巴瘤多发生于年轻人,是一种淋巴造血组织的恶性肿瘤。首发症状为进行性和无痛性淋巴结肿大,以颈部多见,其次是腋下,全身症状可有乏力、消瘦、盗汗等。病变大多首先侵犯表浅淋巴结,从一个或一组淋巴结开始,逐渐向远处扩散,原发于结外组织者较少。部分患者出现原因不明的持续性或周期性发热为首发症状,年轻女性多见。

HL 的 Rye 分型在国际上被广泛应用几十年,2001 年 WHO 在 Rye 分型的基础上进行了修订,2008 年 WHO 再次修订,将 HL 分为结节性淋巴细胞为主的霍奇金淋巴瘤(NLPHL)和经典型霍奇金淋巴瘤(CHL)。NLPHL 占 HL 的 5%左右,有其独特的形态学、免疫学及形态特征;CHL 占 HL 的 95%左右,分为四个亚型,其中我国以混合细胞型最为常见,西方国家以结节硬化型多见。

【实验室检查】

1. 血象 常有轻或中度贫血,白细胞轻度或明显增加,伴中性粒细胞增多,少数患者可有嗜酸粒细胞升高。血小板正常一般正常,骨髓广泛受浸润时可有全血细胞减少。

2. 骨髓象 找到 R-S(Reed-Sternberg)细胞为骨髓浸润的依据,有诊断价值。骨髓穿刺涂片阳性低,活检可提高阳性率。R-S 细胞体积巨大,直径 30~50μm,胞质丰富呈蓝色,核圆形,双核对称(又称"镜影核")或分叶状,核膜清楚,染色质粗颗粒或网状,核仁大而明显。骨髓象见图 11-26。

3. 组织病理学淋巴组织活检 形态学

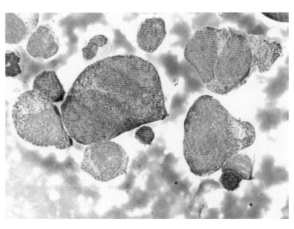

图 11-26 霍奇金病骨髓象

表现为少量单核、双核或多核的瘤细胞及其周围的大量非肿瘤性的小淋巴细胞、浆细胞、组织细胞等反应细胞。

4. 免疫学表型检验　有利于区分 NLPHL 和 CHL。NLPHL 的细胞 CD20、CD79a 和 CD45 阳性，Ig 轻链和重链常呈强阳性。在 CHL，几乎所有 R-S 细胞 CD30 阳性而 CD45 呈阴性。

5. 细胞遗传学和分子生物学检验　R-S 细胞大多存在 Ig 基因重排，也是证明 R-S 细胞来源于 B 细胞的依据。

【诊断】　临床上怀疑淋巴瘤，应尽早作病理淋巴结等组织学检查。

1. 临床表现　无痛性淋巴结肿大。淋巴结肿大引起的相应器官压迫症状。可伴有发热或不发热、消瘦、盗汗、皮肤瘙痒等全身症状。随病情进展可侵犯淋巴结外组织如肝、脾、骨髓等，引起相应症状。

2. 实验室检查　可有中性粒细胞增多及不同程度的嗜酸性粒细胞增多。血沉加快及中性粒细胞碱性磷酸酶活性的增高常反映疾病活跃。疾病较晚期，骨髓穿刺可能发现典型 R-S 细胞或单个核类似细胞。少数患者可并发溶血性贫血，Coombs 试验阳性或阴性。

应注意，R-S 细胞并非霍奇金淋巴瘤特有，如传染性单核细胞增多症、EB 病毒感染等也可出现，需要结合临床特点和实验室检查全面分析，作出诊断。

二、非霍奇金淋巴瘤

NHL 是较 HL 更常见的一组淋巴系统恶性增殖性疾病，类型多样，其原发灶可在淋巴结，也可在节外淋巴组织。任何年龄均可发病，以老年人多见，男性多于女性。NHL 病变侵犯较广，呈跳跃式扩散，无一定规律。结外病变比 HL 多见，常见部位为胃肠道、肝、鼻腔、皮肤、扁桃体等。常以无痛性颈部或锁骨上淋巴结进行性肿大为首发症状。

【实验室检查】

1. 血象　早期血象正常。晚期瘤细胞侵犯骨髓后，血象可见三系减少，淋巴细胞增多，出现类似急性白血病改变。

2. 骨髓象　早期骨髓无特异性改变，骨髓受侵犯后可见淋巴瘤细胞，并发白血病时骨髓中出现较多的淋巴瘤细胞，称为淋巴瘤细胞白血病，其细胞形态与急性淋巴细胞白血病相似。骨髓象见图 11-27。

3. 组织病理学　淋巴结正常结构消失，被肿瘤组织所取代，并侵犯包膜和邻近的脂肪；其形态和生长方式呈异型性，一般无 R-S 细胞。

4. 免疫学表型　检验 NHL 有 B、T、NK 等来源，以成熟 B 细胞占多数。根据免疫表型可确定淋巴瘤的来源及分化阶段，前体淋巴细胞表达 TdT，全 T 细胞表达 CD3、CD5、CD7，全 B 细胞表达 CD20、CD79a，辅助性 T 细胞表达 CD4$^+$，抑制性 T 细胞表达 CD8$^+$，NK 细胞表达 CD16$^+$、CD56$^+$。

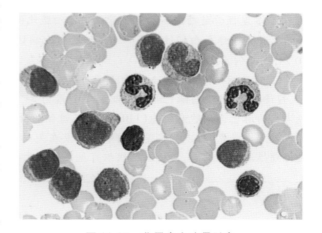

图 11-27　非霍奇金病骨髓象

5. 细胞遗传学和分子生物学检验　90% 患者有染色体异常，常见有 t(14;18)、t(11;14) 和 t(8;14)，另外可见 bcl-2 基因重排等。

【诊断】

1. 临床表现　多有无痛性淋巴结肿大。病变常首发于节外，可侵犯韦氏咽环、胃肠道、骨、骨髓、神经系统等；个别表现为局部肿块、压迫、浸润或出血等症状。全身症状表现为发热、体重减轻、盗汗等。

2. 实验室检查　外周血可有一系或全血细胞减少。若累及神经系统,可有脑脊液异常。若侵犯骨髓时,涂片可见淋巴瘤细胞。流式细胞术检验可发现克隆性淋巴细胞。血清乳酸脱氢酶水平升高为预后不良的表现。

3. 淋巴结病理学检查　这是诊断该病的主要依据。需要观察整个淋巴结的结构和间质细胞反应情况,主要表现为淋巴结正常结构消失,被肿瘤组织替代。恶性增生的淋巴细胞形态呈异形性,根据类型不同可以表现为不同分化程度的瘤细胞,淋巴结包膜被侵犯。

本章小结

白血病是一类重要的恶性血液系统疾病,恶性程度高,治疗效果较差,临床诊断要准确。

1. 白血病临床表现　在白血病时,正常红细胞、白细胞和血小板等生成障碍,从而引起贫血、感染和发热、出血以及白血病细胞异常浸润导致的肝、脾、淋巴结肿大、胸骨压痛等症状和体征。这些症状和体征白血病时往往同时出现,而其他疾病常出现一种或两种症状。

2. 急性白血病诊断标准和分型　诊断急性白血病外周血或骨髓检验,当原始细胞≥20%即可诊断;或原始细胞<20%,但有已知确定的重现性染色体异常也可诊断。当髓系原始细胞<20%时,染色体检查是否重现性异常,是区别急性白血病与骨髓增生异常综合征重要依据。对于急性白血病分型,若有染色体或相应基因异常,诊断容易且明确;若没有重现性染色体异常者,诊断关键要明确原始细胞类型,可用细胞化学染色(POX、SSB、NAS-D-CD、α-NBE、α-NAE 及氟化钠抑制试验等)来初步区别原始粒细胞、原始单核细胞和原始淋巴细胞,再经特异性好、灵敏度高的流式细胞术分析细胞免疫表型情况,可以明确原始细胞属于哪一类别,如 T 细胞、B 细胞、红细胞系细胞、髓系细胞及巨核细胞等,来确定急性白血病类型,提高诊断准确性。

3. 慢性淋巴细胞白血病特点是外周血与骨髓中以单克隆异常成熟小淋巴细胞增生为主;多毛细胞白血病特点是出现多毛细胞;幼淋巴细胞白血病特点是出现核仁清楚的幼淋巴细胞明显增生;成人 T 细胞白血病特点是出现多形核异常淋巴细胞(花细胞)。

4. 急性混合细胞白血病诊断依据是白血病细胞同时表达髓系和淋巴细胞系免疫标志,并达到髓系标志 2 分,淋巴系标志 2 分的诊断标准。

5. 多发性骨髓瘤诊断主要是骨髓中瘤细胞比例达到 10% 以上,且有免疫球蛋白异常增高或/和单克隆免疫球蛋白轻链增高。与浆细胞白血病区别主要在于外周血中浆细胞数量是否≥2.0×10^9/L 或比例≥20%。

6. 淋巴瘤与急性淋巴细胞白血病有时难以区别。当骨髓或/和外周血中原始淋巴细胞≥20%时,应诊断为 ALL;当淋巴结等组织器官受累为主,骨髓或/和外周血中原始淋巴细胞<20%时,一般考虑为淋巴母细胞淋巴瘤(LBL)或淋巴母细胞淋巴瘤伴骨髓浸润。当患者有明显肿块,又有骨髓或外周血受累,难以确定是以何者为主或在先时,则笼统诊断为 ALL/LBL。淋巴瘤诊断依据主要无痛性淋巴结肿大,活检淋巴组织可见恶性增生的淋巴细胞。

病例讨论

1. 患者,男性,41 岁,因反复胸骨隐痛,伴头晕、乏力不适 2 个多月入院。查体:中度贫血貌、胸骨压痛及脾大。辅助检查为:WBC 95.40×10^9/L, Hb 64g/L, PLT 42×10^9/L。分类异常细胞70%;骨髓检查示增生极度活跃,原始细胞占 79.0%,大小不一,以大细胞为主,核质比大,染色质细致,可见 1~3 个核仁,胞质染蓝色;MPO 阳性率为 0.0%;流式检查异常细胞表达 CD34、CD19、CD10、cCD22、cCD79a 和 CD13,不表达髓系和 T 系抗原;遗传学和生物学检查 t(9;22)(q34;q11.2)及 *BCR-ABL* 阳性。

笔记

请问:根据上述临床表现和检查结果,该患者应诊断为什么疾病? 诊断该患者疾病的依据有哪些?

2. 患者,男性,45 岁,因高热、乏力 3 天就诊。体检:贫血貌,肝肋下 1.0cm,脾肋下刚及,淋巴结未见肿大,胸骨压痛明显。血象检查:Hb 63g/L,WBC 23.5×10⁹/L,分类:成熟中性粒细胞 42%,淋巴细胞 18%,单核细胞 1%,幼稚细胞 39%,PLT 68×10⁹/L。骨髓检查:有核细胞增生明显活跃,原始粒细胞 48%,早幼粒细胞 6%,中性中幼粒细胞 8%,中性晚幼粒细胞 4%,中性杆状核粒细胞 2%,中性分叶核粒细胞 4%,单核细胞 3%,中幼红细胞 3%,晚幼红细胞 6%,淋巴细胞 16%。巨核细胞全片 3 只,均为颗粒型巨核细胞。

请问:根据上述临床表现和检查结果,该患者诊断为何种血液病? 为什么? 为了证实骨髓中原始粒细胞,应选用什么细胞化学染色? 其结果如何? 细胞免疫表型特征如何?

病例讨论分析

(邓珊珊)

扫一扫,测一测

思考题

1. 常见急性髓系细胞白血病非特指型各亚型细胞形态学诊断标准如何?
2. 概述 B-ALL 伴重现性遗传学异常的主要实验室检查特征。(可用思维导图形式回答)
3. HCL、PLL 和 ATL 时特有的诊断细胞形态特征都有什么?(列表回答)
4. 多发性骨髓瘤与浆细胞的白血病的鉴别诊断要点是什么?
5. 霍奇金淋巴瘤和非霍奇金淋巴瘤的主要区别点分别有哪些?

笔记

第十二章　骨髓增殖性肿瘤检验

学习目标

1. 掌握:慢性粒细胞白血病(BCR-ABL1 阳性)、真性红细胞增多症、原发性血小板增多症、原发性骨髓纤维化的骨髓象变化特点。

2. 熟悉:慢性中性粒细胞白血病、慢性嗜酸性粒细胞白血病(非特指型)的实验室检查及诊断。

3. 了解:各种骨髓增殖性肿瘤的其他检验和诊断。

4. 具有对各种骨髓增殖性肿瘤细胞进行识别的能力。

5. 能对各种骨髓增殖性肿瘤的骨髓检查报告单进行初步分析。

骨髓增殖性肿瘤(myeloproliferative neoplasms,MPN)是一组骨髓造血干细胞的慢性克隆性疾病,以分化相对成熟的髓系细胞单系或多系持续过度增殖为主要特征。该类疾病起病缓慢,表现肝、脾大,尤以脾大多见,随着疾病进展可转化为急性白血病或骨髓衰竭。此类疾病曾称为骨髓增殖性疾病,2008 年 WHO 将其名称修订为骨髓增殖性肿瘤,以强调其肿瘤特性。它包括慢性粒细胞白血病(BCR-ABL1 阳性)、慢性中性粒细胞白血病、真性红细胞增多症、原发性血小板增多症、原发性骨髓纤维化、慢性嗜酸性粒细胞白血病(非特指型)以及不能分类的骨髓增殖性肿瘤。

骨髓增殖性肿瘤虽然分类繁多,但不同类型之间既有区别,也有联系。几乎大部分的 MPN 都伴有编码胞质或受体酪氨酸激酶基因的克隆性异常,如 *BCR-ABL1* 融合基因、*JAK2V617F* 基因突变等。不同种类 MPN 的临床特点、实验室检查特点也存在交叉和共性。多数患者都会逐步演变,并最终进入骨髓纤维化、骨髓衰竭或转化成急性白血病。

第一节　慢性粒细胞白血病（BCR-ABL1 阳性）

慢性粒细胞白血病(chronic granulocytic leukemia,CGL,BCR-ABL1⁺)是一种起源于造血干细胞的骨髓增殖性肿瘤,主要累及粒系,表现为外周血白细胞数量显著增多,出现不同分化阶段的幼稚粒细胞。90%以上患者白血病细胞中有特征性的 Ph 染色体及其分子标志 *BCR-ABL1* 融合基因。CGL 可见于各年龄组,以 20~50 岁多见,在我国发病率较高,仅次于急性粒细胞白血病和急性淋巴细胞白血病,位居第 3 位。该病自然病程分为慢性期(chronic phase,CP)、加速期(accelerated phase,AP)和急变期(blast phase,BP),中位生存期 3~4 年。起病多较缓慢,初期症状不明显,常因血象异常而发现;肝、脾大是其最突出体征,特别是脾脏常在就诊时已达脐下。胸骨压痛也较常见,随病程进展出现贫血,并逐渐加重。

CGL 病因尚不确定,其发病机制与 *BCR-ABL1* 融合基因的形成导致细胞增殖异常有关,目前 CGL 靶向治疗的药物正是针对该异常基因而发挥作用。Ph 染色体多数为 9 号和 22 号染色体之间的平衡易位,即 t(9;22)(q34;q11),称为典型易位。基因分析证实,位于 9q34 区域的 ABL 原癌基因断裂并易位到 22q11 的断裂点簇(break-point cluster,BCR),形成 *BCR-ABL1* 融合基因(图 12-1)。由于 BCR 断裂点不同,可形成不同的 BCR-ABL1 编码蛋白,最常见的是相对分子质量为 210kDa 的 P210 融合蛋白,它具有较强的酪氨酸蛋白激酶活性,可通过多种信号传导途径来活化癌基因和某些细胞因子,导致细胞转化和恶性增殖。另外,还可编码 P230 融合蛋白和 P190 融合蛋白,P230 蛋白阳性者有明显中性粒细胞成熟现象,P190 蛋白阳性者常与单核细胞增多有关,与慢性单核细胞白血病相似。

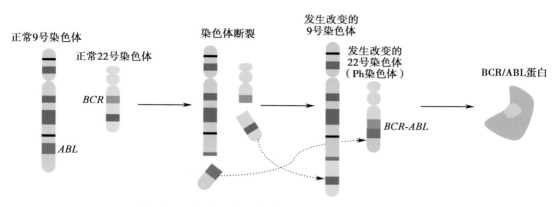

图 12-1　Ph 染色体及 *BCR-ABL* 融合基因形成模式图

Ph 染色体不仅出现于粒系细胞,还可见于其他髓系细胞甚至淋巴细胞,这提示 CGL 是起源于多能干细胞的克隆性疾病。

【实验室检查】

1. **血象**　红细胞早期多正常,少数轻度增多,随病情发展渐呈降低,贫血一般呈正细胞正色素性,可见有核红细胞。白细胞显著升高,可达(100~300)×10⁹/L,最高达 1 000×10⁹/L。分类以粒细胞为主,可见各阶段粒细胞,原始粒细胞(Ⅰ型+Ⅱ型)<10%,以中性中幼粒、晚幼粒、杆状核粒细胞为主,嗜酸性粒细胞、嗜碱性粒细胞绝对值增多。30%~50%初诊患者血小板明显增高,可达 1 000×10⁹/L,加速期和急变期可进行性减少;可见巨大、畸形血小板。

2. **骨髓象**　慢性期和急变期骨髓象有明显的差别。慢性期:骨髓增生明显活跃或极度活跃,以粒细胞系增生为主。粒红比值明显增高,一般>10:1。原始粒细胞(Ⅰ型+Ⅱ型)<10%,以中性中幼粒、晚幼粒、杆状核粒细胞为主,比例明显升高;嗜碱性粒细胞、嗜酸性粒细胞增多(图 12-2)。粒细胞可伴有形态异常,如大小不等,核质发育不平衡,核染色质疏松,胞质内有空泡,偶见 Auer 小体。红细胞系早期可增生,晚期受到明显抑制。巨核细胞数量增多或正常,可见小巨核细胞。有些病例出现假性戈谢细胞和海蓝细胞。当原始细胞≥10%,说明病情进入加速期;当原始细胞≥20%,说明病情进展至急变期。CGL 可向各种细胞类型的白血病急变,其中髓系为主,约占 70%以上;其次为淋巴系,约占 20%~30%。急变的开始阶段称为加速期,原始细胞逐渐增多,并伴有嗜碱性粒细胞的进行性增加,完全急变后,则与相应的急性白血病骨髓象一致。

3. **细胞化学染色**　NAP 阳性率及积分明显减低或缺如,少数病例 NAP 积分可升高,可能与合并感染或残存正常粒系克隆等因素有关。

4. **骨髓活检**　骨髓组织呈粒系极度增

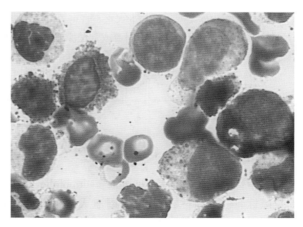

图 12-2　慢性粒细胞白血病骨髓象(慢性期)

殖表现,嗜酸性粒细胞呈不同程度的增多,嗜碱性粒细胞常因制片因素丢失颗粒而不易检出。巨核细胞明显增多。慢性期小梁旁套状幼稚粒细胞常厚达 5~10 层(正常仅 2~3 层),成熟中性粒细胞处于小梁间区。30%患者骨髓网状纤维中度至显著增生。加速期常见小巨核细胞呈大簇状或片状分布及明显的网状纤维和胶原纤维。急变期骨髓中原始细胞灶性聚集,占据骨髓很大区域,如整个小梁间区,此时即使其余区域仍呈慢性期改变,仍推定为急变期。

5. 免疫表型分析 用于 CGL 病情进展时原始细胞类型的鉴别,髓系细胞多表现 CD33、CD13、CD14 及 HLA-DR 阳性;淋巴细胞 CD3、CD7、CD2、CD5、CD10、CD19、CD20、C22、SmIg 及 HLA-DR 阳性;巨核细胞 CD41a、CD41b 及 TPO 阳性。

6. 细胞遗传学和分子生物学检验 90%以上 CGL 可检出 Ph 染色体,即 t(9;22)(q34;q11),相应的融合基因为 *BCR-ABL1*。少数患者为变异易位,包括简单变异易位即 22 号与 9 号染色体之间的易位,复杂易位即 3 条或更多条染色体但必定包括 9 号和 22 号染色体在内的复杂易位。

约 5%CGL 患者检测不到 Ph 染色体,但在分子水平可检测到 *BCR-ABL1* 融合基因,仍属该类 CGL,其临床及血液学表现与典型 CGL 一致。另有少数患者无 Ph 染色体或其分子生物学标记的证据,须与不典型慢性粒细胞白血病、慢性粒-单核细胞白血病相鉴别。

CGL 进展至 AP、BP 时,会出现 Ph 染色体以外的克隆性染色体异常,即核型演变,如双 Ph、+8、i(17q)、+19、22q-和+21 等,通常比临床或血液学急变指标早出现 2~4 个月。

【诊断与临床分期标准】 CGL,BCR-ABL1[+]分期标准 WHO2016 修订版基于血液学、细胞形态学、遗传学和暂定的抗 TKI 治疗反应等(表 12-1)。

表 12-1 CGL,BCR-ABL1[+]的诊断与临床分期标准

分期	诊断标准
慢性期(CGL-CP)	符合下列两项者,考虑为本期: 1. 典型的临床表现、血象、骨髓象、Ph 染色体或/和 BCR-ABL1 阳性 2. 不符合加速期或急变期标准
加速期(CGL-AP)	具有下列之一者,可考虑为本期: 1. 治疗无效的白细胞增高(>10×10⁹/L) 2. 治疗无效的持续性脾脏增大 3. 治疗无效的血小板增多(>1 000×10⁹/L) 4. 治疗无关的血小板减少(<100×10⁹/L) 5. 外周血嗜碱性粒细胞≥20% 6. 外周血或/和骨髓原始细胞占 10%~19% 7. Ph 附加染色体异常,包括"主干"异常(双 Ph、+8、17q 单体、19 三体),复杂核型或 3q26.2 异常 8. 治疗期间出现新的 Ph 异常克隆 9. 暂定的抗 TKI 标准
急变期(CGL-BP)	具有下列之一者可诊断为本期: 1. 外周血或骨髓原始细胞≥20% 2. 髓外原始细胞浸润,约 70%患者原始细胞为髓系,20%~30%患者为淋巴系 3. 骨髓活检示原始细胞局灶性大量聚集,即使其余部位骨髓活检显示慢性期,仍可诊断为急变期

第二节 慢性中性粒细胞白血病

慢性中性粒细胞白血病(chronic neutrophilic leukemia,CNL)是一种罕见的 *BCR-ABL1* 融合基因阴性的克隆性骨髓增殖性肿瘤,以外周血成熟中性粒细胞增多和肝、脾大为特点。多发生于老年人,男性略多于女性。病程进展缓慢,早期常无自觉症状,可出现乏力、低热、多汗、体重减轻等表现。脾大常最为突出,部分胸骨中下段压痛。当白细胞显著增高可发生"白细胞瘀滞症"。

【实验室检查】

1. **血象**　白细胞常增高,多数≥25×10⁹/L,成熟中性粒细胞占80%以上,常有异常的粗大毒性颗粒,形态偶有异常。未成熟中性粒细胞<10%,嗜酸性粒细胞和嗜碱性粒细胞多正常。红细胞和血小板多正常。

2. **骨髓象**　骨髓增生明显活跃,粒红比值明显增高。粒系细胞显著增生,以中性分叶核粒细胞、杆状核粒细胞为主,占>70%;原粒+早幼粒细胞<10%,嗜酸性粒细胞和嗜碱性粒细胞正常或无。红系增生抑制,幼红细胞比例明显降低。巨核细胞数量增多或正常。

3. **细胞化学染色**　NAP染色积分明显增加,常>300分,阳性率常>95%。

【诊断】　WHO2016诊断标准:①外周血白细胞≥25×10⁹/L,≥80%为中性杆状核和分叶核粒细胞,幼稚粒细胞(早幼粒、中幼粒和晚幼粒)<10%,原始粒细胞极少见,单核细胞<1×10⁹/L,无粒细胞发育异常;②骨髓高度增生,中性粒细胞比例和数量增多,细胞成熟正常,原始粒细胞<5%;③不符合慢性粒细胞白血病(BCR-ABL1⁺)、真性红细胞增多症、原发性血小板增多症或原发性骨髓纤维化的WHO诊断标准;④无 *PDGFRA*、*PDGFRB* 或 *FGFR1* 或 *PCM1-JAK2* 基因重排;⑤有 *CSF3R T618I* 或其他 *CSF3R* 激活突变;或无 *CSF3R* 突变,持续中性粒细胞增多(至少3个月),脾大和无明确的反应性中性粒细胞增多原因,包括无浆细胞肿瘤;如有,则需要细胞遗传学或分子生物学检查髓系细胞克隆性的证据。

第三节　真性红细胞增多症

真性红细胞增多症(polycythemia vera,PV)是一种起源于造血干细胞的 MPN,主要以骨髓红细胞系异常增生为主;粒细胞系和巨核细胞系也可过度增生。本病发病以老年男性居多,临床病程可分为3期。①增殖期:红细胞轻度增高;②多血期:红细胞明显增多伴红细胞容量增大;③消耗期(多血期后骨髓纤维化期):包括贫血在内的血细胞减少、骨髓纤维化、髓外造血和脾功能亢进,个别病例最后可转化为急性白血病。临床症状主要为因血红蛋白过高造成的高黏综合征,皮肤及黏膜呈红紫色,发生血栓时可呈典型的醉酒步态;随病情进展,因髓外造血而肝、脾大,以脾大为突出。易发生血栓和出血。实验室以全血容量增多,红细胞增多伴白细胞和血小板增多为主要改变。

PV 发病机制尚不清楚,但约95%以上患者有 *JAK2V617F* 基因突变(即617位缬氨酸被苯丙氨酸替代)。JAK2 是一种酪氨酸蛋白激酶,正常情况下红细胞生成素(EPO)、血小板生成素(TPO)、粒细胞集落刺激因子(G-CSF)等细胞因子刺激 *JAK2* 基因,从而使得下游信息传递的功能活化并开启,促进或调节细胞增殖。当发生 *JAK2V617F* 基因突变时,基因由非活化状态转变为持续活化状态,JAK-STAT信号传导途径会被激活,对细胞生长因子产生高度敏感性,这时 EPO、TPO、G-CSF 等细胞因子会进一步刺激骨髓增殖分化,使得骨髓细胞的增殖活性增强,细胞数量增多,导致 MPN 发生。*JAK2V617F* 基因突变除 PV 患者外,还可见于原发性血小板增多症(ET)、原发性骨髓纤维化症(PMF)以及 *BCR-ABL* 融合基因阴性的 MPN 患者中。

PV 患者除 *JAK2V617F* 基因突变外,还有少数患者为 *MPLW515L/K*(即促血小板生成素受体基因515位色氨酸被亮氨酸/赖氨酸替代)突变。

【实验室检查】

1. **血象**　血液呈暗红色并黏稠。血红蛋白增高,男性>165g/L,女性>160g/L;血细胞比积男性>0.49,女性>0.48。红细胞形态大致正常,但在血片上呈堆积状。白细胞增多,为(11~30)×10⁹/L,随病情进展白细胞数明显增高,中性粒细胞比例增高,可有轻度核左移现象。血小板常增多,可见巨型或畸形血小板。

2. **骨髓象**　增生明显活跃或极度活跃,粒细胞系、红细胞系及巨核细胞系均增生,各系、各阶段有核细胞比例及形态大致正常,但常以红系增生更明显(图12-3),巨核细胞可成堆出现。骨穿时偶有"干抽"现象。

3. **细胞化学染色**　NAP 积分常明显增高。骨髓铁染色细胞外铁减少或消失。

4. **骨髓活检**　可显示脂肪组织被造血细胞替代,粒系、红系及区核系三系均增殖,巨核细胞可呈

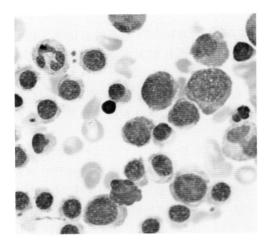

图 12-3 真性红细胞增多症骨髓象

异常的多形核改变,与原发性血小板增多症相似;间质中静脉窦增多,可见血窦充血和骨小梁变薄。后期网状纤维及胶原纤维增多,造血细胞减少,可致骨髓"干抽"。

5. 免疫表型分析 无独特的细胞免疫表型特征。

6. 细胞遗传学和分子生物学检验 无特征性的细胞遗传学异常,95%以上患者可出现 *JAK2V617F* 基因突变,但是 *JAK2* 突变对于任何类型 MPN 都不是特异的。无 *JAK2V617F* 基因突变者,常出现 *JAK2* 的 12 外显子突变。约 20% 患者初诊时可见 +8、+9、del(20q)、del(13q) 及 del(9p) 等染色体改变,有时 +8、+9 同时出现。

7. 其他检查 全血容量、红细胞容量均增加;全血黏度增加,可达正常的 5~6 倍。血沉减慢,维生素 B_{12} 和叶酸水平增高,血清铁正常或减低,总铁结合力正常或增高。血清 EPO 下降为本病特征之一。

【诊断】 WHO(2016)的诊断标准:

1. **主要标准** ①男性 Hb>165g/L,女性 Hb>160g/L,或男性 HCT>0.49,女性 HCT>0.48,或红细胞容量增加;②骨髓活检示与年龄不相称的高度增生和红系、粒系、巨核系三系增生伴多形性、成熟巨核细胞;③有 *JAK2V617F* 基因突变或 *JAK2* 第 12 外显子突变。

2. **次要标准** 血清红细胞生成素水平低于正常参考值水平。

真性红细胞增多症诊断符合 3 条主要标准或第①、②条主要标准和次要标准。

第四节 原发性血小板增多症

原发性血小板增多症(essential thrombocythemia,ET)是一种骨髓增殖性肿瘤,其主要特征骨髓中巨核细胞过度增殖,外周血中血小板数持续增多(>450×10⁹/L)、血栓形成或/和出血等。本病好发于 50~70 岁,主要临床症状表现为头痛、头晕、不典型胸痛、肢体末梢感觉异常、视觉异常、血栓栓塞、出血等。由于血小板极度增生而造成微血管血栓形成,血栓可发生于下肢静脉、脾静脉、肠系膜静脉以及肾、肺、脑等不同部位。本病可有骨髓外浸润,主要是肝、脾等组织内出现以巨核细胞系为主的增生灶,肝、脾多呈轻中度肿大,约 50% 患者轻度脾大,15%~20% 患者肝大。

本病病因和发病机制不明,约 40%~50% 患者有 *JAK2V617F* 或类似的基因突变,但无特异性。因此,诊断 ET 时必须排除其他原因引起的血小板增多症,如其他类型 MPN、炎症和感染性疾病、出血以及其他造血与非造血组织肿瘤。

【实验室检查】

1. **血象** 血小板数量增多,多在(1 000~3 000)×10⁹/L,是诊断 ET 的主要依据;MPV 增大,血小板大小不等,形态异常,可见巨大或小血小板,偶见不规则、有伪足和胞质无颗粒的血小板,血小板常自发聚集成堆。白细胞计数多在(10~30)×10⁹/L,分类以中性分叶核粒细胞为主,偶见中幼、晚幼粒细胞。血红蛋白一般正常或轻度增多,可因大量出血导致小细胞低色素性贫血。

2. **骨髓象** 多数骨髓增生活跃或明显活跃,偶见增生减低。显著特点为巨核细胞明显增生,以颗粒型及产血小板型巨核细胞增生为主,多为巨大的巨核细胞,可成簇分布,也有小巨核细胞;巨核细胞形态异常,核质发育不平衡、颗粒稀少、出现空泡以及核分过叶等。血小板生成增多,可见大量血小板成片分布(图 12-4)。粒系及红系比例、形态常无特殊改变。

3. **细胞化学染色** NAP 积分增高。

4. **骨髓活检** 有助于观察巨核细胞的异常。大量巨核细胞遍布于骨髓造血基质中或呈松散的簇状分布,胞体巨大,胞质丰富,核呈异常的多分叶状(鹿角样)。粒系可轻度增生,但无原始细胞增高及

笔记

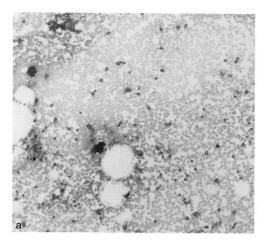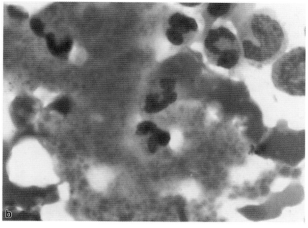

图 12-4　原发性血小板增多症骨髓象

发育异常。有出血的患者红系前体细胞可增多。网状纤维正常或轻度增加。骨髓活检有助于 ET 与其他伴有血小板增高的 MPN 类型的鉴别。

5. **免疫表型分析**　无特殊的免疫表型异常。

6. **细胞遗传学和分子生物学检验**　未发现特异性细胞遗传学改变。约 5%～10% ET 患者可见异常核型,如+8、9q 异常及 del(20q),5q 缺失需与 MDS 的亚型鉴别。约 40%～50% 患者有 *JAK2V617F* 或类似的基因突变,但无特异性;若此类突变存在,则可排除反应性血小板增高。

7. **其他检查**　60%～80% 患者的血小板对胶原、ADP、花生四烯酸诱导的聚集反应减低,而对肾上腺素诱导的聚集反应消失是本病的特征之一;某些患者血尿酸、乳酸脱氢酶及溶菌酶均可升高。

【诊断】　WHO2016 诊断标准,ET 需满足 4 个主要诊断指标或前 3 个主要诊断指标和 1 个次要诊断指标。

1. **主要诊断指标**　①血小板计数>450×10^9/L;②骨髓活检示巨核细胞增殖为主,主要特征是成熟巨核细胞伴分叶过多和体积增大,中性粒细胞和有核红细胞无明显增加或无细胞成熟不佳,很少见网状纤维轻度增加(1 级);③排除慢性粒细胞白血病、真性红细胞增多症、原发性骨髓纤维化、骨髓增生异常综合征或其他髓系肿瘤的 WHO 标准;④存在 *JAK2*、*CALR* 或 *MPL* 基因突变。

2. **次要诊断指标**　存在其他克隆性标记物或排除反应性血小板增多。

第五节　原发性骨髓纤维化症

原发性骨髓纤维化症(primary myelofibrosis,PMF)是一种以骨髓巨核细胞和粒细胞系细胞增生为主要特征的骨髓增殖性肿瘤,伴有骨髓结缔组织反应性增生和髓外造血。本病早期为增殖期或称为骨髓纤维化前期,其骨髓显著增生,无或伴少量网状纤维;后期则为骨髓纤维化期,其骨髓中造血细胞明显减少,伴大量网状纤维或胶原纤维增生为主,常有骨髓硬化,该期突出特点是外周血中出现幼红、幼粒细胞及泪滴形红细胞。

本病多见于 60～70 岁老年人,一般起病缓慢,开始多无自觉症状,常因常规体检发现脾大、贫血或血小板减少而被发现。巨脾是本病的一大特征,可达脐下,质多坚硬。半数病例肝脏有轻到中度肿大。

【实验室检查】

1. **血象**　纤维化前期患者常有轻或中度贫血,为正细胞正色素性。白细胞轻到中度增高,大多在(10～30)×10^9/L,少数至(40～50)×10^9/L 或更高,以成熟中性粒细胞为主,可有核左移,偶见原始细胞。血小板可显著增高。此期患者常因血细胞增生而与其他 MPN 鉴别较为困难。骨髓纤维化期患者出现贫血,伴幼稚粒细胞和幼稚红细胞增多,出现特征性的泪滴形红细胞(图 12-5)。白细胞数量多少不一,可重度减少;若原始细胞明显增加,则提示疾病向白血病进展。血小板数量多少不定,大血小板和畸形血小板、微小巨核细胞均可出现。终末期患者血象可呈全血细胞减少。

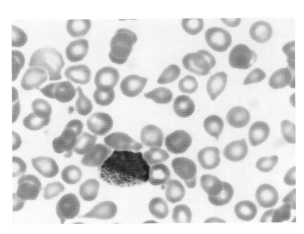

图 12-5 原发性骨髓纤维化症血象

2. 骨髓象 疾病早期,骨髓造血细胞仍可增生,特别是粒系和巨核细胞。但后期显示增生低下,因骨髓纤维化,骨质坚硬,骨髓穿刺常干抽,有核细胞增生大多减低,常与外周血涂片相近。

3. 骨髓活检 是诊断本病的重要依据。在纤维化前期,骨髓活检基本与涂片形态一致,骨髓造血细胞呈增殖表现,以大量粒系和不典型巨核细胞增生为主。粒系轻度左移,以晚幼和成熟阶段粒细胞为主,原始细胞比例不高。巨核细胞多呈大小不等的密集簇状分布,常与血窦和骨小梁相毗邻,胞体多数偏大,可见小巨核细胞,核质比例异常,染色质凝集,核呈云雾状,裸核常见。多数病例红细胞生成减少,也可见红系前体细胞增多者。此期没有或仅有少量的网状纤维或/和胶原纤维,围绕血管分布。

在纤维化期,造血细胞减少,网状纤维和胶原纤维增生,逐渐覆盖造血组织,骨髓造血逐步呈衰竭状态,最后出现骨髓硬化。巨核细胞仍然增多,形态及分布异常。髓系原始细胞增多或呈小簇出现时提示疾病进展。

4. 免疫表型分析 无特异的免疫表型。

5. 细胞遗传学和分子生物学检验 无持异性的遗传学改变,约60%患者有克隆性染色体异常,常见者为+8、-7、del(7q)、del(11q)、de(20q)及 del(13q),也可见到单倍体、三倍体及非整倍体,无 Ph 染色体。分子遗传学检查约50%患者有 *JAK2V617F* 基因实变,少数患者有 *MPL W515/L* 基因突变,无 *BCR-ABL1* 融合基因,有染色体核型异常者常预示向白血病转化。

6. 其他检验 由于血小板功能缺陷,故出血时间延长,血块退缩不良,血小板黏附性及聚集性降低。约 1/3 的病例凝血酶原时间延长,凝血时间延长,毛细血管脆性试验阳性。2/3 的慢性病例可有血清尿酸、乳酸脱氢酶、碱性磷酸酶增高。

【诊断】 临床上有不明原因的进行性脾大或巨脾,外周血出现幼粒、幼红细胞及泪滴形红细胞的患者,应考虑本病的可能。

2016 年 WHO 提出对原发性骨髓纤维化症的纤维化前期、纤维化期的诊断标准。

1. 原发性骨髓纤维化的纤维化前期诊断需符合 3 条主要标准和至少 1 条次要标准

（1）主要标准:①有巨核细胞增生和形态异常,无显著的网状纤维增多,骨髓增生程度年龄调整后呈增高,粒系细胞增殖而红系细胞减少;②不符合慢性粒细胞白血病(BCR-ABL1 阳性)、真性红细胞增多症、原发性血小板增多症、骨髓增生异常综合征或其他髓系肿瘤的 WHO 诊断标准;③有 *JAK2*、*CALR* 或 *MPL* 突变,或无这些突变但有其他克隆性标志如 *ASXL1*、*EZH2*、*TET2* 等,或无轻度反应性骨髓网状纤维。

（2）次要标准:①非合并疾病导致的贫血;②WBC≥11×10⁹/L;③可触及的脾大;④血清乳酸脱氢酶水平高于参考值上限。

2. 原发性骨髓纤维化的纤维化期诊断需符合所有 3 条主要标准和至少 1 条次要标准

（1）主要标准:①巨核细胞增生和形态异常,伴网状纤维或胶原纤维增多;②不符合慢性粒细胞白血病(BCR-ABL1 阳性)、真性红细胞增多症、原发性血小板增多症、骨髓增生异常综合征或其他髓系肿瘤的 WHO 诊断标准;③有 *JAK2*、*CALR* 或 *MPL* 突变,或无这些突变但有其他克隆性标志如 *ASXL1*、*EZH2*、*TET2* 等,或无反应性骨髓纤维化证据。

（2）次要标准:①非合并疾病导致的贫血;②WBC≥11×10⁹/L;③可触及的脾大;④幼粒幼红细胞性贫血;⑤血清乳酸脱氢酶水平升高。

第六节　慢性嗜酸性粒细胞白血病非特指型

慢性嗜酸性粒细胞白血病非特指型（chronic eosinophilic leukemia，not otherwise specified，CEL，NOS）是一种极为罕见的嗜酸性前体细胞克隆性增生，导致外周血、骨髓及周围组织嗜酸性粒细胞持续增多的骨髓增殖性肿瘤。本病可见于任何年龄，但以中、青年为多，男性多于女性，其临床症状主要是由白血病性嗜酸性粒细胞的广泛浸润及其分泌因子引起的多脏器损伤和功能障碍。CEL，NOS 病因未明，个别患者有 *JAK2V617F* 基因突变，部分女性患者可见 *PGK* 或 *HUMARA* 基因的改变。

【实验室检查】

1. **血象**　白细胞明显增高，可达（50~200）×10⁹/L，以嗜酸性粒细胞为主，可高达 20%~90%，绝对值≥1.5×10⁹/L，分类以成熟型嗜酸性粒细胞为主，可有少量嗜酸性中幼或早幼粒细胞。嗜酸性粒细胞有不同程度的形态异常，常表现为细胞大小不一，嗜酸颗粒少而粗大，分布不均，胞质中有空泡，核分叶过多或不分叶等。原始细胞一般不增多。常有贫血及血小板减少。

2. **骨髓象**　骨髓有核细胞增生明显或极度活跃，以嗜酸性粒细胞增生为主。可见各阶段幼稚嗜酸性粒细胞，以嗜酸性中幼、晚幼粒细胞为主（图 12-6）。嗜酸性粒细胞形态异常与血片相似。原始粒细胞可增多，一般在 5%~19% 之间，可见形态异常。红系和巨核系大致正常。

3. **细胞化学染色**　嗜酸性粒细胞白血病具有特征性的细胞化学染色，抗氰化物过氧化物酶染色阳性。其他如 PAS 染色、酸性磷酸酶染色均可呈强阳性反应。NAP 积分可正常或降低。

4. **免疫表型分析**　无特征性免疫表型。

5. **细胞遗传学和分子生物学检验**　无特异性的遗传学改变。少数患者可见 +8 及 i（17q），无 Ph 染色体、*BCR-ABL1* 融合基因，部分女性患者可见 *JAK2V617F*、*PGK* 或 *HUMARA* 基因改变。

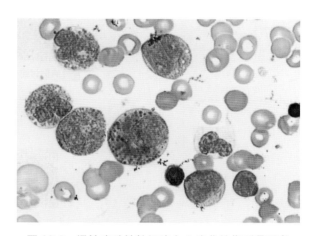

图 12-6　慢性嗜酸性粒细胞白血病非特指型骨髓象

【诊断】　指标：①嗜酸性粒细胞增多，≥1.5×10⁹/L；②无 Ph 染色体、BCR-ABL1 或 MPN 的其他类型（真性红细胞增多症、原发性血小板增多症、原发性骨髓纤维化）或 MDS-MPN（慢性粒-单细胞白血病、不典型慢性粒细胞白血病）；③无 t(5;12)(q31-35;p13) 或其他重排，如 *PDGFRB*；④无 *FIP1L1-PDGFRA* 或其他重排；⑤无 *FGFR1* 重排；⑥无 *PCM1-JAK2* 融合基因；⑦外周血和骨髓原始细胞<20%，且无 inv(16)(p13q22) 或 t(16;16)(p13;q22) 或其他 AML 的诊断性特征；⑧有克隆性细胞遗传学或分子生物学异常，或外周血原始细胞>2% 或骨髓中>5%。

本章小结

　　骨髓增殖性肿瘤（MPN）是一组骨髓造血干细胞的慢性克隆性疾病，以髓系细胞单系或多系持续过度增殖为主要特征，增殖的细胞分化相对成熟，呈现有效造血，外周血红细胞、粒细胞、血小板不同程度增加，肝、脾大常见。MPN 包括慢性粒细胞白血病，BCR-ABL1 阳性、慢性中性粒细胞白血病、真性红细胞增多症、原发性血小板增多症、原发性骨髓纤维化、慢性嗜酸性粒细胞白血病非特指型以及不能分类的骨髓增殖性肿瘤。几乎大部分 MPN 都伴有编码胞质或受体酪氨酸激酶基因的克隆性异常，如 BCR-ABL1 融合基因、JAK2V617F 基因突变等，对 MPN 诊断有较重要意义。不同 MPN 的临床特点、实验室检查特点也存在交叉和共性。多数患者都会逐步演变，并最终进入骨髓纤维化、骨髓衰竭或转化成急性白血病。

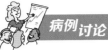
病例讨论

　　患者,男性,32 岁,农民,主因腹胀进行性加重 6 个月入院。患者于 6 个月前无明显诱因出现腹胀,进行性加重,无腹痛、腹泻,无呕血、黑便,无咳嗽、咳痰,无发热,无体重减轻,未予特殊诊治。血常规:Hb 101g/L,WBC 192.13×10^9/L,N 177.5×10^9/L,PLT 151×10^9/L;叶酸、维生素 B$_{12}$、铁蛋白检查未见异常;肝、肾功能未见明显异常。腹部彩超:肝脏体积增大,门静脉增宽,巨脾。故门诊以"脾大原因待查"收入院。入院查体:T 37.5℃,P 74 次/min,R 18 次/min,BP 125/70mmHg。无明显贫血貌,巩膜无黄染,周身皮肤黏膜无黄染及出血点,浅表淋巴结未触及肿大,心肺查体未见明显异常,腹部膨隆,肝肋下未及,脾脏肋下 26cm,双下肢无水肿。骨髓象检查:骨髓增生极度活跃,粒细胞系统占 0.75,原始粒细胞 0.06,以中幼粒细胞及杆状核粒细胞为主,嗜酸性粒细胞和嗜碱性粒细胞增多;红系占 0.12,成熟红细胞大致正常,M∶E 为6.25∶1,淋巴细胞占 0.10,形态正常;全片可见巨核细胞 78 个,成熟血小板可见。

　　请分析本例患者初步诊断考虑什么? 诊断依据? 为了明确诊断尚需完善哪些检查?

病例讨论分析

（李红岩）

扫一扫,测一测

思考题

1. 简述慢性粒细胞白血病(BCR-ABL1)阳性的血象和骨髓象特点。
2. 简述原发性血小板增多症的骨髓象特点。
3. 简述真性红细胞增多症的外周血象的特点。
4. 简述原发性骨髓纤维化患者纤维化期的血象特点。

第十三章　骨髓增生异常综合征检验

学习目标

1. 掌握:骨髓增生异常综合征的概念和分型。
2. 熟悉:骨髓增生异常综合征的细胞发育异常的形态学特点及实验室检查。
3. 了解:骨髓增生异常综合征的临床发病特征。
4. 能根据血象和骨髓象中的形态学异常初步判断骨髓增生异常综合征,并能提出进一步检验的相关建议。

骨髓增生异常综合征(myelodysplastic syndrome,MDS)是一组异质性的克隆性造血干细胞疾病,其主要特征表现为髓细胞系单系或多系血细胞减少伴发育异常、早期前体细胞异常定位、无效造血和易向急性髓系白血病转化。MDS多发生于老年人,男性多于女性,临床表现及预后在不同类型MDS间差异较大。绝大多数患者表现为血细胞减少的相关症状,包括贫血、感染和出血等。部分患者病情较稳定;1/3以上患者在数月至数年或更长时间后进展为AML;有的患者病情虽未进展为白血病,但可因感染、出血而死亡。

MDS多无明确病因,发病机制还不甚清楚,可能与以下因素有关。①干细胞基因异常:原癌基因突变、抑癌基因失活和继发性细胞遗传学异常等,导致造血干细胞的损伤或突变、骨髓无效造血和分化成熟障碍。②细胞周期的网络调控系统异常,影响细胞的发育和增殖。③造血微环境改变:一些细胞因子失控使骨髓造血细胞过度增殖、无效造血和提前凋亡。MDS患者外周血细胞减少而骨髓细胞增生,这种无效造血与髓系细胞分化能力缺陷、细胞过度凋亡有关。④免疫缺陷:主要表现为T细胞介导的自身造血抑制和B细胞异常产生的自身抗体,导致血细胞减少。⑤有害的理化作用:现已证明电离辐射、苯、氯霉素、化疗药物尤其是烷化剂、拓扑酶抑制剂、乙双吗啉等可能是MDS的发病因素。

【分型】　FAB分型方案在临床工作中沿用多年,但对于治疗、预后判断等存在局限性。WHO在FAB分型的基础上进行了多次的修改和补充,使其与临床治疗及预后结合更紧密。WHO分型综合了形态学、免疫学、遗传学及分子生物学等特征,使分型更接近于疾病本质。2008年WHO对MDS进行了分型,将CMML归为骨髓增生异常-骨髓增殖性肿瘤中。2016年WHO又进行了修改和补充,并对命名进一步进行规范和术语化。目前主要以病态累及细胞系列多少和原始细胞数量为主要依据进行分型,分为MDS伴单系发育异常(MDS with single lineage dysplasia,MDS-SLD)和MDS伴多系发育异常(MDS with multilineage dysplasia,MDS-MLD)、MDS伴环形铁粒幼细胞(MDS with ring sideroblasts,MDS-RS)、MDS伴原始细胞过多(MDS with excess of blast,MDS-EB),根据原始细胞的多少又分为MDS-EB-1和MDS-EB-2,MDS不能分类(MDS-U)、MDS伴单纯5q-,具体见表13-1。

表 13-1 WHO 的 MDS 分型诊断标准（2016）

亚型	外周血	骨髓
MDS 伴单系发育异常（MDS-SLD）	1 系或 2 系血细胞减少	1 系细胞发育异常≥10%，原始细胞<5%
MDS 伴环形铁粒幼红细胞（MDS-RS）	贫血，无原始细胞	环形铁粒幼红细胞≥15%，或≥5%且有 SF3B1 突变
MDS 伴多系发育异常（MDS-MLD）	1~3 系血细胞减少，单核细胞<1×10⁹/L	2 系或 2 系以上发育异常的细胞≥10%，原始细胞<5%，环形铁粒幼红细胞<15%
MDS 伴原始细胞过多-1（MDS-EB-1）	1~3 系血细胞减少，单核细胞<1×10⁹/L，原始细胞 2%~4%	单系或多系发育异常，原始细胞5%~9%，无 Auer 小体
MDS 伴原始细胞过多-2（MDS-EB-2）	1~3 系血细胞减少，单核细胞<1×10⁹/L，原始细胞 5%~19%	单系或多系发育异常，原始细胞10%~19%，有或无 Auer 小体
MDS 不能分类（MDS-U）	1~3 系血细胞减少，至少 2 次不同时间检测到原始细胞为 1%	单系发育异常或无发育异常，但有 MDS 特征性染色体异常，原始细胞<5%
MDS 伴有单纯 5q-	贫血，血小板正常或增高	红细胞系单系发育异常，单纯 5q-或加上除-7 或 7q-的任一异常核型，原始细胞<5%

注：血细胞减少是指 Hb<100g/L，PLT<100×10⁹/L，中性粒细胞绝对值<1.8×10⁹/L，单核细胞<1.0×10⁹/L。

【实验室检查】 血细胞发育异常（也称病态造血）是 MDS 诊断和分型的主要依据，可单系或多系出现发育异常，发育异常细胞比例≥10%为诊断标准。

1. **血象** 多为全血细胞减少，也可一系或两系减少，伴发育异常。

（1）红细胞：数量不同程度的减少。红细胞形态大小不均，形态不一，可见数量不等的异形性：大红细胞、异形红细胞、嗜多色性红细胞、嗜碱性点彩红细胞、有核红细胞等。

（2）白细胞：白细胞总数减少、正常或增多。以粒细胞系发育异常为主，可见中性粒细胞核分叶过多或过少、不规则核分叶、Pelger-Huët 畸形；染色质异常凝集，颗粒减少或缺如，甚至可见假 Chediak-Higashi 颗粒。

（3）血小板：常减少，少数也可增多。可出现巨大血小板、畸形血小板，颗粒减少，甚至可见小巨核细胞。

2. **骨髓象** 增生明显活跃，少数也可增生正常或减低，各系也伴有发育异常。原始细胞在各亚型中，呈不同程度增高。

（1）红细胞系：幼红细胞有类巨幼样变，可见多核、双核、核碎裂、核出芽、核间桥连、核不规则、核分叶，胞体增大，胞质嗜碱，着色不均，可见空泡，核质发育不平衡（图 13-1 和图 13-2）。

（2）粒细胞系：增生活跃或减低，原始粒细胞和早幼粒细胞可不同程度增多，不同亚型原始细胞比例不同。粒细胞发育异常同血象（图 13-3 和图 13-4）。

（3）巨核细胞：巨核细胞数量正常、增多或减少。可见小巨核细胞（又称微小巨核细胞）、单个圆形核或双个圆形核巨核细胞、多个小核的巨核细胞，也可见核分叶过多，胞质颗粒过少等。微小巨核细胞有助于 MDS 的早期诊断，其特征：形态大小与成熟小淋巴细胞相似，核质比例大；核圆形或稍凹陷，染色质致密结构不清，无核仁；胞质极少、嗜碱、呈不透明的云雾状，常有不规则的毛状或小泡状突起，无颗粒或颗粒极少，周边不清楚，可见血小板形成或黏附。有时可见巨大血小板（图 13-5）。

3. **骨髓活检** 多数骨髓造血组织过度增生，各系病态造血明显，不成熟粒细胞增多并伴有未成熟前体细胞异常定位（abnormal localization of immature precursor，ALIP），即原始粒细胞与早幼粒细胞由正常的散在分布于骨小梁附近，移位至骨小梁间的中央髓区，并可见 3 个或 3 个以上细胞成簇增生（图13-6）；红细胞系和巨核细胞系细胞也可出现定位紊乱。ALIP 是 MDS 骨髓组织的病理学特征，ALIP

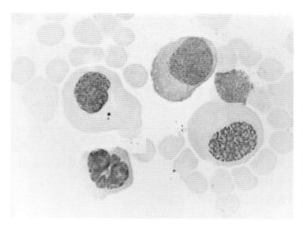

图 13-1　MDS 红细胞系发育异常（类巨幼样变）

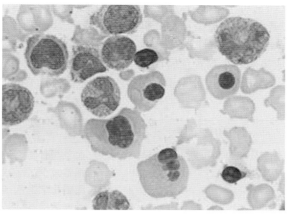

图 13-2　MDS 红细胞系发育异常（核畸形）

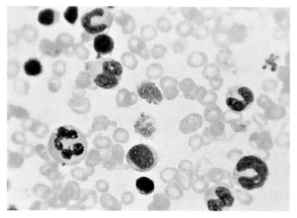

图 13-3　MDS 粒细胞系发育异常（颗粒减少或缺如）

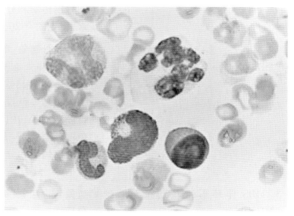

图 13-4　MDS 粒细胞系发育异常（核异常）

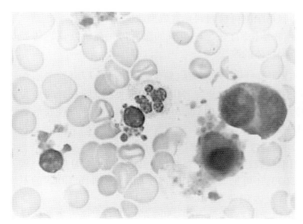

图 13-5　MDS 巨核细胞系发育异常（双核、小巨核）

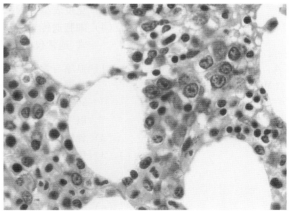

图 13-6　MDS 骨髓活检（原始粒细胞、早幼粒细胞异常定位）

阳性者转化为急性白血病可能性较大，早期病死率高，反之则预后较好。

4. **细胞化学染色**　骨髓铁染色显示细胞外铁增多，铁粒幼红细胞增多，可见环形铁粒幼红细胞，MDS-RS 亚型中环形铁粒幼红细胞≥15%（占幼稚红细胞的比例）。幼红细胞 PAS 阳性，呈弥散状或颗粒状。

5. **免疫学检测**　原始细胞常表达一系或多系抗原。

6. **细胞遗传学**　35%～70%有染色体异常，常见的为 $-5/5q-$、$-7/7q-$、$+8$、$20q-$、$-Y$ 等，此外有

笔记

203

11q-、13q-、17q-等,其中-7/7q-和复合缺陷者,染色体异常者约72%转化为急性白血病,中位生存期短,预后差;核型正常及单纯的-5/5q-、20q-则预后较好。

7. 体外骨髓培养　集落细胞成熟障碍,多数集落的形成能力减低,集落不生长或明显减少。能形成集落和小簇者预后较好,反之预后差。

MDS由于分型不同,各亚型又存在各自不同的检验特征(表13-2)。

表13-2　MDS各亚型的检验特征

MDS 分型	检验特征
1. MDS 伴单系发育异常（MDS-SLD）	（1）血象与骨髓象:一系发育异常,发育异常细胞比例≥10%。一系或多系血细胞减少,骨髓象中原始细胞<5%; （2）细胞化学染色:环形铁粒幼细胞<15%; （3）骨髓活检:可见 ALIP(+),一系或多系细胞的定位紊乱; （4）免疫表型分析:红细胞系细胞可检测到异常表型改变(红细胞系发育异常时); （5）细胞遗传学和分子生物学检验:50%以上的患者可检出克隆性染色体异常,常见的有 20q-、+8 及 5 号或/和 7 号染色体的异常,但均缺乏特异性
2. MDS 伴多系发育异常（MDS-MLD）	（1）血象与骨髓象:单系或多系血细胞减少,伴两系及以上的髓系细胞发育异常,发育异常细胞≥10%。血象中原始细胞<1%,单核细胞<1×10⁹/L。骨髓原始细胞<5%,无 Auer 小体; （2）细胞化学染色:部分有核红细胞 PAS 染色可呈阳性; （3）骨髓活检:ALIP(+),有助于骨髓中原始细胞无明显增高的 MDS 诊断; （4）免疫表型分析:无特征性免疫表型改变; （5）细胞遗传学和分子生物学检验:高达 50%的患者可见克隆性染色体异常,包括+8、-7/7q-、-5/5q、20q-及其他复杂核型异常
3. MDS 伴环形铁粒幼细胞（MDS-RS）	（1）血象与骨髓象:贫血伴红细胞系细胞发育异常为主,伴或不伴有其他系发育异常; （2）细胞化学染色:环形铁粒幼细胞≥15%,有核红细胞 PAS 染色呈弥散状或颗粒状阳性; （3）免疫表型分析:红细胞系细胞可检测到异常表型改变; （4）细胞遗传学和分子生物学检验:有 5%~20%的患者可见克隆性染色体异常,通常仅涉及一条染色体的改变
4. MDS 伴原始细胞过多（MDS-EB）	（1）血象与骨髓象:常有红、粒、巨核三系细胞异常。MDS-EB-1:原始细胞在外周血为 2%~4%,骨髓中占 5%~9%。MDS-EB-2:原始细胞在外周血为 5%~19%,骨髓中为 10%~19%。如出现 Auer 小体,原始细胞即使在标准以下也归为 MDS-EB-2; （2）骨髓活检:ALIP(+)明显,可见大簇的原始细胞聚集; （3）免疫表型分析:原始细胞表达一系或多系抗原,包括 CD34、CD117、CD38、HLA-DR 及 CD13、CD33,还可见成熟粒细胞抗原 CD15、CD11b、CD65 的不同步表达,部分可异常表达 CD7 及 CD56; （4）细胞遗传学和分子生物学检验:大约 30%~50%的患者有克隆性染色体异常,如+8、-5/5q-、-7/7q-及 20q-。部分患者可见复杂核型,则一般预后较差
5. MDS 伴单纯 5q 缺失（MDS 单纯 5q-）	（1）血象与骨髓象:贫血常见,多为大细胞性贫血。白细胞可轻度减少,偶见原始细胞(<1%)。约半数患者血小板明显增多。骨髓增生明显活跃或活跃,髓系原始细胞<5%。红细胞系常增生减低,红细胞系和粒细胞系的发育异常不常见。巨核细胞常增多伴发育异常,胞核分叶减少或不分叶; （2）免疫表型分析:无特征性免疫表型改变; （3）细胞遗传学和分子生物学检验:孤立的 5q 缺失是其特点。也可伴有除-7或 7q-的任一异常核型

笔记

续表

MDS 分型	检验特征
6. MDS 不能分类(MDS-U)	（1）血象与骨髓象：一系或两系或三系减少，伴或不伴发育异常，原始细胞在血象中<1%，骨髓象中<5%； （2）细胞遗传学和分子生物学检验：有 MDS 特征性染色体异常（+8、-7、5q-、20q-）

【诊断与鉴别诊断】

1. **MDS 的诊断标准**　目前没有诊断的金标准，仍采用多指标、综合性、动态的指标。2006 年维也纳 MDS 工作组会议上对 MDS 提出诊断的最低标准。在该标准中，要求需要满足 2 个必备条件和 1 个确定标准可以诊断；当符合必备条件但未达到确定标准，临床表现呈典型的 MDS 者，应进一步进行辅助标准的检测。

（1）必备条件：①持续（≥6 个月）一系或多系血细胞减少，血红蛋白<110g/L，中性粒细胞<1.5×10^9/L，血小板<100×10^9/L；②排除其他可以导致血细胞减少和发育异常的造血组织及非造血系统疾病。

（2）确定标准：①骨髓中红细胞系、粒细胞系、巨核细胞系中任一系发育异常至少达 10%；②环形铁粒幼红细胞比例≥15%；③骨髓中原始细胞达 5%~19%；④典型的染色体异常（如+8、-7、5q-、20q-等）。

（3）辅助标准：①流式细胞术检测显示骨髓细胞表型异常，明确显示红细胞系或/和髓细胞系存在单克隆细胞群；②单克隆细胞群存在明确的分子学标志，如人类雄性激素受体（HUMARA）分析、基因芯片谱型或基因点突变（如 ras 突变）；③骨髓或/和循环中祖细胞的 CFU 集落（±集丛）形成显著且持久减少。

2. **WHO 的 MDS 分型诊断标准**　WHO 在 MDS 最低诊断标准的基础上于 2008 年和 2016 年先后进行了修订，更利于临床预后判断和治疗策略制定。2016 年 WHO 的 MDS 分型诊断标准见表13-1。

3. **鉴别诊断**　细胞发育异常（即病态造血）并非 MDS 所特有，有些反应性疾病也可引起血细胞减少和病态造血，发育异常细胞可以超过 10%，故 MDS 的诊断需要与反应性疾病所致的病态造血鉴别。最主要的鉴别是根据发病有无明显的原发病史或诱因史、原始细胞的比例及骨髓活检有无早期细胞异常定位、免疫学分析、有无异常的染色体和基因突变等进行鉴别。

（1）大颗粒淋巴细胞白血病：T 细胞大颗粒淋巴细胞白血病患者可合并纯红再障、中性粒细胞减少甚至血小板减少，需与 MDS-SLD 鉴别。可通过外周血淋巴细胞免疫表型分析进行鉴别。

（2）HIV 感染晚期：也可有血细胞减少和血细胞发育异常，HIV 的相关抗体检测和外周血 T 细胞亚群（CD4、CD8）分析可鉴别。

（3）可引起血细胞减少的疾病：如再生障碍性贫血、阵发性睡眠性血红蛋白尿、低增生性白血病等，可根据细胞化学染色、流式细胞术、骨髓活检及染色体分析进行鉴别。

本章小结

　　骨髓增生异常综合征（MDS）是一组起源于造血干细胞的异质性克隆性病变，临床以一系或两系或三系发育异常伴血细胞减少为特征，多发生于老年人，各亚型不同原始细胞多少不同，临床表现和预后不同，可转化为急性髓细胞白血病。FAB 是较早的根据形态学进行的分型，临床沿用较久，但存在一定的局限性，WHO 在 FAB 的基础上结合免疫学、遗传学及分子生物学特征于 2008 年公布了新的分型标准，2016 年又进一步做了修改和补充，并对命名进一步进行规范和术语化。WHO 分型与临床治疗及预后的联系更加紧密，其实验室检查特点在各亚型之间既有联系又有区别。

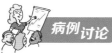

病例讨论

　　患者,男性,70 岁,反复胸闷、乏力 5 个月余。查体:肝、脾、淋巴结肿大。血常规:WBC 3.1×10^9/L,Hb 70g/L,PLT 380×10^9/L。骨髓检查:增生明显活跃,粒细胞系增多,早幼、中幼、晚幼粒细胞可见明显核质发育不平衡,有小巨核细胞。铁染色:细胞外铁(++),细胞内铁 20%,未见环形铁粒幼细胞增多。FISH 检测:del(5q33)、del(5q31)阳性。

　　请问:该患者最有可能是什么疾病? 依据是什么? 进一步建议检查什么?

病例讨论分析

（任吉莲）

扫一扫,测一测

思考题

1. MDS 的血细胞发育异常的形态学特征有哪些?
2. MDS 的 WHO(2016)分型诊断标准是什么?
3. MDS 最主要的诊断学依据是什么?

第十四章　骨髓增生异常-骨髓增殖性肿瘤

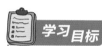

学习目标

1. 掌握：骨髓增生异常-骨髓增殖性肿瘤（MD-MPN）中 CMML 和 aCML 的主要检验特点。
2. 熟悉：CMML 和 aCML 与其他疾病的鉴别要点。
3. 了解：骨髓增生异常-骨髓增殖性肿瘤（MD-MPN）的共性特点。
4. 能根据血象和骨髓象中的形态学特征初步判断骨髓增生异常-骨髓增殖性肿瘤（MD-MPN），并能提出进一步检验的相关建议。

骨髓增生异常-骨髓增殖性肿瘤（myelodysplastic-myeloproliferativeneoplasm，MD-MPN）是一类骨髓兼具异常增殖和发育异常两种特征的疾病，很难单纯归属于某一类骨髓增生异常综合征或骨髓增殖性肿瘤。WHO 将其列为髓系肿瘤的一个类别，2016 年 WHO 分型标准中的 MD-MPN 包括慢性粒-单核细胞白血病、不典型慢性髓细胞白血病、幼年型粒-单核细胞白血病、MD-MPN 伴环形铁粒幼和血小板增多、不能分型的 MD-MPN。本章重点介绍不典型慢性髓细胞白血病和慢性粒-单核细胞白血病。

第一节　不典型慢性髓细胞白血病（BCR-ABL1 阴性）

不典型慢性髓细胞白血病（atypical chronic myeloid leukemia，aCML）是一种少见的 MD-MPN 亚型，该病既有骨髓发育异常又有骨髓增殖表现。本病髓细胞系细胞增殖明显，以粒细胞系为主伴多系发育异常；与 CGL 相似，但无 Ph 染色体，*BCR-ABL1* 融合基因阴性。以白细胞增多和脾大为主要表现。患者一般年龄较大，男性多于女性，贫血和血小板减少多见。该病具有侵袭性，临床预后差。

【实验室检查】

1. **血象**　白细胞增高，一般 $\geq 13 \times 10^9/L$，部分可高达 $300 \times 10^9/L$。粒细胞系细胞增多，原始细胞常<5%，早幼粒细胞、中性中幼粒及晚幼粒细胞增生为主，10%~20%以上，嗜碱性粒细胞可轻度增高。粒细胞系形态异常：常见有假性 Pelger-Huët 畸形或异常核分叶，染色质呈异常块状，胞质颗粒异常。单核细胞增多，但<10%。红细胞和血红蛋白呈中度减少，巨大椭圆形红细胞多见。血小板常减少。

2. **骨髓象**　增生极度活跃，粒细胞系增生为主，伴发育异常，与外周血相似。原始细胞增加，但<20%。红细胞系增生程度不定，粒红比值常>10∶1，但少数病例红细胞系>30%，伴形态异常。巨核细胞数量可增多、正常或减少，也可形态异常，如核不分叶或少分叶，可见小巨核细胞。骨髓细胞形态见图 14-1。

3. **骨髓活检**　粒细胞系增生伴发育异常，原始细胞可增多，片状或簇状分布者少见；幼红细胞也可增多。部分患者伴有纤维组织增生，晚期可出现纤维化。

二、传染性淋巴细胞增多症

传染性淋巴细胞增多症(infectious lymphocytosis)是一种病因尚未明确的以成熟淋巴细胞增多为主的急性感染性疾病,易感于学龄前儿童,临床有类似感冒症状,血象检查成熟淋巴细胞增多,具有流行性,故称为传染性淋巴细胞增多症,是一种良性、自愈性疾病。

1941年Smith将其与传染性单核细胞增多症区别开。本病的发生与病毒感染机体发生免疫有关,有人认为与科萨奇病毒感染有关,病毒感染后导致机体反应性淋巴细胞增生。

多数患者症状较轻且为非特异性,常见有低热、乏力、鼻塞、流涕、咳嗽、咽痛及颌下淋巴结或颈部淋巴结肿大等上呼吸道感染症状,偶有恶心、呕吐、腹痛、腹泻等胃肠道症状。但部分患者无明显临床症状和体征,而在血常规检查时发现。

【实验室检查】

1. **血象** 外周血的最大特点是白细胞总数和淋巴细胞增高。白细胞计数在$(20～30)×10^9/L$之间,白细胞在第1周最高,持续增高3～5周。淋巴细胞占60%～90%,绝对值约$(8～10)×10^9/L$,可持续增高3个月;淋巴细胞百分率在高峰时嗜酸性粒细胞减低,淋巴细胞下降后嗜酸性粒细胞可增高,平均约$2.3×10^9/L$,在4～6周内恢复正常。增多的淋巴细胞大多为成熟小淋巴细胞,细胞大小不一,核染色质排列紧密,胞质量少,呈嗜碱性。一般无或很少异型淋巴细胞。红细胞和血小板多在正常范围内。

2. **骨髓象** 骨髓有核细胞增生活跃,红细胞系、粒细胞系和巨核细胞系增生正常,成熟小淋巴细胞增多。

3. **其他检查** 嗜异性凝集反应阴性,即使滴度轻度增加者亦低于传染性单核细胞增多症诊断要求。

【诊断与鉴别诊断】

1. **诊断** 发病主要见于儿童,具有传染性。发热伴有上呼吸道症状,少数伴有恶心、呕吐、腹泻,但一般很少有淋巴结肿大。主要检验患者的血象和骨髓象,白细胞总数及淋巴细胞增高,白细胞于第1周最高,持续增高3～5周后,淋巴细胞占60%～90%,可持续增高3个月,增多的淋巴细胞大多数为成熟小淋巴细胞。如白细胞总数及淋巴细胞百分比均高出正常水平,且无症状或仅有轻微上呼吸道及胃肠道症状,无全身淋巴结肿大或脾大时,应考虑本病可能。骨髓有核细胞增生活跃,粒细胞系及红细胞系正常,成熟小淋巴细胞增多。嗜异凝集反应阴性。

2. **鉴别诊断** 本病需与急性淋巴细胞白血病相鉴别。白血病有浸润症状,如淋巴结和肝脾肿大、胸骨压痛等。外周血淋巴细胞增多,可见原始、幼稚淋巴细胞,伴有血红蛋白和血小板降低。骨髓细胞学检查符合急性淋巴细胞白血病诊断标准。还需与传染性单核细胞增多症相鉴别(表15-2)。

表15-2 传染性单核细胞增多症与传染性淋巴细胞增多症鉴别

鉴别点	传染性单核细胞增多症	传染性淋巴细胞增多症
病因	EB病毒感染	病因不明
易感群体	儿童及青少年	学龄前儿童
临床表现	不规则发热、咽颊炎、肝脾淋巴结肿大	低热、鼻塞、咳嗽、咽痛、颌下淋巴结肿大
血象	白细胞和淋巴细胞增高	白细胞和淋巴细胞增高
	可见异型淋巴细胞	均为小淋巴细胞
骨髓象	可见异型淋巴细胞	成熟小淋巴细胞增多
嗜异性凝集试验	阳性	阴性
抗EB病毒抗体	阳性	阴性

第四节 类脂质沉积病检验

类脂质沉积病（lipoid storage disease）又称神经类脂质病，是一类较为罕见的类脂质代谢紊乱的遗传性疾病，由于溶酶体内参与类脂代谢过程的某些酶的缺乏，导致类脂质物质不能分解而以神经酰胺衍生物形式沉积于骨髓、肝、脾、淋巴结及中枢神经系统等全身各组织所引起的疾病。临床主要表现有肝脾大、中枢神经系统症状及视网膜病变等。较常见的类脂质沉积病有戈谢病、尼曼-匹克病和海蓝组织细胞增生症。

一、戈谢病

戈谢病（Gaucher disease）也称葡萄糖脑苷脂病，属于常染色体隐性遗传，是一组遗传性家族糖脂代谢性疾病，由于 β-葡萄糖脑苷脂酶减少或缺如，使 β-葡萄糖脑苷脂在单核-巨噬细胞内大量沉积所致。以犹太人最为多见。其特点是受累的骨髓、肝、脾及淋巴结中可见到特征性的戈谢细胞。

本病临床分为 3 个类型：

Ⅰ型（成人型）：又称慢性型，最为常见，起病隐匿，病情进展缓慢。以贫血和脾大为早期症状，可见肝大，伴有骨及关节的疼痛，皮肤呈现褐色色素沉着，眼球结膜出现黄色楔形斑。

Ⅱ型（急性型）：又称婴儿型，多于出生后数月至 1 岁内发病，病情进展迅速。主要有神经系统症状，如意识障碍、牙关紧闭、角弓反张及吞咽困难等症状。伴有贫血、肝脾及淋巴结肿大，病程较短，多于婴儿期死亡。

Ⅲ型（幼年型）：又称亚急性型，多见于 2 岁至青少年期发病，病情进展缓慢。进行性肝脾大伴有中度贫血，多在 10 岁左右出现中枢神经系统症状，如癫痫样发作、四肢僵直、语言障碍等。

【实验室检查】

1. **血象** 血象改变主要是由骨髓病变和脾功能亢进所致，白细胞和血小板常减少，血红蛋白减少，多为轻、中度正细胞性贫血，网织红细胞增多。涂片中可偶见戈谢细胞。

2. **骨髓象** 骨髓有核细胞增生活跃，粒细胞系、红细胞系及巨核细胞系分类多正常，特征性表现为可见数量不等的戈谢细胞，可达>10%以上。其典型细胞形态特点为：胞体较大，直径 20～80μm，呈圆形、椭圆形或不规则形；胞核较小，常偏位，也可见多个核，呈圆形或椭圆形，核染色质粗糙，副染色质明显，核仁不明显；胞质量丰富，淡蓝色，无空泡，有交织成网状或洋葱皮样的粗暗波纹状结构或纤维样细丝。电镜观察可见呈纺锤状或棒状与膜结合的包涵体，为葡萄糖脑苷脂（图 15-6）。

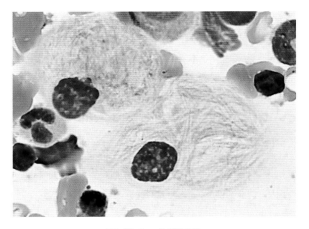

图 15-6　戈谢细胞

3. 其他检查

（1）细胞化学染色：PAS、ACP 染色呈阳性或强阳性反应，POX、NAP 染色呈阴性。

（2）葡萄糖脑苷脂酶活性测定：血清 β-葡萄糖脑苷脂酶活性显著减低，是戈谢病诊断的"金标准"。

（3）细胞学检查：肝、脾及淋巴结穿刺、印片镜检可检查出戈谢细胞。

（4）X 线检查：可见肺部有浸润性病变及广泛性骨质疏松。

【诊断与鉴别诊断】

1. **诊断** 临床上有贫血伴肝、脾大。骨髓涂片或肝、脾或淋巴结活检或印片中检出较多戈谢细胞可诊断本病。测定白细胞中的 β-葡萄糖脑苷脂酶活性是最可靠的诊断依据。血清 ACP 升高可协助诊断。

2. 鉴别诊断 本病主要与可引起假性戈谢细胞的慢性粒细胞白血病、多发性骨髓瘤、特发性血小板减少性紫癜、获得性免疫缺陷综合征等疾病相鉴别。这些疾病患者的骨髓中可发现形态类似的类戈谢细胞，其发生的机制一般认为不是由于葡萄糖脑苷脂酶缺乏而导致的脑苷脂在组织细胞内的沉积，而是由于白血病细胞破坏过多或幼红细胞无效造血破坏增加，产生了过多的脑苷脂，这些脑苷脂沉积在细胞中所致。

二、尼曼-匹克病

尼曼-匹克病（Niemann-Pick disease，NPD）也称为神经鞘磷脂病，为常染色体隐性遗传病，是由于组织中缺乏神经鞘磷脂酶而导致鞘磷脂和胆固醇大量沉积在单核-巨噬细胞或其他组织细胞中。此病在我国少见。其特点是受累的骨髓、肝、脾及淋巴结中可见到特征性的泡沫细胞，又称尼曼-匹克细胞。

根据临床表现可以分为 A、B、C、D、E 五种类型：

A 型（急性神经型）：为最常见类型。起病多在 1 岁以内，患者除肝、脾大外，伴有智力进行性减退，运动功能逐渐消失，消瘦厌食，皮肤干燥呈蜡黄色。50%患者眼底检查眼底黄斑区常可见一樱桃红色小点，严重者可失明。病情进展迅速，多于 4 岁前死亡。

B 型（慢性非神经型）：儿童期发病，病情进展缓慢，内脏广泛受累，肝脾大明显，但无神经症状。一般可活至中年。

C 型（慢性神经型）：症状同 A 型，但神经系统症状出现较迟，多在 3~7 岁以后。

D 型（Nova scotia 型）：多在 2~4 岁发病，有明显黄疸、肝脾大和神经系统症状，多在学龄前死亡。

E 型（成人非神经型）：少见类型。成人发病，智力正常，可见肝脾大，但无神经系统症状，可长期存活。

【实验室检查】

1. 血象 白细胞正常或减少，轻度至中度贫血，血小板减少。单核细胞和淋巴细胞胞质中常有空泡，具有提示诊断的价值。

2. 骨髓象 骨髓有核细胞增生活跃，粒细胞系、红细胞系及巨核细胞系增生正常，可见较多泡沫样的尼曼-匹克细胞，其典型细胞形态特点为：胞体较大，直径 20~100μm，圆形或椭圆形；胞核较小，1~2 个，常偏位，核染色质疏松；胞质量丰富，胞质内充满泡沫状神经鞘磷脂颗粒，似桑葚状脂滴，呈泡沫状或蜂窝状，又称泡沫细胞（图 15-7）。

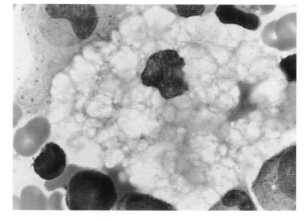

3. 其他检查

（1）细胞化学染色：PAS 染色空泡壁呈阳性，空泡中心呈阴性；ACP 染色呈阴性，可区别于戈谢细胞。

（2）生化检验：外周血白细胞及成纤维细胞中神经鞘酯酶活性明显降低，可提供诊断依据。

图 15-7 尼曼-匹克细胞

【诊断与鉴别诊断】

1. 诊断 临床上有肝脾大，伴有贫血，骨髓、肝、脾和淋巴结中检出成堆的泡沫细胞，均可诊断。检测神经鞘磷脂酶活性对本病诊断有决定性意义。

2. 鉴别诊断 需与戈谢病鉴别，主要通过临床表现、典型细胞形态及酶活性测定即可进行诊断（表 15-3）。

表 15-3　戈谢细胞与尼曼-匹克细胞鉴别

鉴别要点	戈谢细胞	尼曼-匹克细胞
胞体	较大,直径 20~80μm	巨大,直径 20~100μm
胞质	量多,呈淡蓝色,无空泡,有波纹状结构排列如蜘蛛网或洋葱皮样	量多,呈淡红色,充满空泡,如蜂窝状或泡沫状
胞质内物质	葡萄糖脑苷脂	神经鞘磷脂
胞核	可为多个,染色质较浓密	常为 1 个,染色质较疏松
PAS 染色	呈阳性	泡壁阳性,空泡中阴性

三、海蓝组织细胞增生症

海蓝组织细胞增生症(seablue histiocytosis,SBH)又称海蓝组织细胞综合征(syndrome of the seablue histiocyte),是一种罕见的脂质代谢异常疾病,由于神经鞘磷脂酶活性降低导致神经鞘磷脂和神经糖脂大量积聚在巨噬细胞中,经染色呈海蓝色颗粒,因此得名。

该病 1970 年由 Silverstin 首次命名,分为原发性和继发性两种。原发性属于常染色体隐性遗传性疾病,病因尚不明确,发病率极低,各年龄组均可发病。继发性常继发于慢性粒细胞白血病、免疫性血小板减少性紫癜、高脂血症、尼曼-匹克病、多发性骨髓瘤、儿童慢性肉芽肿等疾病。

本病起病隐匿,病程较长,常见皮肤紫癜、皮疹,偶有黄疸,可呈进行性肝功能衰竭,偶可发生肝硬化。肝、脾常肿大,且脾大比肝大明显,浅表淋巴结无明显肿大,眼底斑点区可有白色环,少部分病例有肺部浸润。

【实验室检查】

1. **血象**　常表现为三系减少,可能由于脾功能亢进所致。

2. **骨髓象**　有核细胞增生活跃,粒细胞系、红细胞系和巨核细胞系增生正常,可见大量海蓝组织细胞。其典型细胞形态特点为:胞体较大,大小不一,直径约为 20~60μm,呈圆形、椭圆形或不规则形状;核较小,圆形或椭圆形,常偏位;核染色质较粗糙呈块状,一般无核仁;胞质量丰富,胞质内充满大而均一,数目不等的蓝色或蓝绿色颗粒,使整个胞质呈现不透明的蓝色(图 15-8)。

3. **其他检查**

(1)病理检查:对肝和脾的提出物分析结果显示,神经鞘磷脂和神经糖脂增加。部分病例在肝、脾及肺组织中也有海蓝组织细胞浸润。

(2)血清酸性磷酸酶:常增高。

(3)尿黏多糖:排出量增高。

(4)B 超:显示肝、脾大及肝硬化表现。

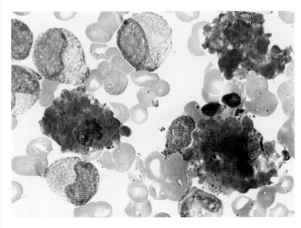
图 15-8　海蓝组织细胞

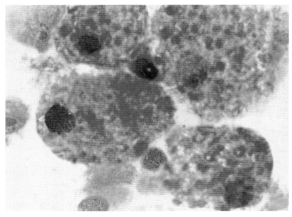
图 15-9　海蓝组织细胞 PAS 染色

（5）X线胸片：显示肺部浸润阴影。

（6）细胞化学染色：糖原染色（PAS）可见胞质中充满大量紫红色斑块状阳性反应物质（图15-9）。

【诊断与鉴别诊断】

1. 诊断　骨髓中发现大量海蓝组织细胞是诊断本病的重要依据。在确定海蓝组织细胞增生症后，还须进一步明确原因，在逐一除外继发性之后才能确诊为原发性海蓝组织细胞增生症。

2. 鉴别诊断　应与继发性海蓝组织细胞增生症相鉴别，如慢性粒细胞白血病、珠蛋白生成障碍性贫血、多发性骨髓瘤及尼曼-匹克病等脂类沉积病鉴别，这些病多在脾内可见到少量海蓝组织细胞，并有原发病的特征。

第五节　噬血细胞综合征检验

噬血细胞综合征（hemophagocytic syndrome，HPS）称为噬血细胞性淋巴组织细胞增生症（hemophagocytic lymphohistiocytosis，HLH），是一种多器官、多系统受累并进行性加重伴免疫功能紊乱的巨噬细胞增生性疾病。主要是由于细胞毒杀伤细胞及NK细胞功能缺陷，导致抗原清除障碍，单核-巨噬细胞系统受到持续抗原刺激而增生活跃，产生大量炎症细胞因子而导致的一组临床综合征。临床以持续性发热、肝脾大、全血细胞减少以及骨髓、肝、脾、淋巴结组织发现噬血现象为其主要特点。本病不是一个独立的疾病，但有一个共同特点就是"过度的病理性炎症反应"，若不及时进行合理、有效治疗，死亡率高。

本病按病因可分为两种类型，一种是原发性（或遗传性）噬血细胞综合征，一种是继发性噬血细胞综合征。

原发性噬血细胞综合征是一种少见的常染色体隐性遗传性疾病，患儿多于6个月至1岁突然高热、出血、黄疸、肝脾大，中枢神经系统症状多见于疾病的晚期，可有兴奋性增高、抽搐、嗜睡、惊厥等症状。约50%患者有阳性家族史，是染色体基因缺陷所致，约70%在1岁内发病，但证实少数患者可延迟至成人期发病。出血、感染及多脏器功能衰竭、DIC等为常见的死亡原因。

继发性噬血细胞综合征是由感染、自身免疫性疾病、肿瘤或药物等因素导致的以过度炎症反应为特征的一组疾病，引起临床以高热、肝脾淋巴结肿大及血细胞进行性减少等一系列表现，包括以下综合征。①感染相关性噬血细胞综合征：临床最常见，由严重感染引起强烈的机体免疫反应，多见于免疫缺陷患者。常由病毒感染引起，临床表现除噬血细胞综合征的表现外，还存在感染的表现。②肿瘤相关性噬血细胞综合征：急性白血病、淋巴瘤等疾病在治疗过程中并发或继发噬血细胞综合征。典型患者可见原发肿瘤的表现，但由于原发病可能较为隐匿，特别是淋巴瘤患者，易误诊为感染相关性噬血细胞综合征。③巨噬细胞活化综合征：是属于儿童慢性风湿性疾病的严重并发症，以青少年特发性关节炎为主，其临床表现除噬血细胞综合征的表现外，还存在慢性风湿性疾病的表现。

噬血细胞综合征（HPS）的发病机制尚不完全明确。一种观点认为，遗传因素影响机体对感染的反应方式，某些遗传因素导致机体NK细胞和细胞毒杀伤细胞（CTL）的细胞毒性功能缺陷，从而使机体的免疫应答失控，导致本病的发生。另一种观点认为，各种继发性病因导致单核-巨噬细胞系统的过度反应，从而导致机体免疫调节功能障碍，造成免疫失衡，单核-巨噬细胞活化同时释放各种细胞因子，包括干扰素γ、肿瘤坏死因子α、白介素-1、巨噬细胞增生诱导因子等，这些细胞因子作用于机体进一步导致巨噬细胞激活，继发性免疫缺陷及发热、凝血障碍、高脂血症等。

【实验室检查】

1. 血象　外周血两系或三系血细胞进行性减少，以血小板减少最为显著。观察血小板的变化，可作为本病活动性的一个指征。病情缓解时首先见到血小板计数升高，但当病情恶化时也首先见到血小板计数下降。

2. 骨髓象　疾病早期骨髓有核细胞增生活跃，噬血现象不明显，常表现为反应性组织细胞增生，无恶性细胞浸润。若考虑此病，需多次进行骨髓穿刺，以便发现细胞吞噬现象。疾病后期，除组织细胞增多外，可见数量不等的吞噬性组织细胞，主要吞噬红细胞，也可吞噬血小板及有核细胞（图15-10）。晚期骨髓增生程度降低。

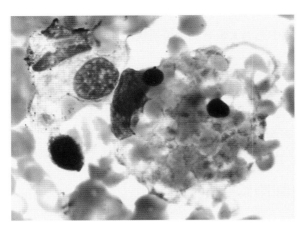

图 15-10 噬血细胞

3. 其他检查

（1）生化检验：血清甘油三酯增高，极低密度脂蛋白胆固醇及低密度脂蛋白胆固醇升高，高密度脂蛋白胆固醇降低。血清铁蛋白显著增高，目前已经列为诊断的重要指标。

（2）凝血项目检查：纤维蛋白原降低。

（3）免疫学检查：NK细胞活性下降或缺乏，作为诊断重要指标之一。另外，细胞因子可溶性 CD25、IFN-γ、TNF 增多。

（4）其他检查：脾脏、淋巴结和脑脊液亦可发现噬血细胞。

【诊断与鉴别诊断】

1. 诊断 目前公认的噬血细胞综合征的诊断标准是由国际组织细胞协会 1991 年制定的，并经 2004 年修订。满足以下两条之一即可进行诊断：

（1）符合 HPS 的分子诊断：*PRF1*、*UKC13D*、*LYST*、*ITK*、*STX11* 等基因发生突变。

（2）满足以下 8 条中的 5 条诊断标准：①发热>38.5℃，持续 1 周以上；②脾大；③两系或三系血细胞减少，且非骨髓造血功能低下所致；④甘油三酯增高（>3.0mmol/L），纤维蛋白原降低（<1.5g/L）；⑤NK 细胞活性下降或缺乏，目前被认为是具有里程碑意义的发现，作为诊断 HPS 的重要指标之一；⑥在骨髓、肝、脾及淋巴结中发现噬血细胞；⑦血清铁蛋白显著增高（≥500μg/L）；⑧sCD25（可溶性白介素-2 受体）增高。

2. 鉴别诊断 明确区分原发性 HPS 与继发性 HPS，特别是与病毒相关性 HPS 的鉴别。因为病毒感染不但与病毒相关性 HPS 有关，在原发性 HPS 患者中也伴有病毒感染，而且原发性 HPS 也常是病毒感染诱发。原发性 HPS 为常染色体隐性遗传病，如不清楚家族史，增加了诊断的难度。多数学者认为，在 2 岁前发病者多提示为家族性 HPS，而 8 岁以上的患者多考虑为继发性 HPS。在 2~8 岁发病的患者，则需根据其临床表现来判断，如难确诊，则应按原发性 HPS 处理。

第六节 脾功能亢进检验

脾功能亢进（hypersplenism）简称脾亢，是由原发性或继发性原因引起的脾大和血细胞减少的一种综合征。临床特点为脾大、一系或多系血细胞减少，而骨髓相应造血细胞增生，脾脏切除后血象恢复正常，症状缓解。

根据病因是否明确，脾功能亢进分为原发性和继发性两类。原发性脾亢又称为原发性脾性全血细胞减少症，病因不明，较为少见。继发性脾亢临床常见，按病因分为以下几类。①遗传性疾病：如遗传性球形红细胞增多症、遗传性珠蛋白生成障碍性贫血等；②感染性疾病：如传染性单核细胞增多症、病毒性肝炎等；③免疫性疾病：如系统性红斑狼疮、特发性血小板减少性紫癜等；④恶性肿瘤脾脏浸润：如各种急性白血病、慢性白血病等；⑤髓外造血：如骨髓纤维化等；⑥脂质代谢疾病：如尼曼-匹克病、戈谢病等；⑦原发于脾的肿瘤和囊肿；⑧充血性脾大：如肝硬化等；⑨药物：长期使用促红细胞生成素等。

脾功能亢进导致血细胞减少的发病机制主要有以下几种：

1. 过分滞留作用 正常脾脏无储存红细胞功能，可有少量白细胞（主要是淋巴细胞）和血小板滞留于脾。当脾大时，红细胞、白细胞及血小板滞留增加，导致外周血细胞减少。

2. 过分过筛及吞噬作用 脾脏是血液循环中重要的过滤器，能清除血液中的异物及衰老死亡的细胞，特别是红细胞和血小板。当脾大时，血流通过脾脏红髓较缓慢，红细胞受缺氧等影响，使其受损，易被附近的巨噬细胞识别而吞噬。另外，原有缺陷的红细胞及血小板最终也被巨噬细胞识别而清除，从而导致血细胞减少。

笔记

3. **异常免疫作用**　正常脾脏参与抗原加工处理及抗体的形成。当脾大时,可过度合成各种自身抗体,如抗红细胞抗体、抗血小板抗体,从而导致外周血细胞减少。

4. **血流动力学异常**　当脾大时,血浆总容量明显增加,可以使血液稀释而致血细胞减少。

脾功能亢进共同的表现为脾大及外周血细胞减少,从而导致患者出现不同程度的贫血、出血及感染等症状;脾显著肿大者可伴有左上腹的疼痛,如果发生脾梗死,还可出现左侧腹痛、局部压痛。继发性脾功能亢进还伴有原发病的临床表现。

【实验室检查】

1. **血象**　血细胞可一系、两系或三系减少;早期一般主要表现为血小板和白细胞减少,白细胞减少主要是中性粒细胞减少,随着疾病进展,血细胞呈三系减少。多为正细胞正色素性贫血或小细胞性贫血,网织红细胞增多。

2. **骨髓象**　骨髓有核细胞增生活跃或明显活跃,红、粒、巨三系均表现增生,尤其外周血中明显减少的血细胞系,则该系细胞在骨髓中增生程度更加显著。部分患者可伴有成熟障碍,以粒细胞系和巨核细胞系多见。细胞形态基本异常。

3. **其他检查**

（1）血细胞生存时间检测:用放射性核素^{51}Cr标记测定红细胞的平均寿命,显示红细胞寿命明显缩短,小于15天。

（2）脾脏容积测定:用^{51}Cr标记的红细胞进行静脉注射,测定标记红细胞在血循环中的清除率,同时检测脾脏中的滞留指数。

【诊断与鉴别诊断】

1. **诊断**

（1）脾大:程度不一。借助于查体、B超及CT等检查。

（2）外周血细胞减少:红细胞、白细胞或血小板可一种或多种同时减少。

（3）骨髓象检查:造血细胞增生活跃或明显活跃,部分患者可出现轻度成熟障碍表现。

（4）脾切除治疗:脾切除后血象接近或恢复正常。

（5）^{51}Cr标记的红细胞或血小板注入机体后,体表放射性测定,发现脾区放射性比率大于肝脏的2~3倍,提示标记的红细胞或血小板在脾内过度破坏或滞留。

在考虑脾功能亢进诊断时,多以综合考虑前4项更为常用且更为实用。虽然临床上对于脾功能亢进的实验室检查缺乏特异性,但应将骨髓象检查作为不明原因脾大切除术前的常规检查项目,用以排除患者存在血液系统疾病的可能性,并且可以了解患者骨髓造血细胞生成情况。

2. **鉴别诊断**　主要涉及脾大的鉴别诊断及血细胞减少的鉴别诊断。前者主要是与继发性脾功能亢进相鉴别,后者主要是与再生障碍性贫血、低增生性白血病、骨髓增生异常综合征等疾病相鉴别,而这些疾病骨髓都具有相应的特征性细胞形态学异常。

文档:脾功能亢进的国外诊断标准

第七节　骨髓转移癌检验

骨髓转移癌(metastatic carcinoma of bone marrow,MCBM)是指非造血组织的恶性肿瘤通过血液或淋巴循环播散转移至骨髓形成转移灶,骨髓被癌细胞浸润造成骨髓结构的破坏和造血功能的紊乱,从而引起血象及骨髓象改变。

机体内几乎所有恶性肿瘤都可发生骨髓转移,常见的原发肿瘤有肺癌、肝癌、胃癌、乳腺癌及前列腺癌等,儿童常见于神经母细胞瘤。正常骨髓组织被肿瘤组织所替代,导致骨髓的正常造血功能低下或造血功能衰竭,部分患者可出现髓外造血。

患者的临床症状及体征与原发肿瘤有关,除有原发恶性肿瘤的临床表现外,一般都有发热、消瘦、贫血、出血及骨骼疼痛等表现,其中以骨痛、发热、消瘦最为常见。肝、脾及淋巴结可肿大,有些患者可出现高钙血症及继发感染等。

【实验室检查】

1. **血象**　血常规检查无特异性,白细胞计数不一定,血红蛋白量常减低,血小板计数正常或减低。

白细胞分类正常或可见幼稚粒细胞、有核红细胞,一般无转移癌细胞,只有恶性肿瘤的晚期发生广泛转移时,血涂片中才可见转移癌细胞。

2. **骨髓象** 多数患者在骨髓穿刺时,由于常出现干抽或骨髓部分稀释,导致骨髓增生低下,少数患者表现为骨髓增生活跃或明显活跃。显微镜镜检可见体积较大、成堆出现、数量不等的转移癌细胞,少数呈散在分布,多见于片尾及边缘。转移癌细胞的形态特点因原发恶性肿瘤的不同而有所差异,胞体多数较大且明显大小不一,边缘常不规则、不清晰;胞核大小不一,可为单核、双核或多核,核形不规则,圆形或椭圆形,核染色质细致,核仁大而清晰;胞质量多少不一,呈蓝色或深蓝色(图15-11)。有的转移癌细胞在推片时易破损,故涂片中可检出裸核或成簇的裸核。

骨髓中找到转移癌细胞即可确诊为骨髓转移癌,但骨髓象检查不能确定恶性肿瘤的原发灶。由于骨髓转移癌患者易出现干抽现象,一个穿刺部位未发现癌细胞不能排除骨髓转移癌的可能性,需多部位进行骨髓穿刺或骨髓活体组织检查,提高阳性率。

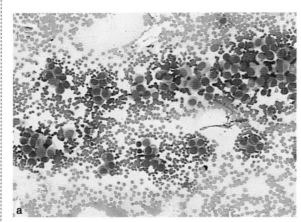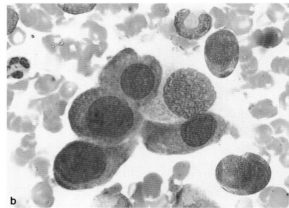

图 15-11 骨髓转移癌细胞

3. **其他检查**

(1)骨髓活体组织检查:显示骨髓转移癌的浸润呈局灶性或弥散性,基质内常有网硬蛋白和胶原蛋白纤维增生,癌细胞与基质的比例不一。当骨髓转移癌伴发严重的骨髓纤维化时,常合并骨硬化。由于患者骨髓穿刺常干抽,多部位骨髓活检可提高诊断率。

(2)肿瘤标志物检查:通过一系列肿瘤标志物检查,可筛选出髓外可能存在的恶性肿瘤。

(3)血清碱性磷酸酶、血钙、血磷可增加。

(4)影像学检查:如X线、CT、B超、核磁共振等可检查出恶性肿瘤的原发病灶及骨质破坏、骨硬化等,这对疾病的诊断很有价值。

(5)细胞化学染色:对骨髓转移癌无特异性,但可进行鉴别诊断。POX染色癌细胞呈阴性;PAS染色常呈阳性(尤其是腺癌,可呈强阳性)。

【诊断与鉴别诊断】

1. **诊断** 本病的诊断主要依据骨髓象检查或骨髓活检,检查到转移癌细胞即可确诊。患者除常规临床症状及体征外,常有原发肿瘤的表现,影像学检查可见骨质破坏,多部位骨髓穿刺和骨髓活检可提高阳性率。另外,还可结合其他检查如CT、核磁共振等,以查找恶性肿瘤的原发病灶。

2. **鉴别诊断** 骨髓转移癌患者常表现为幼粒、幼红细胞性贫血,此现象还可见于各种急性白血病、骨髓增生异常综合征、骨髓增殖性肿瘤、急性溶血性疾病、大量失血等,要予以鉴别。

本章小结

本章论述粒细胞减少症和粒细胞缺乏症、类白血病反应、传染性单核细胞增多症、传染性淋巴细胞增多症、类脂质沉积病、噬血细胞综合征、脾功能亢进、骨髓转移癌等其他白细胞疾病,对其临床特点、病因、发病机制、实验室检查及诊断与鉴别诊断做了简要介绍。粒细胞减少症和粒细胞缺乏症的临床诊断主要依据多次中性粒细胞计数绝对值下降，但应注意与白细胞不增多性白血病相鉴别；类白血病反应按细胞种类分5型，其诊断应综合考虑各种因素，并注意与各种白血病相鉴别。传染性单核细胞增多症是由EB病毒引起的传染病，主要依据临床表现（出现发热、咽炎和淋巴结肿大三联症）和外周血象中异型淋巴细胞数量、抗EBV抗体、嗜异性凝集试验等进行诊断。传染性淋巴细胞增多症是以成熟淋巴细胞增多为主的急性感染性疾病，外周血成熟淋巴细胞绝对值增多并可持续较长时间，骨髓检查基本正常，但需与病毒感染性疾病及慢性淋巴细胞白血病进行鉴别。噬血细胞综合征是单核-巨噬细胞增生活跃并有明显的吞噬血细胞现象，可在骨髓、肝脾及淋巴结中发现吞噬细胞。脾亢是以脾大、血细胞减少为主要表现的综合征。类脂质沉积病多为遗传性疾病，较为少见，可找到相应的特异性细胞如戈谢细胞、尼曼-匹克细胞、海蓝组织细胞等。骨髓转移癌主要骨髓中发现转移癌细胞即可诊断，骨髓活检和多部位骨髓穿刺可提高阳性率。

病例讨论

患者，女性，8岁，因发热、咽痛10天伴颈部不适就诊。现病史：10天前无明显诱因出现发热，体温在38℃左右，伴有咽痛。口服双黄连口服液3天，在社区医院静脉应用阿奇霉素7天，未见好转入院诊治。体格检查：体温39℃；咽红，扁桃体Ⅱ度肿大；颌下淋巴结肿大；双肺呼吸音清，心音有力，肝肋下可触及，余未见异常。

实验室检查：白细胞 $19×10^9$/L，淋巴细胞52.4%，单核细胞13%，淋巴细胞绝对值 $9.95×10^9$/L，单核细胞绝对值 $2.47×10^9$/L。血片中异型淋巴细胞占18%。C反应蛋白10.47mg/L。相关病毒检查结果显示：EB病毒（＋），风疹病毒（－），巨细胞病毒（－）。嗜异性凝集试验效价1∶256。

请问：该患者临床可诊断为什么病？该病的诊断依据是什么？

病例讨论分析

（李福玲）

扫一扫，测一测

思考题

1. 粒细胞减少症和粒细胞缺乏症的诊断标准是什么？
2. 传染性单核细胞增多症异型淋巴细胞的类型有哪些？
3. 噬血细胞综合征的诊断标准是什么？
4. 骨髓转移癌细胞的形态特点是什么？

第四篇 血栓与止血检验及其相关疾病

第十六章 血栓与止血检验

16章 PPT

学习目标

1. 掌握:常用血管壁功能检验、血小板相关检验、凝血因子检验、抗凝及纤维蛋白溶解系统检验的原理、注意事项及临床意义。

2. 熟悉:血管壁的止血与抗血栓功能;血小板的生理功能;血液凝固机制;主要抗凝物质的作用原理;纤维蛋白(原)降解过程及其产物的作用。

3. 了解:内皮细胞与血小板花生四烯酸代谢及生理意义;凝血因子、抗凝及纤溶系统的组成及其生理特性。

4. 具有正确采集和处理用于血栓与止血检验标本的能力;具有能检测常用检验项目的能力。

5. 能根据患者状况正确选择检验项目,并能根据检验结果分析评价患者止、凝血功能状态。

第一节 血管壁止血作用及检验

一、血管壁结构与作用

(一)血管壁结构

正常血管壁一般含内、中、外三层结构(图 16-1)。

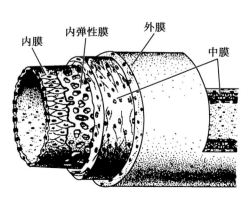

图 16-1 血管壁结构示意图

内膜与血液接触,由单层内皮细胞和内皮下组织构成。内皮细胞质中含棒状小体(Weibel-Palade 小体,W-P 小体),它能产生和储存血管性血友病因子(von Willebrand factor,vWF)和组织型纤溶酶原激活物(tissue plasminogen activator,t-PA)等,其外表的膜上表达 P 选择素。内皮细胞还能合成和表达凝血酶调节蛋白(thrombomodulin,TM)、抗凝血酶 Ⅲ(antithrombin Ⅲ,AT-Ⅲ)及纤溶酶原激活抑制物(plasminogen activator inhibitor,PAI)等蛋白质。内皮下组织则含丰富的组织因子(tissue factor,TF)、前列环素(prostacyclin,PGI$_2$)及纤溶酶原激活抑制物(PAI)等。

笔记

中膜由平滑肌、弹力纤维和胶原组成,可维持血管壁的形状和弹性,参与血管的收缩与舒张,并能促进血小板的黏附和聚集。

外膜主要由起支持作用的结缔组织组成,可将血管与周围组织器官分隔开。

（二）血管壁的止血作用

1. **收缩反应**　血管壁受到损伤或刺激时,通过神经反射,血管立即发生收缩,使血流变慢,有利于止血。同时通过体液调节,舒张血管的物质如一氧化氮(nitrogen oxide,NO)、PGI_2 及组胺等合成和释放减少,而促进血管收缩的活性物质如儿茶酚胺、血管紧张素、内皮素、肾上腺素、5-羟色胺及血栓烷 A_2 等在血管中的含量增多,后三者由血小板释放,具有强烈的缩血管作用(图 16-2)。

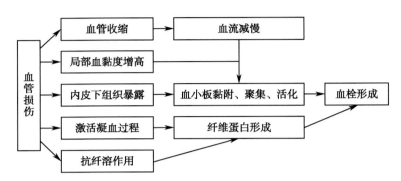

图 16-2　血管壁在止血过程中的作用示意图

2. **局部血黏度增高**　血管损伤时,生成的激肽和血管通透因子使血管局部通透性增加,血浆外渗,引起血液浓缩,血黏度增高,有利于止血。

3. **激活血小板**　血管壁受损,暴露内皮下组织,vWF 合成和释放增多,可介导血小板黏附于血管内皮下组织;同时内皮细胞合成并释放血小板活化因子(platelet activating factor,PAF),诱导血小板聚集,在损伤处形成血小板血栓。

4. **激活凝血过程**　血管壁受损,内皮细胞合成的组织因子(TF)释放入血,启动外源凝血途径;同时内皮下胶原等组织暴露,激活凝血因子Ⅻ,启动内源凝血途径。两者共同促进损伤局部纤维蛋白的形成。

5. **抗纤溶作用**　如血管壁受损,内皮细胞合成和释放 PAI 明显增多,远超 t-PA 的量。PAI 可与血液中的纤溶酶原激活物结合,抑制后者的功能,从而阻止血凝块溶解,促进止血。

二、血管壁功能检验

（一）束臂试验

束臂试验又称为毛细血管脆性试验(capillary fragility test,CFT)。

【原理】　在被检者上臂施加一定压力,增加毛细血管负荷一定时间后,观察前臂特定范围内新发现的皮肤出血点数目,判断毛细血管或/和血小板是否缺陷。本试验通常由临床医师实施。

【器材】　血压计、听诊器、记号笔、秒表等。

【操作】

1. 受检者充分暴露一侧前臂,在前臂屈侧肘横纹下方约 4cm 处,画一个直径约 5cm 圆,观察圆内皮肤有无出血点,如果有出血点,应计数并将这些旧出血点用黑墨水做好记号。

2. 将血压计袖带缚于同侧上臂,测定血压,后将压力维持在收缩压与舒张压之间,一般为 12～13.33kPa(90～100mmHg),持续 5～10min。

3. 取下血压计袖带并上举前臂,待血液循环恢复即皮肤颜色恢复正常,2min 后计数圆圈内皮肤新的出血点数量。

【注意事项】

1. 试验前需仔细检查受检者前臂,标出圆内已有出血点。

2. 观察出血点时应选择适宜光线、角度,必要时可用放大镜观察,以免漏检。

3. 如果在同侧上臂做此试验,两次试验的时间至少间隔一周以上。

4. 以下几种情况可出现假阳性:服用抗血小板药物(如阿司匹林)、活血化瘀药物;病毒感染;受检者为 40 岁以上女性。

【参考区间】　新出血点数:男性<5 个;女性及儿童<10 个。

【临床意义】　本试验为反映毛细血管和血小板缺陷的初筛试验,对毛细血管壁缺陷的敏感性优于血小板,且由于存在假阳性和假阴性,故临床价值不大。阳性可见于以下情况:

1. **毛细血管壁缺陷性疾病**　遗传性毛细血管扩张症、过敏性紫癜、维生素 C 缺乏病、感染性紫癜等。

2. **血小板缺陷性疾病**　血小板数量异常,如原发和继发性血小板减少性紫癜、血小板增多症;血小板功能异常,如血小板无力症、药物和其他疾病引起的获得性血小板功能缺陷等。

3. **血管性血友病。**

4. **其他有严重凝血异常和毛细血管损伤的疾病**　如糖尿病、败血症、尿毒症、原发性高血压、风湿性关节炎等。

（二）出血时间测定

出血时间(bleeding time,BT)测定见《临床检验基础》。

（三）血浆血管性血友病因子检测

血管性血友病因子(vWF)在止凝血过程中起重要作用,除通过与血小板膜表面糖蛋白 I b 结合介导血小板黏附于血管壁受损处外,还是凝血因子Ⅷ的载体。vWF 检测包括抗原及活性测定,目前常采用免疫比浊法。

1. **血管性血友病因子抗原(vWF:Ag)检测**

【原理】　免疫比浊法:在待测血浆中加入包被有抗 vWF:Ag 单克隆抗体的乳胶颗粒,血浆中的 vWF:Ag 可与乳胶颗粒结合,使相邻的乳胶颗粒彼此相连发生凝集,凝集强度与血浆中 vWF:Ag 含量呈正比。依据已知浓度的 vWF:Ag 校准品制作标准曲线,可求出被检样本中 vWF:Ag 的浓度。

【试剂】

（1）0.109mol/L 枸橼酸钠。

（2）乳胶试剂:包被兔抗人 vWF 抗体的小分子聚苯乙烯颗粒悬液。

（3）乳胶稀释试剂:含有稀释乳胶试剂的甘氨酸溶液。

（4）缓冲液:甘氨酸缓冲液。

（5）质控血浆:正常范围定值质控血浆(Control Plasma N);病理范围定值质控血浆(Control Plasma P)。

（6）校准品:标准血浆。

【操作】

（1）制备贫血小板血浆:采集静脉血 1.8ml,用 0.109mol/L 枸橼酸钠 0.2ml 抗凝混匀,避免产生泡沫,3 000r/min 离心 15min。收集贫血小板血浆,8h 内完成检测。

（2）缓冲液开瓶前置于室温(15~25℃)15min,轻轻地旋转试剂瓶。

（3）在乳胶试剂中倒入整瓶乳胶试剂稀释液。确保稀释液完全倒入,然后旋转混合试剂,避免起泡。室温(15~25℃)放置 15min,之后轻轻地旋转试剂瓶。

（4）将加入了稀释液的乳胶试剂置于全自动凝血分析仪上,应用标准血浆进行校准。

（5）将被检血浆放入全自动凝血分析仪检测。

【注意事项】

（1）高剂量 vWF 的钩状效应、血红蛋白、胆红素、脂血或肝素会影响试验结果。

（2）极少数情况下,某些患者体内抗牛白蛋白或/和抗兔抗体出现,会导致 vWF:Ag 过高估计。而且类风湿因子出现导致 vWF 的 Ag 过高估计。

（3）检测结果的解释应该结合患者的病史、症状以及其他临床信息。

【参考区间】　成人 50%~160%。

【临床意义】

（1）减低：见于血管性血友病（vWD），是诊断 vWD 及分型的重要依据。

（2）增高：见于血栓性疾病，如急性冠脉综合征、心肌梗死、脑血管病变、妊娠高血压综合征、肾小球疾病、尿毒症、糖尿病等。vWF 是一种急性时相反应蛋白，其增高也可见于剧烈运动后、恶性肿瘤、大手术后、类风湿病、血管炎等疾病。

2. 血管性血友病因子活性（vWF:A）检测

【原理】　免疫比浊法：用含 GP I b 单克隆抗体的聚苯乙烯颗粒与重组 GP I b 相结合，形成抗原抗体复合物。此抗原抗体复合物在样本中 vWF 的作用下发生凝集，凝集强度与样本中 vWF 活性呈正相关。

【试剂】

（1）0.109mol/L 枸橼酸钠。

（2）含 GP I b 单克隆抗体（鼠）的聚苯乙烯颗粒（2.2g/L），蔗糖缓冲液。

（3）防腐剂：两性霉素 B、庆大霉素、叠氮化钠（<1g/L）。

（4）缓冲液盐溶液，异嗜性阻断剂，洗涤剂，聚乙烯吡咯烷酮。

（5）重组 GP I b 单克隆抗体（鼠）（≤80mg/L）。

（6）质控血浆：正常范围定值质控血浆（Control Plasma N）；病理范围定值质控血浆（Control Plasma P）。

（7）校准品：标准血浆。

【操作】　基本同抗原检测。

【注意事项】　基本同抗原检测。

【参考区间】　43.6%～147.4%（O 型血）；63.6%～208.2%（非 O 型血）。各实验室应建立自己的参考区间标准。

【临床意义】　基本同抗原检测，并且结合与 vWF 抗原检测情况，用于血管性血友病的诊断及分型。

（四）血浆血栓调节蛋白检测

血栓调节蛋白（thrombomodulin，TM）有抗凝作用，正常情况下血浆中 TM 含量很低，但当血管内皮受损后，其含量明显升高，并与内皮的损伤程度正相关。目前认为 TM:Ag 是了解血管内皮损伤最好的指标之一。现介绍临床常用的化学发光法。

【原理】　将生物素化抗 TM 单克隆抗体（小鼠）与被检样本中的 TM 发生特异性反应，再与链霉亲和素磁微粒结合，去除未反应物质后，加入碱性磷酸酶（ALP）标记的抗 TM 单克隆抗体（小鼠），其可与磁微粒上的 TM 发生特异性反应，去除未反应物质后，加入发光底物 CDP-Star，经磁微粒上的 ALP 分解并发光，测定其发光强度。发光强度随被检样本中 TM 浓度的增加而增强。依据已知浓度的 TM 校准品制作的标准曲线，可求出被检样本中 TM 的浓度。

【试剂】

（1）0.109mol/L 枸橼酸钠。

（2）生物素化抗血栓调节蛋白单克隆抗体（小鼠）。

（3）链霉亲和素磁微粒。

（4）碱性磷酸酶（ALP）标记的抗血栓调节蛋白单克隆抗体（小鼠）。

（5）清洗液。

（6）显色底物：二钠 2-氯-5-(4-甲氧基螺{1,2-二氧杂环丁烷-3,2'-(5'-氯)-三环[3.3.1.1^{3,7}]癸烷}-4-基)-1-苯基磷酸盐（CDP-Star）。

（7）血栓调节蛋白校准品。

【操作】

（1）空腹采集静脉血，0.109mol/L 枸橼酸钠抗凝，血液与抗凝剂比例为 9:1。离心分离贫血小板血浆，立即检测。

（2）在反应杯内先后加入生物素化抗血栓调节蛋白单克隆抗体（小鼠）100μl 和样本（校准品或

待测标本)10μl,置42℃反应2min。

（3）加入链霉亲和素磁微粒30μl,置42℃反应1min后,进行磁分离（持磁石靠近反应比色杯,吸除液体部分）。

（4）清洗液100~700μl,进行磁分离、清洗。重复本操作4次。

（5）加入碱性磷酸酶（ALP）标记的抗血栓调节蛋白单克隆抗体（小鼠）100μl,置42℃反应2.5min后,进行磁分离。

（6）清洗液100~700μl,进行磁分离、清洗。重复本操作4次。

（7）加入底物CDP-Star混合搅拌,置42℃反应5min,检测发光强度。

（8）以各校准品的发光强度为纵轴,浓度为横轴,制作标准曲线。用发光强度对照标准线,求出待测标本中的TM浓度。

【注意事项】

（1）制备枸橼酸钠抗凝血时,应避免产生气泡、泡沫、溶血以及混入组织凝血活酶。

（2）分离血浆后,无法立即测定时,请在2~8℃下保存,如需保存24h以上,请冷冻保存。避免反复冷冻融化样本。

（3）操作过程中应避免产生气泡。

【参考区间】　3.8~13.3U/ml。

【临床意义】

（1）TM水平升高:见于血管内皮损伤的疾病,如糖尿病、心肌梗死、脑血栓、深静脉血栓形成、DIC等。

（2）TM水平降低:见于TM缺乏症,患者常发生血栓。

（五）血浆内皮素-1（ET-1）检测

血浆内皮素（endothelin,ET）有三种异构体,分别是ET-1、ET-2和ET-3。ET-1缩血管作用最强,主要由血管内皮细胞产生,血管损伤时其含量增多。血浆ET-1含量亦可用于反映血管内皮细胞的损伤程度,如心血管疾病疗效和预后判断等。临床常采用双抗体夹心法检测血浆ET-1含量。

【参考区间】　血浆ET-1<5ng/L（ELISA法）。

【临床意义】　增高可见于心绞痛、心肌梗死、缺血性脑血管病、高脂蛋白血症、原发性高血压、肾衰竭、肺动脉高压、休克和DIC等。

（六）血浆6酮-前列腺素$F_{1\alpha}$检测

血浆6酮-前列腺素$F_{1\alpha}$（prostaglandin $F_{1\alpha}$,$PGF_{1\alpha}$）是PGI_2的稳定代谢产物,因血管受损时PGI_2含量减少,其代谢产物6酮-$PGF_{1\alpha}$量也相应减少,所以是反映血管内皮损伤的指标。临床多采用ELISA法检测血浆6酮-$PGF_{1\alpha}$含量。

【参考区间】　血浆6酮-$PGF_{1\alpha}$10.6~35.2ng/L。

【临床意义】　减低可见于血栓性疾病,如急性心肌梗死、心绞痛、脑血管病变、动脉粥样硬化、周围血管血栓形成及血栓性血小板减少性紫癜等;亦可见于先天性花生四烯酸代谢缺陷和口服阿司匹林者。其水平高低反映血管内皮的功能。

第二节　血小板止血作用及检验

一、血小板止血作用

血小板来源于巨核细胞,在止血、凝血、血栓形成、炎症反应及器官移植排斥反应等生理和病理过程中起重要作用。

（一）血小板组成与结构

生理情况下,血小板处于静息状态,此时血小板形态为双凸碟形,直径约2~4μm,具有运动和变形能力;血管损伤时血小板会被激活而参与止血,形态也随之发生改变。瑞氏染色后,光学显微镜下血小板胞质呈灰蓝或淡红色,无细胞核,中心部位有较多紫红色嗜苯胺蓝颗粒。电子显微镜下,血小板结构可分为表面结构、溶胶质层结构、细胞器内含物(图16-3)。

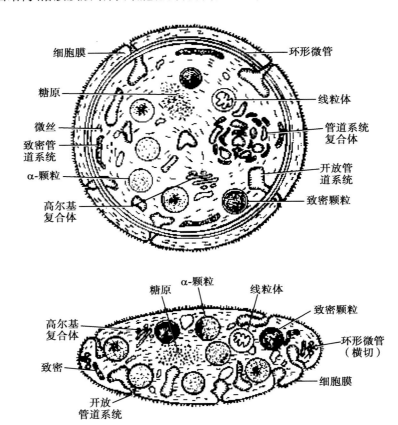

图 16-3 血小板超微结构示意图
上图:血小板赤道面;下图:血小板垂直面。

1. **血小板表面结构** 即血小板细胞膜,由膜蛋白和膜脂质组成。

膜蛋白的主要成分是糖蛋白(glycoprotein, GP),如 GP I a、GP I b、GP II a、GP II b、GP III a、GP IV、GP V 和 GP IX 等。这些糖蛋白的糖链位于胞膜外侧,形成了一个电子密度较低的细胞外衣,即糖萼,是多种物质(如胶原、凝血酶、vWF、纤维蛋白原、ADP 等)的受体,与血小板的功能密切相关(表 16-1)。而且特殊的血小板血型抗原系统也是由这些糖蛋白所构成,其中 GP I a、GP I b、GP II b、GP III a 等已被确定为血小板特异抗原。

表 16-1 血小板主要膜糖蛋白及其功能

名称	CD 名称	分子量	功能
GP I a	CD49b	160 000	与 GP II a 形成复合物,是胶原的受体
GP I b	CD42c	165 000	与 GP IX 形成复合物,是 vWF 的受体,参与血小板黏附。缺乏或减少时血小板黏附功能减低,见于巨大血小板综合征
GP I c	CD49f	148 000	与 GP II a 形成复合物,是纤维结合蛋白(fibronectin, Fn)和层素(laminin, Ln)的受体
GP II a	CD29	130 000	与 GP I a 和 GP I c 形成复合物,是胶原和 Fn 的受体
GP II b	CD41a	147 000	GP II b 与 III a 形成复合物,是纤维蛋白原(fibrinogen, Fg)、vWF
GP III a	CD61	105 000	和 Fn 的受体,参与血小板黏附、聚集。缺乏或减少时血小板聚集功能减低,见于血小板无力症
GP IV	CD36	88 000	TSP 的受体

笔记

续表

名称	CD 名称	分子量	功能
GP V		82 000	凝血酶受体。缺乏或减少见于巨大血小板综合征
GP IX	CD42a	22 000	与 GP I b 形成复合物,共同发挥作用
P 选择素		140 000	即 α 颗粒膜糖蛋白(GMP140),血小板活化时,可移行至血小板膜上,为血小板活化的标志

膜脂质包括磷脂、胆固醇及糖脂,其中磷脂是膜脂质的主要组成部分,也是形成细胞膜脂质双层的基本成分。磷脂主要由鞘磷脂和甘油磷脂所组成。甘油磷脂又分为磷脂酰胆碱(phosphatidylcholine,PC)、磷脂酰乙醇胺(phosphatidylethanolamine,PE)、磷脂酰肌醇(phosphatidylinositol,PI)和磷脂酰丝氨酸(phosphatidylserine,PS)等。其中,磷脂酰丝氨酸(PS)是促进血液凝固的重要组成部分;在静息状态,PS 位于血小板膜的内侧面,当血小板活化时,PS 转向膜外侧面,此时称为血小板第 3 因子,参与凝血反应。

2. 血小板骨架系统及收缩蛋白 又称血小板的溶胶-凝胶区,由微管、微丝、膜下细丝所构成。微管为血小板膜下呈环状平行排列的管道结构,基本成分为微管蛋白;微丝是由肌动蛋白和肌球蛋白组成的复合物;膜下细丝分布于质膜与环形微管之间,结构与微丝相似。它们共同构成了血小板骨架和收缩系统,在维持血小板形态、变形、释放反应和血块收缩中起重要作用。

3. 细胞器内容物结构 主要由 α-颗粒、δ-颗粒(致密颗粒)和 γ-颗粒(溶酶体)组成。

α-颗粒是血小板胞质中最多的颗粒,也是血小板分泌蛋白质的主要贮存部位,富含血小板第 4 因子(platelet fourth factor,PF$_4$)、β-血小板球蛋白(β-platelet globulin,β-TG)、凝血酶敏感蛋白(thrombospondin,TSP)、P 选择素、纤维连接蛋白(Fn)等。PF$_4$ 和 β-TG 是血小板的特异蛋白,易与肝素结合并中和其抗凝作用;TSP 能促进血小板聚集;Fn 可介导血小板与胶原的黏附。

致密颗粒的内容物电子密度高,主要含 5-羟色胺(5-hydroxytryptamine,5-HT)、ATP、ADP、Ca^{2+} 等。血小板中 80% 的 ADP 贮存于致密颗粒中,血小板被激活时,大量 ADP、ATP 和 5-HT 从致密颗粒中释放,导致血小板聚集。

血小板中溶酶体颗粒数量较少,内含 10 多种酸性水解酶和多种组织蛋白酶,是细胞的消化装置。除以上颗粒外,血小板还有线粒体、高尔基复合体、内质网及糖原颗粒等。

4. 血小板特殊膜系统

(1)开放管道系统(open canalicular system,OCS)为血小板膜内陷入胞浆形成,管道的膜与血小板膜相连续,扩大了血小板与血浆的接触面积,是各种物质进出血小板的通道。

(2)致密管道系统(dense tubular system,DTS)散在分布于血小板胞质中,不与外界相通。DTS 的膜也由磷脂和糖蛋白等组成,其参与花生四烯酸代谢和前列腺素的合成,同时也是 Ca^{2+} 的储存部位,其膜上的钙泵通过调节血小板胞质内 Ca^{2+} 浓度,调控血小板的收缩及其释放反应。

(二)血小板花生四烯酸代谢

血小板正常结构和功能的维持依赖于血小板代谢,包括能量代谢和膜磷脂代谢。膜磷脂代谢中与血小板活化最密切、最主要是花生四烯酸(arachidonic acid,AA)代谢。花生四烯酸在细胞中一般以磷脂的形式酯化在细胞膜中,并不游离存在,其主要连接在磷脂酰胆碱(PC)、磷脂酰乙醇胺(PE)和磷脂酰肌醇(PI)甘油骨架的第 2 位碳原子上。在磷脂酶 A$_2$ 作用下,花生四烯酸从膜磷脂中游离出来,游离的花生四烯酸可再次被酯化并结合到膜磷脂中,也可经环氧化酶或酯氧化酶作用进一步代谢,其在血小板和血管内皮细胞的代谢过程如图 16-4。在血小板内生成的血栓烷 A$_2$(thromboxane A$_2$,TXA$_2$)具有强烈收缩血管和促进血小板聚集的作用,从而促进血栓形成;在血管内皮细胞生成的 PGI$_2$ 则具有扩张血管和抑制血小板聚集的作用,从而抑制血栓形成。两者形成了一对作用相反的调控系统,在生理情况下呈动态平衡,以维持血管和血小板的正常功能。

(三)血小板活化表现

在一些生理或病理情况下,血小板会出现形态改变并发生黏附、聚集和释放反应,促进止血和血栓形成,这种变化称为血小板活化,是血小板发挥生理功能的基础。血小板活化时,会出现下列几种

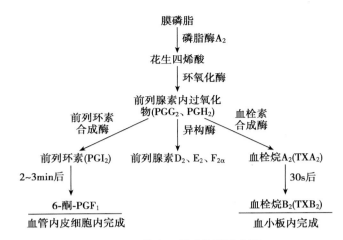

图 16-4 花生四烯酸代谢示意图

表现形式:

1. **血小板形态变化** 血小板骨架蛋白在活性物质作用下发生收缩,引起血小板形态改变,由双凸碟形变为多伪足形或多角形。这些活性物质主要包括凝血酶、胶原、TXA_2、肾上腺素、ADP 等。血小板形态见图 16-5。

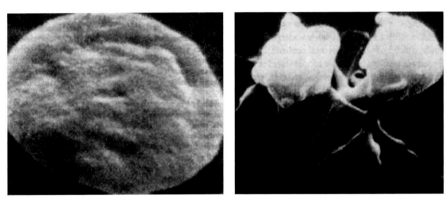

图 16-5 血小板静止相与机能相电镜图

2. **血小板糖蛋白的表达** 血小板表面存在大量可作为各种物质受体的糖蛋白,但在静息状态,有极少数糖蛋白,如 GP IIb/IIIa 复合物、P 选择素及 PS,并不表达或极少表达于血小板表面。在血小板活化前,GP IIb/IIIa 复合物附着于细胞膜内侧,P 选择素位于细胞内 α-颗粒的膜上,PS 则位于膜磷脂双分子层内侧。只有血小板活化后这些蛋白才会暴露于血小板表面,诱导血小板黏附、聚集,并可促进凝血。因此,这些蛋白在血小板膜上表达增多是反映血小板活化最可靠的指标。

3. **血小板内容物释放** TXB_2、β-TG 和 PF_4 只能在血小板内生成,是其特异性产物。这三种物质在静息血小板中很少合成和释放,但在血小板活化时,它们的合成和释放会增多,通过检测这些物质在血浆中含量可以间接反映血小板是否被激活。

（四）血小板的止血作用

血小板通过黏附、聚集、释放、促凝及血块收缩等功能参与止血及凝血过程。

1. **黏附(adhesion) 功能** 血小板黏附是指血小板黏着于受损的血管内皮、内皮下组织或其他物质表面的功能,是血管受损后生理性止血反应的第一步。当血管内皮受损时,内皮下胶原暴露,血小板借助于膜表面受体 GP Ia/IIa、GP Ib/IX、GP IIb/IIIa 在 vWF 桥连作用下与内皮下胶原相结合,从而黏附于血管损伤部位。生理情况下,血小板的黏附功能有利于止血和损伤血管壁的修复;而在病理情况下,如动脉粥样硬化、糖尿病等,血管内皮广泛损伤,血小板黏附活性明显增强,会增加患者血栓形成的风险。

2. **聚集(aggregation)功能**　血小板与血小板相互黏着在一起聚合成团的过程称为聚集。聚集作用是形成血小板血栓、血小板进一步活化和参与二期止血的基础,在生理性止血及病理性血栓形成中起着重要作用。血小板可在各种活性物质或流动状态下的剪切变应力作用下发生聚集。能诱导血小板聚集的活性物质很多,如凝血酶、胶原、ADP、肾上腺素等,这些物质统称为血小板聚集诱导剂。参与血小板聚集的物质包括血小板膜表面受体 GPⅡb/Ⅲa、纤维蛋白原和 Ca^{2+}。如果 GPⅡb/Ⅲa 有缺陷(血小板无力症),则血小板的聚集作用减弱或消失。

3. **释放(release)反应**　血小板释放反应是指血小板在诱导剂作用下被激活后,其胞质中颗粒(α-颗粒、致密颗粒及溶酶体)内容物通过开放管道系统释放到血小板外的过程。血小板释放的产物包括蛋白类、胺类、离子类等(表 16-2)。这些物质可进一步诱导和加强血小板的黏附、聚集和活化,并可促进血液凝固及血栓形成。

表 16-2　血小板的主要释放产物

种类	成分	种类	成分
活性胺	5-HT、组胺、肾上腺素、去甲肾上腺	凝血因子	凝血因子Ⅰ、Ⅴ、Ⅷ、ⅩⅢ
腺嘌呤核苷酸	ADP、ATP、cAMP	血小板蛋白	β-TG、血小板糖蛋白等
阳离子	Ca^{2+}、K^+	血栓烷	TXA_2
血小板因子	PF_3、PF_4 等		

4. **促凝作用(procoagulant activity)**　血小板促凝作用是指血小板与血浆凝血蛋白反应的过程。血小板活化后,膜内侧的磷脂 PS 翻转至外侧面成为 PF_3,为凝血过程提供了磷脂催化表面,促进血液凝固。血小板被激活,释放多种凝血因子(Ⅰ、Ⅴ、Ⅷ、ⅩⅢ)也可加强局部的凝血反应。

5. **血块收缩**　活化的血小板可伸出多个伪足,彼此相连或接到纤维蛋白束上,在肌动蛋白与肌球蛋白相互作用下,伪足发生向心性收缩,使纤维蛋白网之间的血清被挤出,加固了血凝块,从而有利于止血与血栓形成。血块收缩与血小板的数量与功能、红细胞数量及血浆中纤维蛋白含量有关,当血小板数不足 $50×10^9/L$、膜 GPⅡb/Ⅲa 缺陷或血浆纤维蛋白浓度降低时,血块收缩功能下降。

6. **维护血管内皮细胞的完整性**　正常情况下,血小板通过黏着或填充血管内皮细胞之间的空隙以增强血管壁的抵抗力、降低血管的通透性和脆性。不仅如此,血小板还参与了血管内皮细胞的再生与修复。

血小板既是一期止血的重要元素,又参与了二期止血的各个环节,在止血与血栓形成过程中发挥了重要作用。血小板的止血功能见图 16-6。

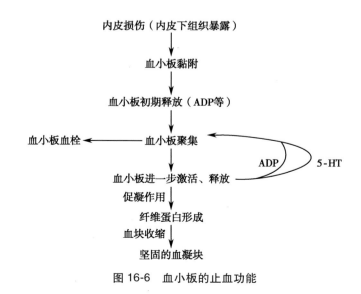

图 16-6　血小板的止血功能

二、血小板检验

（一）血小板计数（见《临床检验基础》）

血小板计数见《临床检验基础》。

（二）血块收缩试验（clot retraction test，CRT）

【原理】　将 Ca^{2+} 或凝血酶加入富含血小板的血浆中，使血浆凝固。在此过程中，血小板被激活并伸出伪足，连接于纤维蛋白束上，当血小板发生向心性收缩时，可使纤维蛋白网缩小、血清析出。通过测定析出血清体积，反映血小板的血块收缩功能。

【试剂】

1. 0.109mol/L 枸橼酸钠溶液。

2. 0.05mol/L $CaCl_2$ 或 20U/ml 凝血酶溶液。

【操作】

1. 常规消毒后，采集静脉血 1.8ml，用 0.109mol/L 枸橼酸钠 0.2ml 抗凝，血液和抗凝剂比例为 9:1。

2. 静脉血以 800r/min 离心，吸取上层富含血小板血浆（platelet rich plasma，PRP）0.6ml，置于刻度小试管内。

3. 37℃ 温育 3min 后，在刻度小试管内加入 0.05mol/L $CaCl_2$ 或 20U/ml 凝血酶 0.2ml，混匀后 37℃ 温育 2h。

4. 用小木棒或竹签轻轻去除血浆凝块，测量析出的血清体积。

5. 计算　血块收缩率（%）$= \dfrac{\text{析出血清体积}}{\text{PRP 体积}} \times 100\%$

【注意事项】

1. 刻度小吸管的刻度需清晰。

2. 水浴温度需控制在 37℃，过高或过低会影响实验结果。

3. 本实验必要时需同时设置阳性对照，在正常 PRP 中加入 5mol/L N-乙基马来酰亚胺，以抑制血小板肌动蛋白和肌球蛋白的收缩。

4. PRP 中血小板数约 200×10^9/L，如不符，可用本人贫血小板血浆（platelet poor plasma，PPP）进行调整，血小板数量过高或过低会影响实验结果。

【参考区间】　血块收缩率大于 40%。

【临床意义】

1. 血块收缩不良　可见于以下情况：①血小板数量异常，如免疫性血小板减少性症、血小板增多症；②血小板功能异常，如血小板无力症；③原发或继发性红细胞增多症；④纤维蛋白原、凝血酶原严重减低；⑤异常蛋白血症，如原发性巨球蛋白血症、多发性骨髓瘤等。

2. 血块过度收缩　①先天性因子Ⅷ缺乏；②严重贫血。

3. 血块收缩正常　可见于巨大血小板综合征、阿司匹林样缺陷及储存池病。

（三）血小板黏附试验（platelet adhesion test，PAdT）

【原理】　由于血小板具有与异物表面结合的功能，一定量的抗凝血与一定面积的球形玻璃瓶接触一段时间后，血小板可黏附于带负电荷的玻璃表面，通过测定接触球形玻璃瓶前后的抗凝血中血小板数量，计算血小板的黏附百分率。

【试剂】　0.109mol/L 枸橼酸钠溶液。

【操作】

1. 常规消毒后，空腹采集 4.5ml 静脉血至含 0.5ml 0.109mol/L 枸橼酸钠的硅化试管内，轻轻混匀。

2. 取以上抗凝血标本 0.75ml 于 6ml 球形瓶中，然后将球形瓶固定在转盘上，以 3r/min 离心 15min。

3. 取硅化管内和球形瓶内抗凝血，分别用血细胞分析仪进行血小板计数。同一标本重复两次，取平均值。

4. 计算:血小板黏附率(%)= $\dfrac{接触前血小板数-接触后血小板数}{接触前血小板数}\times100\%$

【注意事项】

1. 检测前停用抑制血小板功能的药物,如阿司匹林、双嘧达莫、保泰松、低分子右旋糖酐等。

2. 采血要顺利,避免混有气泡、溶血及凝血。

3. 为避免影响结果,试验需在采血后 3h 内完成。

4. 血小板黏附率同血液与球形玻璃瓶接触的面积和时间有关,需严格控制。

【参考区间】　男性:34.9%~40.9%;女性:39.4%~44.6%。

【临床意义】

1. 血小板黏附率减低　见于血管性血友病、遗传性或获得性血小板功能缺陷病(如巨大血小板综合征、血小板无力症、肝硬化、尿毒症、MDS、单克隆高球蛋白血症等)、服用抗血小板药物(如阿司匹林、保泰松)等。

2. 血小板黏附率增高　常见于血栓前状态和血栓性疾病,如急性心肌梗死、脑血栓形成、心绞痛、动脉硬化、糖尿病、高脂蛋白血症等。

（四）血小板聚集试验

血小板聚集试验(platelet aggregation test,PAgT)的测定方法较多,最常用的是光学比浊法,故以此法为例介绍本试验。

【原理】　光学比浊法:向富血小板血浆(PRP)中加入血小板聚集诱导剂,如 ADP、胶原、肾上腺素、花生四烯酸等,引发血小板聚集,血浆浊度逐渐减低,而透光度增加。血小板聚集仪通过连续的光电讯号转换将聚集过程记录于图纸上,形成血小板聚集曲线,根据其变化可反映血小板的聚集程度和速度。

【试剂】

1. 0.109mol/L 枸橼酸钠溶液。

2. Owren 缓冲液(OBS):称取 1.155g 巴比妥钠,1.467g NaCl,溶于 156ml 蒸馏水中,加入 43ml 0.1mol/L HCl 溶液,调整 pH 至 7.35,加生理盐水至 1 000ml。

3. 血小板聚集诱导剂　有多种诱导剂,具体配制如下,根据需要自选。

（1）ADP:用 OBS 溶液配制 1.0mmol/L ADP 储存液,-20℃ 保存,使用前 37℃ 复融,用 OBS 稀释成 5μmol/L、10μmol/L、20μmol/L、30μmol/L 的工作液。

（2）肾上腺素:将注射用肾上腺素用 OBS 稀释成浓度为 300~400μg/L。

（3）胶原:储存液浓度为 1 000mg/L,4℃ 保存,使用前充分摇匀,后用 OBS 稀释成 3mg/L 工作液,4℃ 可存放一周。

（4）花生四烯酸:OBS 溶液配制,使其浓度为 10mmol/L,分装于棕色安瓿瓶内,充氮气后封口,-70℃ 保存,以防止花生四烯酸氧化,使用前 37℃ 复融。

【操作】

1. 采集 4.5ml 静脉血,置于含 0.5ml 0.109mol/L 枸橼酸钠溶液的硅化试管中,颠倒混匀。

2. 1 000r/min 离心 10min,分离 PRP。剩余血液以 3 000r/min 离心 20min,分离 PPP,血小板数应低于 10×10^9/L。后用 PPP 调整 PRP 血小板数至(200~300)×10^9/L。

3. 血小板聚集仪检测,观察并记录血小板聚集反应约 5min,得出血小板聚集曲线、最大聚集率和 5 分钟有效解聚率等参数。操作按仪器操作说明书进行。

最大聚集率(maximal aggregation ratio,MAR%)是指在测定时间内血小板发生最大聚集时的曲线高度所占 PRP、PPP 两基线距离的百分率。

坡度是沿聚集曲线下降的最陡峭部分作一切线,以 2min 的距离为底边,测定切线和底边的垂直距离,单位为度。

5 分钟有效解聚率表示的是血小板聚集成团后又发生了分散反应的程度,越高则血小板聚集功能越低。

【注意事项】

1. 实验所用玻璃器皿须经硅化处理或使用塑料制品,以免影响血小板聚集。

2. 采血前禁食牛奶、豆浆及脂肪食物,且不能服用抑制血小板聚集的药物,如阿司匹林、双嘧达莫、肝素等。

3. 最适抗凝剂是枸橼酸钠,EDTA 及肝素因会影响血小板聚集,不能用于本试验。

4. 血细胞比容在 0.2~0.5 时,静脉血与抗凝剂比例为 9:1。如严重贫血或血细胞比容(HCT)超过 0.55,应调整抗凝剂的量。调整公式如下:抗凝剂(ml)=(100-HCT)×血液(ml)×0.001 85。

5. 采血时避免有气泡、溶血和凝血。

6. 待检标本全血血小板计数应在 $50×10^9/L$ 以上,否则本试验不能如实反映血小板功能。应注意调整血小板浓度,PRP 血小板达到(200~300)$×10^9/L$,否则会使其聚集能力降低。

7. 血标本离心力不能过高,防止体积较大的血小板下沉,同时便于获得占标本体积 1/3 的 PRP;另外,PRP 应避免混入红细胞、脂类和溶血。PRP 分离后应及时加塞保存,防止 CO_2 逸出而改变 pH,而且不宜 30min 内进行检测,因为此时血小板反应性差。但必须在标本采集后 3h 内完成测定,否则会降低血小板聚集的强度及速度;放置的适宜温度为 15~25℃,温度过高会减弱血小板聚集功能,过低则会激活血小板。

8. 如需使用多种诱导剂检测,则优先进行花生四烯酸和瑞斯托霉素诱导聚集试验,因它们诱导血小板聚集时对血浆的 pH 变化较敏感。

【参考区间】 血小板聚集曲线的参数分析见图 16-7,不同仪器及诱导剂,同种诱导剂在不同浓度、剂量的情况下参考区间不同,各实验室应建立自己的参考区间。以 MG-196 型血小板聚集仪为例,几种常用的体外诱导剂测得的参考区间见表 16-3。

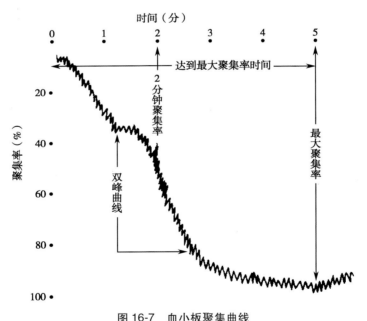

图 16-7 血小板聚集曲线

表 16-3 血小板聚集实验参考区间

	ADP (1.0μmol/ml)	ADP (0.5μmol/ml)	肾上腺素 (4.0μg/ml)	胶原 (3.0μg/ml)	瑞斯托霉素 (1.5μg/ml)
最大幅度(%)	48.6~78.8	25~50	50.2~85.6	54~90	76.1~98.9
达最大幅度时间(s)	150~290	68~230	220~360	220~290	200~280
2分钟时幅度(%)	38~68	20~42	25~50	22~61	55~90
单峰或双峰曲线	双峰	双峰	双峰	单峰	双峰

【临床意义】

1. **血小板聚集功能减低**　见于血小板无力症、巨大血小板综合征、低（无）纤维蛋白原血症、肝硬化、尿毒症、细菌性心内膜炎、急性白血病、MDS、骨髓增殖性疾病、免疫性血小板减少性紫癜、服用抗血小板药物等。

值得注意的是,血小板贮存池病有时聚集率减低不明显,仅表现为单峰曲线;在 ADP 作诱导剂时,环内过氧化酶、血栓烷合成酶缺陷和服用阿司匹林药物时也可表现为单峰曲线;血管性血友病对瑞斯托霉素诱导不发生反应。

2. **血小板聚集功能增强**　见于血液高凝状态或/和血栓性疾病,如心肌梗死、心绞痛、动脉粥样硬化性心脏病、糖尿病、肾病综合征、心脏瓣膜置换术后、深静脉血栓形成、高脂饮食、口服避孕药和吸烟等。

（五）血小板相关抗体检测

血小板相关免疫球蛋白（platelet associated immunoglobulin, PAIg）（包括 PAIgG、PAIgA、PAIgM）又称为血小板相关抗体,是血小板自身抗体中的一种,测定血小板相关抗体有助于鉴别血小板减少的原因。PAIg 检测的方法较多,其中单克隆抗体血小板抗原固定试验（monoclonal antibody immobilization of platelet antigens, MAIPA）因敏感性和特异性均较高而成为目前最主要的方法。

【原理】　健康人血小板可与待测血清中的血小板抗体和鼠抗人血小板膜糖蛋白（如 GPⅡb/Ⅲa、Ⅰb/Ⅸ、Ⅰa/Ⅱa 等）的单克隆抗体反应,形成单克隆抗体-血小板膜糖蛋白-待测血清中人血小板抗体的三聚体。分离并洗涤 O 型血小板,然后裂解血小板,将血小板裂解液加至包被了羊抗鼠免疫球蛋白抗体的微孔板内,形成的三聚体被固定到微孔板上,后与酶标羊抗人免疫球蛋白抗体反应,经酶底物显色,可检出待测血清中血小板膜糖蛋白的特异性自身抗体。

【试剂】

1. **抗体**　鼠抗人血小板 GPⅡb/Ⅲa 单克隆抗体、碱性磷酸酶标记的羊抗人 IgG、亲和纯化的羊抗鼠 IgG 抗体。

2. 四硝基苯基磷酸二钠盐（PNPP）。

3. 牛血清白蛋白（bovine serum albumin, BSA）。

4. **洗板液**　0.01mol/L PBS/Tween 溶液。

5. **封闭液**　0.01mol/L 的 PBS/Tween/3%BSA。

【操作】

1. **制备血浆**　EDTA-K$_2$ 抗凝剂 6.0mg,静脉采血 4ml,抗凝剂终浓度为 1.5mg/ml 血液,混匀抗凝,离心并收集血浆。

2. **包被微孔板**　每孔加 3μg/ml 羊抗鼠抗体的包被液 100μl,4℃过夜,用洗板液洗涤 3 次,甩干;后每孔加入 200μl 封闭液,封膜,室温放置 30min,弃去封闭液,甩干,即可用于实验或置于-80℃冰箱备用。

3. **单克隆抗体俘获**　制备终浓度为 4μg/ml 的鼠抗人血小板 GPⅡb/Ⅲa 单克隆抗体的稀释液,加至包被后的微孔板内,每孔 50μl,盖膜,置于摇床上室温孵育 60min,洗板 3 次。

4. **制备血小板液**　收集 O 型健康人的抗凝血 10ml,2 000r/min 离心 10min 分离血小板,0.01mol/L PBS/EDTA 洗涤血小板 3 次,测血小板浓度,调整血小板浓度至 1×10^9/ml。

5. **血小板抗体的检测**　将调好浓度的血小板悬液移至 1.5ml Ep 管内,每管 100μl,后加入待测血浆 100μl,室温孵育 55min,PBS/EDTA 洗 3 次,每管加入含蛋白酶抑制剂的溶解缓冲液 100μl 溶解血小板,4℃摇床孵育 30min。

离心后取上清 90μl,360μl 稀释液稀释,后取 100μl 置于以上俘获单克隆抗体的羊抗鼠包被板的孔内。室温下振摇 60min,洗板液洗涤 4 次。

后加入碱性磷酸酶标记的羊抗人 IgG 抗体,每孔 100μl,室温摇床上孵育 60min,洗板液洗涤 6 次,加入 100μl PNPP/底物缓冲液,37℃恒温箱孵育 2~3h 显色。

6. **结果判定**　自动酶标仪在 405nm 和 492nm 下检测结果,405nm OD 值减去 490nm OD 值。每板设 4 个正常对照,OD 值超过正常对照均值的 3 倍标准差为阳性。

【注意事项】

1. 注射器和试管必须经硅化处理或为塑料制品,以减少血小板吸附和激活。

2. 血小板计数要准确。

3. 实验中洗涤要充分,去除多余的游离反应物,确保试验结果的稳定性与特异性。

【参考区间】 健康人为阴性。

【临床意义】 特异性诊断免疫性血小板减少症(immune thrombocytopenia, ITP)的指标以抗GP Ⅱ b/Ⅲa、GP Ⅰ b/Ⅸ复合物的抗体为主。

(六)血小板第3因子有效性测定

血小板第3因子(platelet factor 3, PF_3)是血小板在活化过程中膜内侧的磷脂酰丝氨酸(PS)翻转至表面形成,为凝血因子 Ⅴ a 和 Ⅹ a 提供了催化表面,促进了凝血酶的生成。当血小板功能异常时,不能生成 PF_3,凝血功能障碍会延长凝血时间。凝固法检测 PF_3 有效性虽然简便,但检测结果不稳定,变异较大,现已较少使用;利用荧光素标记的 annexin V 采用流式细胞术检测血小板 PS 外翻则更为敏感和可靠。

【参考区间】 血小板 PS 阳性率<30%(流式细胞术)。

【临床意义】

1. PF_3 有效性减低　可见于先天性血小板 PF_3 缺乏症、血小板无力症、巨大血小板综合征、肝硬化、尿毒症、DIC、SLE、免疫性血小板减少性紫癜、MDS 及一些药物的影响。

2. PF_3 有效性增高　则见于高脂血症、动脉粥样硬化、心肌梗死、糖尿病伴血管病变等。

(七)血小板膜糖蛋白测定

血小板膜糖蛋白(glucoprotein, GP)是血小板与其他活性物质作用的基础,在血小板参与止血的过程中发挥了重要作用。GP 分子数量或结构异常均可导致出血或血栓形成。活化血小板与静止血小板相比,GP 的种类、结构及含量也发生了显著变化。检测血小板膜糖蛋白可反映血小板的活化,特异性诊断血小板功能缺陷病。临床常利用荧光素标记抗 GP 的单克隆抗体、流式细胞术检测血小板 GP 含量。

【参考区间】

1. 血小板糖蛋白阳性百分率(FCM)

(1)GP Ⅰ bα(CD42b)、GP Ⅱ b(CD41)、GP Ⅲ a(CD61)和 GP Ⅸ(CD42a)阳性率 95%~99%。

(2)CD62P(GMP-140)阳性率<2%,CD63 阳性率<2%,FIB-R<5%。

2. 血小板膜糖蛋白平均分子数量(FCM)　静止血小板和活化血小板部分糖蛋白分子数量见表16-4。

表 16-4　部分血小板膜糖蛋白平均分子数量参考区间

种类	静止血小板分子数量	TRPA 活化血小板分子数量
GP Ⅰ bα	25 000~43 000	6 000~22 000
CD Ⅱ b/Ⅲ a	30 000~54 000	46 000~80 000
GP Ⅲ a	42 000~60 000	52 000~80 000
CD62P(P 选择素)	<500	>10 000

注:TRPA 为凝血酶受体活化肽。

【临床意义】

1. GP 分子数减少　见于血小板功能缺陷病,如巨大血小板综合征(血小板膜 GP Ⅰ b-Ⅸ-Ⅴ 含量显著减少或缺乏),血小板无力症(血小板膜 GP Ⅱ b-Ⅲa 含量减少或缺乏),血小板储存池缺陷病(致密颗粒缺乏,Ⅰ型)患者,活化血小板膜 CD62P 表达正常;α 颗粒缺乏(Ⅱ型)或 α 颗粒与致密颗粒联合缺陷(Ⅲ型)患者,活化血小板膜 CD62P 表达减低或缺乏,但 GP Ⅰ b、GP Ⅱ b、GP Ⅲ b、GP Ⅴ 和 GP Ⅸ 表达正常。

2. GP 分子数增多　见于血栓前状态和血栓性疾病,如急性心肌梗死、心绞痛、急性脑梗死、糖尿病、高血压等。

（八）β-血小板球蛋白和 P 选择素检测

血小板活化时会大量释放 α 颗粒中的 β-血小板球蛋白(β-TG),同时 α 颗粒膜上的 P 选择素(CD62P)与血小板膜融合而在血小板表面表达,两者是反映血小板活化的常用指标。血浆 β-TG 检测可采用酶联免疫吸附法(ELISA 法)或放射免疫分析法(RIA),血小板膜 CD62P 则多采用流式细胞术检测。

【参考区间】　血浆 β-TG:19.4~31.2μg/L;血小板 CD62P:阳性率<2%。

【临床意义】

1. β-血小板球蛋白和 P 选择素水平增高,表明血小板大量活化,见于血栓前状态和血栓性疾病,如冠心病、急性心肌梗死、心绞痛、脑血栓形成、动脉粥样硬化、糖尿病、高血压等。

2. β-血小板球蛋白和 P 选择素水平降低,表明血小板功能缺陷,见于血小板 α 颗粒缺乏症。

此两项指标也可用于动脉血栓形成性疾病的治疗监测,通过检测用药前后血小板活化指标,了解血小板功能,以利于选择治疗方案和观察疗效。

（九）血栓烷 B$_2$ 检测

TXA$_2$ 是血小板花生四烯酸代谢的主要活性产物,但其极不稳定,半衰期约 30s,很快转变为稳定、无活性的血栓烷 B$_2$(TXB$_2$)。故测定血浆 TXB$_2$ 可反映血小板花生四烯酸代谢状态。由于血小板在体外被活化也会引起血浆 TXB$_2$ 增高,目前临床更倾向于通过检测尿液去二甲基-TXB$_2$(DM-TXB$_2$)和 11-脱氢-TXB$_2$(11-DH-TXB$_2$)的含量反映机体血小板 TXA$_2$ 的合成情况,后两项指标是体内 TXB$_2$ 经肝脏氧化酶或脱氢酶代谢形成的产物,不易受体外因素的影响。血浆 TXB$_2$ 和尿液 DM-TXB$_2$、11-DH-TXB$_2$ 均可采用 ELISA 或 RIA 法检测。

【参考区间】　血浆 TXB$_2$:28.2~124.4ng/L(ELISA 法);尿液 DM-TXB$_2$:168~244ng/L 肌酐(ELISA 法),尿液 11-DH-TXB$_2$:249~339ng/L 肌酐(ELISA 法)。

【临床意义】

1. 增高　表明血小板大量活化,见于血栓前状态和血栓性疾病,如冠心病、急性心肌梗死、心绞痛、脑血栓形成、动脉粥样硬化、糖尿病、高血压等。

2. 降低　表明血小板功能缺陷,如血小板环氧化酶或 TXA$_2$ 合成酶缺乏症;也可见于服用抑制环氧化酶或 TXA$_2$ 合成酶药物(如阿司匹林)时。

（吴　洁）

第三节　血液凝固及凝血因子检验

一、凝血机制

（一）凝血因子一般特性

参加血液凝固的凝血因子至少有 14 个,包括 12 个经典的凝血因子以及激肽系统的激肽释放酶原(PK)和高分子量激肽原(HMWK)。按照国际凝血因子委员会规定,以罗马数字命名除激肽系统以外的凝血因子为 Ⅰ~Ⅻ。其中,除因子Ⅲ为组织因子,其余均存在于新鲜血浆中,统称血浆凝血蛋白;除因子Ⅳ为钙离子外,其余均为蛋白质;因子Ⅵ是因子Ⅴ的活化形式,已被废除。根据凝血因子的作用和理化性质可分为 4 组。凝血因子特点见表 16-5。

1. 依赖维生素 K 的凝血因子　包括因子Ⅱ、Ⅶ、Ⅸ和Ⅹ,其共同特点是分子结构的 N 端含有数量 9~12 个 γ-羧基谷氨酸残基,后者需依赖维生素 K 在肝脏合成。

（1）因子Ⅱ(凝血酶原,prothrombin):经酶促反应激活后转变为凝血酶,它能使纤维蛋白原转变为纤维蛋白。

（2）因子Ⅶ(稳定因子,stable factor):参与外源性凝血途径的激活。

表 16-5　凝血因子的一般特点

因子	蛋白质结构	酶活性	生物半衰期	生成部位	是否依赖维生素 K	血浆浓度（mg/L）	BaSO₄ 吸附血浆中是否存在	血清中有无
Ⅰ	3 对肽链		90h	肝	否	2 000～4 000	是	无
Ⅱ	单链	S*	60h	肝	是	200	否	很少
Ⅲ	单链	辅因子	–	组织细胞内皮细胞单核细胞	否	–	–	–
Ⅴ	单链	辅因子	12h	肝	否	5～10	是	无
Ⅶ	单链	S	4～6h	肝	是	2	否	有
Ⅷ	单链	辅因子	12h	不明	否	<10	是	无
Ⅸ	单链	S	24h	肝	是	3～4	否	有
Ⅹ	双链	S	30～40h	肝	是	6～8	否	有
Ⅺ	双链	S	48～84h	肝	否	4	存在,但减少 1/3	有
Ⅻ	单链	S	48～52h	肝	否	2.9	是	有
PK	单链	S	6.5 天	肝	否	5.0～15	存在	有
HMWK	单链	辅因子	3～5 天	肝	否	7.0	存在	有
ⅩⅢ	双链	转谷氨酰胺酶	10 天	肝	否	2.5	存在	有

注: * S 表示丝氨酸蛋白酶,因为酶的活化中心含丝氨酸。

（3）因子Ⅸ（血浆凝血活酶成分,plasma thromboplastin component,PTC）:参与内源凝血途径的激活。

（4）因子Ⅹ（Stuart-Prower 因子）:参与内、外源凝血途径及共同途径。

2. 接触凝血因子　包括Ⅺ、Ⅻ、激肽释放酶原（prekallikrein,PK）、高分子量激肽原（high molecular weight kininogen,HMWK）,其共同特征是通过接触反应启动内源凝血途径。现已证实,因子Ⅻ和 PK 并非机体正常止血功能必须的凝血因子,但它们参与抗凝、纤溶及激肽产生的炎症反应。

3. 凝血酶敏感因子　包括Ⅰ、Ⅴ、Ⅷ、ⅩⅢ。它们对凝血酶敏感,发生酶促反应或被凝血酶激活。

（1）因子Ⅰ（纤维蛋白原,fibrinogen,Fg）:由两个单体组成的二聚体蛋白,每个单体都有 α、β 及 γ 三条肽链,是凝血酶作用的底物。

（2）因子Ⅴ（易变因子,labile factors）:是体外最不稳定的凝血因子,是因子Ⅹa 的辅助因子,加速其对凝血酶原的激活。

（3）因子Ⅷ（抗血友病球蛋白,antihemophilia globulin,AHG）　血浆含量最低的凝血因子,与 vWF 形成复合物,是Ⅸ因子的辅因子。vWF 作为载体蛋白保护因子Ⅷ不被破坏而顺利完成凝血作用。

（4）因子ⅩⅢ（纤维蛋白稳定因子）:被凝血酶激活后生成ⅩⅢa,使可溶性纤维蛋白单体交联形成稳固纤维蛋白。

4. 其他凝血因子　包括组织因子和因子Ⅳ。

（1）组织因子（tissue factor,TF）:即因子Ⅲ,广泛存在于各种组织中,尤其是脑、胎盘和肺组织含量丰富,内皮细胞或单核-巨噬细胞也可表达 TF,参与外源凝血途径的激活。

（2）因子Ⅳ（钙离子,Ca²⁺）:参与凝血途径的多个环节,如内、外源Ⅹa 生成、凝血酶及纤维蛋白生成。

（二）凝血机制

血液凝固是指血液由液体状态变为凝胶状态。1964 年 Macfarlane、Davie 和 Ratnoff 等提出凝血的瀑布学说,认为凝血过程是一系列的酶促反应过程,每个凝血因子都被前一个因子激活,结果生成凝血酶,形成纤维蛋白凝块。该过程分为内源凝血途径和外源凝血途径,主要区别在于启动方式和参与的凝血因子不同,结果形成两条不同的因子 X 激活通路。目前认为,两条凝血途径并非独立,而是密切联系,在整个凝血过程中发挥不同的作用(图 16-8)。

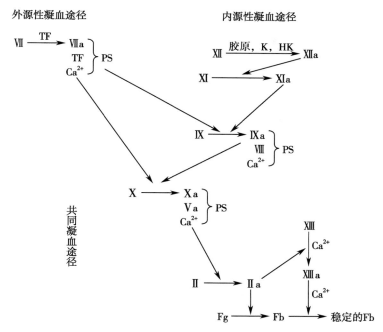

图 16-8 血液凝固机制示意图

1. **内源凝血途径(intrinsic pathway)** 是指从因子 XII 被激活到因子 Xa 形成的过程,包括因子 XII、XI、IX、VIII、Ca^{2+} 及 PK、HMWK 之间的作用。

(1)因子 XII 的激活方式。①固相激活:因子 XII 与带负荷的物质,如体内的胶原、微纤维、长链脂肪酸等以及体外的玻璃、白陶土接触后,空间构型发生改变,形成活化的 XIIa。②液相激活:因子 XIIa 在辅基因子 HMWK 的参与下水解 PK,使之被激活为 K,K 又反馈激活因子 XII,生成大量的 XIIa。

(2)因子 XI 的激活:在因子 XIIa 的酶解作用下,因子 XI 被激活为 XIa。活化的血小板、凝血酶也可激活因子 XI,因子 XIa 还可以自身激活 XI,从而放大凝血过程。

(3)因子 IX 的激活:因子 IX 在因子 XIa 的酶解作用下被激活为 IXa。

(4)因子 VIII 的作用:因子 VIII 可被少量凝血酶激活成 VIIIa,因子 VIIIa、IXa、Ca^{2+} 和磷脂(目前认为是磷脂酰丝氨酸,phosphatidylserine,PS)结合,形成 IXa-VIIIa-Ca^{2+}-PS 复合物,激活 FX。

2. **外源凝血途径(extrinsic pathway)** 是指从因子 III 的释放到因子 X 被激活的过程,参与该途径的凝血因子有因子 III、VII 和 Ca^{2+}。

(1)因子 III(TF):是一种跨膜糖蛋白,作为因子 VII 的受体,与因子 VII 或 VIIa 结合,启动外源凝血途径。

(2)因子 VII 的激活:TF 与因子 VII 结合后,因子 VII 的构型发生改变,随之被凝血酶、Xa 激活为 VIIa。因子 VIIa 与 TF、Ca^{2+} 形成 VIIa-TF-Ca^{2+} 复合物,进而激活因子 X 和 IX,使内源和外源凝血途径相联通,具有重要的生理和病理意义。

3. **共同凝血途径** 是指从因子 X 的激活到纤维蛋白形成的过程,包括凝血酶原酶(prothrombinase)生成、凝血酶(thrombin)生成及纤维蛋白形成三个阶段。

(1)凝血酶原酶(或称凝血活酶)生成。①因子 X 的激活:在磷脂表面复合物 VIIa-TF-Ca^{2+} 和 IXa-VIIIa-Ca^{2+} 均可激活因子 X,生成有活性的 FXa;②因子 V 的激活:在少量凝血酶作用下,因子 V 被激活为 Va;③磷脂的作用:主要指血小板膜脂质双层中的磷脂酰丝氨酸(PS)外翻,提供反应的催化表面。

上述因子共同作用形成 Xa-Va-Ca^{2+}-PS 复合物,即凝血酶原酶(凝血活酶)。

（2）凝血酶生成：在凝血活酶的作用下，凝血酶原被水解，释放出凝血酶原片段 1 和 2（F_{1+2}），转变成凝血酶（因子 II a）。凝血酶是一种蛋白水解酶，其活性中心位于丝氨酸残基上，属于丝氨酸蛋白酶类。凝血酶的主要作用：①水解纤维蛋白原；②激活凝血因子 V、VIII、VII、XIII，称为凝血酶的自身催化作用；③激活血小板；④激活抗凝系统的蛋白 C；⑤激活纤溶酶原转变为纤溶酶。

（3）纤维蛋白的形成：纤维蛋白形成至少需要分解、聚合、凝固三个步骤。①分解纤维蛋白原（即纤维蛋白单体的形成）：在凝血酶作用下，纤维蛋白原的 α 链和 β 链先后被裂解，释出富含负电荷的纤维蛋白肽 A（fibrinopeptide A，FPA）和肽 B（FPB），生成纤维蛋白单体（fibrin monomer，FM）。②FM 聚合：因 FM 负电荷减少，相互间排斥力明显降低，能以氢键聚合；但聚合物很不稳定，可溶于 5mol/L（30%）尿素或 1% 单氯（碘）醋酸溶液中（它们能解开氢键），故称为可溶性 FM 聚合物或可溶性纤维蛋白。③凝固（即交联纤维蛋白的形成）：在凝血酶作用下，因子 XIII 被激活为具有转谷氨酰胺酶活性的 XIIIa，后者与 Ca^{2+} 共同作用，使 FM 上 γ 链上的谷氨酸与另一条链上的赖氨酸共价交联，形成稳定牢固的纤维蛋白。

二、凝血因子检测

（一）凝血时间测定（clotting time，CT）

【原理】 离体的静脉血与试管内壁接触后，血液中的 XII 因子被激活，启动内源凝血系统，使血液凝固，是检测内源性凝血途径和共同途径中各种凝血因子有无异常、是否有抗凝物质增多及纤溶亢进的筛检实验。

【操作】

1. 取内径为 8mm 小试管 3 支，编号 1、2、3。

2. 抽取患者静脉血 3ml，自血液流入针头开始计时，去针头后沿管壁每管缓慢注入血液 1.0ml，置 37℃ 水浴中。

3. 3min 后，每隔半分钟将第一管倾斜 1 次，直至将试管倾斜血液不流动为止，即为血液凝固；再依次观察第二管，待第二管凝固后，再观察第三管。以第三管凝固时间为凝血时间。

【注意事项】

1. 静脉采血时要一针见血，尽量减少组织液和空气混入，不应有溶血。

2. 观察血液凝固时，倾斜试管动作要轻，角度要小（30°），以减少血液与试管壁的接触面积。

3. 水浴温度要恒定，过高或过低均可使凝固时间延长。

4. 本实验不很敏感，试管法仅能检出 VIII:C 水平<2% 的患者，目前也趋于淘汰；硅管法可检出因子 VIII:C 水平<45% 的亚临床型血友病。

【参考区间】 普通玻璃试管法：4~12min；硅管法：15~30min；塑料管法：10~19min。

【临床意义】

1. 延长 ①较严重的 FVIII、FIX 水平减低，如血友病 A、B，FXI 缺乏症等；②严重的 FI、FII、FV、FX 缺乏，如严重肝病、维生素 K 缺乏等；③原发或继发纤溶亢进；④口服抗凝剂、应用肝素等；⑤血液循环中存在病理性抗凝物质，如抗 FVIII 或 FIX 抗体、狼疮抗凝物等。

2. 缩短 ①高凝状态，如 DIC 高凝期、凝血因子活性增高及促凝物质进入血液等；②血栓性疾病，如心肌梗死、深静脉血栓形成、糖尿病和肾病综合征等。

（二）活化凝血时间测定（activated clotting time，ACT）

【原理】 在全血中加入白陶土-脑磷脂（或鞣化酸-脑磷脂）悬液，其中白陶土可充分激活凝血因子 XII、XI，启动内源性凝血系统；脑磷脂为凝血反应提供凝血因子的催化表面，促进凝血过程，提供试验灵敏度。将患者抽取的血液放入含有鞣化酸-脑磷脂悬液的试管中，观察血液凝固时间即为活化凝血时间。本实验反映的是内源性凝血系统中凝血因子情况。

【试剂】 鞣化酸-脑磷脂悬液。

【操作】

1. 取内径为 8mm 的小试管 3 支，分别编号 1、2、3，分别加入鞣化酸-脑磷脂悬液为 0.2ml，轻轻混匀。

2. 抽取待检者静脉血，去针头沿管壁分别注入血液 1.0ml 至上述含有鞣化酸-脑磷脂悬液的试管中,轻轻混匀。

3. 37℃水浴,每隔 10s,先将第一管倾斜观察,直至将试管内血液不流动为止;再依次观察第二管,第二管凝固后,再观察第三管。以第三管凝固时间为活化凝血时间。

【注意事项】

1. 使用肝素治疗时,以 ACT 保持在 360~450s 为宜。

2. 在肝素中和后 ACT 应小于 130s。

【参考区间】 （1.77±0.76)min。

【临床意义】

1. 能检出 Ⅷ:C 水平<45%亚临床血友病。

2. ACT 法是监测体外循环肝素用量的较好指标之一。

（三）活化部分凝血活酶时间测定（APTT）

活化部分凝血活酶时间测定(APTT)见《临床检验基础》。

（四）凝血酶原时间测定（PT）

凝血酶原时间测定(PT)见《临床检验基础》。

（五）凝血酶时间测定（TT）及纠正试验

凝血酶时间测定(TT)及纠正试验见《临床检验基础》。

（六）血浆纤维蛋白原含量测定（Fg）

血浆纤维蛋白原含量测定(Fg)见《临床检验基础》。

（七）血浆凝血因子 Ⅱ、Ⅴ、Ⅶ、Ⅹ促凝活性测定

【原理】 将受检血浆分别与乏凝血因子 Ⅱ、Ⅴ、Ⅶ、Ⅹ基质血浆混合,做血浆凝血酶原时间测定。同时,测定健康人新鲜混合血浆 PT 并制作标准曲线,与受检血浆测定结果比较,计算受检凝血因子 Ⅱ:C、Ⅴ:C、Ⅶ:C、Ⅹ:C 的促凝活性。

【试剂】

1. 缺乏因子 Ⅱ:C、Ⅴ:C、Ⅶ:C、Ⅹ:C 的基质血浆　先天性或人工制备的缺乏这些因子的血浆（要求凝血因子活性小于 1%）,冻干保存。

2. 组织凝血活酶试剂。

3. 0.025mol/L 氯化钙溶液:取无水 $CaCl_2$ 2.774 7g 溶于 1 000ml 蒸馏水。

【操作】

1. 取至少 30 人份健康人的血浆混合,以生理盐水作 1:10、1:20、1:40、1:80、1:160 稀释,其中以 1:10 稀释作为 100%的促凝活性。

2. 取各稀释标本 0.1ml、缺乏因子的基质血浆 0.1ml、组织凝血活酶试剂 0.1ml 相加并混匀,37℃水浴温育 30s 后,加入预温的 0.025mol/L $CaCl_2$ 溶液 0.1ml,在 37℃水浴中摇动,记录凝固时间。

3. 以所测凝固时间(s)为纵坐标,稀释标本浓度为横坐标,绘制标准曲线或建立回归方程。

4. 受检血浆用生理盐水作 1:20 稀释后,按上述操作测得凝固时间,通过标准曲线或回归方程得出相当于健康人因子活性的百分比,将该值再乘以 2,即为受检血浆凝血因子活性水平相当于正常人的百分率(%)。

【注意事项】

1. 样品采集后应在 2h 内完成测定,或分离血浆后置于-80℃冰箱中,2~3 个月内检测并避免反复冻融。

2. 标准曲线绘制时数据可以用半对数或双对数处理。

3. 缺乏因子的基质血浆应保证相应凝血因子的活性少于 1%,而其他因子水平正常。

【参考区间】 F Ⅱ:C 97.7%±16.7%;F Ⅴ:C 102.4%±30.9%;F Ⅶ:C 103%±17.3%;FⅩ:C 103%±19.0%。

【临床意义】

1. **活性增高**　主要见于血栓前状态和血栓性疾病。

2. **活性减低**　①先天性因子缺乏,较少见;②获得性因子减少,见于维生素 K 缺乏症、肝脏疾病

文档:血栓与止血检验项目标本制备应注意的问题

（最多和最先减少的是因子Ⅷ，其次中度减少的是因子Ⅱ和Ⅹ，最后减少的是因子Ⅴ）、DIC 和口服抗凝剂等。血浆中存在上述凝血因子的抑制物时，相应的凝血因子活性水平也降低。

（八）血浆凝血因子Ⅷ、Ⅸ、Ⅺ、Ⅻ促凝活性测定

【原理】 将待测血浆按一定比例分别加入乏 FⅧ、FⅨ、FⅪ和 FⅫ基质血浆、鞣化酸-脑磷脂悬液和钙离子溶液，进行 APTT 测定。将健康人混合血浆与乏因子血浆混合，测定 APTT，作出标准曲线。从各自的标准曲线中分别计算出受检血浆中 FⅧ:C、FⅨ:C、FⅪ:C 和 FⅫ:C 相当于正常人的百分率(%)。

【试剂】

1. **缺乏Ⅷ:C、Ⅸ:C、Ⅺ:C 和Ⅻ:C 的基质血浆** 购自商品试剂，低温(−80℃~−40℃)下保存。

2. **鞣化酸-脑磷脂悬液**。

3. **0.05mol/L 氯化钙溶液**。

4. **pH 7.3 咪唑缓冲液** 甲液:咪唑 1.36g 溶于蒸馏水 200ml 中，加 0.1mol/L 盐酸 74.4ml，加蒸馏水至 400ml。乙液:0.109mol/L 枸橼酸钠溶液。工作用咪唑缓冲液在临用前将甲液 5 份与乙液 1 份混合而成。

【操作】 凝血活性测定(一步乏因子血浆纠正试验):

1. **空白管测定** 取乏因子基质血浆、咪唑缓冲液各 0.1ml、鞣化酸-脑磷脂悬液 0.1ml，混匀，37℃水浴 3min，加预温的 0.05mol/L CaCl₂ 溶液 0.1ml，记录凝固时间。要求空白管测定时间控制在 240~250s，其时间的长短可以用脑磷脂的浓度来调节。

2. **标准曲线绘制** 健康人新鲜混合血浆以咪唑缓冲液作 1:10、1:20、1:40、1:80、1:160 稀释。将各稀释混合血浆 0.1ml、各种乏因子Ⅷ、Ⅸ、Ⅺ、Ⅻ的基质血浆 0.1ml、鞣化酸-脑磷脂悬液 0.1ml 混匀，37℃水浴温育 3min 后，加入预温的 0.05mol/L CaCl₂ 溶液 0.1ml，在 37℃水浴中摇动，记录凝固时间。以 1:10 稀释的标本为 100%促凝活性，稀释度对数作横坐标，凝固时间对数作纵坐标，在双对数曲线上绘制曲线或计算回归方程。

3. **受检标本测定** 取置于冰浴中的受检血浆用咪唑工作液作 1:20 稀释后，按上述操作取得凝固时间，通过标准曲线或回归方程，得出各因子活性再乘以 2，即为受检血浆凝血因子活性水平相当于正常人的百分率(%)。

【注意事项】

1. 缺乏某因子的基质血浆应保证相应凝血因子的活性少于 1%，而其他因子水平正常。

2. 样品采集后应在 2h 内完成测定，或分离血浆后置于−80℃冰箱中。2~3 个月内检测并避免反复冻融。

3. 检测的受检标本凝固时间不在标准曲线范围时，可稀释后再检测。

4. 所有标本包括正常新鲜混合血浆，检测前都应放置在冰水浴中。

5. 每次测定都应做标准曲线。至少选择 30 人以上制备正常新鲜混合血浆，冻干−80℃可保存 3 个月以上。

【参考区间】 FⅧ:C 103.0%±25.7%；FⅨ:C 98.1%±30.4%；FⅪ:C 100.0%±18.4%；FⅫ:C 92.4%±20.7%。

【临床意义】 FⅧ:C 在急性时相反应和严重肝实质损伤时可明显升高。FⅧ:C 减低时，需与 vWF 含量同时测定，以筛选出 vWF 缺陷的可能。

1. **增高** 血浆中凝血因子Ⅷ:C、Ⅸ:C、Ⅺ:C 水平增高，主要见于血栓前状态和血栓性疾病，如静脉血栓形成、肺栓塞、妊娠高血压综合征、晚期妊娠、口服避孕药、肾病综合征、恶性肿瘤等。肝病时，因子Ⅷ:C 增高。

2. **减低** FⅧ:C 减低见于血友病 A（其中重型≤1%，中型 2%~5%，轻型 6%~25%，亚临床型 26%~45%）、血管性血友病（尤其是Ⅰ型和Ⅲ型）、DIC、血中存在因子Ⅷ抗体（此情况少见）。FⅨ:C 减低见于血友病 B（临床分型同血友病 A）、肝脏疾病、DIC、维生素 K 缺乏症、口服抗凝剂及抗Ⅸ因子抗体存在等。FⅪ:C 减低见于Ⅺ因子缺乏症、DIC、肝脏疾病以及抗Ⅺ因子抗体存在等。FⅫ:C 减低见于先天性因Ⅻ缺乏症、DIC、肝脏疾病以及部分血栓病患者。

（九）凝血因子Ⅷ定性试验

【原理】　激活的因子Ⅷ可以使纤维蛋白单体交联后形成不溶性的纤维蛋白凝块。向受检血浆中加入钙离子,使纤维蛋白原转变成纤维蛋白凝块,将此凝块置于 5mol/L 尿素溶液或 1% 单氯(碘)醋酸溶液中,如果受检血浆不缺乏因子Ⅷ,则形成的纤维蛋白凝块不溶于尿素溶液或 2% 单氯(碘)醋酸溶液;反之,则易溶于尿素溶液或 2% 单氯(碘)醋酸溶液中。

【试剂】

1. 5mol/L 尿素溶液　取尿素 30g 溶于蒸馏水中,加水至 100ml。

2. 10g/L 单氯(碘)醋酸溶液。

3. 0.025mol/L 氯化钙溶液。

【操作】

1. 待检血浆 0.1ml,加入 0.025mol/L 氯化钙溶液 0.1ml,混匀置 37℃ 水浴中 30min,凝块形成。

2. 将此凝块移入 5mol/L 尿素溶液或 10g/L 单氯(碘)醋酸溶液 3ml 内。

3. 先每 15min 观察 1 次,共 2h,以后每 2~4h 观察 1 次,共 24h。

【注意事项】

1. 钙离子溶液需新鲜配制,防止假阴性结果。

2. 凝块加入 5mol/L 尿素或 10g/L 单氯醋酸溶液后,应使其悬浮于溶液中。

【参考区间】　24h 内纤维蛋白凝块不溶解。

【临床意义】　纤维蛋白凝块在 24h 内溶解,尤其 2h 内完全溶解,表示因子Ⅷ缺乏,见于先天性因子Ⅷ缺乏症或获得性因子Ⅷ明显缺乏,后者见于肝病、SLE、DIC、原发性纤溶症、转移性肝癌、恶性淋巴瘤以及抗Ⅷ抗体存在等。

第四节　抗凝物质及检验

抗凝是机体防止血管内形成血栓、保证血液循环正常运行的重要功能,包括细胞抗凝和体液抗凝,其中以体液抗凝最为重要。细胞抗凝主要是单核-巨噬细胞系统、肝细胞对促凝物质及活化凝血因子的消除作用以及血管内皮细胞的抗凝作用。体液抗凝主要指血浆中的多种蛋白酶抑制物,如抗凝血酶、蛋白 C 系统、组织因子途径抑制物等,在生理抗凝和调控凝血机制过程中发挥重要作用。

一、抗凝物质及其作用

（一）抗凝血酶

抗凝血酶(antithrombin,AT)是一种单链糖蛋白,由肝脏、血管内皮细胞和巨核细胞合成,属于 α_2 球蛋白。AT 是肝素依赖的丝氨酸蛋白酶抑制物,抑酶谱很广,能抑制 FⅡa、FⅦa、FⅨa、FⅩa、FⅫa 以及纤溶酶、胰蛋白酶和激肽释放酶等。AT 具有两个结合位点,一个结合位点是 AT 中赖氨酸与肝素结合,另一个结合位点是 AT 中精氨酸与上述酶中的丝氨酸结合。当肝素与抗凝血酶结合后,抗凝血酶的空间构型发生改变,暴露出精氨酸残基,有利于 AT 与凝血因子中的酶活性中心的丝氨酸残基结合,从而"封闭"了这些酶的活性中心而失活,大大提高了抗凝血酶的抗凝功能。抗凝血酶与丝氨酸蛋白酶结合后,肝素可从复合物中重新释放,再与其他游离的 AT 结合,继续发挥肝素增强 AT 的抗凝作用。肝素的这种增强抗凝作用可被鱼精蛋白和甲苯胺蓝中和。

（二）蛋白 C 抗凝系统

蛋白 C 抗凝系统包括蛋白 C(protein C,PC)、蛋白 S(protein S,PS)、凝血酶调节蛋白(thrombomodulin,TM)和内皮细胞蛋白 C 受体(endothelial protein C receptor,EPCR)。PC、PS 由肝脏产生,TM 和 EPCR 由内皮细胞产生并表达。当凝血酶生成后,PC 被凝血酶与凝血酶调节蛋白复合物激活,形成活化蛋白 C(APC),这一过程在 EPCR 辅助下完成。APC 在蛋白 S 的协同下发挥抗凝作用,主要表现在:①裂解因子 Ⅴa、Ⅷa;②抑制 Ⅹa 与血小板膜磷脂的结合;③增强抗凝血酶与凝血酶结合;④灭活纤溶酶原激活物的抑制物(PIA-1)。蛋白 C 抗凝系统激活作用过程见图 16-9。如果 PC 或 PS 有缺陷,与 AT 缺陷一样(它们均有遗传性缺陷),可引起机体凝血和抗凝平衡失调,导致血栓形成。

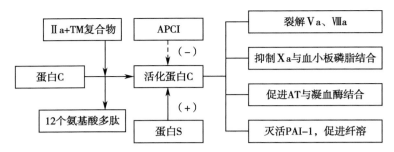

图 16-9　蛋白 C 抗凝系统激活过程示意图

另外,活化的蛋白 C 可被活化蛋白 C 抑制物(APCI)、α_2-抗纤溶酶、α_2-抗胰蛋白酶、α_1-巨球蛋白等灭活而失去抗凝功能。

（三）其他抗凝物质

1. **蛋白 Z 抗凝系统**　20 世纪 90 年代前后相继发现了两个新的血液凝固调节蛋白,即蛋白 Z (protein Z,PZ)和蛋白 Z 依赖的蛋白酶抑制物(protein Z-dependent protease inhibitor,ZPI),并发现 PZ 和 ZPI 的缺陷可导致血栓形成。

（1）PZ:是一种维生素 K 依赖的糖蛋白,由肝合成分泌后进入血液循环。其相对分子质量为 62 000,与其他维生素 K 依赖的因子一样具有 γ-羧基谷氨酸(γ-carboxyglutamic acid,Gla)残基,在结构上与 F Ⅶ、F Ⅸ、F Ⅹ 和蛋白 C 极为相似。血中浓度为 0.6~5.7mg/L。华法林可使 PZ 水平下降到正常时的 15% 以下,DIC、肝病、骨髓纤维化以及新生儿的 PZ 水平都是很低的。而凝血酶可以与 PZ 结合也可以将 PZ 裂解。实验证实,PZ 可使 F Ⅹa 失活,在磷脂和 Ca^{2+} 作用下这种灭活更加明显。

（2）ZPI:是一种丝氨酸蛋白酶,由肝合成分泌。ZPI 在血液凝固或血栓形成时会大量消耗。ZPI 能与 F Ⅹa 和 F Ⅺa 结合并灭活之,在 PZ 的协助下形成 Ⅹa-ZPI-PZ 复合物,加快灭活 Ⅹa 的速度,提高灭活效率。

2. **组织因子途径抑制物(tissue factor pathway inhibitor,TFPI)**　为单链糖蛋白,主要由血管内皮细胞、血小板、单核细胞等合成、分泌。在血浆中 TFPI 以与脂蛋白结合和游离两种形式存在。TFPI 存在于 Ⅶa、Ⅹa 的结合部位,TFPI 与 Ⅹa 按 1:1 结合形成 TFPI-Ⅹa 复合物,从而灭活 Ⅹa;另外,在钙离子参与下,TFPI-Ⅹa 与 TF-Ⅶa 复合物结合形成四聚体,灭活 TF-Ⅶa 复合物的活性,从而对组织因子凝血途径发挥重要的调控作用。

3. **其他生理性抗凝物质**　包括肝素辅因子 Ⅱ(heparin cofactor Ⅱ,HC Ⅱ)、α_2-巨球蛋白(α_2-macro-globulin,α_2-MG)和 α_1-抗胰蛋白酶(α_1-antitrypsin,α_1-AT)等。HC Ⅱ 是肝脏合成的单链糖蛋白,能与凝血酶以 1:1 的形式结合而抑制凝血酶活性。α_2-MG 是一种广谱的蛋白酶抑制物,对凝血酶、激肽释放酶和纤溶酶等有明显抑制作用。α_1-AT 可抑制因子 Ⅺa、凝血酶和纤溶酶等。

4. **病理性抗凝物质**　主要包括肝素、类肝素物质、狼疮抗凝物(lupus anticoagulation,LAC)、凝血因子抑制物等。血液肝素增多主要见于普通肝素抗凝治疗及体外循环、血液透析等。严重肝病、系统性红斑狼疮、流行性出血热、过敏性休克、某些肿瘤或肝移植等可有类肝素样抗凝物增多。LAC 是一组抗磷脂或磷脂蛋白的抗体,可干扰磷脂依赖的止血反应和体外凝血试验(如 APTT 等),常见于自身免疫性疾病、病毒感染、骨髓增殖性疾病、复发性流产等。凝血因子抑制物是能中和血液中各种凝血因子促凝活性的一类自身抗体,可导致出血风险增加,临床常见的是因子 Ⅷ 抑制物,多见于反复输血、输注因子 Ⅷ 浓缩制剂的血友病患者。

二、抗凝物质检测

（一）抗凝血酶含量检测（免疫比浊法）

【原理】　抗凝血酶Ⅲ(antithrombin Ⅲ,AT-Ⅲ)与其相应特异性抗体结合,产生免疫复合物,用透射比浊法测定免疫复合物的浊度,其浊度高低与血浆中的 AT-Ⅲ 浓度呈正比。

【试剂】

1. **AT-Ⅲ 抗血清**　35ml×2。

2. AT-Ⅲ参比品　1.0ml。

【操作】

1. **分离血浆**　静脉常规采血 1.8ml,加入含有 0.109mol/L 枸橼酸钠溶液 0.2ml 的试管中,充分混匀,3 000r/min 离心 20min,分离贫血小板血浆。

2. **加样**　取两支试管分别标注"测定管"和"参比管"。在测定管中加待测血浆 40μl 和 AT-Ⅲ 抗血清 1ml,在参比管中加参比品 40μl 和 AT-Ⅲ 抗血清 1ml。

3. **水浴**　混匀各管,在 37℃ 水浴箱中水浴 15~30min。

4. **测定**　340nm 处以 AT-Ⅲ 抗血清调零,测定各管 A 值。

5. **计算**　抗凝血酶含量:

$$AT-Ⅲ = \frac{测定管\ A\ 值×参比品浓度}{参比管\ A\ 值}(mg/L)$$

【注意事项】

1. 标准浓度过高时,应该调整标本的稀释比例重新测定。

2. 高血脂、黄疸和溶血对本实验的影响较小。

3. 本法测定线性范围为 0~720mg/L。

【参考区间】　(290±30.2)mg/L。

【临床意义】

1. **抗原含量增高**　常见于血友病 A 和 B、再生障碍性贫血、急性淋巴细胞白血病、应用抗凝药物及黄体酮类药物治疗过程中。

2. **抗原含量减低**　见于获得性及遗传性抗凝血酶缺乏。获得性抗凝血酶缺乏是由于各种原因所致的 AT 合成不足、丢失过多或消耗增加,包括:①抗凝血酶合成不足,如重症肝炎、肝硬化、肝癌等严重肝病,减少程度与疾病严重程度有关;②丢失过多,如肾病综合征;③抗凝血酶消耗增加,常见于脑血管病变、心绞痛、心肌梗死、弥散性血管内凝血、妊娠期高血压疾病、深部静脉血栓、口服避孕药等血栓前状态和血栓性疾病。遗传性抗凝血酶缺乏是一种罕见的常染色体显性遗传病。

（二）蛋白 C 含量检测（双抗夹心法）

【原理】　采用酶联免疫双抗体夹心法原理测定血浆中蛋白 C 含量,包被在固相载体上的抗 PC 抗体与待检血浆中 PC 结合,加入酶标抗体后形成复合物,其与底物作用呈现显色反应,在 492nm 处测得的 A 值与血浆 PC 含量成正比。

【试剂】　商品试剂盒(96 人份):

1. 可拆式已包被抗 PC 抗体的反应条 16×6。

2. 酶标抗体 6 支。

3. 标准品(400ng)6 支。

4. 稀释液 1 瓶。

5. 洗涤液 1 瓶。

6. 底物 6 瓶。

7. H_2O_2 1 瓶。

8. 终止液 1 瓶。

【操作】

1. **标本准备**　常规静脉血 1.8ml,加入含 0.109mol/L 枸橼酸溶液 0.2ml 的试管中,充分混匀,3 000r/min,离心 20min,分离贫血小板血浆(PPP)。

2. **试剂准备**　按说明要求将稀释液用蒸馏水稀释到 150ml,将洗涤液用蒸馏水稀释到 500ml,将每支标准品用 2ml 稀释液准确复溶,取复溶后的标准品 250μl,用稀释液做 6 次倍比稀释,得到浓度为 200、100、50、25、12.5、6.25、3.125ng/ml 7 个标准点。将待测血浆用稀释液做 101 倍稀释(20μl 待检加 2ml 稀释液)。

3. **加样**　每孔加不同浓度标准品和待测稀释血浆 100μl,空白对照孔中加入稀释液 100μl,37℃ 水浴 90min。

4. **洗涤**　弃去反应孔内液体,用洗涤液注满各孔,静置5s,甩干,反复3次。

5. **加酶标记抗体**　每孔加酶标抗体100μl,37℃水浴90min。

6. **洗涤**　弃去反应孔内液体,用洗涤液注满各孔,静置5s,甩干,反复3次。

7. **显色**　临用前每瓶底物用5ml蒸馏水溶解,然后加35μl H_2O_2 混匀,然后每孔加混合液100μl,37℃水浴15~20min。

8. **终止**　每孔加终止液50μl。

9. **比色**　酶标仪上492nm测定各孔的A值,以空白孔调零。

10. **绘图**　以A值对PC标准品浓度在半对数坐标纸上做标准曲线。

11. **计算**　根据待测标本的A值,在标准曲线中查出待测血浆的蛋白C含量,然后再计算蛋白C含量。

【注意事项】

1. 每次检测时都应该制备标准曲线,酶标抗体、标准品、底物一经启用,应一次性用完。

2. 实验室温度最好在25℃。

3. 每次洗板时洗涤要充分,否则容易产生白板、颜色浅、污染等情况。

【结果判断】　按如下公式计算蛋白C含量:

$$PC\ 含量(\mu g/ml) = \frac{曲线中查出的\ PC\ 含量 \times 101}{1\ 000} \approx \frac{曲线中查出的\ PC\ 含量}{10}$$

式中:分子中101是稀释倍数;分母中1 000是ng换算成μg的系数。

【参考区间】　3.0~5.2μg/ml。

【临床意义】

1. **蛋白C抗原增加**　常见于代偿性增加,如冠心病、糖尿病、肾病综合征、妊娠后期及炎症等。

2. **蛋白C抗原减低**　分为获得性和先天性蛋白C减低。

(1) 获得性蛋白C减低:DIC、呼吸窘迫综合征、肝功不全、手术后及口服双香豆素类抗凝剂患者。

(2) 先天性蛋白C缺陷:包括Ⅰ型患者(PC:Ag和PC:A均减低)和Ⅱ型患者(PC:Ag正常,PC:A减低),常表现为反复不明原因的静脉血栓形成。

(三) 蛋白C活性检测(发色底物法)

【原理】　protac(从蛇毒中提取)是PC特异性激活剂,在待测血浆中加入protac,PC被转化为活化蛋白C(APC),APC水解发色底物(S-2366,pyroGlu-Pro-Arg-pNA HCl)并释放出对硝基苯胺(PNA),PNA在405nm波长有最大吸收峰,其显色的深浅与PC活性呈正相关。

【试剂和仪器】

1. **缓冲液A**　0.04mol/L巴比妥缓冲液,pH 7.4。

2. **protac激活液**　每瓶3U,加缓冲液A 3ml,分装,置-20℃保存;使用时稀释成0.15U/ml。

3. **发色底物液**　用蒸馏水将Chromozym-PCA配成1.6mmol/L。

4. 健康人混合血浆用缓冲液A稀释成浓度为原液、80%、60%、40%、20%、10%等。

5. 待检样本用生理盐水作1:2稀释。

6. 终止液为冰醋酸溶液。

7. 酶标仪及酶标板。

【操作】

1. 将待测已稀释样本25μl加入酶标板孔中,同时也将6个不同稀释度正常混合血浆各25μl分别加入各孔内,在上述各孔加入激活液100μl,置37℃水浴温育6min。

2. 再各加发色底物100μl,置37℃水浴温育8min,使其充分显色。然后各孔加50μl冰醋酸终止反应。

3. 以缓冲液A为空白管,酶标仪405nm读出各孔的A值。

4. 以不同稀释度健康人混合血浆的A值为纵坐标,血浆稀释度为横坐标,制作标准曲线。

5. 根据待测样本的A值,在标准曲线上查出相应的活性度,再乘以2即蛋白C活性值。

【注意事项】

1. 采血要顺利,避免溶血或有气泡,需使用枸橼酸钠抗凝。

2. 严重黄疸、脂血会影响结果。

【参考区间】 100.24±13.18%。

【临床意义】 与 PC:Ag 相同。

(四)总蛋白 S 含量检测(双抗夹心法)

【原理】 蛋白 S 是抗凝过程中的重要辅因子,采用酶联免疫双抗体夹心法测定血浆中蛋白 S 含量,包被在固相载体上的抗 PS 抗体与待检血浆中 PS 结合,加入酶标抗体后形成复合物,其与底物作用呈现显色反应,测得的 A 值与血浆 PS 含量成正比。

【参考区间】 19.0~26.8mg/L。

【临床意义】

1. 先天性 PS 缺陷常并发严重的深静脉血栓形成。单纯 PS 缺乏患者少见,常与 PC 缺陷共存。

2. 获得性 PS 缺乏可见于 DIC、肝功能障碍、口服双香豆素类抗凝药及妊娠等。

(五)抗活化蛋白 C 抵抗检测

【原理】 凝血因子 Ⅴa 和Ⅷa 参与凝固过程,若向检测血浆中加入蛋白 C 和蛋白 C 活化剂,则形成的活化蛋白 C,可灭活 Ⅴa 和Ⅷa,使 APTT 时间延长;若样本凝固时间延长不明显,则说明发生活化蛋白 C 抵抗。

【试剂】

1. APTT 试剂(见 APTT 检测)。

2. 将活化的蛋白 C 冻干制品配成 2mg/L 的 APC 溶液(含 0.025mol/L 氯化钙,0.02mol/LTris-盐酸,0.1mol/L 氯化钠,使 pH 为 7.5)。

【操作】

1. **制备血浆并作 APTT 测定** 操作见 APTT 测定。

2. 取受检血浆 0.1ml,加入鞣化酸-脑磷脂悬液 0.1ml,混匀,37℃水浴温育 3min,加入 APC 溶液 0.1ml,立即混匀,并记录血浆凝固时间(即为 APC 值)。重复 2 次,取平均值。

3. **计算 APC 比值**

$$APC \text{ 比值} = (APC \text{ 值} - APTT \text{ 值}) / APTT \text{ 值}$$

【参考区间】 APC 比值大于 2.2。

【临床意义】 APTT 方法检测中国人的 APCR 比率:>2.2,可视为不存在 APC 抵抗现象;1.8~2.2,认为可疑;<1.8,为存在 APC 抵抗,这种情况可能表现在家族性或年幼起病的血栓性病变、深静脉血栓形成,显示动脉血栓形成的机会要高于无 APC 抵抗的人群。

(六)组织因子途径抑制物检测

【原理】 采用酶联免疫双抗体夹心法原理测定血浆中组织因子途径抑制物(TFPI)含量,包被在固相载体上的抗 TFPI 抗体与待检血浆中 TFPI 结合,加入酶标抗体后形成复合物,其与底物作用呈现显色反应,测得的 A 值与血浆 TFPI 含量成正比。

【参考区间】 TFPI:Ag 44.3~151μg/L。

【临床意义】

1. **增高** 常为生理性增高,见于老年人、妊娠妇女等。病理性增高见于败血症、慢性肾功能衰竭等。

2. **减低** 胎儿血浆 TFPI 含量较低。先天性 TFPI 缺乏易患血栓形成。获得性 TFPI 缺乏见于手术后、脓毒血症、急性 DIC 等,主要原因是过分消耗 TFPI。

(闫晓华)

第五节 纤维蛋白(原)溶解系统及检验

纤维蛋白溶解系统(fibrinolytic system)简称纤溶系统,是指纤溶酶原在激活剂作用下转变成纤溶酶,纤溶酶降解纤维蛋白(原)和其他蛋白质的过程。其主要作用是将沉积在血管内外的纤维蛋白溶解,防止血栓形成,或使已形成的血栓溶解,使血流恢复通畅。这一过程是由一系列蛋白酶催化的连锁反应,具有重要的生理功能。正常情况下,纤溶系统与凝血系统相互制约,维持动态平衡。如果纤溶亢进可引起出血,减低则可导致血栓形成。

一、纤维蛋白(原)溶解系统

(一)纤维蛋白(原)溶解系统组成

主要由纤溶酶原激活物、纤溶酶原、纤溶酶及纤溶抑制物所组成,大多属于丝氨酸蛋白酶。

1. 纤溶酶原激活物

(1)组织型纤溶酶原激活物(tissue plasminogen activator,t-PA):作为体内最强烈的纤溶酶原激活物,t-PA是一种主要由血管内皮细胞合成的单链糖蛋白,在胰腺、肺、子宫、肾上腺、前列腺和甲状腺等组织中含量高,正常血浆浓度仅为$6\mu g/L$。t-PA主要功能是裂解纤溶酶原,使其成为具有活性的纤溶酶。游离t-PA与纤溶酶原亲和力低,但与纤维蛋白具有很强的亲和力,当体内产生纤维蛋白时,与之结合的t-PA才能有效激活纤溶酶原。因此,生理情况下t-PA和纤溶酶原间并不会发生作用。

(2)尿激酶型纤溶酶原激活物(urokinase-like plasminogen activator,u-PA):主要来源于泌尿系统上皮细胞的单链糖蛋白,血中含量极低,一般不超过100pmol/L。u-PA有单链和双链两种形式,少量的纤溶酶和激肽释放酶可使单链u-PA裂解成双链u-PA。两种u-PA均可不依赖纤维蛋白而直接激活纤溶酶原,激活纤溶过程迅速。

2. 纤溶酶原(plasminogen,PLG)和纤溶酶(plasmin,PL) PLG是由肝合成的一种单链糖蛋白,以无活性酶原的形式存在于血液,其血浆浓度为200mg/L。PLG在其激活物t-PA或u-PA作用下转变成有纤溶活性的双链结构丝氨酸蛋白水解酶,除裂解纤维蛋白原和纤维蛋白外,还分解凝血因子Ⅱ、Ⅴ、Ⅷ、Ⅹ、Ⅺ和Ⅻa等。

3. 纤溶抑制物

(1)纤溶酶原激活物抑制物(plasminogen activator inhibitor,PAI):能特异性抑制t-PA和u-PA激活纤溶酶原。①纤溶酶原激活物抑制剂-1(PAI-1):是一种单链糖蛋白,主要由血管内皮细胞和血小板合成,可与t-PA或u-PA形成复合物使其失去活性,还可抑制凝血酶、因子Ⅸa、Ⅻa、激肽释放酶和APC的活性;②纤溶酶原激活物抑制剂-2(PAI-2):是一种糖蛋白,主要来源于胎盘和单核-巨噬细胞,对t-PA的抑制作用较PAI-1弱。正常血浆中无PAI-2,妊娠早期开始出现,随妊娠而增高,产后迅速减少或消失,可能与妊娠高凝状态有关。

(2)纤溶酶抑制物:正常血浆中有多种非特异性纤溶酶抑制物,如α_2-抗纤溶酶(α_2-antiplasmin,α_2-AP)、α_2-巨球蛋白等。其中最重要的是α_2-AP,它是一种肝脏合成的单链糖蛋白,血浆浓度约为70mg/L。α_2-AP通过与纤溶酶形成1:1复合物,使其失去蛋白水解活性,也可抑制凝血因子、激肽释放酶等以丝氨酸为活性中心的蛋白。

(3)富含组氨酸糖蛋白(histidine-rich glycoprotein,HRG):是一种主要由肝脏产生的单链糖蛋白。HRG对纤溶系统作用有双重性。①抑制纤溶:HRG与纤维蛋白竞争性结合PLG,引起纤维蛋白与PLG结合减少,抑制了t-PA激活纤溶酶原,使纤溶酶生成减少。②促进纤溶:在无纤维蛋白存在时,HRG可与纤溶酶原、t-PA形成复合物,促进t-PA激活纤溶酶原,从而促进纤溶。

(4)凝血酶激活的纤溶抑制物(thrombin activatable fibrinolysis inhibitor,TAFI):是一种血浆蛋白质,以酶原的形式存在,被凝血酶-TM复合物激活后,形成具有蛋白水解活性的TAFIa。TAFIa主要作用是去除纤维蛋白羧基端氨基酸残基,从而减少纤溶酶原的结合和纤溶酶的形成,抑制纤维蛋白溶解。另外,还能抑制谷氨酸的PLG向赖氨酸的PLG转变,从而抑制纤溶酶的形成。

各种纤溶成分特性见表16-6。

(二)纤维蛋白(原)溶解机制

纤溶过程一般分为两个阶段:第一阶段是纤溶酶原被激活为纤溶酶;第二阶段是纤溶酶降解纤维蛋白(原)及其他蛋白质(如凝血因子Ⅴ、Ⅷ和ⅩⅢ等)。

表 16-6　纤溶成分的特性

蛋白质	主要合成部位	主要功能
PLG	肝	无活性的酶原形式,可被活化为 PL
PL		丝氨酸蛋白酶,降解纤维蛋白(原)
t-PA	血管内皮细胞	激活 PLG
u-PA	泌尿系上皮细胞	激活 PLG
PAI	血管内皮细胞/单核-巨噬细胞	抑制 PA,尤其是 t-PA
α_2-AP	肝	结合纤溶酶,使之失活

1. 纤溶酶原激活途径(图 16-10)

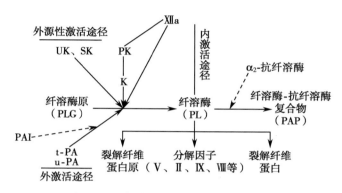

图 16-10　纤溶激活途径和主要作用方式

（1）内激活途径:主要指血循环中内源性凝血途径中的某些因子如因子ⅩⅡa、Ⅱa、K 等,能激活纤溶酶原形成纤溶酶的过程,继发性纤溶主要通过此途径降解纤维蛋白(原)。

（2）外激活途径:主要指体内合成的某些 PLG 激活物如 t-PA、u-PA 等,进入血循环,激活纤溶酶原形成纤溶酶。此途径对于维持生理情况下的血管通畅有重要意义,也是原发性纤溶的发生机制。

（3）外源激活途径:主要指体外的某些药物如链激酶(SK)、尿激酶(UK)和重组 t-PA 等,进入体内后激活纤溶酶原形成纤溶酶。这是临床进行溶栓治疗的基础。

2. 纤维蛋白(原)降解机制

（1）纤维蛋白原的降解:纤溶酶首先作用于纤维蛋白原的 Bβ 链,释放出纤维蛋白 $B\beta_{1-42}$ 肽;后作用于 Aα 链,释放出其羧基端的 4 个小片段及附属物 A、B、C、H 等,剩余部分称 X 片段,可被纤溶酶裂解为 Y、D、E 片段(图 16-11)。纤溶酶对纤维蛋白原的裂解见于原发性纤溶。

（2）可溶性纤维蛋白的降解:在纤维蛋白形成的过程中,凝血酶先从纤维蛋白原 2 条 Aα 链裂解出纤维蛋白肽 A（FPA）（$A\alpha_{1-16}$）,形成纤维蛋白单体 Ⅰ（FM_1）;再裂解纤维蛋白原 2 条 Bβ 链,并释出纤维蛋白肽 B（FPB）（$B\beta_{1-14}$）,形成纤维蛋白单体 Ⅱ（FM_2）。在纤溶酶的作用下,纤维蛋白单体 Ⅰ 的 Bβ 链裂解出小肽 $B\beta_{1-42}$,后从其 Aα 链裂解出极附属物 A、B、C、H,并最终生成一些肽链片段 X′、Y′、D′和 E′;纤维蛋白单体 Ⅱ 在

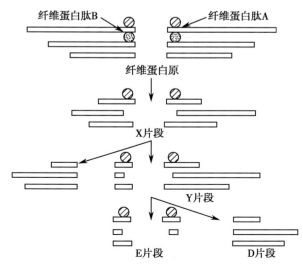

图 16-11　纤维蛋白原的降解过程

纤溶酶的作用下,Bβ 链则裂解出肽 Bβ$_{15-42}$,之后 Aα 链裂解出极附属物 A、B、C、H,并最终生成一些肽链片段 X′、Y′、D′和 E′。

(3) 交联纤维蛋白的降解:交联纤维蛋白是由可溶性纤维蛋白单体自行聚合,在 FⅩⅢa 作用下形成交联的不溶性聚合物。在纤溶酶作用下,交联纤维蛋白除降解出碎片 X′、Y′、D′、E′外,还生成 D-二聚体和 DD/E、DY/YD、YY/DXD 等复合物。由于只有交联纤维蛋白才能产生降解产物 D-二聚体,故临床检测 D-二聚体对鉴别原发性与继发性纤溶有较高的价值。

(三)纤维蛋白(原)降解产物作用

纤溶酶降解纤维蛋白或/和纤维蛋白原所生成的产物统称为纤维蛋白(原)降解产物(fibrin/fibrinogen degradation products,FDPs)(图 16-12),它们具有一定的抗凝作用:①FDP 中的 X(或 X′)、Y(或 Y′)和 E(或 E′)片段保留了类似纤维蛋白原与凝血酶作用的部位,故可与纤维蛋白原竞争凝血酶,阻止纤维蛋白单体(FM)形成;②可与 FM 结合形成可溶性复合物,抑制 FM 聚合和交联,从而发挥抗凝作用;③降解产生的所有肽链片段均可抑制血小板聚集和释放反应。

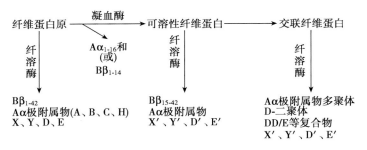

图 16-12 纤维蛋白(原)降解产物

二、纤维蛋白(原)溶解系统检验方法

(一)纤溶酶原含量和活性检测

纤溶酶原含量与活性检测是反映纤溶亢进的常用指标,但在纤溶酶原被大量消耗或合成减少时,其在机体内的水平会受到影响。临床常用双抗体夹心法和发色底物法分别进行检测。

1. 纤溶酶原含量(plasminogen antigen,PLG:Ag)检测

【原理】 双抗体夹心法:将纯化的兔抗人 PLG 抗体包被于聚苯乙烯反应板中,与待测标本反应,标本中如含 PLG 则可与之结合,后加入酶标兔抗人 PLG 抗体进行显色,利用标准曲线计算待测标本中 PLG 含量。

【试剂】

(1) 抗体:纯化兔抗人 PLG 抗体、HRP-兔抗人 PLG 抗体。

(2) PLG 标准品。

(3) 10g/L 小牛血清白蛋白(bovine serum albumin,BSA)。

(4) 标本稀释液:0.25mol/L EDTA-Na$_2$-PBS,含 2%BSA。

(5) 30%过氧化氢溶液。

(6) 0.05mol/L 碳酸盐缓冲液。

(7) 洗涤液:0.01mol/L PBS 含 0.05%Tris-Tween20。

(8) 终止液:3mol/L 硫酸溶液。

(9) 显色底物:1g/L 邻苯二胺溶液,用 pH 4.5 0.1mol/L 枸橼酸钠溶液配制。

【操作】

(1) 用碳酸盐缓冲液配制纯化兔抗人 PLG 抗体,使其浓度为 100mg/L,后取 100μl PLG 抗体于聚苯乙烯反应板的孔内,37℃温育 3h,4℃放置过夜,后用洗涤液洗 3 次,甩干。

(2) 取 PLG 标准品,根据 PLG 含量倍比稀释成 5 个不同浓度,每种浓度各取 100μl,置于上述反应板的孔内,37℃温育 2h,洗涤 3 次,甩干。

(3) 加入用含 10g/L BSA 的 PBS-Tween20 稀释的 HRP-兔抗人 PLG 抗体,每孔 100μl,37℃温育

1h,洗涤 3 次,甩干。

（4）10ml 邻苯二胺溶液中加入 10μl 30%过氧化氢溶液,混匀后,吸取 100μl 至反应孔内,37℃温育 20min。

（5）加 50μl 终止液终止反应。

（6）用酶标仪检测 492nm 波长的吸光度值。

（7）半对数纸上绘制标准曲线:以 PLG 含量的对数作为横坐标,以各孔吸光度值作为纵坐标。

（8）用 0.01mol/L PBS-Tween20 溶液 200 倍稀释待测血浆,余下步骤同以上 PLG 标准品的吸光度检测。

（9）根据待测血浆的吸光度值,可从标准曲线中计算出 PLG 浓度,乘以稀释倍数即可得出待测血浆 PLG 含量。

【注意事项】

（1）PLG 抗原比较稳定,血标本经离心分离获得血浆后,可置-30℃保存 2 个月。

（2）血标本不能溶血或凝血。

（3）实验中标本和试剂的量增加或减少一倍均不会影响结果。

【参考区间】　0.18~0.25g/L。

【临床意义】

（1）减低:表明纤溶活性增强,常见于继发性 PLG 减少,可由合成减少如重症肝炎、肝硬化、肝叶切除术,或消耗增多如原发性和继发性纤溶亢进、溶栓治疗、大手术后、肿瘤播散、严重感染等,所引起。极少见于先天性 PLG 缺乏症。

（2）增高:表明纤溶活性的降低,见于高凝状态和血栓性疾病。

2. 纤溶酶原活性(plasminogen activity,PLG:A) 检测

【原理】　发色底物法:向受检血浆中加入过量尿激酶和发色底物(S-2251),尿激酶催化 PLG 活化形成纤溶酶(plasmin,PL),后者作用于发色底物,释放出对硝基苯胺(PNA)而显色,颜色的深浅与纤溶酶的活性呈正相关。

【试剂】

（1）0.05mol/L Tris 缓冲液,pH 7.4。

（2）4U/ml 尿激酶溶液,临用前用 0.05mol/L Tris 缓冲液配制。

（3）5g/L S-2251,临用前用三蒸水配制。

（4）50%甘油溶液。

（5）50%醋酸溶液。

（6）至少 30 名健康人枸橼酸钠抗凝血混合后分离得到的标准血浆。

【操作】

（1）标本制备。标准管:先后加入 0.1ml 标准血浆和 2ml 50%甘油,然后混入 40μl 尿激酶溶液。待测管:依次加入 50μl 待测血浆、1ml 50%甘油和 20μl 尿激酶溶液。两管均 37℃温育 1h,为纤溶酶生成做准备。

（2）按表 16-7 操作。

表 16-7　发色底物法检测 PLG:A 操作步骤

试剂(μl)	标准管						空白管	待测管
已温育标本	120	100	80	60	40	20	–	100
50%甘油溶液	–	20	40	60	80	100	120	20
Tris 缓冲液	70	70	70	70	70	70	70	70
S-2251 溶液	20	20	20	20	20	20	20	20
37℃温育 1.5h								
50%醋酸溶液	50	50	50	50	50	50	50	50
标准 PLG:A(%)	120	100	80	60	40	20		

（3）酶标仪 405nm 波长处检测吸光度 A 值,空白管调零。以标准管 A 值作为纵坐标,其对应 PLG:A(%)为横坐标,进行直线回归分析,后利用回归方程,根据待测管 A 值计算其 PLG 活性(%)。

【注意事项】

（1）血标本用专用试管或枸橼酸钠抗凝,不能溶血或凝血,需立即送检,冷冻保存会影响结果。

（2）一些药物会影响 PLG 活性,如口服避孕药能使 PLG 活性轻度增高,尿激酶、链激酶和组织纤溶酶原激活物等溶栓药物会使 PLG 活性减低。

（3）其余注意事项同 PLG:Ag 检测。

【参考区间】 60.72%～116.38%。

【临床意义】 基本同 PLG:Ag 检测,不同之处在于 PLG:A 减低还可见于遗传性异常纤溶酶原血症,患者 PLG 含量一般正常,但活性减低。

（二）血浆鱼精蛋白副凝固试验

血浆鱼精蛋白副凝固(plasma protamine paracoagulation,3P)试验主要反映血浆中是否存在纤维蛋白单体(FM),当 FM 和纤维蛋白降解产物同时增多才会出现阳性,阳性可以较特异地判断继发性纤溶亢进,但敏感性较差。

【原理】 凝血酶作用于纤维蛋白原,使其释放出肽 A 和肽 B 并转变成纤维蛋白单体,后者可自行聚合,形成肉眼可见的纤维、絮状或胶胨状物质。继发性纤溶时产生的纤维蛋白降解产物(主要是 X′片段)和 FM,它们两者结合形成可溶性复合物,但硫酸鱼精蛋白可分离该复合物,使 FM 重新游离并自行聚合。

【试剂】

1. 10g/L 硫酸鱼精蛋白溶液(pH6.5),分装后−20℃保存备用。

2. 0.109mol/L 枸橼酸钠溶液。

【操作】

1. 采集静脉血,枸橼酸钠抗凝,抗凝剂与血液比例为 1:9,离心收集贫血小板血浆。

2. 取贫血小板血浆 0.5ml 于试管中 37℃温育 3min。

3. 加入 50μl 硫酸鱼精蛋白溶液,充分混匀,37℃温育 15～20min。

4. **立即观察结果** 阴性时,血浆透明、清晰,无不溶物产生;阳性时,可见不溶性沉淀,如为细颗粒状为弱阳性,粗颗粒状或絮状为阳性,纤维网状或胶胨状则为强阳性。

【注意事项】

1. 本试验中血标本不能用肝素、草酸盐及 EDTA 抗凝。

2. 多种情况可出现假阳性,如抽血不顺利、抗凝不均、导管内抽血、抗凝剂不足、标本冷藏或反复冻融、未能及时观察结果等。

3. 严格控制水浴箱温度和温育时间,以免形成假阳性或假阴性结果。

【参考区间】 阴性。

【临床意义】

1. **阳性** 可见于 DIC 早期和中期、静脉血栓形成、肺梗死、多发性外伤、大手术后、严重感染、烧伤、急性溶血等。

2. **阴性** 可见于健康人、DIC 晚期和原发性纤溶亢进。

（三）组织型纤溶酶原激活物含量和活性检测

组织型纤溶酶原激活物(t-PA)是机体最主要的激活纤溶酶原的物质,其含量和活性的检测也常用于判断纤溶活性。但血浆 t-PA 易受其他因素影响,如剧烈运动和应激反应时可增高,也会随年龄的增长而升高。此外,标本溶血、血浆中含其他抗体(如类风湿因子、嗜异性抗体)等也会影响其测定结果。临床常用的检测方法分别为双抗体夹心法和发色底物法。

【参考区间】 血浆 t-PA 含量:1.5～10.5μg/L(ELISA 法);血浆 t-PA 活性:0.3～0.6U/ml(发色底物法)。

【临床意义】

1. **t-PA 含量和活性增高** 表明纤溶活性增强,见于原发及继发性纤溶亢进。

2. t-PA 含量和活性降低　表明纤溶活性降低,常见于高凝状态和血栓性疾病,如深静脉血栓形成、缺血性脑梗死等,也见于口服避孕药、肥胖症、高脂血症及手术后等。除此之外,t-PA 也可用于检测溶栓治疗效果,静脉注射 t-PA 10～20min 后,如检测其含量和活性达到正常参考区间上限的 2～3 倍,可取得较好治疗效果。

（四）血浆纤维蛋白（原）降解产物的检测

血浆纤维蛋白(原)降解产物的检测见《临床检验基础》。

（五）血浆 D-二聚体检测

血浆 D-二聚体检测见《临床检验基础》。

本章小结

　　生理性止血包括血管、血小板和凝血因子三大因素,抗凝物质和纤溶成分可起到有效的调节作用。内皮细胞通过促进血管收缩、激活血小板、促进血液凝固及抑制纤溶完成止血功能,同时血管内皮细胞还具有抗血栓作用。血小板具有黏附、聚集、释放反应、促凝及血块收缩等功能,通过三个步骤参与止血:首先血小板与胶原物质黏附,其次加速内皮损伤处凝血因子的活化,使纤维蛋白沉着,最后释放血小板内容物,活化更多的血小板。机体的凝血过程涉及凝血和抗凝两方面,两者维持动态平衡是机体保持正常凝血功能的关键。纤溶是健康人体的重要生理功能,与血液凝固存在着既矛盾又统一的动态平衡关系。

　　血栓与止血检验能够为出血性疾病和血栓性疾病的诊断和治疗提供必要依据,通过初期止血、二期止血、抗凝物质和纤溶活性的筛查试验,可以初步了解患者止血与凝血方面的异常。在此基础上,选用有关血管内皮细胞、血小板、凝血因子、抗凝物质和纤溶活性的诊断试验,可为大多数出血性疾病与血栓性疾病的诊断、治疗、判断疗效等提供实验室依据。

病例讨论

　　患者,男性,10 岁,2 天前因剧烈运动后左膝关节肿痛、行走困难入院。3 年前患者双膝关节不明原因红肿伴疼痛,被认为是关节炎,治疗后痊愈。患者自幼常有鼻出血现象。检验:Hb 120g/L,Plt 200×10⁹/L,CT 15min(普通试管法,正常对照 10min),BT 3.5min(正常对照 4min),PT 14s(正常对照 13s),APTT 62s(正常对照 35s);TT 16s(正常对照 18s)。

　　请问根据以上资料,该患者初步诊断是什么? 如需最终确诊,还需要哪些资料和实验室检查?

病例讨论分析

（吴　洁）

扫一扫,测一测

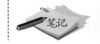

思考题

1. 生理性止血主要包括哪几个因素？各有何作用？
2. 血小板聚集实验的原理及临床意义？
3. 内源和外源凝血机制主要区别是什么？其凝血过程分别涉及哪些凝血因子？
4. 人体主要抗凝物质有哪些？其作用机制是什么？
5. 简述纤溶系统的组成及作用机制。

第十七章　血栓与止血检验的临床应用

学习目标

1. 掌握：血栓与止血常用筛选检验；过敏性紫癜的临床表现和实验室检查特点；免疫性、继发性血小板减少性紫癜主要鉴别点；血友病的临床表现及实验室检查；弥散性血管内凝血实验室诊断指标。

2. 熟悉：血管性血友病实验室检查特点；血栓性血小板减少性紫癜的实验室诊断；凝血功能异常性疾病的实验室检测；抗血栓和溶栓治疗的实验室检测。

3. 了解：血栓前状态、抗凝物质缺陷症。

4. 能将血栓与止血常用检验项目在临床运用时结合患者病情作出正确选择和初步评价。

第一节　概　　述

一、出血性疾病

出血性疾病（hemorrhagic disease）是由于多种原因导致机体止血、凝血功能障碍或抗凝血、纤维蛋白溶解过度而引起自发性或轻微损伤后出血难止的一类疾病。

（一）出血性疾病分类

临床上主要根据出血性疾病的病因和发病机制进行分类，可分为血管性、血小板性、凝血因子异常、纤溶过度和循环抗凝物质增多等类型（表 17-1）。

表 17-1　出血性疾病分类

病因	常见疾病
血管因素	
遗传性	遗传性毛细血管扩张症、血管性血友病等
获得性	过敏性紫癜、单纯性紫癜、药物性紫癜、自身免疫性紫癜、感染、代谢因素、化学因素、机械因素所致血管壁损伤等
血小板因素	
血小板减少	免疫性血小板减少症、药源性血小板减少症、再生障碍性贫血、白血病、免疫性疾病、DIC、脾功能亢进、血栓性血小板减少性紫癜等
血小板增多	原发性血小板增多症、真性红细胞增多症、脾切除、肿瘤等

续表

病因	常见疾病
血小板功能障碍	血小板无力症、巨大血小板综合征、储存池病、药物、免疫因素、MDS、肝病、尿毒症引起的血小板功能缺陷等
凝血因子异常	
遗传性凝血因子异常	血友病 A、血友病 B,FⅪ、FⅤ、FⅦ、FⅩ、FⅩⅢ缺乏,先天性低(无)纤维蛋白原血症、凝血酶原缺乏、复合性凝血因子缺乏
获得性凝血因子异常	肝病、维生素 K 缺乏、急性白血病、淋巴瘤、结缔组织病等
纤溶亢进	
原发性	遗传性纤溶抑制物缺乏或纤溶酶原活性增高,严重的肝脏疾病、肿瘤、手术和创伤等易诱发纤溶亢进
获得性	见于血栓形成、DIC 及严重肝病(继发性)等
病理性循环物质增多	获得性 FⅧ、FⅨ、FⅪ、FⅩⅢ等抑制物、自身免疫性疾病、恶性肿瘤,肝素样抗凝物质、狼疮抗凝物质增多等

（二）出血性疾病的实验室检验

出血性疾病的诊断除病史、家族史和临床表现外,实验室检查具有重要的确诊价值。

1. 一期止血缺陷筛选试验　一期止血缺陷是指血管壁和血小板异常所引起的止血功能缺陷。一期止血功能缺陷的筛选试验有血小板计数(PLT)和出血时间(BT)。其检验结果分为以下四种情况(表 17-2)。

表 17-2　一期止血缺陷筛选试验临床应用

BT	PLT	发病机制	常见疾病
正常	正常	血管壁通透性或脆性增加	过敏性紫癜、机械性紫癜等
延长	减少	血小板数量减少	原发性或继发性血小板减少性紫癜
延长	增多	血小板数量增多	原发性或继发性血小板增多症
正常	增多	血小板功能异常或凝血因子缺乏	血小板无力症、血管性血友病、低(无)纤维蛋白原血症等

2. 二期止血缺陷筛选试验　二期止血缺陷是指血液凝固和抗凝功能异常所引起的止血功能缺陷。临床可表现出不同程度的出血,筛选试验有凝血酶原时间测定(PT)和活化部分凝血活酶时间(APTT)测定。其检验结果分为以下四种情况(表 17-3)。

表 17-3　二期止血缺陷筛选试验临床应用

APTT	PT	发病机制	常见疾病
正常	正常	健康人或处于代偿阶段	遗传性或获得性 FⅩⅢ缺乏症
延长	正常	内源性凝血途径缺陷	血友病 A、B 和 FⅪ缺乏症
正常	延长	外源性凝血途径缺陷	遗传性或获得性 FⅦ缺乏症
延长	延长	共同凝血途径缺陷	FⅩ、FⅤ、FⅡ缺陷和纤维蛋白原缺陷症

此外,临床使用肝素、口服抗凝剂治疗以及病理性抗凝物质增多时,也可见 APTT、PT 延长。

3. 纤溶活性亢进筛选试验　纤溶活性亢进是指纤维蛋白(原)和某些凝血因子被纤溶酶降解所引起的出血。一般可直接或间接测定血浆纤维蛋白(原)降解产物(FDP),常用试验包括凝血酶时间(TT)、血浆鱼精蛋白副凝固试验和 D-二聚体测定等,血浆 FDP 定量和血浆 D-二聚体可作为筛选试验,结果有四种情况(表 17-4)。

表 17-4　纤溶活性亢进筛选试验临床应用

FDPs	D-二聚体	发病机制	常见疾病
阴性	阴性	纤溶活性正常	
阳性	阴性	理论上纤维蛋白原被降解,而纤维蛋白未被降解,即原发性纤溶	肝病、纤溶初期、剧烈运动、类风湿关节炎等
阴性	阳性	纤维蛋白被降解,而纤维蛋白原未被降解	DIC、静脉血栓、溶栓治疗
阳性	阳性	纤维蛋白原和纤维蛋白同时被降解,见于继发性纤溶	DIC 和溶栓治疗后

　　原发性纤维蛋白溶解系统亢进症(原发性纤溶症)是指在某些致病因素作用下纤溶酶原激活物增多,导致纤溶酶活性增强,后者降解纤维蛋白原和凝血因子,使其含量和活性下降,从而引起皮肤大片状瘀斑、黏膜和内脏出血。多见于胰腺、前列腺、甲状腺手术或过度挤压以及严重肝病、恶性肿瘤等。

　　继发性纤维蛋白溶解系统亢进症是指在某些致病因素作用下纤溶系统被激活,纤溶酶活性增强,纤维蛋白和凝血因子被降解,从而出现出血症状。多见于弥散性血管内凝血(DIC)、静脉血栓等。原发性和继发性纤溶的常用鉴别指标见表 17-5。

表 17-5　原发性和继发性纤溶的常用鉴别指标

检查项目	原发性纤溶	继发性纤溶
PLT	正常	↓,进行性↓
Fg	明显↓(常<1.0g/L)	↓,进行性↓
ELT	明显缩短(常<40 分)	N/缩短(常<70 分)
t-PA	明显↑	N/↑
PLG	明显↓	N/↓
3P 试验	(−)	(+)
FDP	明显↑	↑,进行性↑
D-D 二聚体	(−)/N	(+)/进行性↑
血涂片	不见破碎红细胞	破碎红细胞>10%

注:N 表示正常,↑表示升高,↓表示下降。

二、血栓性疾病

　　血栓性疾病(thrombotic disease)是指在血栓形成或/和血栓栓塞过程中所引起的疾病。血栓形成(thrombosis)是指在某些因素作用下,活体的心脏或血管内血液发生凝固或有沉积物形成的过程。在这个过程中形成血凝块或沉积物称为血栓(thrombus)。

(一)血栓分类

　　由于所含组成成分及其结构上的不同,血栓大致上可分为以下几种类型:

　　1. 白色血栓　又称血小板血栓,主要由血小板和少量纤维蛋白构成。常呈现为附壁血栓,多出现于血流速度较快的动脉血管内。

　　2. 红色血栓　主要由红细胞和白细胞组成,外观呈暗红色,多出现于血流淤滞的静脉血管内。血栓与管壁黏附较疏松,易脱落造成栓塞。

　　3. 透明血栓　存在于微循环的血管内,又称微血管血栓。这种血栓以纤维蛋白为主要成分,多见于 DIC、休克患者。

　　4. 混合血栓　该血栓在结构上可分为头、体、尾三部分,白色血栓形成头部,红色血栓与白色血栓组成体部,红色血栓形成尾部。血栓头部常黏附于血管壁,形成附壁血栓。可发生动脉、静脉和心脏内。

(二)常见血栓性疾病实验室检查

　　1. 深静脉血栓形成(deep vein thrombosis,DVT)　是由于静脉血流淤滞(手术后患者长期卧床)、静脉壁损伤(感染、化学和免疫损伤等)或/和血液呈高凝状态(血液黏度和凝固性增高)等原因导致静脉血流缓慢或停滞而形成血栓和栓塞。患者临床表现多为小腿疼痛、肿胀、足及踝部水肿,浅表静脉怒张,腓肠肌显著压痛,受累皮肤颜色、温度和感觉改变等。实验室检查主要包括全血黏度和血浆黏度增高,Fg含量和vWF:Ag增高,AT、PC和PS减低,PLG水平降低而FDP、D-二聚体水平增高,部分患者血小板功能亢进(如β-TG、PF_4升高)。临床诊断主要依靠B超、静脉造影、CT、核磁共振等检查结果。

2. **急性心肌梗死(acute myocardial infarction,AMI)** 是冠状动脉闭塞或血流中断使部分心肌因严重缺血而发生坏死,是一种常见的动脉血栓栓塞性疾病。它的发生和发展与动脉粥样硬化关系密切,是冠状动脉粥样硬化性心脏病(又称冠心病)中最为严重的一种。患者临床表现突然发作剧烈而持久的胸骨后或心前区压榨性疼痛,部分患者疼痛位于上腹部,硝酸甘油治疗效果变差;另外,患者常有长期高血压、高血脂、高血糖等病史。实验室检查主要有AMI患者血管内皮细胞损伤的检测指标(vWF、TM、ET-1)增高,血小板黏附和聚集功能增强,血小板释放的β-TG、PF_4、5-HT和P选择素增多,花生四烯酸代谢产物TXB_2增高,FPA、F_{1+2}、TAT、血栓前体蛋白升高,但6-酮-$PGF_{1\alpha}$降低。抗凝血酶活性多降低,PCP(蛋白C肽)等反应抗凝蛋白活化的标志物增多,FDPs、D-二聚体、PAP、纤维蛋白肽$B\beta_{15-42}$等反应纤溶活化的物质增多。

3. **脑梗死(cerebral infarction)** 又称缺血性脑卒中,是由于多种原因所致的局部脑组织血液供应障碍,脑组织出现缺血、缺氧性坏死,进而产生临床上相应的神经功能缺失表现。本症主要包括脑血栓形成和脑血栓栓塞。患者起病缓慢,多在睡眠或休息时发病。最常见的是对侧中枢性偏瘫、偏侧性感觉障碍、主侧半球受累或失语。椎-基动脉梗死常出现脑干和小脑症状,一般无意识障碍和颅内压升高等表现。实验室检查主要有在急性发作期,部分患者的血液流变学异常,纤维蛋白原含量增高,血小板黏附性和聚集性增高,血小板释放产物如β-TG、PF_4和TXB_2水平增高,反应血管损伤的vWF:Ag、TM和ET-1增高,但6-酮-$PGF_{1\alpha}$降低,抗凝血酶减低,纤溶活性由一过性增强转为长期降低。目前对脑梗死最有价值的诊断是CT、核磁共振等,实验室指标主要是分子标志物检测。

三、血栓前状态

血栓前状态(prethrombotic state)也称血栓前期(prethrombotic phase),是指血液某些成分的生物化学和血液流变学发生变化而导致的一种病理状态。在这种状态下,血液血栓或血栓栓塞性疾病发生的可能性明显增加,但这种病理状态可以长时期存在,临床上常无特异的症状和体征,如果一旦诱因出现,这种高凝状态的动态平衡被打破,就容易形成血栓。血栓前状态主要反映:①血管内皮细胞受损或受刺激;②血小板和白细胞被激活或功能亢进;③凝血因子含量增高或被激活;④抗凝蛋白含量减少或结构异常;⑤纤溶成分含量减低或活性减弱;⑥血液黏度增高和血流减慢等。

一般的止凝血检查(BT、PLT、APTT、PT、ELT等)对血栓前状态的诊断缺乏敏感性和特异性,不能满足临床和研究的需要。目前国内外均采用检测血栓、止血分子标志物的方法对血栓前状态进行判别。具体血栓前状态分子标志物见表17-6。

表17-6 血栓前状态分子标志物及其检测结果

分子标志物	病理生理过程	检测结果
血管损伤标志物		
vWF	血管内皮细胞合成,受损释放	↑/N
ET-1	血管内皮细胞合成,受损释放	N
TM	血管内皮细胞合成,受损释放	↑/N
6-酮-$PGF_{1\alpha}$	血小板磷脂在内皮细胞代谢产物,受损释放	N
血小板活化标志物		
β-TG	α颗粒合成,活化标志物	↑
PF_4	α颗粒合成,活化标志物	↑
5-HT	致密颗粒合成释放	↑
TXB_2	血小板磷脂花生四烯酸衍生物代谢产物	↑
P选择素	α颗粒合成释放	↑

分子标志物	病理生理过程	检测结果
凝血因子活化标志物		
TF	组织细胞,内皮细胞受损释放	↑/N
TFPI	凝血过程灭活外源性活化因子而消耗	↑/↓
F_{1+2}	凝血酶生成过程释放的激肽片段	↑
FPA	纤维蛋白原裂解时生成的片段	↑
抗凝蛋白活性标志物		
TAT	凝血酶与抗凝血酶复合物	↑
PCP(蛋白 C 肽)	随蛋白 C 活化而增高	↑
纤溶活性标志物		
t-PA	血管调节纤溶,内皮细胞释放	↓/N
PAI	血管调节纤溶抑制,内皮细胞释放	↑
PAP	纤溶酶与 α_2 纤溶抑制酶的复合物	N
$B\beta_{15-42}$	不稳定血栓裂解片段	N
FDP	纤溶裂解片段	↑
D-D 二聚体	稳定的纤维蛋白裂解片段	↑

注:N 表示正常,↑表示升高,↓表示下降。

第二节　常见血管壁异常出血性疾病

一、过敏性紫癜

过敏性紫癜(allergic purpura)又称许兰-亨诺综合征(Schonlein-Henoch syndrome),是一种较常见的毛细血管变态反应性疾病,病变主要累及皮肤、黏膜、胃肠、关节及肾脏等部位的毛细血管壁,使其渗透性和脆性增加,以致造成出血症状。目前认为,本病是一种免疫介导的全身性血管炎症。好发于儿童及青少年,发病前 1~3 周有上呼吸道感染史,患者可有发热、头痛、关节痛、全身不适等。根据体征主要分为五种类型。

1. **单纯型紫癜**　皮肤紫癜为本病最常见的首发症状。通常下肢及臀部为对称性分布,分批出现,略高出皮肤,大小不等,呈紫红色,偶有瘙痒感。

2. **胃肠型紫癜**　本型多见于儿童及老年人,除皮肤有紫癜等损害外,还有腹痛症状,所以称为胃肠型紫癜。表现为脐周或下腹部绞痛,伴有食欲不振、恶心呕吐、便秘腹泻以及便血等症状,个别可伴有肠套叠、肠穿孔甚至死亡。

3. **关节型紫癜**　除皮肤紫癜外,伴关节疼痛是本型的主要特点。病程久者关节可变形而影响关节功能。容易受累的关节有膝关节、肘关节、踝关节与腕关节等,可呈游走性,常易误诊为风湿病。此型可在数月至两三年内自愈,但容易复发。

4. **肾型紫癜**　病情最严重,除皮肤紫癜外,常有血尿、蛋白尿、管型尿,严重者可发生肾功能衰竭,出现无尿、浮肿、高血压等症状。患有这一型的过敏性紫癜应及时到医院诊治,以免引起严重后果。成年人发生本型紫癜预后较差。

5. **混合型紫癜**　是指同时合并两种及以上的症状。

除以上常见类型外,少数患者还可累及眼部、脑及脑膜血管,出现视神经萎缩、虹膜炎、视网膜出血及水肿、中枢神经系统症状和体征。

【实验室检查】

1. **毛细血管脆性试验(束臂试验)**　约半数以上患者阳性。

2. **血小板计数、功能及凝血功能检查**　除 BT 延长外,其他均正常。

3. **尿常规检查**　肾型或混合型可有血尿、蛋白尿、管型尿。

4. **免疫学检查**　抗核抗体及类风湿因子常阴性。约半数患者急性期血清 IgA、IgG 升高。

【诊断与鉴别诊断】

1. **诊断**　过敏性紫癜的诊断依据：

（1）发病前 1~3 周有上呼吸道感染史。

（2）典型的四肢皮肤紫癜，分批出现，均匀分布，可伴腹痛、关节肿痛、血尿等症状或过敏史。

（3）血小板计数、血小板功能及凝血相关检查正常，束臂试验可能阳性。

（4）排除其他原因所致的血管炎及紫癜。

美国类风湿学会 1990 年标准：①明显的紫癜；②年轻患者（≤20 岁）；③急性腹痛；④活检提示小动脉或小静脉的毛细血管壁中有中性粒细胞浸润。符合以上两条及两条以上标准可诊断。

2. **鉴别诊断**　本病需与如下疾病相鉴别：①遗传性毛细血管扩张症；②单纯性紫癜；③血小板减少性紫癜；④风湿病性关节炎；⑤肾小球肾炎；⑥系统性红斑狼疮；⑦外科急腹症。本病具有特殊临床表现及大多数实验室检查正常，鉴别一般无困难。

二、血管性血友病

血管性血友病（von willebrand disease，vWD）是由于体内血管性血友病因子（von willebrand factor，vWF）基因缺陷导致血浆中 vWF 数量减少或质量异常而引起的一种遗传性出血性疾病。国外的患病率高达 1%~3%。本病为常染色体遗传病，多为显性遗传；纯合子或双重杂合子可导致严重病例。根据遗传方式、临床表现和实验检查可分为 3 型。①1 型：占本病的 75%~80%，主要是由于 vWF 分泌障碍，清除增强，vWF 含量下降，vWF 多聚体的结构正常。②2 型：主要由于 vWF 的结构与功能缺陷所致，继发引起数量异常。③3 型：主要 vWF 基因存在大段缺失，导致 vWF 因子几乎完全缺如（抗原测定常<10%），临床出血严重，类似于血友病 A，本型极罕见，发病率在百万分之一左右。由于自幼缺乏 vWF 因子，机体免疫系统不会对 vWF 因子产生免疫耐受，使用外源 vWF 因子进行替代治疗常诱导产生抗 vWF 因子抗体。

对症状和体征较轻微的患者不易发现，通常于外伤或手术后难以止血，进一步检查发现本病。女性患者月经过多（占 50%~75%）常为本病的首发症状。因此，对月经过多且出现贫血者应常规筛查，阴性者应进一步检查血小板功能。如果儿童时期在不常受外伤的情况下出现皮下出血以及鼻出血时间延长，应注意本病的可能。

【实验室检查】

1. **出血时间测定**　BT 延长是诊断 vWD 的重要筛选试验之一。

2. **APTT 和 FⅧ:C 检测**　vWD 患者常有 APTT 延长和 FⅧ:C 水平减低，异常率达 70% 左右，患者 FⅧ:C 水平介于 10%~40%。重型者 FⅧ:C 及 FⅧ:Ag 仅达 3%~5%，部分 2 型患者 FⅧ 含量正常。注意 APTT 正常不能排除本病的诊断。

3. **vWF:Ag 定量检测**　多数患者 vWF:Ag 减低，是诊断 vWD 的重要指标。vWD 患者 vWF:Ag 异常率约 40%。

4. **vWF 多聚体分析**　一般采用 SDS 凝胶电泳分析。此检测对 vWD 分型诊断有重要意义。一般 1 型患者多聚体数量和结构都正常，2 型（2A、2B）患者缺乏高分子多聚体区带。

5. **瑞斯托霉素诱发血小板聚集反应（RIPA）**　是检测 vWF 功能活性较敏感的筛选试验。将瑞斯托霉素加入患者富血小板血浆中，血小板无聚集反应，大部分 vWD 患者 RIPA 减低或缺如，但 1 型 vWD 患者中约 30%RIPA 可正常。

6. **胶原结合试验**　用Ⅲ型胶原包被，检测患者血浆中 vWF 与胶原的结合能力。高分子量 vWF 多聚体优先与胶原结合，本实验为 vWF 功能试验，有助于 1 型与 2 型 vWD 分型诊断。

7. **FⅧ结合试验**　用酶联法检测患者血浆中 vWF 与 FⅧ的结合能力，2N 型患者结合能力降低，是 2N 型 vWD 的确诊试验。

8. **vWF 基因检测**　通过基因检测，3 型表现出大段缺失突变，其他亚型为多点突变。2N 型突变发生在Ⅷ因子结合部位的编码区。此为目前确定 vWF 亚型最特异的方法。

9. **vWF 因子活性检测**　用新鲜或甲醛固定的健康人的血小板，加上待检血浆和瑞斯托霉素，可定量测定血浆瑞斯托霉素辅因子活性（vWF:Rcof）。正常参考区间为 500~1 500U/L。大多数 vWD 患者 vWF:Rcof<30%。本试验是目前反映 vWF 因子功能的金标准。

【诊断和鉴别诊断】

1. 诊断　主要表现为不同程度的自发性皮肤、黏膜出血或外伤、手术后出血增多,血小板正常,出血时间延长,APTT 延长或正常,FⅧ:C 正常或降低,vWF:Ag 减低(<30%),vWF:Rcof<30%。必须排除血小板功能缺陷疾病。

2. 鉴别诊断　本病需与血友病和血小板无力症相鉴别。血友病时血小板黏附聚集功能正常,vWF 正常可鉴别;血小板无力症对多种诱聚剂无反应,血小板 GPⅡb/Ⅲa 异常,但 vWF 正常。

三、其他血管壁异常出血性疾病

（一）遗传性出血性毛细血管扩张症

遗传性出血性毛细血管扩张症是一种由于毛细血管壁遗传性发育不全所引起的出血性疾病。本病呈常染色体显性遗传,部分毛细血管壁的中层缺乏弹力纤维或平滑肌层是主要病理缺陷,引起病变部位的局部血管扩张、扭曲和破裂出血。主要临床特征:①毛细血管成簇扩张,多见于上半身,如面部、唇部、口腔、鼻腔、胸部、上肢和手指等,多呈红色或暗红色的针头状、结节状、蜘蛛网状或瘤状突起,压之褪色;②反复同一部位出血,幼年多见鼻衄、牙龈出血,成年有胃肠道、呼吸道、泌尿道反复出血,女性月经量过多,分娩后、手术和创伤时出血难止。

【实验室检查】　束臂试验常阳性,BT 延长,其他血栓与止血检验结果多为正常,出血严重者表现为小细胞低色素性贫血。血管造影有确诊价值。DNA 检查有助诊断未发病者,预防严重的脑或肺出血。病变部位组织病理学检查可见毛细血管壁缺乏弹力纤维或平滑肌层,此是确诊的佐证。

【诊断和鉴别诊断】　2000 年遗传性毛细血管扩张症国际基金科学顾问委员会诊断标准:①反复的自发性鼻出血;②多部位毛细血管扩张,如嘴唇、口腔、手指和鼻部等;③内脏受累,如胃肠道毛细血管扩张,肺、肝脏、脑动静脉畸形;④阳性家族史,患者一级亲属中,至少有一位诊断为遗传性出血性毛细血管扩张症。符合以上 3 项即可确诊,符合 2 项为疑诊。本病需与蜘蛛痣、红痣、小静脉扩张等疾病鉴别。

（二）其他血管性紫癜

其他血管性紫癜包括家族性单纯性紫癜、巨大海绵状血管瘤、全身弥漫性血管角化病、共济失调毛细血管扩张症、自身免疫性紫癜、老年性紫癜、机械性紫癜、体位性紫癜、维生素 C 缺乏症等。这些紫癜都是由于血管壁的通透性、脆性增加或由于免疫球蛋白(IgG、IgM)、免疫复合物沉积于血管壁所致。临床特征是皮肤反复发作性紫癜,有时伴有黏膜出血倾向。除束臂试验阳性外,有关血栓与止血检验项目多数正常,依据病史、体征、分子遗传学等可作出相应诊断。

第三节　常见血小板疾病

一、免疫性血小板减少性紫癜

免疫性血小板减少性紫癜(immune thrombocytopenia)也称原发性血小板减少性紫癜(idiopathic thrombocytopenic purpura,ITP),是一种因免疫因素导致血小板破坏过多而引起的疾病。好发于儿童、青壮年和妇女,女性多于男性。目前认为与某些病毒感染有关。急性型患者多为病毒抗原刺激机体产生抗体,抗体附着在血小板表面,致敏的血小板被单核-吞噬细胞系统破坏,引起血小板减少。慢性型患者多为机体不明原因产生抗血小板抗体,该抗体与血小板膜糖蛋白结合,结合抗体的血小板被单核-吞噬细胞系统破坏,导致血小板减少。

临床主要表现:①急性型,多见于 3~7 岁儿童,紫癜出现前 1~3 周有上呼吸道感染史。起病急,常伴有发热,皮肤紫癜、黏膜出血及消化道、泌尿道出血等,少数严重者有颅内出血。病程多呈自限性,可半年内自愈。②慢性型,多见于青壮年。发病前常无明显诱因,起病缓慢,临床以皮肤、黏膜出血为主和女性月经过多,脾不大或稍大。病程数月至数年,有反复发作倾向。

【实验室检查】

1. **一般检查** ①血小板 $<100\times10^9/L$;②血小板平均体积增大,少数可见直径 $10\mu m$ 的巨型血小板,胞质中颗粒减少且分散;③血小板分布宽度增高或明显增高;④血常规检查:严重出血者有缺铁性贫血表现,无严重出血者红细胞和白细胞多正常;⑤血栓止血检查:有与血小板减少有关的检查异常,如出血时间延长、束臂试验阳性、血块收缩不良。

2. **骨髓涂片检查** 骨髓增生活跃或明显活跃;巨核细胞正常或增多伴成熟障碍,以幼稚型巨核细胞和颗粒型巨核细胞明显增多,体积减小,胞质中颗粒减少,嗜碱性较强;产血小板型巨核细胞明显减少或缺乏,胞质中出现空泡、变性。少数病程较长的难治性ITP患者,骨髓中巨核细胞减少。骨髓巨核细胞数量变化不定,故骨髓涂片检查对ITP只有支持诊断价值,对排除继发性血小板减少性紫癜意义较大。

3. **血小板特殊检查** ①血小板寿命测定:无论核素 ^{14}C、^{51}Cr 标记,还是 TXB_2 法,均表现为血小板寿命缩短,破坏过多;②血小板相关抗体(包括 $PAIgG$、$PAIgM$、$PAIgA$、PAC_3)测定是诊断ITP的重要检查项目,80%以上患者 $PAIgG$ 增高,但特异性欠佳;③血小板聚集和释放试验:部分患者有血小板功能异常,表现为血小板聚集能力下降和血小板第4因子释放下降。

【诊断与鉴别诊断】

1. **诊断** 国内诊断标准:①至少2次检查血小板减少,血细胞形态无异常;②脾脏一般不增大;③骨髓巨核细胞增多或正常,有成熟障碍;④须排除其他继发性血小板减少症。

2. **鉴别诊断** 主要排除继发性血小板减少症,如脾功能亢进、再生障碍性贫血、白血病、SLE、MDS、药物性免疫性血小板减少等。

二、继发性血小板减少性紫癜

(一)血栓性血小板减少性紫癜

血栓性血小板减少性紫癜(thrombotic thrombocytopenic purpura,TTP)是由于遗传性或获得性因素造成血管性血友病因子裂解酶 ADAMTS-13 活性缺乏而导致的一类血栓性微血管疾病。由于血管性血友病因子裂解酶 ADAMTS-13 活性缺乏,不能正常裂解大分子的 vWF 多聚体,后者与血小板结合,引起血小板黏附和聚集,导致体内广泛的微血栓形成,继而引起血小板减少,出现皮肤紫癜等出血症状;同时出现微血管病性溶血性贫血,造成红细胞形态异常。

本病起病急骤,好发于 $30\sim40$ 岁青壮年女性,发病率较低,但死亡率较高。临床表现为典型的"三联症",即血小板减少、微血管病性溶血性贫血、神经精神症状;如果同时伴发热和肾损伤,则称为典型的"五联症"。

【实验室检查】

1. **血液一般检查** ①白细胞常升高,并伴中性粒细胞核左移;②血小板计数,96%患者下降,多在 $(10\sim50)\times10^9/L$ 之间;③血涂片检查,95%出现破碎红细胞、异形红细胞,网织红细胞明显升高。

2. **溶血指标检测** 以血管内溶血为特征,血浆游离血红蛋白和乳酸脱氢酶升高,血清间接胆红素升高,血浆结合珠蛋白减少。

3. **血管性血友病因子检测** vWF:Ag 含量增高,血管性血友病因子裂解酶 ADAMTS-13 活性通常10%以下,为诊断主要指标。

4. **尿液检测** 可见蛋白尿、血尿、管型尿等。

【诊断与鉴别诊断】

1. **初步诊断** 存在血小板减少和微血管病性溶血性贫血且无其他原因,可初步诊断。同时存在神经精神症状、肾损伤或发热,进一步支持TTP,但并非诊断所必需。

2. **确定诊断** 血浆血管性血友病因子裂解酶 ADAMTS-13 活性显著下降(<10%)或同时检出血管性血友病因子裂解酶的抑制物,可确诊TTP。

3. **鉴别诊断** TTP 应与 Evans 综合征、溶血性尿毒症综合征、DIC 和 SLE 鉴别。

(二)Evans 综合征

Evans 综合征(Evans syndrome)是自身免疫性溶血性贫血同时伴有血小板减少,并引起紫癜等出血性倾向的一种病症。本病于1951年由Evans首先提出,因而命名为Evans综合征。本病的特点是产生自身抗体,导致红细胞以及血小板的破坏过多,而造成溶血性贫血以及血小板减少性紫癜。患者血清中可发现不交叉反应的抗红细胞抗体及抗血小板抗体。极少数的血小板减少患者可出现抗红细胞抗体但没有溶血现象,这种表现可推迟Evans综合征诊断几个月甚至几年。研究表明,大部分Evans综合征患者血清免疫球蛋白水平增高。本病常表现为迁延、反复发作的血小板减少及溶血,预后不良。主要临床表现是溶血和血小板减少所致的症状,包括贫血、黄疸、皮肤黏膜出血等。

【实验室检查】

1. 外周血检查 红细胞、血红蛋白均降低,贫血程度轻重不一,呈正细胞正色素性贫血。网织红细胞增高。血小板计数减少。可见血小板形态改变,如体积增大、颗粒减少、染色过深等。球形红细胞明显增多,可见大红细胞,可出现有核红细胞。白细胞常增高,伴中性粒细胞核左移。

2. 骨髓象检查 呈增生性贫血骨髓象,以红系细胞增生为主,有时幼红细胞可呈巨幼红样变。巨核细胞数量增多或正常,有成熟障碍。

3. 血小板相关抗体 免疫球蛋白增高,包括PAIgG、PAIgM、PAC$_3$。抗人球蛋白试验(Coombs试验)直接试验常呈强阳性,间接试验大多阴性,少数可阳性。

【诊断与鉴别诊断】

1. 诊断 ①患者病史;②贫血、黄疸、皮肤黏膜出血;③血小板减少;④PAIgG、PAIgM、PAC$_3$增高,抗人球蛋白试验(Coombs试验)直接试验常呈强阳性,一般可作出诊断。

2. 鉴别诊断 Evans综合征应与溶血性尿毒症综合征、DIC、TTP和SLE鉴别。

(三)溶血尿毒综合征

溶血尿毒综合征(hemolytic uremic syndrome,HUS)是指同时出现微血管病性溶血性贫血、急性肾功能衰竭和血小板减少为特征的一种综合征。90%以上发生于婴儿和儿童,成人较少。病理上主要特征为血栓性微血管病(thrombotic microangiopathies,TMA)。HUS首先由Gasser于1955年报道,典型的HUS主要见于婴儿和儿童,发生溶血性贫血、急性肾功能衰竭和血小板减少等综合表现,是儿童急性肾功能衰竭的主要原因之一,也见于成人。若不及早诊治常可危及生命。

【实验室检查】

1. 严重溶血性贫血 在数天至数周内可发生反复溶血,血红蛋白减少,网织红细胞增加;骨髓幼红细胞增加。

2. Coombs试验 多为阴性。

3. 外周血涂片 可见到各种异形红细胞、盔形细胞和破碎的红细胞,比例可达到10%。

4. 血小板减少 常见,持续数天至数周。

5. 其他

(1)凝血功能检查:凝血酶原时间和部分患者凝血活酶时间正常或轻度延长,纤维蛋白原正常或稍增加;纤维蛋白(原)裂解产物增加。

(2)血清补体C3、C4和CH50可下降:C3可沉积在肾小球内;血清IgG浓度开始下降,而IgA和IgM增加;在肾小球系膜区常检出IgM沉积物,纤维蛋白原沉积常见。

(3)尿液检查:可见蛋白尿、血尿和管型尿。

(4)其他检查:血BUN增加,电解质紊乱,包括血清钠和钙下降,血钾可高或低。血清胆固醇、三酸甘油酯和磷可增加。

【诊断与鉴别诊断】

1. 诊断 根据突然出现的溶血性贫血、血小板减少及急性肾功能衰竭三大特征,不难作出诊断。

2. 鉴别诊断 HUS应与其他原因引起的急性肾功能衰竭、肾小球肾炎、血小板减少及溶血性贫血等鉴别。

三、遗传性血小板功能异常疾病

(一)血小板无力症

血小板无力症(thrombasthenia)是一种罕见的遗传性血小板功能障碍性疾病,由于血小板膜糖蛋白 GP Ⅱ b/Ⅲ a 质或量异常,使血小板聚集功能障碍而引起出血,是一种常染色体隐性遗传病,GP Ⅱ b/Ⅲ a 基因缺陷。1918 年由 Glanzmann 首先报道,故又称 Glanzmann thrombasthenia(简称 GT)。临床主要表现为皮肤紫癜、牙龈出血、鼻出血、月经量过多,而脑出血、关节出血、自发性出血少见。

【实验室检查】

1. **血小板检查** 血小板数量及形态正常,但散在不聚集成簇。

2. **凝血机制检查** ①血块收缩不良;②出血时间延长;③血小板聚集试验:瑞斯托霉素诱导的血小板聚集反应正常;ADP、胶原、肾上腺素、胶原诱导的血小板聚集反应减低或缺如。

3. **血小板膜糖蛋白 GP Ⅱ b/Ⅲ a(CD41b/CD61)检测** 利用单克隆抗体技术能特异、敏感地检出血小板 GP Ⅱ b/Ⅲ a(CD41b/CD61)减少、缺乏或质量异常。

【诊断与鉴别诊断】

1. **诊断**

(1) 常染色体隐性遗传。

(2) 自幼有出血症状,多表现为皮肤紫癜、牙龈出血、鼻出血、月经量过多。

(3) 实验室检查:①血小板正常;②血块收缩不良;③出血时间延长;④血小板散在分布,不聚集成堆;⑤流式细胞术检查血小板膜 GP Ⅱ b/Ⅲ a 减低、缺乏或质量异常;⑥ADP、胶原、肾上腺素、胶原诱导的血小板聚集反应减低或缺如,瑞斯托霉素诱导的血小板聚集反应正常。

2. **鉴别诊断**

(1) 灰色血小板综合征:血块收缩缺陷,但血小板聚集轻度异常,且缺乏血小板 α 颗粒分泌蛋白。

(2) 先天性无纤维蛋白原血症:出血时间延长,表现为凝血试验异常,加入外源性纤维蛋白原,血小板聚集恢复。

(3) 致密颗粒缺乏症:常染色体显性遗传,表现为分泌依赖性血小板聚集(二相聚集)异常,血块收缩正常。

(二)巨大血小板综合征

巨大血小板综合征(Bernard-Soulier syndrome,BSS)为一种罕见的常染色体隐性遗传性出血性疾病。由于患者的血小板膜 GP Ⅰ b/Ⅸ缺陷,导致血小板黏附能力减低,血小板不能黏附于损伤的血管壁,以及对凝血酶的反应减弱,而导致各种出血倾向。临床主要表现为自发性皮肤黏膜出血、牙龈出血、月经过多等,轻者可无临床症状。

【实验室检查】

1. **血小板检查** 多数中重度减少,少数正常,可见巨大血小板。

2. **出凝血功能检查** ①血块收缩试验正常;②出血时间延长;③血小板黏附功能减低;④加 ADP、肾上腺素和胶原诱导剂,血小板聚集基本正常,加瑞斯托霉素不聚集。

3. **血小板膜 GP Ⅰ b/Ⅸ检测** 利用单克隆抗体技术能特异、敏感地检出血小板 GP Ⅰ b/Ⅸ减少、缺乏或质量异常。

【诊断与鉴别诊断】

1. **诊断**

(1) 常染色体隐性遗传。

(2) 自发性皮肤黏膜和牙龈出血、月经过多等,轻者无临床症状。

(3) 实验室检查:①血小板减少伴有巨大血小板;②出血时间延长;③血小板黏附功能减低;④加瑞斯托霉素血小板不聚集,加其他诱导剂聚集基本正常;⑤血小板 GP Ⅰ b/Ⅸ减少或缺乏,个别出现质量异常;⑥vWF 正常。

(4) 排除其他巨大血小板症。

(5) 基因分析:可发现 GP Ⅰ b/Ⅸ基因 *GP1BA*、*GP1BB*、*GP9* 有纯合或多重杂合性突变。

2. **鉴别诊断**

(1) Epstein 综合征:常染色体隐性遗传性疾病,表现为肾炎及神经性耳聋伴血小板减少和巨大血小板,出血时间延长,血小板对胶原和肾上腺素反应异常。

(2) 灰色血小板综合征:少见的常染色体隐性遗传性疾病,表现为轻度血小板减少伴巨大血小板,膜蛋白正常,血小板 α 颗粒内容物特别是内源性合成蛋白减少。

（3）May-Hegglin 异常:罕见的常染色体显性遗传性疾病,血小板减少,体积增大,粒细胞、单核细胞中有类似 Döhle 小体样结构,血小板功能及血小板膜糖蛋白正常,多数无出血症状。

第四节　常见凝血功能异常疾病

一、血友病

血友病(hemophilia)是一组由于遗传性凝血因子Ⅷ和Ⅸ基因缺陷导致的内源性凝血途径激活凝血酶原酶的功能发生障碍而引起的出血性疾病。包括血友病 A(hemophilia A,HA)或称血友病甲、凝血因子Ⅷ缺乏症,血友症 B(hemophilia B,HB)或称血友病乙、凝血因子Ⅸ缺乏症。血友病发病率 A:B 为6.9:1。

凝血因子Ⅷ、Ⅸ遗传基因分别位于 Xq28 和 Xq27,HA 和 HB 同为性连锁(伴性)隐性遗传。血友病患者的儿子都是健康人,女儿都是致病基因携带者。女性携带者所生的儿子 50% 是患者,50% 是健康人;所生的女儿 50% 是健康人,50% 是致病基因携带者。然而有 46%~50% 患者无遗传性家庭史,但可发现患者有基因缺陷,推测可能是母体在妊娠过程中胎儿自身基因突变所致。

临床特点是自发性或轻微外伤后出血难止,出血常发生于负重的大关节腔内(如肘、腕、膝、踝、髋、肩关节等)和负重的肌群内(如肱三头肌、股四头肌、腓肠肌、腰大肌等)。重型血友病可发生内脏出血(如咯血、血尿、黑便)和颅内出血,皮肤瘀斑、黏膜出血较常见。血友病出血用一般止血药物无效,但用新鲜血浆或针对性血浆凝血因子制剂可获得显著疗效。反复关节腔内出血常致关节腔纤维组织增生和粘连,造成关节畸形和残疾,最常受累的关节是踝关节和膝关节。反复的关节、肌肉和深部组织出血是血友病区别于其他出血性疾病的重要临床表现。

【实验室检查】

1. **筛检试验**　APTT 延长,PT 正常。

2. **凝血因子促凝活性检测**　因子活性(Ⅷ:C、Ⅸ:C)减低是常用的确诊试验。根据凝血因子活性高低,可分为血友病重型(<1%)、中型(2%~5%)、轻型(6%~25%)和亚临床型(26%~45%)。

3. **凝血因子抗原含量检测**　因子抗原含量(Ⅷ:Ag、Ⅸ:Ag)减低或正常。

4. **携带者和产前诊断**　采用基因探针、限制性片断长度多态性、DNA 印迹技术作携带者和产前诊断。

5. **排除试验**　做 BT 和 vWF:Ag 检测,以排除 vWD;做 APTT 纠正试验,以排除各因子的抑制物(尤其因子Ⅷ抑制物)。

6. **基因诊断**　结合分子生物学技术进行基因诊断,可确定基因突变的类型,为研究病因、发病机制和基因治疗奠定理论基础。

【诊断】　无论是否有明显的家庭史,是否存在出血,一旦确诊 FⅧ:C 或 FⅨ:C 显著降低,无 vWF 明显减少,排除获得性因素,即可诊断血友病。血友病的严重程度由各种因子的活性来确定。有条件可进一步检测 FⅧ和 FⅨ 的抗原含量。

二、肝脏疾病引起的凝血障碍

出血是严重肝病的常见症状和重要死亡原因之一。出血常表现为皮肤瘀斑、黏膜出血、月经过多、内脏出血等,且出血的严重程度与肝功能损害的严重程度呈正比。造成肝脏疾病出血的原因相当复杂,涉及一期止血、二期止血、纤溶亢进和血小板异常等,但主要原因如下。①凝血因子和抗凝蛋白的合成减少:当肝细胞受损或坏死时,肝细胞合成凝血因子(Ⅲ 因子和 Ca^{2+} 除外)和抗凝蛋白(抗凝血酶、肝素辅助因子Ⅱ、蛋白 C、蛋白 S 等)的能力减低,导致凝血和抗凝机制紊乱;②凝血因子和抗凝蛋白消耗增多:肝脏疾病易并发原发性纤溶或 DIC,此时血浆中纤溶酶增高,可以水解纤维蛋白(原)和多个凝血因子(因子Ⅱ、Ⅸ、Ⅹ、Ⅺ、Ⅻ),同时消耗大量的抗凝蛋白,使血浆中凝血因子和抗凝蛋白降低;③异常抗凝物质和血 FDP 增多:肝脏疾病时,肝细胞合成肝素酶的能力减低,不能及时灭活类肝素抗凝物质,使血液中异常抗凝物质增多;此外,高纤溶酶血症致使纤维蛋白(原)降解,产生的 FDP 增高;④血小板减少及其功能障碍:在肝炎病毒损伤骨髓造血干/祖细胞、脾功能亢进和免疫复合物等因素的作用下,抑制血小板的生成和血小板黏附、聚集、释放等功能,致使血小板数量减少、寿命缩短及功能低下。

【实验室检查】　不同肝脏疾病时血栓与止血的检测结果见表 17-7。

表 17-7　主要肝脏疾病血栓与止血检验的结果

	急性肝炎	慢性肝炎	重症肝炎	肝硬化	原发性肝癌	肝叶切除
凝血试验						
APTT	N/↑	↑	↑↑	↑/N	↑	↑
PT	N/↑	↑	↑↑	↑/N	↑	↑
TT	N/↑	↑	↑↑	↑/N	↑↑	↑
HPT	N/↓	↑	↓↓	↓	↓	↓
凝血因子						
VKD 因子活性	N	↓/↓↓	↓↓	↓↓	↓/不定	↓
Fg 和 FV	N/↑	N/↓	↓	↓/↓↓	↓/不定	↓
FⅧ:C	N/↑	↑/N	↑↑	↑↑	↑	↑
vWF:Ag	↑	↑	↑↑	↑↑	↑	↑↑
抗凝试验						
PC 和 PS	N/↓	↓	↓↓	↓↓	↓/N	↓
类肝素物质	N	N/↑	↑↑	↑	↑	N/↑
HC-Ⅱ	N/↓	↓	↓↓	↓	↓	↓
AT	N/↓	↓	↓↓	↓	↑/N	↓
纤溶试验						
ELT	N	N/↓	不定	↓	不定	↓
t-PA	↑	↑	↑↑	↑↑	↑	↑
PAI	↓	↓	↓↓	↓	↓	↓
PLG	N	↓	↓↓	↓	↓	↓
α_2-PI	N	↓	↓↓	↓	↓	↓
FDP	N/↑	N/↑	↑↑	↑↑	↑	↑
D-D 二聚体	N/↑	N/↑	↑	↑	↑	↑/N
血小板试验						
PLT	N	N/↓	↓	↓	不定	↓
血小板功能	N/↓	↓/N	↓	↓/N	↓/N	N
膜糖蛋白	N	↓	↓	↓	↓	
BT	N	N	↑	↑	N	N

注:↑为增高或延长;↑↑为明显增高或延长;↓为减低或缩短;↓↓为明显减低或缩短;N 为正常;HPT 为肝促凝血酶原激酶试验;HC-Ⅱ为肝素辅因子Ⅱ;α_2-PI 为 α_2 纤溶酶抑制物。

【凝血指标与肝病预后关系】

1. 因子Ⅶ:C 减低可作为肝脏疾病早期诊断指标之一。

2. Fg 和因子Ⅴ:C 减低反映肝脏疾病严重或进入肝硬化。

3. 异常凝血酶原增高是诊断原发性肝癌的参考指标之一。

4. 因子Ⅷ:C 和 vWF 水平越高,反映肝脏疾病越严重;Ⅷ:C 降低,提示肝脏疾病并发 DIC。

5. 因子ⅩⅢ:Ag、AT 水平低于 35% 或 PLG 水平低于 20%,提示预后不良。

总之,肝脏疾病常呈多个凝血因子异常,故需综合分析。上述指标异常并不一定发生出血。

三、维生素 K 缺乏引起的凝血障碍

维生素 K 缺乏可引起凝血因子 Ⅱ、Ⅶ、Ⅸ、Ⅹ 合成障碍而导致凝血功能障碍。这些凝血因子的氨基末端必须连接上 9~12 个 γ-羧基谷氨酸残基才具有活性,从而与 Ca^{2+} 结合,通过 Ca^{2+} 连接到磷脂表面,参与凝血反应。在肝脏合成这些凝血因子时,这组 γ-羧基谷氨酸残基必须依赖维生素 K 才能转接上去。如果维生素 K 缺乏,上述四种凝血因子 N 端无 γ-羧基谷氨酸,则无凝血活性,从而导致凝血障碍和出血。

维生素 K 缺乏在不同病因、不同年龄中的临床表现略有差异。成人维生素 K 缺乏,可表现为皮肤瘀斑、黏膜出血(鼻、口腔出血)、内脏出血(呕血、血尿、黑便)等,深部关节和肌肉出血少见。新生儿出血症,可表现为较严重的脑间、颅内、胸腔和腹腔出血,也可有消化道、皮肤和鼻黏膜出血。常见维生素 K 缺乏的原因有下列几种:

1. **吸收不良综合征**　肠道内维生素 K 吸收不良,其原因有:①完全梗阻性黄疸和胆汁丢失过多,导致肠内缺乏胆盐,影响维生素 K 的吸收;②结肠炎、肠瘘和肿瘤引起肠道吸收功能不良;③长期服用石蜡油类润滑剂,使肠道排出过多的脂溶性维生素 K。

2. **肠道灭菌综合征**　正常肠道细菌可合成少量维生素 K,当经常服用肠道灭菌类抗生素,可导致细菌合成维生素 K 减少。

3. **新生儿出血症**　出生 3~7 日的新生儿由于从母体获得的维生素 K 已耗尽,肠道内正常菌群缺乏,维生素 K 不能自身合成,肝功能尚未完善,依赖维生素 K 的凝血因子不能正常合成,而导致出血。

4. **口服抗凝剂**　服用香豆素类衍生物(华法林、新抗凝等)或误服杀鼠药(敌鼠、澳敌隆),通过抑制羧基化酶活性,而产生拮抗维生素 K 的作用,使依赖维生素 K 的凝血因子缺乏生物活性。

【实验室检查】

1. **筛选试验**　①APTT 试验延长;②PT 试验延长。但依赖维生素 K 的凝血因子活性下降至健康人 30%~35% 以下才可能出现 APTT 和 PT 延长。

2. **确诊试验**　①成人患者血浆维生素 K<100ng/L,脐血<50ng/L;②血浆非羧化的因子 Ⅱ 浓度升高,尿谷氨酸水平<25μmol/24h 尿;③维生素 K 依赖蛋白活性降低,如 F Ⅱ:C、F Ⅶ:C、F Ⅸ:C 和 F Ⅹ:C 均<50%,蛋白 C 和蛋白 S 活性均<40%。

【诊断和鉴别诊断】

1. **诊断**　①除原发疾病临床表现外,可见皮肤瘀斑、黏膜出血、内脏出血等;②APTT 和 PT 延长;③存在干扰维生素 K 吸收的基础疾病和口服抑制维生素 K 抗凝剂。

2. **鉴别诊断**　与血液中抗凝物质增多和 DIC 消耗大量凝血因子进行鉴别。

四、获得性抗凝物质增多

抗凝物质增多是指在病理情况下由于血液中存在阻断凝血反应的抑制物和抗血浆凝血因子的抗体增多,导致凝血发生障碍引起出血。常见的血液抗凝物质增多见于以下几种情况。

(一)肝素样抗凝物质增多

肝素样抗凝物质可加速抗凝血酶对多个活化凝血因子的灭活,其增多见于肝素治疗、严重肝脏疾病、肝脏手术、抗凝血酶缺乏症、DIC、SLE、肾病综合征出血热、急性白血病、恶性肿瘤、放射病和器官移植等。肝素样抗凝物质可抑制因子 Ⅴ、Ⅷ、Ⅸ、Ⅹ、Ⅻ 及凝血酶活性引起出血。临床表现为皮肤、黏膜及消化道出血;静脉穿刺、活检、术后伤口严重出血,严重者可危及生命。

【实验室检查】　APTT、PT、TT 均延长且不能被正常人血浆纠正,但 TT 延长可以被硫酸鱼精蛋白、甲苯胺蓝纠正。血浆肝素浓度增高。

【诊断】　符合以下 3 项中的 2 项即可诊断:①肝病史或肝素类药物使用史;②TT 延长可以被硫酸鱼精蛋白、甲苯胺蓝、肝素酶纠正,肝素测定符合肝素样抗凝物质增多;③有恶性肿瘤尤其是血液系统恶性肿瘤。

(二)狼疮样抗凝物质增多

狼疮样抗凝物质是一种抗磷脂抗体,多数为 IgG,少数为 IgM 或两者并存,主要通过结合磷脂复合

物,阻断磷脂表面发生的凝血反应引起的凝血障碍。其增多见于 SLE、类风湿关节炎、获得性免疫缺陷综合征、肿瘤等。临床表现为血栓栓塞、流产,部分有皮肤、黏膜和内脏出血。

【实验室检查】

1. APTT 延长,不被正常血浆纠正。患者血浆与正常血浆(1∶1)混合检测 APTT,其测定结果超过正常对照的 4 倍,如果补充外源性磷脂能缩短或纠正延长时间。

2. 狼疮样抗凝物质检测结果阳性,常为确诊依据。

【诊断】　狼疮样抗凝 ELISA 法检测阳性即可诊断。

（三）抗因子Ⅷ抗体

抗因子Ⅷ抗体是一种抑制或灭活因子Ⅷ:C,使因子Ⅷ:C 水平重度降低而出血。常见于 10% ~ 20%的重型血友病反复输注因子Ⅷ或新鲜血液、SLE、类风湿关节炎、肿瘤、支气管哮喘、慢性腹泻、皮肤病、变态反应性疾病、药物(如保泰松、青霉素、磺胺)及孕妇、产后、婴儿等。临床表现为出血症状酷似重型血友病 A,但对输注因子Ⅷ治疗效果不佳。

【实验室检查】　因子Ⅷ:C 水平明显减低,但因子Ⅸ:C 和Ⅺ:C 水平正常;PT 和 TT 试验正常,APTT 和硅管法凝血时间显著延长,不被正常血浆所纠正;复钙交叉试验显示抗凝物质存在;Bethesda方法检测,抗因子Ⅷ抗体滴度增高。

【诊断】　Bethesda 方法检测抗因子Ⅷ抗体≥0.5U 即可明确诊断。

第五节　弥散性血管内凝血

弥散性血管内凝血(disseminated intravascular coagulation,DIC)是指在原发病的基础上促凝因素导致机体微血管内广泛地形成血栓,消耗了大量的凝血因子和血小板,并伴以继发性纤溶为特征的获得性血栓与出血综合征。它是由多种病因引起的血栓与止血病理生理改变的一个中间环节,不是一个独立疾病,而是多种疾病均可产生的一种严重并发症。对 DIC 的早期诊断、基础疾病的及时治疗以及重要脏器功能的支持治疗是影响患者生存率的关键。

本症常发生于严重感染(如败血症、重症肝炎)、严重创伤、广泛性手术、恶性肿瘤(如广泛转移、早幼粒细胞白血病)、产科意外(如羊水栓塞、胎盘早期剥离)以及其他疾病(如溶血性输血反应)等。临床表现除原发病的临床表现外,可有:①广泛性出血,注射部位和手术创面渗血难止,大片状皮肤瘀斑和血肿,以及广泛性黏膜和内脏出血;②微循环衰竭、休克或血压降低;③微血栓栓塞;④微血管病性溶血性贫血等表现;⑤多器官功能衰竭。DIC 的病理生理过程包括高凝期(微血栓形成期或 DIC 早期)、消耗性低凝期(DIC 中期)、继发性纤溶亢进期(DIC 晚期)三个阶段。

依据临床表现程度、进展速度、病程长短,可将 DIC 分成三型。①急性 DIC:主要由产科疾病、复合损伤、严重感染引起,病程数天,出血休克和脏器损伤明显,常伴有神经系统症状;②亚急性 DIC:主要由恶性肿瘤、急性白血病引起,病程为数天到 2 周,深层出血少见;③慢性 DIC:以 SLE 等免疫性疾病为主,病程从 2 周到 6 个月,出血不明显,有时仅表现为静脉穿刺后止血不良以及血栓和轻度溶血。

【实验室检查】

1. **血液一般检查**　PLT 减低,50%患者外周血涂片可发现>3%的破碎红细胞。

2. **血浆纤维蛋白原定量**　一般<1.5g/L 或呈进行性下降,少数代偿者增高>4g/L。

3. **PT、APTT、TT 测定**　均可延长,但 DIC 早期和慢性 DIC 可正常。

4. **血浆鱼精蛋白副凝固(3P)试验**　DIC 早中期可阳性,晚期常阴性,但敏感性不佳。

5. **血清 FDP 测定**　常明显增高,一般>40mg/L,是诊断 DIC 最敏感的指标之一。

6. **血清 D-二聚体测定**　D-二聚体阳性或定量明显增高。

7. **其他诊断指标**　①血小板活化指标:血浆 B-TG、颗粒膜蛋白 140(GMP-140)增高;②凝血指标:Ⅷ:C 降低,凝血酶原片段 F_{1+2}、纤维蛋白肽 A(FPA)增高;③抗凝指标:AT-Ⅲ降低,凝血酶-抗凝血酶复合物(TAT)增高。

【诊断与鉴别诊断】

1. **诊断**　2014 年起通过多中心、大样本的回顾性与前瞻性研究,建立了中国 DIC 诊断积分系统

（Chinese DIC scoring system,CDSS）（表 17-8）。诊断标准为：非恶性血液病,每日计分 1 次,≥7 分时可诊断为 DIC；恶性血液病,临床表现第 1 项不参与评分,每日计分 1 次,≥6 分时可诊断为 DIC。

表 17-8　中国弥散性血管内凝血诊断积分系统

积分项目	分数
基础疾病	
存在导致 DIC 的原发病	2
临床表现	
不能用原发病解释的严重或多发出血倾向	1
不能用原发病解释的微循环障碍或休克	1
广泛性皮肤、黏膜栓塞,灶性缺血性坏死、脱落及溃疡形成,或不明原因的肺、肾、脑等脏器功能衰竭	1
实验室指标	
血小板计数	
非恶性血液病	
≥100×10⁹/L	0
(80~100)×10⁹/L	1
<80×10⁹/L	2
24h 内下降≥50%	1
恶性血液病	
<50×10⁹/L	1
24h 内下降≥50%	1
D-二聚体	
<5mg/L	0
5~9mg/L	2
≥9mg/L	3
PT 及 APTT 延长	
PT 延长<3s 且 APTT 延长<10s	0
PT 延长≥3s 或 APTT 延长≥10s	1
PT 延长≥6s	2
纤维蛋白原	
≥1.0g/L	0
<1.0g/L	1

2. 鉴别诊断　DIC 应与下列疾病鉴别：

（1）原发性纤维蛋白溶解综合征：无凝血功能亢进,不存在血小板聚集与消耗、凝血酶生成及纤维蛋白单体形成。PLT、3P 试验、抗凝血Ⅲ浓度、PF4、B-TG 均正常,且 D-二聚体阴性。DIC 患者前 5 项指标均异常,D-二聚体增多。

（2）血栓性血小板减少性紫癜（TTP）：PT、AT-Ⅲ、纤维蛋白原均正常,但 3P 试验阴性。DIC 前 3 项指标均异常,3P 试验阳性。

（3）慢性 DIC 与原发性抗磷脂综合征（APS）鉴别：APS 特点是临床有血栓形成、习惯性流产、神经症状、肺动脉高压、皮肤表现等；实验室检查：抗磷脂抗体（APA）、抗心磷脂抗体（ACA）、狼疮抗凝物质（LA）和 Coombs 试验均阳性,PLT 减少及 CT 延长。

第六节　抗凝物质缺陷症

抗凝物质缺陷症是由于某些原因造成外周血中一种或几种抗凝物质（如抗凝血酶Ⅲ、蛋白 C、蛋白

S、肝素辅助因子Ⅱ等)缺乏而引起的一种易栓症。抗凝物质是一类丝氨酸蛋白酶抑制物,通过抑制血液凝固过程中产生的活化凝血因子(丝氨酸蛋白酶活性物质)调节凝血活性,从而限制凝血的发生。当抗凝物质缺乏,可出现血栓形成。

一、遗传性蛋白 C 缺陷症

遗传性蛋白 C 缺陷症(Hereditary protein C deficiency,HPCD)是由于遗传性蛋白 C 基因缺陷引起 PC 数量减少或质量异常所致的一种易栓症。属常染色体显性遗传性易栓症。根据 PC 抗凝活性与抗原含量的关系分两型:Ⅰ型,为 PC 抗凝活性和抗原含量均下降;Ⅱ型,为抗凝活性下降而抗原含量正常。临床表现以浅静脉和深静脉血栓形成最为常见,且多数为自发性。少数出现动脉闭塞和缺血性发作。重度蛋白 C 缺乏时,可表现为新生儿暴发性紫癜或弥漫性血栓形成。

【实验室检查】 PC 含量降低或者正常,PC 活性降低。

【诊断与鉴别诊断】

1. 诊断 ①临床表现:无症状或有静脉血栓栓塞症,华法林诱导的皮肤坏死,新生儿暴发性紫癜;②常染色体显性遗传;③至少 2 次以上检测提示 PC 活性减低,伴或不伴抗原水平下降;④可排除导致 PC 减少或缺乏的继发病因;⑤家系研究或基因检测证实蛋白 C 基因缺陷。

2. 鉴别诊断 主要与获得性 PC 缺乏症鉴别:①无阳性家族史;②有基础疾病,如肝病、维生素 K 缺乏症、华法林抗凝治疗、早产儿、血浆置换、手术后状态、DIC、病毒或细菌感染、感染性休克、成年人呼吸窘迫综合征、癌症化疗等;③实验室检查均显示为 PC:Ag 和 PC:C 呈平行性下降。

二、遗传性蛋白 S 缺陷症

遗传性蛋白 S 缺陷症属常染色体显性遗传性易栓症。正常人 60% 血浆中蛋白 S 与补体 C4b 结合形成结合蛋白,40% 呈游离状态,只有游离的蛋白 S 才能作为 APC 的辅因子发挥抗凝活性。遗传性蛋白 S 缺陷症分为 3 型:Ⅰ型,是指血浆中总蛋白 S 抗原水平和抗凝活性平行下降;Ⅱ型,是指血浆中蛋白 S 抗原水平正常,抗凝活性下降;Ⅲ型,是指总蛋白 S 水平正常,总蛋白 S 和游离蛋白 S 活性都低于正常。临床表现以深静脉血栓栓塞和肺栓塞常见,但在吸烟和其他易形成血栓因素作用下也可形成动脉血栓。获得性蛋白 S 缺乏症也十分常见,如口服避孕药、孕妇、肝病、感染、肾病综合征均可出现游离蛋白 S 水平降低。

【实验室检查】 游离 PS 活性下降,部分 PS 含量下降或正常。

【诊断和鉴别诊断】

1. 诊断 ①临床表现:无症状或发生静脉血栓栓塞症;②常染色体显性遗传;③至少 2 次以上检测提示 PS 活性减低或游离 PS 含量下降(多数下降 50% 以上);④可排除导致 PS 减少或缺乏的继发病因;⑤家系研究或基因检测证实蛋白 S 基因缺陷。

2. 鉴别诊断 主要应排除各种继发性 PS 缺陷,如肝病、肾病、糖尿病、急性炎症、DIC、妊娠,以及使用避孕药、华法林、门冬酰胺酶和雌激素时 PS 含量均可降低。急性炎症和 DIC,PS 含量与活性均降低。还应注意与其他抗凝蛋白(抗凝血酶、PC)缺陷及抗活化的蛋白 C 症(APC-R)相鉴别。部分患者可合并蛋白 C 缺陷、APC-R、PAI-1 过多症,或伴有抗心磷脂抗体,应注意除外。

第七节 抗血栓和溶栓治疗监测

临床常用抗血栓治疗药物包括抗凝类、抗血小板聚集类和溶栓类。这些药物应用过量可造成出血并发症,用量不足则达不到预期效果。因此,在用药过程中应选择相应指标进行实验室监测,指导和调整临床合理用药,使药物既能防治血栓形成,又不至于引起出血等并发症的发生。

一、抗血栓治疗监测

抗血栓治疗的常用药物是肝素(普通肝素和低分子肝素)和口服抗凝剂,目的是减低血浆凝血因子活性或阻止凝血因子的激活,从而降低血液凝固性,预防血栓形成或阻止其发展。

（一）普通肝素

普通肝素治疗出血的发生率约为 7%～10%,血小板减少发生率约为 0～5%。为防止出血并使药物发挥最大疗效,建议选用以下实验室监测指标。

1. 活化部分凝血活酶时间测定　本试验简便、敏感、快速、实用,是监测肝素的首选指标。在应用中等以上剂量肝素(>10 000U/24h)时,APTT 应达到正常对照的 1.5～2.5 倍,此时抗凝效果最好,且出血风险最小。APTT 达到正常对照的 1.5 倍为肝素起效阈值,>2.5 倍出血概率增加。

2. 活化凝血时间测定(ACT)　是监测体外循环肝素用量的常用指标。正常参考区间为 74～125s。在体外循环和血液透析过程中,常规应用较大剂量肝素(>5U/ml)作为抗凝剂。一般选用 ACT 作为监测指标,在体外循环过程中维持 ACT 在 450～600s 为宜。另外,在使用硫酸鱼精蛋白中和肝素抗凝时,ACT 应小于 130s。

3. 抗凝血酶活性(AT-Ⅲ)测定　主要用于较大剂量和持续应用肝素时的监测。正常血浆 AT-Ⅲ 水平为 80%～120%,此时应用普通肝素有较好的抗凝效果。在应用肝素的全过程中务必定时检测 AT-Ⅲ,使其维持在正常范围内。若 AT-Ⅲ 低于正常范围时,应停用肝素。AT-Ⅲ 降低有诱发血栓形成的危险性,需及时补充血浆或抗凝血酶制剂。

4. 血小板计数　肝素可致血小板减少,常发生于使用肝素后 1～3 周。若 PLT<50×10^9/L,需停用肝素或输注单采血小板悬液,将血小板提高至 80×10^9/L 以上。

（二）低分子肝素

应用低分子肝素(LMWH)治疗也可引起出血,但其发生率仅为普通肝素的 1/3。与普通肝素相比,LMWH 具有出血并发症少、较少引起继发性血小板减少及功能障碍、对 AT-Ⅲ 依赖性小、皮下注射吸收率高等优势。常规剂量 LMWH 作皮下注射时,可不监测 APTT、PT、AT-Ⅲ,但大剂量静脉持续滴注时需做实验室监测。

1. 血小板计数　用药前及用药后每周检测 1～2 次,若血小板<50×10^9/L,应停用肝素或输注单采血小板悬液,以将血小板提高至 80×10^9/L 以上。

2. 抗因子Ⅹa活性测定　国际上推荐选用抗因子Ⅹa活性测定作为大剂量 LMWH 监测指标。皮下注射 3～4h 进行检测,一般维持血浆浓度在 0.2～0.5AⅩa IU/ml 为宜。在急性静脉血栓形成需维持在 0.5～1.5AⅩa IU/ml。本方法快速、可靠且重复性好。

对肝素类药物进行实验室监测的时间随肝素应用方法不同而异。持续静脉滴注者,可随时检测;间歇静注或皮下注射,在每次注射前 0.5h 或下次用药前检测;超声雾化吸入者,可在下次雾化吸入前检测。

（三）口服抗凝剂

目前主要以维生素 K 拮抗剂华法林为代表,对依赖维生素 K 的凝血因子(Ⅱ、Ⅶ、Ⅸ、Ⅹ)及抗凝因子(蛋白 C、蛋白 S)活性均有抑制作用。由于华法林治疗窗剂量较狭窄,起效缓慢,以及个体对口服抗凝剂的耐受性不同,易导致出血或药物抵抗,建议选用以下指标进行监测。

1. 血浆凝血酶原时间(PT)　本实验是监测维生素 K 拮抗剂类口服抗凝剂的首选指标。目前普遍应用国际抗凝标准化比值(INR)作为监测口服抗凝剂的实验室指标。英国血液学标准化委员会建议,华法令治疗肺栓塞时 INR 的目标值为 2.5,主动脉瓣置换术患者的目标值为 2.5～3.0,反复发作下肢血栓的 INR 目标值为 3.0～3.5。由于亚洲人的体表面积较小,建议我国口服抗凝剂的 INR 为 1.8～2.5。

2. 凝血酶原片段 1+2(F_{1+2})　是凝血酶原酶片段裂解凝血酶原产生的片段,是凝血酶原被激活的分子标志物,反映凝血酶的生成和凝血酶原激活物的活性,对口服抗凝剂的监测较 INR 更敏感、特异。口服抗凝剂可抑制凝血酶原的合成,使血浆 F_{1+2} 明显降低。正常 F_{1+2} 为(0.40±0.23)nmol/L,口服抗凝剂应维持在 0.1～0.5nmol/L。

3. 其他观察试验　每天进行尿隐血试验或红细胞检测。尿隐血试验阳性或尿红细胞增多,表明有出血,应及时调整口服抗凝剂的用量。

二、溶栓治疗监测

溶栓治疗的目的是用溶栓药物溶解在体内已形成的血栓,其主要并发症是出血。为达到较好的溶栓效果,尽量避免出血并发症的发生,建议选用以下指标进行监测。

（一）纤维蛋白原、凝血酶时间和纤维蛋白（原）降解产物（FDPs）检测

溶栓药物无论是链激酶(SK)、尿激酶(UK)或基因重组组织纤溶酶原激活物(rt-PA)等,输入人体

均可通过外源激活途径使纤溶酶原转变为纤溶酶,后者裂解纤维蛋白或纤维蛋白原,产生大量 FDPs,故血浆 Fg 含量降低,TT 延长,FDPs 升高。持续应用溶栓药可致机体处于高纤溶状态(表 17-9)。

表 17-9 溶栓治疗中监测指标

	纤维蛋白原(g/L)	凝血酶时间	纤维蛋白降解产物(mg/L)
提示纤溶活性不足	>1.5	<正常对照 1.5 倍	<300
治疗量适宜	1.2~1.5	正常对照 1.5~2.5 倍	300~400
易发生出血	<1.0	>正常对照 3 倍	>400

在溶栓过程中应定期监测上述指标,及时调整用药剂量,以达到溶栓治疗安全有效的目的。TAT 在溶栓治疗监测中有一定价值,但试剂昂贵,应用较少。

(二)溶栓治疗可能发生出血的指标改变

在溶栓治疗数小时后,血浆 Fg 下降<1.0g/L,3 天后血小板<50×10⁹/L,APTT 延长至正常对照的 2 倍以上,表示血液凝固性降低,有出血倾向,应及时采取措施防止出血。监测上述指标宜每天一次。

三、抗血小板治疗监测

血小板参与血栓形成,是动脉血栓形成的重要成分之一。抗血小板药物是指在体内、外抑制血小板功能和代谢的药物。实验室监测主要是血小板功能及数量相关指标。

(一)阿司匹林

阿司匹林(aspirin,ASA)能不可逆地抑制血小板环氧化酶的活性,从而抑制血小板的活化、聚集及释放反应,长期服用可使血小板功能减弱,在外伤或手术时易发生出血倾向。常用监测指标:①出血时间维持至治疗前的 1.5~2.0 倍为宜;②血小板≥50×10⁹/L;③血小板聚集功能测定,用花生四烯酸诱导血小板聚集,以最大聚集率降至正常的 30%~50% 为宜。长期服用者在手术前应停用并监测血小板聚集功能。小剂量阿司匹林(75~100mg/天)一般不作实验室监测;大剂量使用时,每 1~2 周监测血小板聚集功能一次。

(二)双嘧达莫

双嘧达莫(dipyridamole,DPM)能可逆性抑制血小板磷酸二酯酶,使血小板的环磷酸腺苷(cAMP)不易分解而增多,导致血小板聚集功能及释放反应受抑制。实验室监测指标同阿司匹林监测。

(三)噻氯匹啶

噻氯匹啶(ticlopidine,TP)属于血小板 GPⅡb-Ⅲa 抑制剂,阻断二磷酸腺苷(ADP)等诱导的血小板聚集反应,激活血小板腺苷环化酶,是一种特异性抗血小板药。副作用较少,但年龄偏大、血压较高者易发生出血倾向。实验室监测指标:①白细胞及血小板,服药开始的 3 个月及停药后 15 天内,每 1~2 周检查 1 次,如白细胞明显减少或血小板<50×10⁹/L,应立即停药;②出血时间(BT)检查很重要,以维持 BT 延长至治疗前的 2.0~2.5 倍为宜;③血小板聚集功能测定,应用 ADP 诱导血小板聚集,以最大聚集率降至正常的 50% 为宜。

本章小结

本章以常见的出血与血栓性疾病为主线,结合临床表现和实验室检查阐述血栓与止血检验在出血性疾病和血栓性疾病中的临床应用。介绍了一期、二期止血缺陷、纤溶活性亢进的筛选试验,以大致明确疾病的诊断方向;介绍了血栓性疾病的概念、分类及常见疾病的实验室检查结果;选择常见的血管壁异常疾病、血小板疾病、凝血功能异常疾病、抗凝物质缺陷症和 DIC,结合临床特征和实验室检查特点,有针对性地选择血栓和止血的诊断试验,从而对疾病的类型、诊断和治疗监测作出判断;介绍了抗血栓和溶栓治疗的实验室监测试验,有针对性地列举常见的肝素、低分子肝素、口服抗凝剂、溶栓药物、抗血小板药物等实验室监测指标,目的是选择安全有效的治疗药物浓度。要求对血栓与止血过程有整体的把握,分过程、分层次学习实验室检查在血栓止血类疾病中的应用。

病例讨论

　　患者,男性,13岁,7岁时有出血史(口腔黏膜碰破后出血不止)。查体:膝关节、踝关节因出血已变形,上下肢肌肉也有出血,并可见皮下淤斑。实验室检查:BT 3min,PLT $256×10^9/L$,PT 11.5s,APTT 85.0s,TT 17s,Fg 3.19g/L。APTT 纠正试验:加正常吸附血浆37s,加正常血清79s,加正常血浆35s。

　　请问根据上述临床表现和实验检查结果,该患者诊断为何种疾病? 诊断依据是什么? 为确诊还需要做何检查?

病例讨论分析

（张　杰）

扫一扫,测一测

思考题

1. 简述一期、二期止血缺陷筛选试验及临床应用。
2. 简述过敏性紫癜的临床表现和实验室检查特点。
3. 简述血栓性血小板减少性紫癜的实验室诊断依据。
4. 简述血友病的临床表现及实验室检查特点。

参 考 文 献

［1］沈悌,赵永强.血液病诊断及疗效标准[M].4版.北京:科学出版社,2018.

［2］夏微,陈婷梅.临床血液学检验技术[M].北京:人民卫生出版社,2017.

［3］周小颌,陈辉树.造血与淋巴组织肿瘤 WHO 分类[M].4版.北京:科学出版社,2011.

［4］薄丽津,刘世和,刘旭萍等.Inv(16)急性髓系白血病的分子细胞遗传学研究[J].中华血液学杂志,2004,25(6):367-369.

［5］中华医学会血液学分会白血病淋巴瘤学组,中国抗癌协会血液肿瘤专业委员会,中国慢性淋巴细胞白血病工作组.B 细胞慢性淋巴增殖性疾病诊断与鉴别诊断中国专家共识(2018 版)[J].中华血液学杂志,2018,39(5):359-365.

［6］侯振江,杨晓斌.血液学检验[M].4版.北京:人民卫生出版社,2015.

［7］郑铁生,倪培华.临床检验医学[M].北京:人民卫生出版社,2017.

［8］王霄霞,俞康.血液系统疾病的检验诊断[M].2版.北京:人民卫生出版社,2015.

［9］闫树旭,周和冰,李晓辉.实用血液病鉴别诊断指导[M].北京:人民卫生出版社,2016.

［10］常春康.骨髓增生异常综合征 WHO(2016)分型的修正[J].诊断学理论与实践,2016,15(3):222-225.

［11］彭黎明,邓承祺.现在血栓与止血的实验室检测及其应用[M].北京:人民卫生出版社,2004.

［12］王兰兰.医学检验项目选择与临床应用[M].北京:人民卫生出版社,2010.

［13］王永伦,闵迅.临床细胞形态学教学图谱[M].北京:科学出版社,2017.

［14］王国良.临床脾脏病学[M].北京:人民卫生出版社,2005.

［15］栗瑞敏,张小芳,刘春海.骨髓转移癌的实验室诊断及临床分析[J].中国实验诊断学,2017,21(2):276-278.

［16］曾小菁.血液学检验技术[M].北京:科学出版社,2016.

［17］刘艳,黄永健.原发性海蓝组织细胞增生症 1 例[J].实用儿科临床杂志,2008,23(18):1411.

［18］噬血细胞综合征中国专家联盟,中华医学会儿科学分会血液学组.噬血细胞综合征诊治中国专家共识[J].中华医学杂志,2018,98(2):91-95.

［19］黄斌伦.血液检验技术[M].2版.北京:人民军医出版社,2012.

中英文名词对照索引